JN430915

Health & Disease Management and Hospital Administration

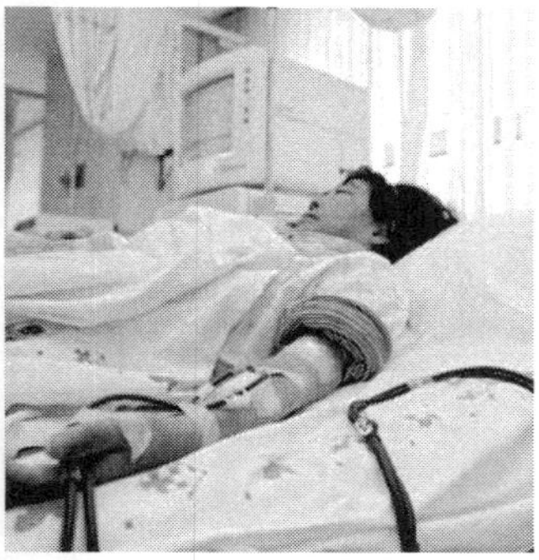

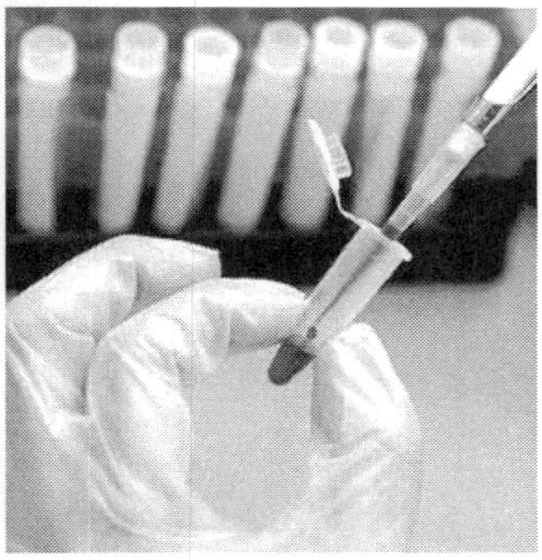

건강·질병관리 및 병원행정관리

공학박사 나 승 권 저

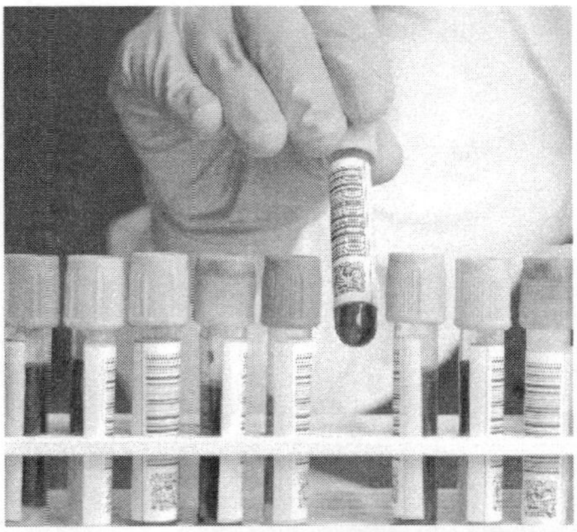

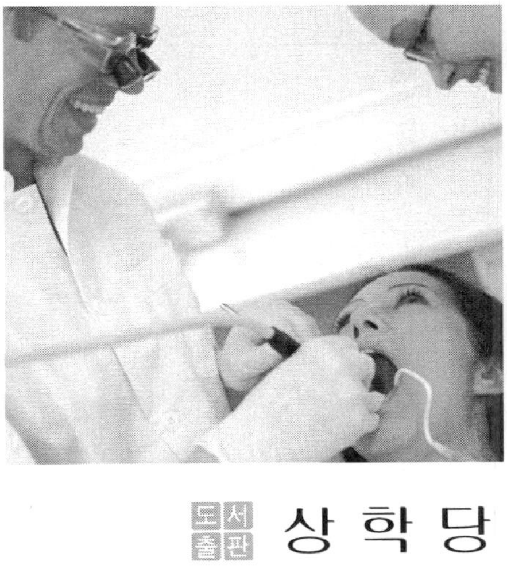

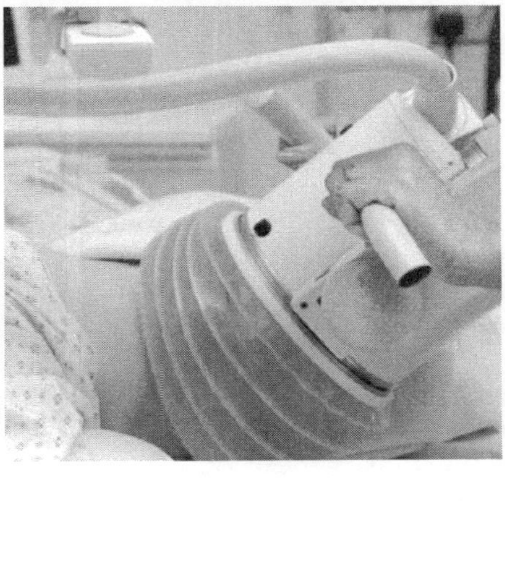

도서출판 상 학 당

欲爲大者 當爲人役

크고자 하거든 남을 섬기라

머리말

현대의학의 빠른 발달과 생활수준, 환경의 개선으로 평균수명이 길어지면서 빠르게 고령화 사회로 진행되고 있다. 이는 각종 노인성 질환과 만성 퇴행성 질환이 많아짐에 따라 의료서비스 수요가 큰 폭으로 증가하였다.

의료서비스와 관광을 병행하고자 하는 새로운 트랜드가 형성됨에 따라 의료관광(글로벌 헬스케어) 분야는 새롭게 각광받는 사업으로 떠올랐다. 우리나라는 한류 열풍과 맞물려 해외 의료관광 수요자들이 급속하게 증가하고 있기에 의료법을 개정하여 새로운 의료관광산업에 대해 적극적으로 지원하고 있다. 따라서 국내 의료관광 서비스 산업에 필요한 인력들의 수요가 그만큼 증가하고 있으며, 그 역할의 중요성 또한 높아지고 있다.

의료코디네이터는 의료분야뿐만 아니라 호텔 및 관광분야에 걸쳐 질병 및 병원구조와 병원 행정을 이해하고, 특히 병원의료의 이해, 병원서비스의 관리, 의료서비스의 이해, 의료커뮤니케이션 등 다양한 분야를 수행할 수 있는 능력이 있어야 고급인력으로 인정받는 직업이다. 그러므로 한국을 찾는 해외 환자들의 기대에 부응할 수 있는 수준 높은 서비스를 제공하고, 직무특성상 복잡하고 방대한 이론과 현장 중심의 전문성을 필요로 하고 있다.

이 책은 제1장 건강과 질병관리에 대한 이해, 제2장 의료체계와 의료전달체계, 제3장 병원의 이해, 제4장 진료서비스 관리하기, 제5장은 의료 리스크 관리의 개념, 제6장 의료정보관리를 중심으로 다루어 설명하였다.

이 책을 위해 평일에는 늦은 밤까지 고생하고 주말을 할애하여 많은 시간을 자료수집과 문서작업을 하였지만 집필 중 많은 고심에도 불구하고 손길이 미치지 못한 곳은 앞으로 계속 보완할 것이다.

끝으로 출판과정에 도움을 주신 도서출판 상학당의 남승우 사장님과 이 책에 관심과 애정을 주신 모든 분들께 감사의 말씀을 전한다.

공학박사 나 승 권 씀

차 례

제 1 장

건강과 질병관리에 대한 이해

제2장 의료체계와 의료전달체계

제3장 병원의 이해

제4장

진료서비스 관리하기

제5장
의료 리스크 관리의 개념

제6장 의료정보관리

제1장
건강과 질병관리에 대한 이해

01 건강과 질병관리에 대한 이해

건강은 단순히 질병이 없는 상태가 아니라 육체적으로, 정신적으로, 사회적으로 온전한 상태이다(세계보건기구의 건강에 대한 정의). 질병은 건강과 반대되는 개념으로 국어사전에서는 몸에 이상이 생겨 고통을 느끼게 되는 각종 병이라고 정의하고 있다. 시대와 문화에 따라 증상에 대한 설명, 질병에 대한 인식, 치료방식 등이 차이가 나는데, 치료결과나 건강에 영향을 미치기도 하고, 환자의 상태를 정확히 이해하고 환자에게 적절한 도움을 주기 위해서는 건강과 질병에 대한 이해가 필요하다.

1. 공중보건의 정의 및 역사

공중보건은 국민을 질병으로부터 보호하며, 국민의 육체적 · 정신적 · 사회적인 건강을 유지 및 증진하여 수명을 연장하고, 사회나 국가가 시행하는 과학기술 및 의료행위이다. 또한 인간의 건강 수준의 향상을 위한 과학이나 기술의 경우와 과학이나 기술이 사회적으로 적용되어 인간 생활에 미치는 영향 상태이다.

1) 공중보건의 역사

고대(기원전~AD500) 환경위생의 시대에서부터 현재까지 계속되며, 건강유지 및 향상을 위해 대상에 따라서 3차원으로 구분할 수 있다.

① 1차원은 개인의 건강한 생활을 영위하기 위한 것이고, 2차원은 가족과 지역사회의 건강을 위한 것이며, 3차원은 국민의 보건복지와 건강을 증진시키기 위한 것이다.

② 공중보건학은 1차원과 2차원의 건강 유지 및 향상으로, 3차원의 자국 국민또는 인류의 건강 및 수명증진의 목적이 있다.

〈표 1-1〉 공중보건 사업수행의 3요소

대상	지역주민
목적	질병예방, 수명연장, 건강증진 및 안녕 도모, 효율의 증진
접근방법	환경위생, 전염병 관리, 건강교육, 의료전달체계의 조직화 등 체계적이고 조직화된 지역사회의 노력을 통한 목적 달성
공중보건사업의 주요 내용	보건봉사, 환경위생, 보건교육[1]), 보건행정, 정신보건, 사고예방과 응급처치

2) 공중보건의 요소

(1) 보건교육

근로자의 건강을 보호·유지·증진하기 위한 지식을 부여하여 행동으로 실천하게 하는 교육이며, 산업현장에서의 보건교육은 일반적인 보건교육 이외에 직장의 작업조건 및 근로환경이 건강에 미치는 영향을 방지하는 방법 등을 실시해야 한다(그림 1-1).

- 보건교육은 채용시 교육, 직장 내 정기교육, 작업변경시 교육, 유해작업 취업시 교육으로 나누어진다.
- 근로자를 채용할 때는 물론, 작업내용을 변경할 경우 실시하며, 유해한 업무에 근로자를 취업시킬 때에는 당해 업무와 관계되는 보건에 관한 특별교육을 실시한다.
- 공중보건 사업수행 3요소 중에 보건교육이다.

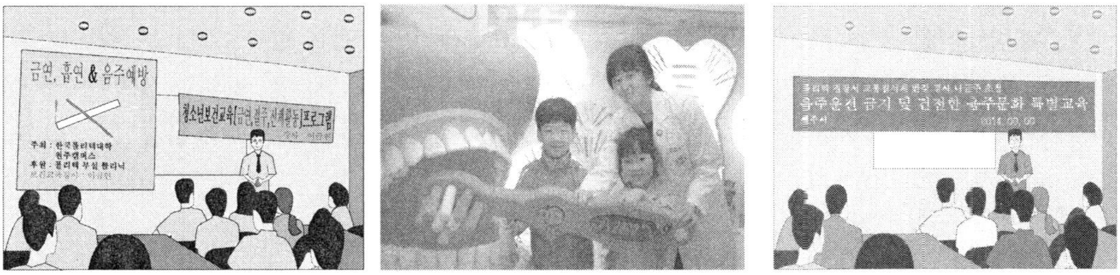

(a) 금연교육 (b) 치아교육 (c) 음주문화교육

[그림 1-1] 보건교육

(2) 보건행정

국민보건 향상과 증진에 관한 모든 사항을 총괄하는 행정적 수단이며 보건복지부장관 총괄하에 보건 향상의 계몽, 국민 영양개선과 식품위생, 환경위생과 산업보건, 학교보건과 구강위생, 의료사업의 감독지도, 보건에 관한 실험·검사, 전염병 예방과 진료, 고자보건, 국민 보건 향상에 관한 일체의 업무를 관장하는 행위이다.

(3) 보건법규

보건교육에 관한 법규로는 학교보건법과 학교급식법 및 시행령·시행규칙 등이 있으며, 학교보건에 관계되는 법규는 각급 학교에서 시행하는 보건교육의 준거가 되며, 보건교육을 확립하는 수단으로 활용된다.

---

1) 보건교육 : 건강에 관계되는 여러 가지 문제에 대한 지식이나 태도를 향상시켜 보다 건강한 생활을 하도록 하는 교육이다.

3) 공중보건 서비스

인간의 건강과 관련되어 있기에 무엇보다 서비스의 질이 높아야 하고, 질 높은 서비스를 제공하기 위해서는 고도의 지식과 전문적인 기술과 능력이 필요하다. 서비스는 개별적으로 이루어지는 것이 아니라 사회 전반적으로 이루어지며, 조직화되고 체계화된 시스템을 통하여 일관성과 포괄성을 지녀야 한다.

공중보건을 위한 서비스를 제공함에 있어서 제공받는 자는 제공하는 자를 신뢰할 수 있어야 하고, 제공하는 자는 신뢰받을 수 있는 행위를 해야 한다.

4) 공중보건의 용어

조직적인 사회활동을 통해 사회, 경제, 문화 등의 광범위한 접근은 지역주민의 건강 유지 및 향상을 위한 학문으로 2차 세계대전을 기점으로 개인위생에서 공중보건으로 확립되었다. 우리 헌법에도 "모든 국민은 건강하고 문화적인 최저한도의 생활을 영위할 권리를 가지며 국가는 이를 위하여 사회복지, 사회보장 및 공중위생의 향상과 증진에 힘써야 한다"고 되어있다.

(1) 세계보건기구(WHO)의 정의

WHO[2])는 공중보건의 정의는 "전염병의 예방, 환경위생의 개선, 개인위생의 원리에 기초를 두고 위생교육과 질병의 조기진단과 예방적 치료를 위한 의료 및 간호업무의 조직화이며 더 나아가 지역사회의 모든 주민이 건강을 위하여 충분한 생활수준을 누릴 수 있도록 사회기구의 발전을 위해 지역사회의 노력으로 질병을 예방하고, 생명을 연장하며, 건강과 인간적 능률의 증진을 꾀하는 과학이자 기술"이다. 그래서 공중보건학이라고도 한다(그림 1-2).

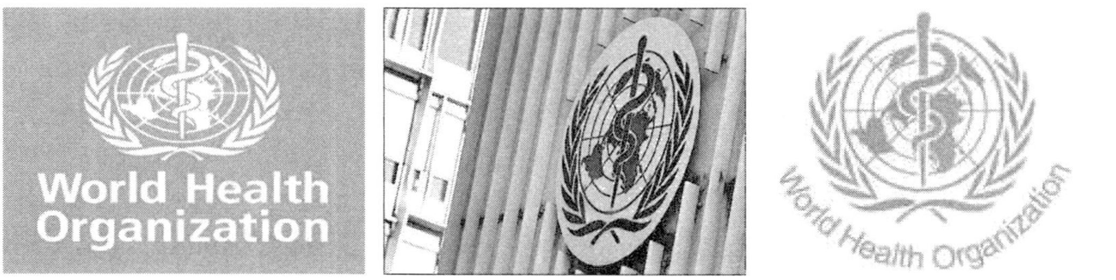

[그림 1-2] 세계보건기구(WHO) 로고

• 공중보건이 사회적으로 넓은 관할 영역을 지니면서 지역주민의 질병예방과 건강의 유지를 목적으로 개개인의 건강과 질병예방을 목적으로 하는 위생학이나 개인을 대상으로 하는 의료활동(진단이나 치료)과는 다르다.

---

2) WHO : 보건위생 분야에서 국제협력을 하는 국제연합(UN) 전문기구의 하나이다.

- 공중보건에서 건강은 단순히 신체적 · 정신적인 병을 갖지 않는 상태가 아니라 더욱 넓은 뜻으로 사회적으로도 안정된 상태를 포함하여 쓰이고 있다.
- 세계보건기구(WHO)는 보건위생 분야에서 국제협력을 하는 국제연합(UN) 전문기구의 하나이다.

(2) 르네 듀보의 정의

르네 듀보(Rene Dubos)는 1981년에 "건강은 기능하는 능력으로 정의될 수 있다"라고 하였는데, 의료사회복지 관점에서 건강은 질병, 상태, 곤경 및 일상적 활동을 수행하는 능력의 손상이 없이 적절한 사회적 기능을 수행할 수 있는 상태이며, 건강은 정상적으로 일상생활을 누릴 수 있는 신체적 능력과 개인적 혹은 사회적으로 안정된 상태이다.

(3) 윈슬로의 정의

윈슬로(Winslow, C.E.A.)는 "건강은 육체적으로나 정신적으로 모두 기능을 효과적으로 발휘하는 상태이다. 개인과 단체, 공간과 시간의 차이에 따라 상대적인 동시에 절대적인 것으로, 내적 · 외적 여러 요소, 선천적인 것과 후천적인 것, 개인적인 것과 집단적인 것, 사회적인 것과 공적인 것, 의학 · 환경 및 사회적 요인 등이 결집된 산물이고, 건강은 문화와 경제, 법률과 정부에 의하여 좌우된다."라고 하였다.

5) 공중보건의 범위

공중보건은 환경 관련 분야, 질병 관련 분야 및 보건관리 분야로 구분된다.

(1) 환경 관련 분야

환경 관련 분야는 환경위생, 식품위생, 환경오염, 산업보건 등이 있다.

① 환경위생 : 환경은 인간을 둘러싼 모든 주변이며, 자연적 환경과 사회적 환경으로 구별한다. 환경위생의 의의는 복합적인 생활환경을 건강의 유지, 증진이라는 입장에서 조정 통제하고, 사회의 기능이 충분히 발휘될 수 있도록 조건을 준비하는 데 있다(그림 1-3).

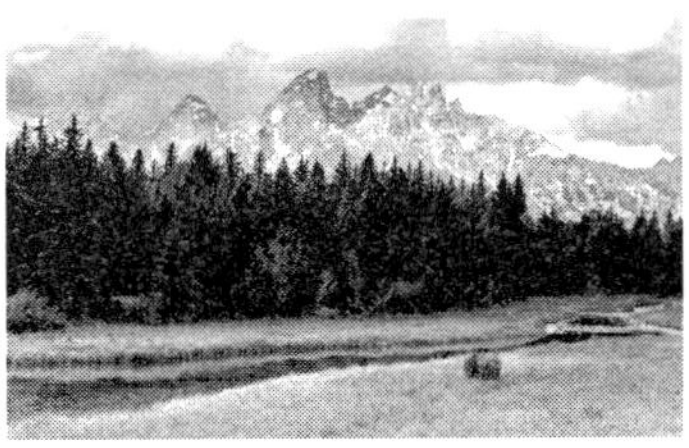
(a) 위생적인 자연

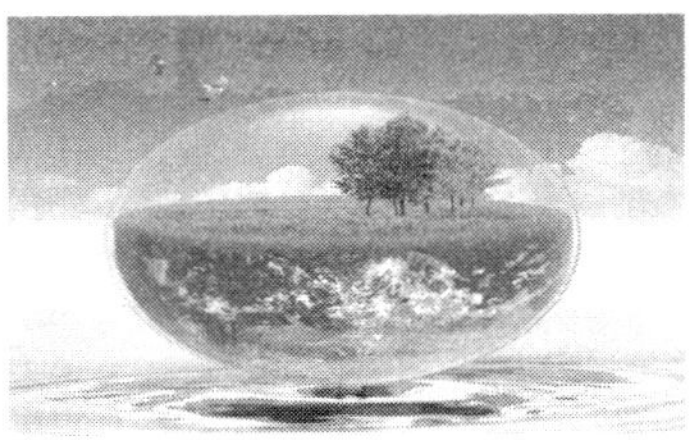
(b) 자연적인 환경

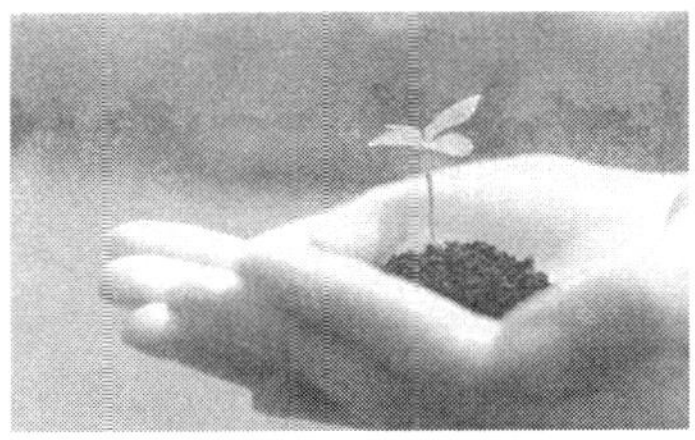
(c) 피어나는 새싹

[그림 1-3] 환경위생

② 식품위생 : 식품, 첨가물, 기구, 용기, 포장을 대상으로 하는 음식에 관한 위생이다. 식품의 안전성을 고려하는 구체적인 단계는 원료의 재배, 채취 및 수확단계, 식품의 제조 및 가공단계, 식품의 기구, 용기 및 포장 단계, 수송, 저장 및 판매단계 그리고 섭취 단계로 나뉜다(그림 1-4).

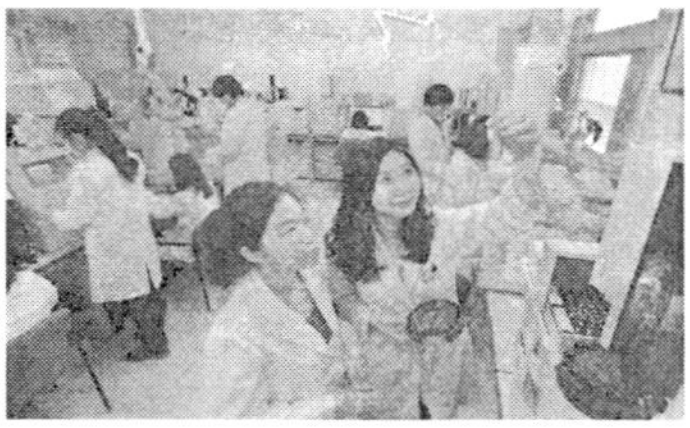
(a) 식품위생연구소

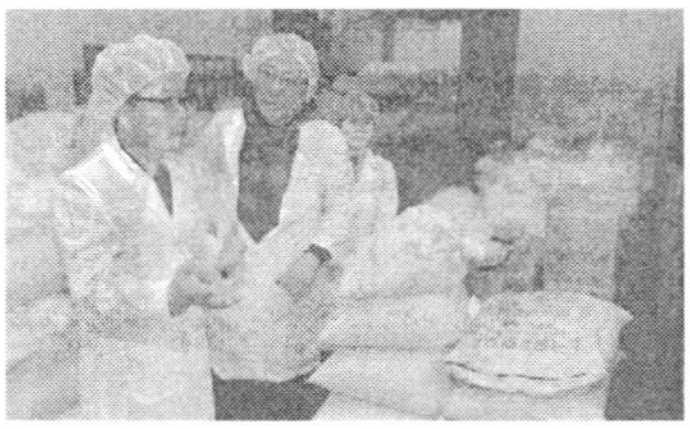
(b) 위생관리

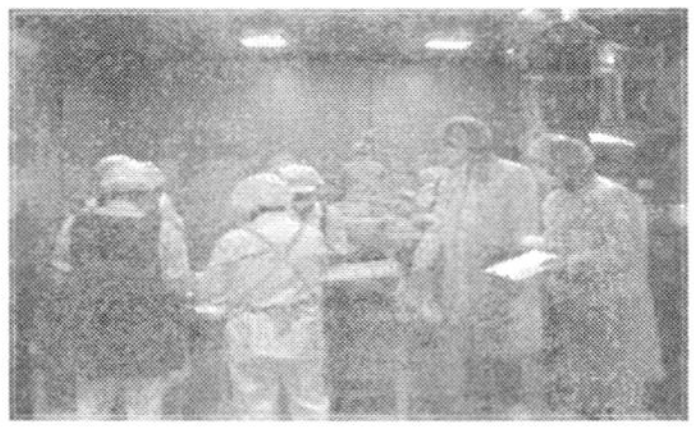
(c) 위생복 착용

[그림 1-4] 식품위생

③ 환경오염 : 인간의 활동으로 인해 환경의 고유 기능이 상실되는 것이며, 사업활동, 기타 사람의 활동에 따라 발생하는 대기오염, 수질오염, 토양오염, 해양오염, 방사능오염, 소음, 진동, 악취, 일조방해 등으로 사람의 건강이나 환경에 피해를 주는 모든 활동이다(그림 1-5).

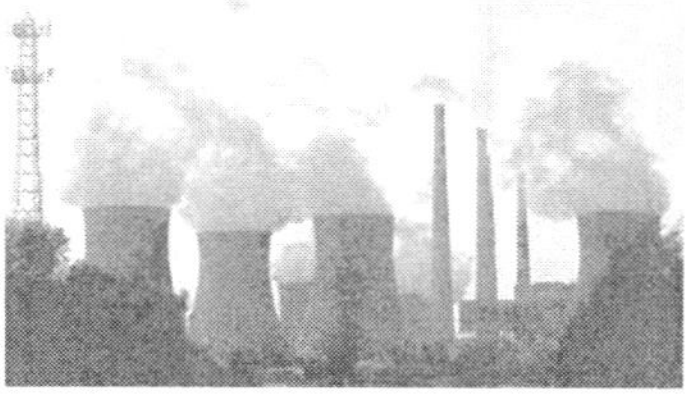
(a) 대기오염

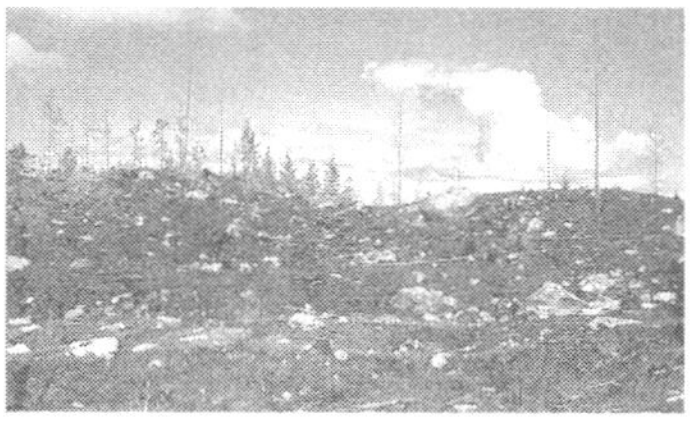
(b) 토양오염

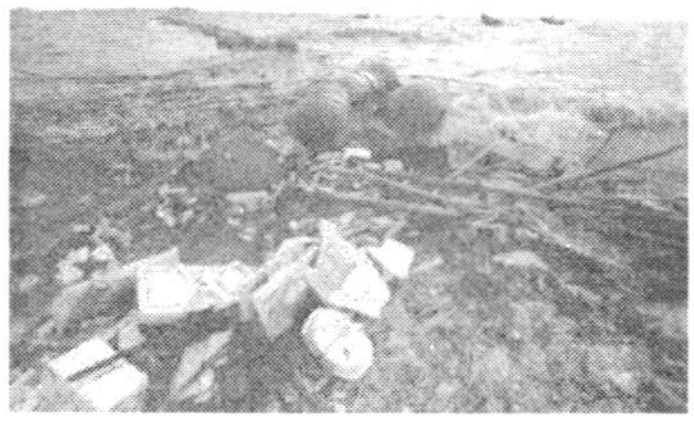
(c) 수질오염

[그림 1-5] 환경오염

④ 산업보건 : 모든 사업장 직원들이 노동의 조건 및 환경에 의한 피로, 재해, 질병을 조사 분석하여 근로자의 건강과 복지를 확보하고, 가장 적합한 근로환경을 고려하여 근로자의 건강에 유해함이 없도록 작업능률을 상승시키는 것이 목적이다(그림 1-6).

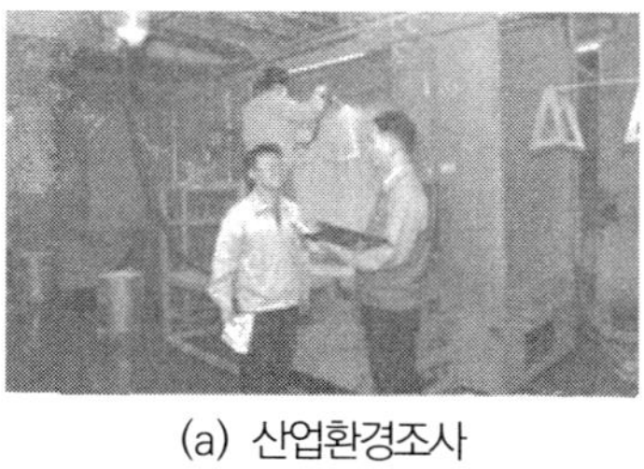
(a) 산업환경조사

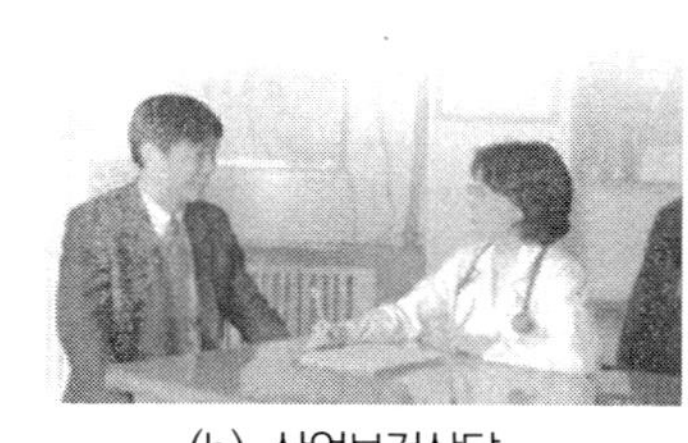
(b) 산업보건상담

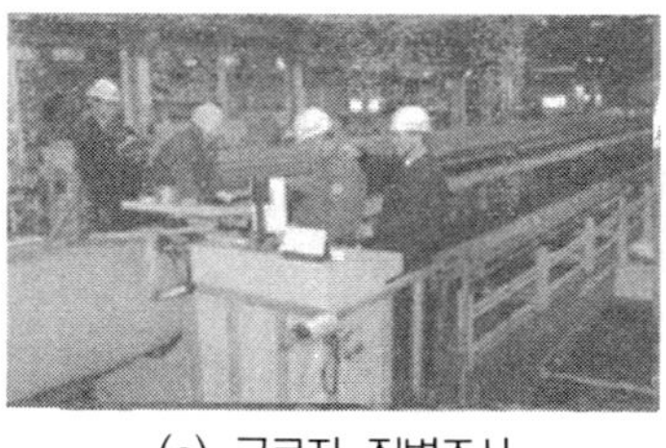
(c) 근로자 질병조사

[그림 1-6] 산업보건

(2) 질병 관련 분야

질병 관련 분야로는 전염병 관리, 역학, 비전염성 질환관리 등이 있다.

① 전염병 관리 : 사회나 지역에 전염병을 조사, 연구하여 생활에 지장이 없도록 하는 것이다(그림 1-7).

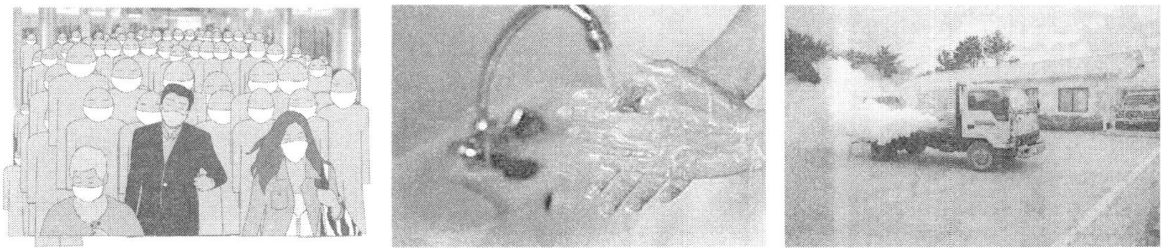

(a) 지하철 마스크 착용 (b) 손씻기 (c) 소독차

[그림 1-7] 전염병 관리

② 역학 : 사회집단을 대상으로 하여 질병의 분포와 경향의 양상을 파악하고 분포와 경향을 결정하는 인자를 규명하고 질병 발생의 원인을 연구, 예방대책을 실시한다(그림 1-8).

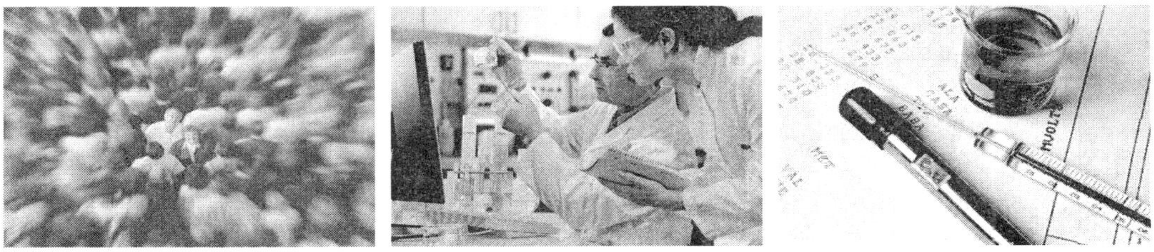

[그림 1-8] 역학

③ 비전염성 질환관리 : 비전염성 질환은 장기간의 의료 처치 또는 보호를 요하는 상태나 질병을 관리, 감독해주는 것이다(그림 1-9).

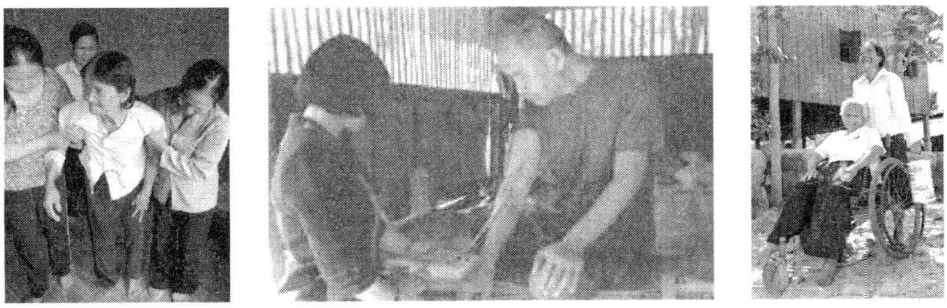

(a) 노화 (b) 혈압측정 (c) 하지마비

[그림 1-9] 비전염성 질환관리

(3) 보건관리 분야

보건관리 분야에는 보건행정, 보건교육, 모자보건, 의료보장제도, 보건영양, 인구보건, 보건통계, 정신보건, 영·유아보건 등이 있다.

① 보건행정 : 지역사회 주민의 건강을 유지, 증진시키고 사회적 효율을 도모할 수 있도록 하기 위한 공적인 행정활동이다(그림 1-10).

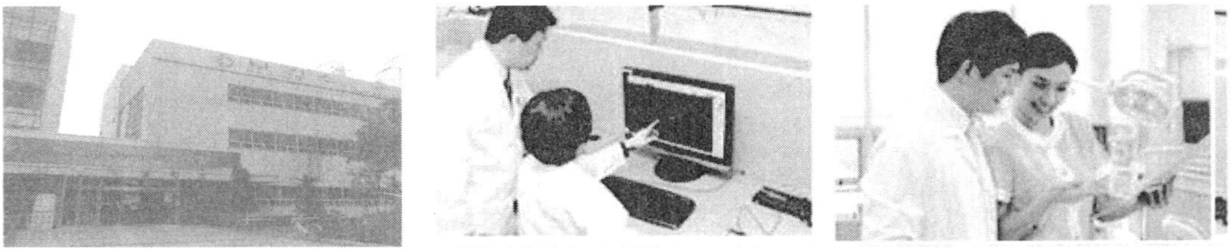

(a) 보건소 (b) 행정보건 (c) 지역사회 데이터 분석

[그림 1-10] 보건행정

② 보건교육 : 개인과 사회의 효율적인 생활을 위한 교육으로, 건강을 유지, 증진하는 데 필요한 지식교육으로 개인 또는 지역사회가 바람직한 건강행위를 실생활에서 실천할 수 있도록 해주는 교육이다(그림 1-11).

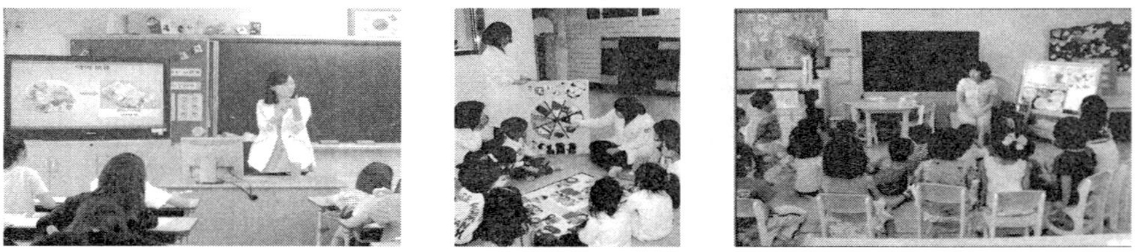

(a) 보건학습 (b) 영유아에게 교육을 진행 (c) 영유아 보건학습을 진행

[그림 1-11] 보건교육

③ 모자보건 : 모든 임산부와 수유부의 건강을 잘 유지하고 육아 기술을 획득하게 하며, 안전하게 아기를 출산하고 건강하게 자녀를 키우며 책임지고 관리한다(그림 1-12).

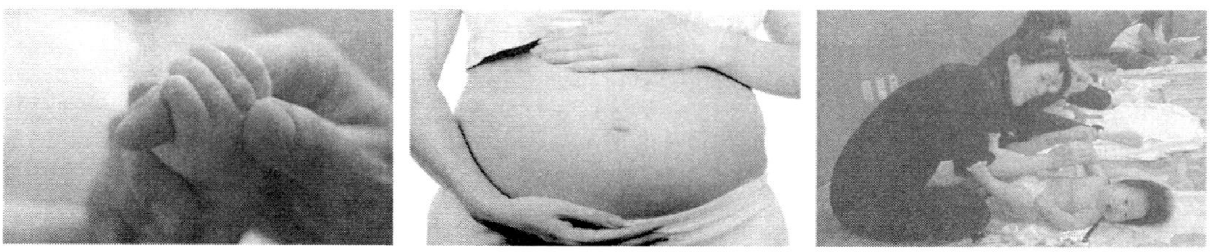

[그림 1-12] 모자보건

④ 의료보장제도 : 개인의 건강권을 보호하고 보건의료서비스를 국가나 사회가 제도적으로 제공하는 것이며, 산재보험, 건강보험, 의료급여를 포괄하는 제도이다(그림 1-13).

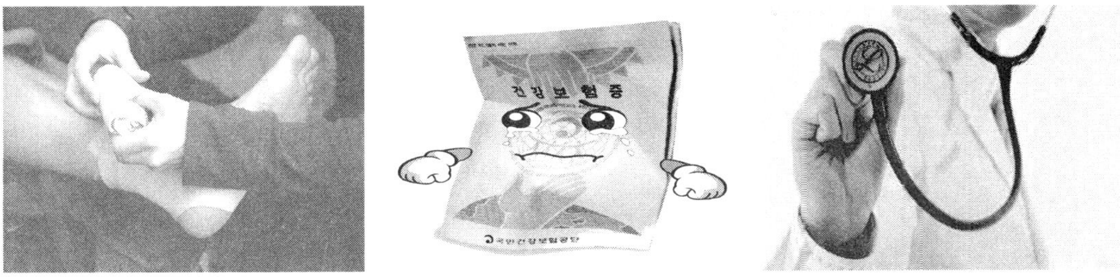

(a) 산재보험 (b) 건강보험 (c) 의료서비스

[그림 1-13] 의료보장제도

⑤ 보건영양 : 우리가 식생활에서 섭취하는 영양에 대한 연구를 분석하여 개개인의 영양관리와 건강한 생활을 할 수 있도록 분석한 자료의 평가를 홍보하는 것이다(그림 1-14).

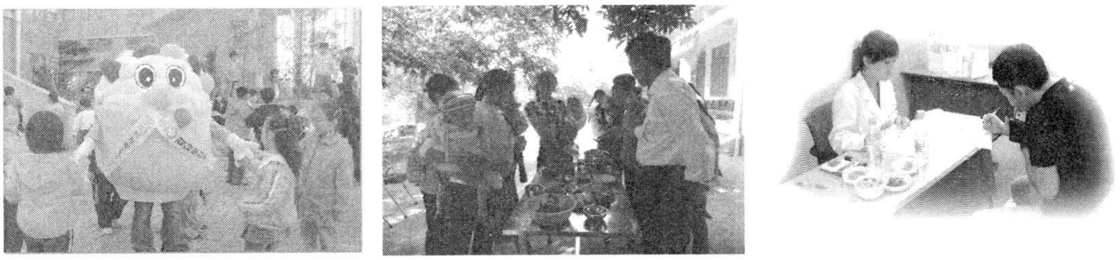

(a) 영유아 보건영양 홍보 (b) 지역사회 홍보 (c) 개개인에게 홍보

[그림 1-14] 보건영양

⑥ 인구보건 : 1961년 사단법인 대한가족계획협회가 창립되어 오늘날의 인구보건협회가 탄생하였으며, 주요 업무는 저출산 대책사업, 생식보건 의료사업, 고령화 대책사업, 청소년 사업, 교육 연수사업, 국제협력 사업, 임신 · 출산 · 육아 상담사업이 있다(그림 1-15).

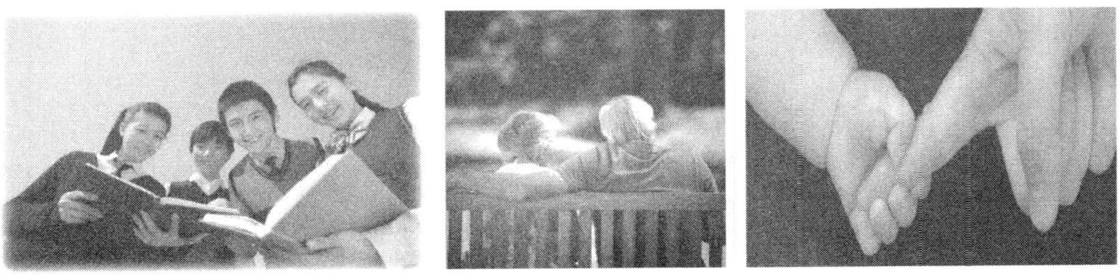

(a) 청소년 사업 (b) 고령화 대책사업 (c) 저출산 대책사업

[그림 1-15] 인구보건

⑦ 보건통계 : 지역사회나 국가의 보건 상태 평가에 이용하며 출산통계, 사망통계, 질병통계, 병원통계 등 정보를 수집하여 보건 사회의 문제점이나 취약점을 수정, 보강할 수 있도록 하는 정보수집이다(그림 1-16).

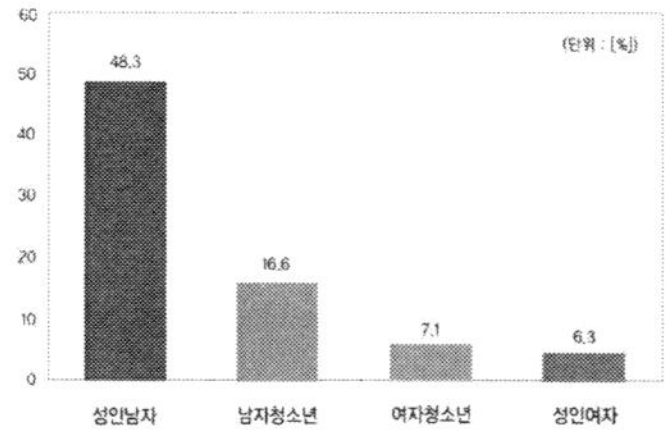

(a) 흡연통계

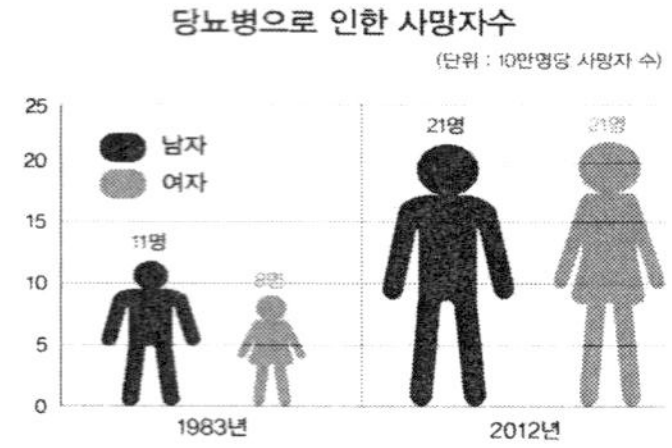

(b) 질병통계

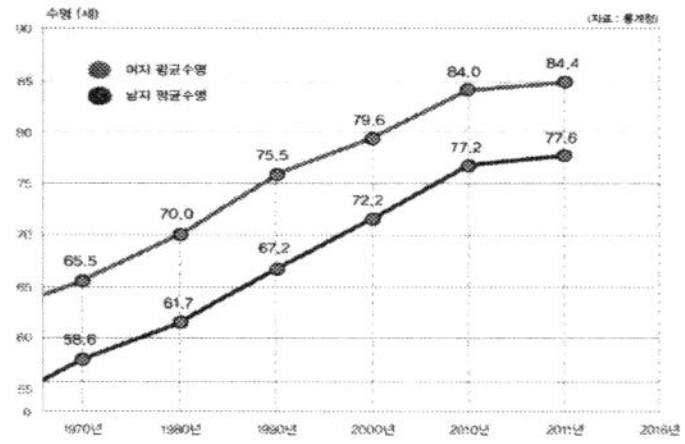

(c) 수명통계

[그림 1-16] 보건통계

⑧ 정신보건(정신위생) : 정신장애인의 치료뿐만 아니라 개개인의 정신건강 향상을 도모하기 위하여 생물학적 · 의학적 · 교육적 · 사회적인 면에서 협력하여 보다 더 좋은 인간관계를 위하여 활동하는 분야이다(그림 1-17).

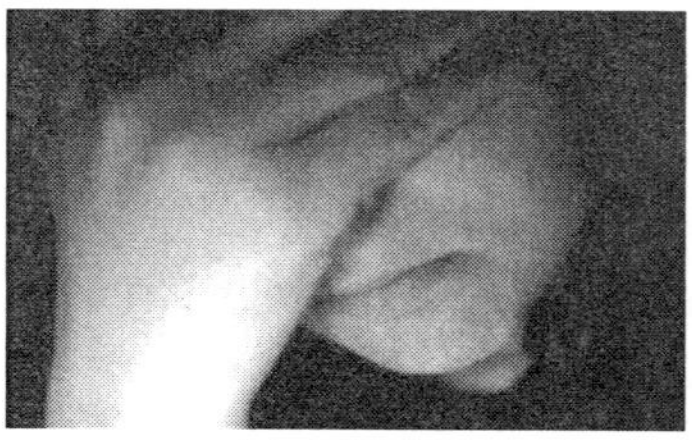

(a) 정신장애

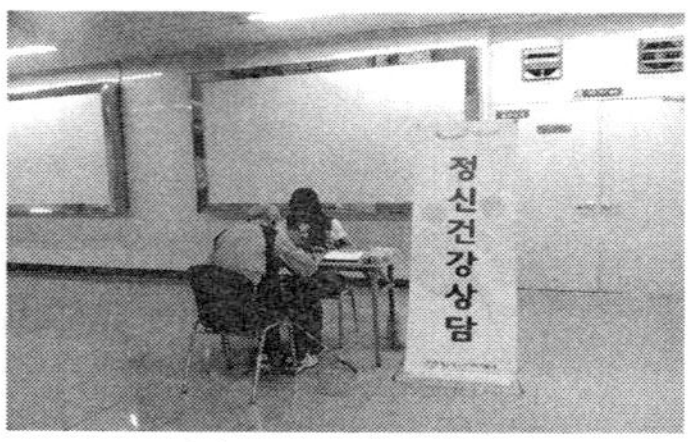

(b) 정신건강 상담

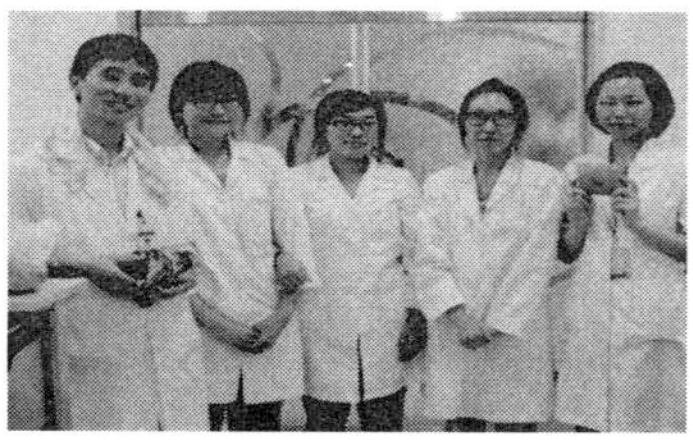

(c) 정신보건 진료진

[그림 1-17] 정신보건

⑨ 영 · 유아보건 : 영 · 유아의 질병을 조기 발견, 치료함으로써 장애를 예방하여 정상적인 성장 발달을 도모하기 위한 것으로, 영 · 유아의 건강증진을 위해 건강한 미래 인적자본으로 성장하도록 지원하는 사업이다(그림 1-18).

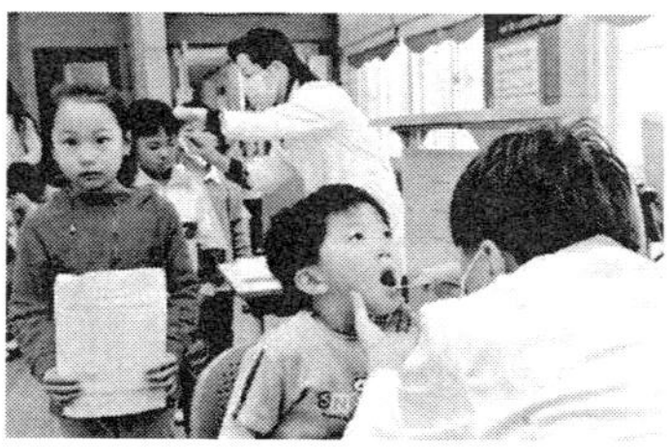

(a) 영 · 유아보건

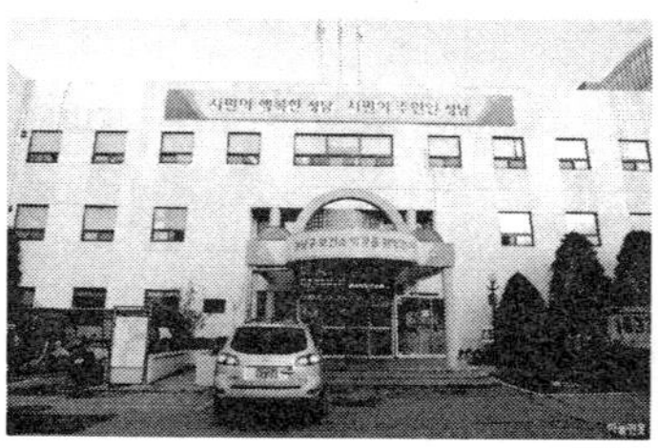

(b) 보건소

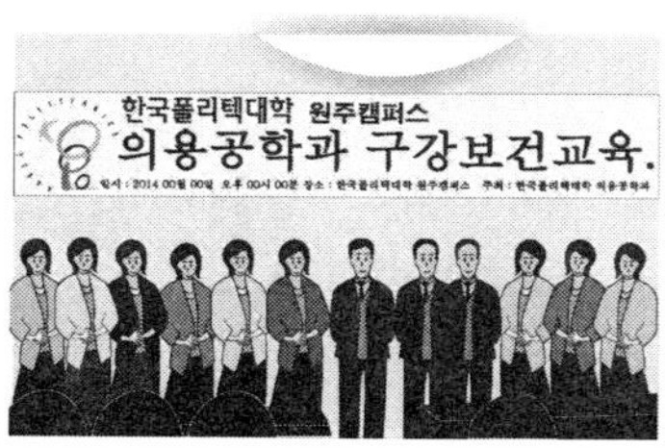

(c) 영 · 유아 구강보건교육

[그림 1-18] 보건관리

6) 공중보건의 유사 개념

공중보건은 질병을 취급하는 경우 단순히 생물학적 요인뿐만 아니라 사회적인 제 요인의 제거대책이 필요하기에 사회과학으로 표현한다. 공중보건과 유사한 개념의 학문으로는 위생학, 예방의학, 지역사회의학, 건설의학이 있다.

(1) 위생학(Hygiene Sanitation)

인간을 둘러싸고 있는 사회적 환경이 질병 발생과 관련하는지를 규명함으로써 질병을 예방하고, 건강을 유지 · 증진하고자 하는 학문으로 환경위생과 개인위생을 강조한다. 또한 사람의 건강한 생활을 보전할 목적으로 생활환경 등 사람에게 미치는 영향을 자세히 검토하고, 성과를 바탕으로 질병예방, 건강증진을 위한 수단이나 방법을 강구 한다. 위생학 분야 중 식품위생학, 치위생학, 환경위생학이 있다(그림 1-19).

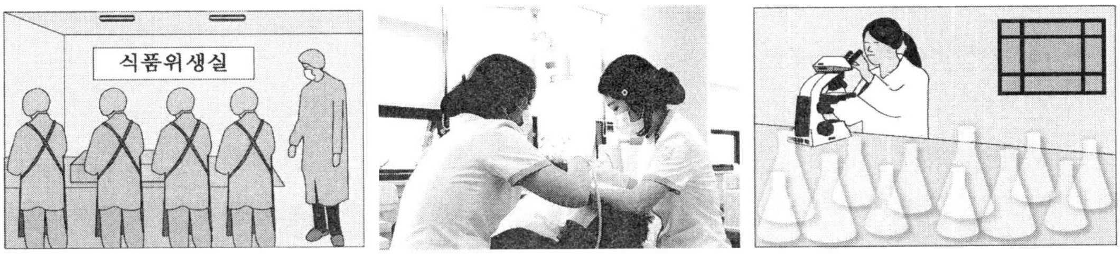

(a) 식품위생학 (b) 치위생학 (c) 환경위생학

[그림 1-19] 위생학

(2) 예방의학(Preventive Medicine)

질병을 예방하고 유해 환경요소를 제거하여 건강증진과 건강 유지, 재활을 도모하는 학문으로 공중보건학과 목적이 같으나 대상 및 접근방법 등에서 차이를 보인다(그림 1-20).

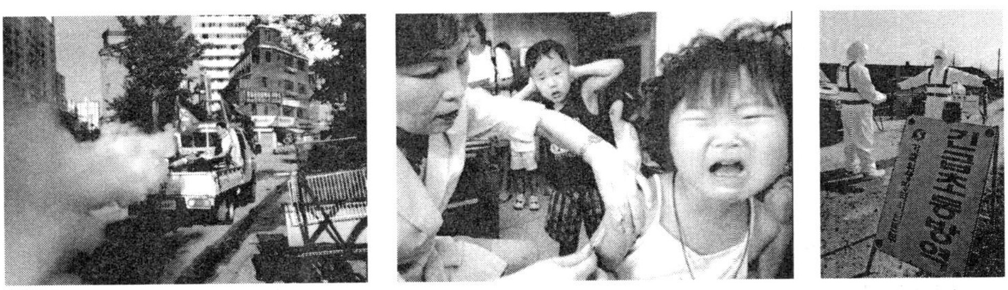

(a) 소독 자동차 (b) 영유아 예방접종 (c) 가축 위생방역

[그림 1-20] 예방의학

(3) 지역사회의학(Community Medicine)

생물학적 측면 외에 사회적 맥락 속에서 건강 위해요인을 제거하는 데 중점을 두고 의료공급자, 지역주민, 지역사회가 상호협력하여 지역사회의 보건 문제를 해결함으로써 지역사회 주민의 질병예방과 건강증진에 관여한다. 지역사회의학 활동은 [그림 1-21]과 같다.

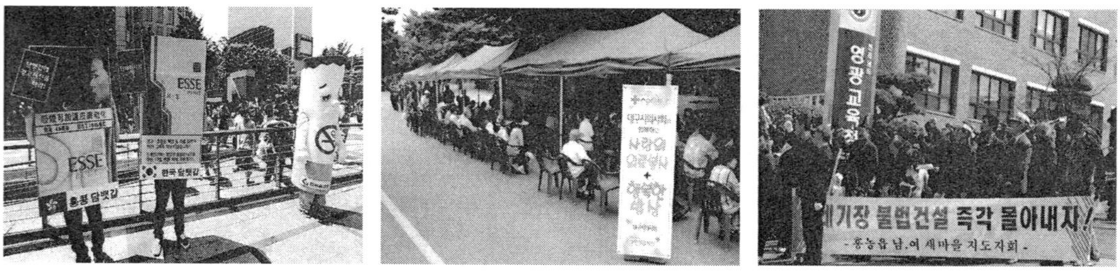

(a) 담배 경고 그림 의무화 운동　(b) 사랑의 무료건강검진　(c) 쓰레기장 설치반대 운동

[그림 1-21] 지역사회의학

(4) 건설의학(Constructive Medicine)

현재의 건강 상태를 최고도로 증진하는 데 역점을 둔 적극적인 건강관리방법을 연구하는 학문이며, 생활 건강이나 헬스 활동을 통해 국민건강증진을 도모한다(그림 1-22).

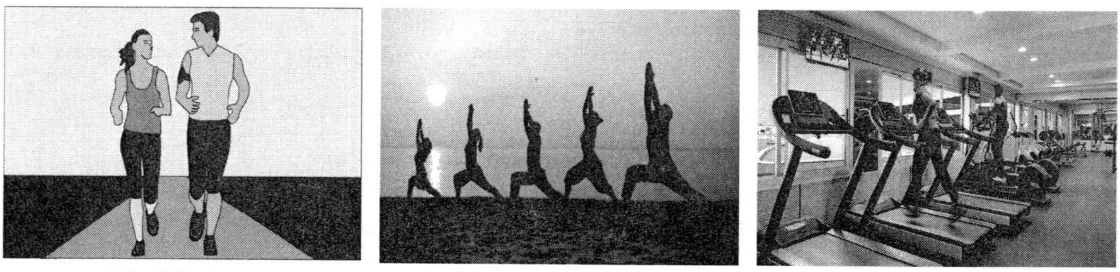

(a) 생활 운동　(b) 요가　(c) 헬스

[그림 1-22] 건설의학

7) 공중보건의 역사

기원전 최초의 개인 및 환경위생을 시작으로 현재의 공중보건으로 이어져 오고 있다. 시대별로 나누어 보면 고대, 중세, 근세, 근대, 현대로 나눌 수 있다.

(1) 고대(기원전~AD 500)

환경위생 시대로서 인도, 미노인, 크레타인, 레비타쿠스, 그리스, 로마, 바빌로니아, 이집트의 위생 상태는 다음과 같다.

① 인도 : 기원전 4,000년 전의 고대 인도 문명에서는 도시가 계획, 건설되었고 유적에서 배수관과 목욕탕을 찾을 수 있다. [그림 1-23]은 고대 인도 문명인 인더스 문명 유적의 일부이다.

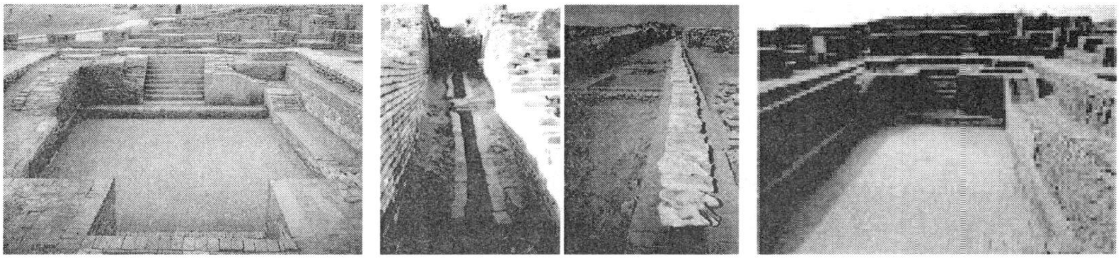

(a) 인도의 모헨조다로 유적 (b) 인도의 배수관 유적 (c) 인도의 하수도

[그림 1-23] 인더스 문명 목욕탕

② 미노인, 크레타인 : 고대 크레타 문명의 기원전 3,000~1,000년의 미노인들과 크레타인들은 건물양식이 화장실과 배수시설을 갖추고 있었다(그림 1-24).

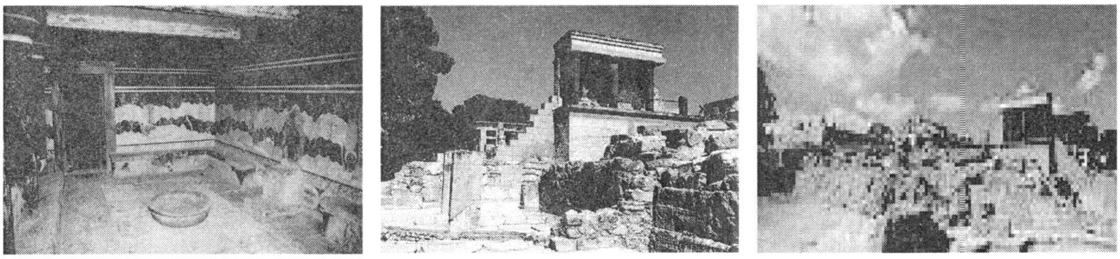

(a) 크레타 문명 건물 내부 (b) 크레타 문명 건물 외부 (c) 크레타 문명

[그림 1-24] 크레타 문명

③ 레비티쿠스 : 기원전 1500년경 모세에 의해서 기록된 최초의 위생법전으로 유대인들이 지켜야 할 위생에 관한 내용을 담고 있다(그림 1-25).

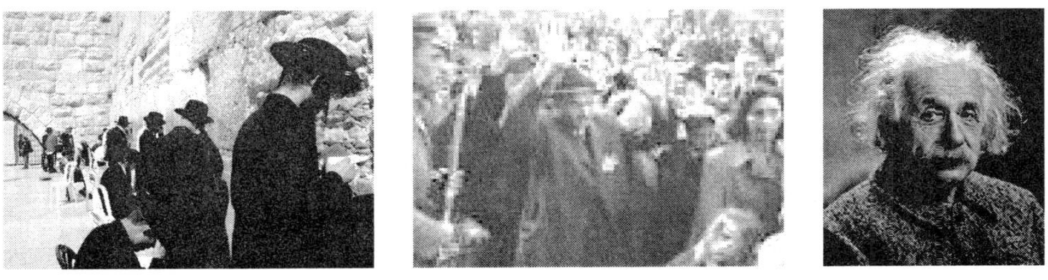

(a) 유대인 (b) 유대인 아인슈타인

[그림 1-25] 유대인

- 신체의 청결, 접촉성 질병의 만연에 대한 대책, 악성 피부병과 한센 환자에 대한 조기진단 및 격리를 통한 감염병 질병예방, 성병 예방을 위하여 그릇된 성관계를 금하는 규정, 위생에 대한 개인과 사회의 책임, 오물 처리방법, 야영지의 위생, 질병 후 가택 소독에 관한 내용을 담고 있다. 그리고 급수와 하수를 관장하는 공무원이 존재하였다.

④ 그리스 : 고대 그리스(Ancient Greece)는 그리스의 역사 가운데 기원전 1100년경부터 기원전 146년까지의 시대이다. 고대 그리스 사람들은 동족 의식을 가지고 부분적으로 결합을 이루었으나, 폴리스를 중심으로 하는 독립성이 강하여 통일된 국가를 형성하려는 의지가 없었고 필요시 여러 폴리스들 간에 동맹을 맺는 형식을 취하였다. 히포크라테스의 저서에서 장기설(Miasma Theory)과 4액체설을 주장했다(그림 1-26).

- 장기설 : "인간은 환경과의 부조화로 질병을 발생시킨다"는 주장으로 생활환경의 중요성을 강조하였다.
- 4액체설 : "인체는 혈액 · 점액 · 황담즙 · 흑담즙을 가지고 있다"는 고대 그리스의 히포크라테스에 의해 주장되었던 4액체설 이다.

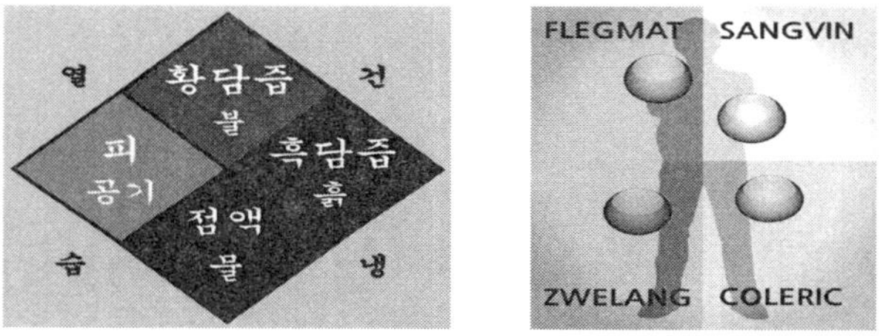

(a) 히포크라테스 4액체설

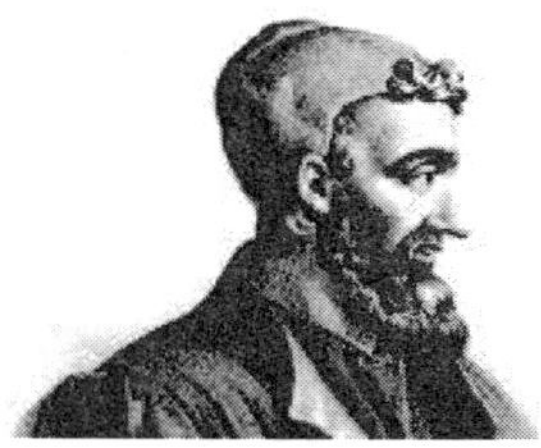

(b) 히포크라테스

[그림 1-26] 그리스 4액체설

⑤ 로마 : 로마에는 상 · 하수 시설이 존재했으며 위생시설의 흔적으로 공중목욕탕이나 급수 시스템이 발견되었고, 공중보건 서비스의 발달과 이를 관장하는 행정조직체계(Roman Office of Aedile)가 갖추어졌으며 공무원이 존재했다. 로마 시대의 대표적 건축문화 중 하나인 [그림 1-27]은 공중목욕탕과 공중화장실이다.

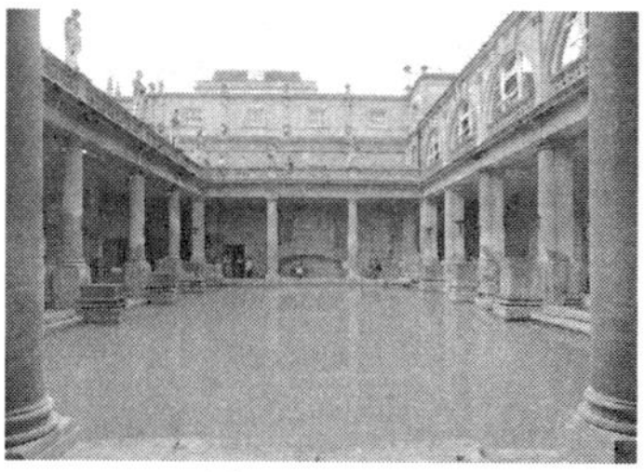

(a) 공중목욕탕

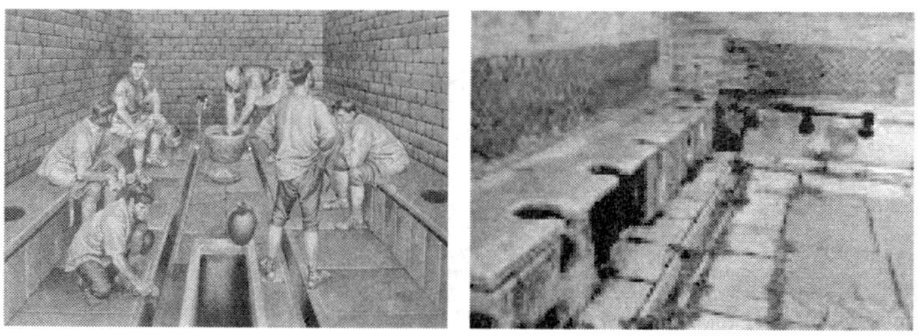

(b) 공중화장실

[그림 1-27] 로마시대 공중화장실과 공중목욕탕

⑥ 바빌로니아 : 메소포타미아 남쪽의 고대 왕국으로 티그리스강과 유프라테스강 사이 메소포타미아 남동쪽의 지명이며, '바빌로니아(Babylonia)'라는 수도였던 바빌론(Babylon)에서 유래하였다(그림 1-28).

- 함무라비 법전(Code of Hammurabi)은 기원전 1792년에서 1750년에 바빌론을 통치한 함무라비왕이 반포한 고대 바빌로니아의 법전이다. 의료제도와 의사의 행위를 규정하는 내용이 기록되어 있으며, 바빌로니아 왕국의 대표적 유물 중 하나인 함무라비 법전이다.

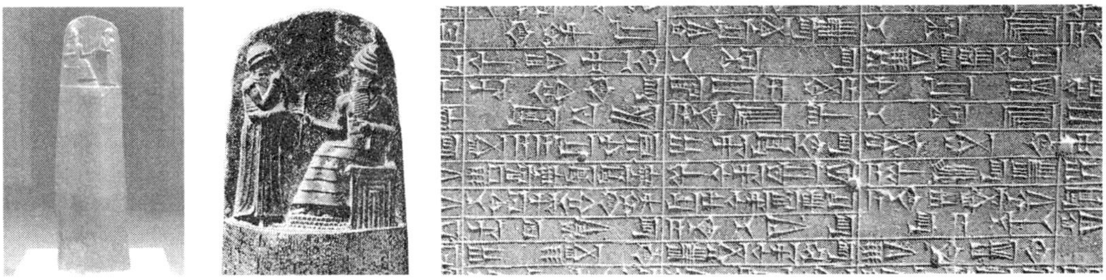

(a) 함무라비 법전 비석 (b) 함무라비 법전 내용 일부

[그림 1-28] 바빌로니아 함무라비 법전

⑦ 이집트 : 고대 이집트 문명은 나일강 하류에서 번성한 문명이었으며, 최전성기인 기원전 15세기에는 나일강 삼각주에서 제벨 바르카(Jebel Barkal)까지 세력을 뻗쳤다. 이집트 문명의 유적인 [그림 1-29]는 스핑크스와 상형문자이다.

- 기원전 3200년부터 기원전 332년까지 3천년 동안 존재했으며 알렉산더 대왕의 점령으로 막을 내리게 되었고, 원조수로 제국으로서 관개 산업에 의존하는 문명이다.
- 개인의 청결 관념이 존재하였고 화장실과 상·하수도 시설의 흔적이 남아 있다.

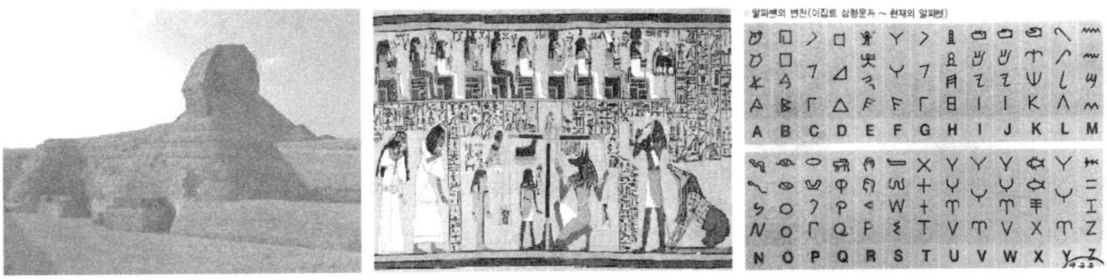

(a) 이집트 스핑크스 (b) 이집트 문명 그림 (c) 이집트 상형문자

[그림 1-29] 이집트 문명

(2) 중세 시대(500~1500년) : 암흑기

중세 시대는 서구 문명이 혼란 속에 있었던 암흑기이며, 모든 것을 선악설에 의존하는 종교적인 사상이 지배적이었다. 물질적인 사치나 육체를 경시하고 육체적인 금욕을 행동규범으로 삼았다. 콜레라, 한센병, 페스트와 같은 전염병이 세계적으로 유행하였다.

① 6~7세기경 이슬람교도들의 성지순례로 인하여 콜레라가 만연하였고, 순례자들이 귀향하면서 콜레라를 전염시킴으로써 전염병이 세계적으로 유행하였다.

• 한센병은 십자군과 다른 민족의 이동으로 인하여 유럽지역에 상당히 많은 사람을 전염시키고 많은 사람들이 희생되므로 방역 의사, 경찰의, 감정의, 빈민구제 의사 등의 활동이 활발했다. 또한 불결물 제거법, 식품 경찰법, 건축위생법, 시가 청소법, 급수법 등을 제정하였다.

② 페스트로 인하여 많은 사람이 사망하였고 페스트 환자는 죽은 사람으로 취급되어 격리하였고, 1383년 마르세유에서는 페스트가 대유행하자 40일간 교통을 차단하였다.

• 나병, 페스트 등의 전염병을 거치고 교통을 차단하는 행위로 최초로 마르세유에서 검역법에 제정되고 검역소가 설치되었다.

③ 우리나라는 감초, 인삼, 우황, 박하와 같은 한약재를 이용하여 질병을 치료하였고, 흑사병에 의해 중세 유럽 국가의 [그림 1-30]과 같이 암흑기가 도래하였다.

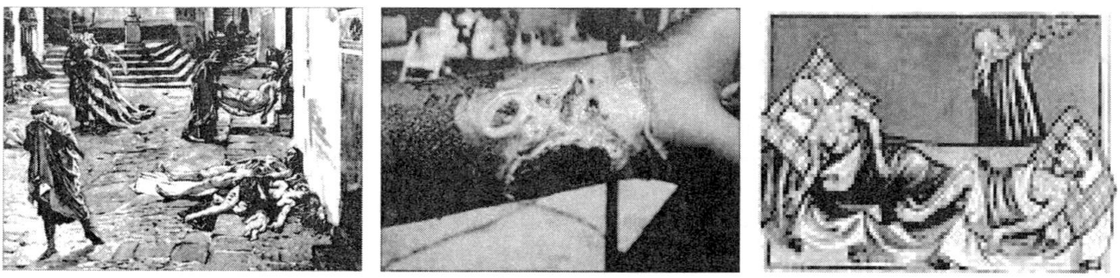

(a) 흑사병 유행 (b) 흑사병 증상 (c) 흑사병 환자

[그림 1-30] 중세기의 페스트(흑사병)

(3) 근세(1500~1850년) : 여명기

근세 시대는 공중보건의 사상이 대두되기 시작한 시기로, 중세의 침체에서 벗어나 과학기술과 산업혁명의 영향으로 인간의 건강과 복지에 대한 사회적 책임을 처음으로 인식하였고, 사회적 도덕관념이 조성되었으며 공중보건학이 제도 및 내용 면에서 발전의 발판을 다진 시기이다.

① 이탈리아 : 프라카스트로(Fracastro)는 이탈리아 출신의 의사이자 과학자, 시인으로 "인간이 눈으로는 볼 수 없는 질병의 원인이 되는 종이 있다"고 주장하였다. 고대 이탈리아 출신의 의학자는 [그림 1-31]과 같다.

> • 프라카스트로의 주장 : 파스퇴르와 로베르트 코흐가 실험으로 증명한 세균설보다 300년 앞서 주장하였고, 세심한 관찰력으로 "전염병에 대하여"라는 책을 썼는데 처음으로 구제역 증상을 기록하였다.
> • 라미찌니(Ramazzini) : 직업병에 관한 "근로자의 질병"을 저술하였고 산업보건학의 기초를 수립하였다.

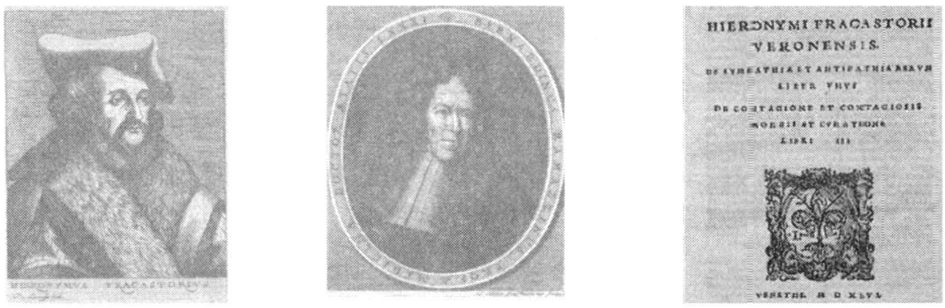

(a) 프라카스토 (b) 라마찌니 (c) 프라카스트로의(전염병에 대하여)

[그림 1-31] 이탈리아 출신 의학자

② 네덜란드 : 레벤후크는 최초로 현미경으로 미생물을 관찰하여 프라카스트로의 주장을 입증하였다. 네덜란드의 [그림 1-32]는 레벤후크의 현미경이다.

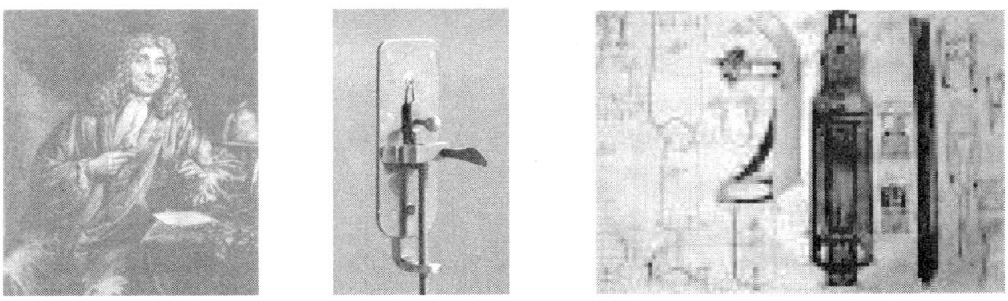

(a) 레벤후크 (b) 레벤후크의 현미경 (c) 레벤후크 현미경 설계드

[그림 1-32] 레벤후크

③ 독일 : 피터 프랭크(J. P. Frank)는 국민의 건강을 확보하는 것은 국가의 책임이라는 건강의 국가 책임론을 주장하였고, 공중보건과 개인위생을 체계화하였으며 최초의 공중보건학 저서 '전의사 경찰체제'라는 의사 행정에 관한 21권의 저서를 출간하였다. 지역 사회적 규모의 의학과 조직관리의 필요성 및 개인위생, 국민 보건, 정신보건을 체계화하였다(그림 1-33).

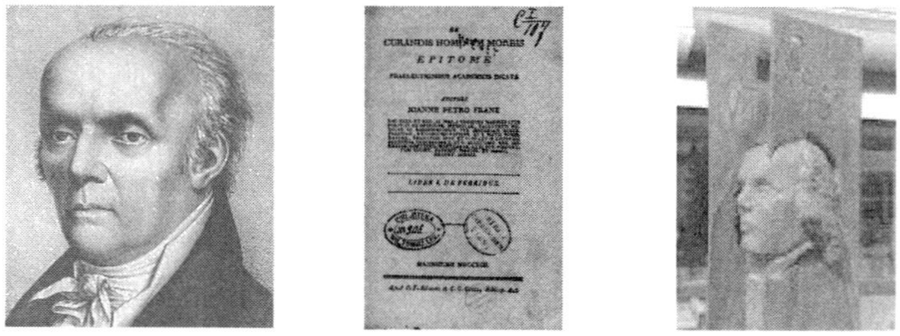

(a) 피터 프랭크 (b) 의사행정 관련 책에서 (c) 피터 프랭크 석상

[그림 1-33] 피터 프랭크

④ 영국 : 유럽의 각국에서 영아의 사망 중 가장 큰 원인이 천연두였는데 1789년에 에드워드 제너(E. Jenner)가 우두 종두법을 개발하여 예방접종을 대중화 하였고 오늘날 천연두가 근절되는 계기가 되었다. [그림 1-34]는 영국 출신의 대표적인 의학자들이다.

- 애드윈 차드윅(Edwin Chadwick) : 산업혁명으로 빈부차가 심각해졌으며 노동자 계급에서 열병 등의 질병이 발병하게 되었다는 '영국 근로자의 위생 상태에 관한 조사' 보고서를 작성하여 정부에 보고하는 계기로 1842년에 공중위생감독 및 각종 위생조사를 위한 보건정책 조사위원회를 설립하였다.
- 보건정책 조사위원회 : 작성한 보고서에서 보건행정기구의 필요성을 제시함에 따라 1848년 세계 최초의 공중보건법이 제정되었고, 1919년에는 세계 최초 보건부가 설치되어 보건행정의 기틀이 마련되었다.

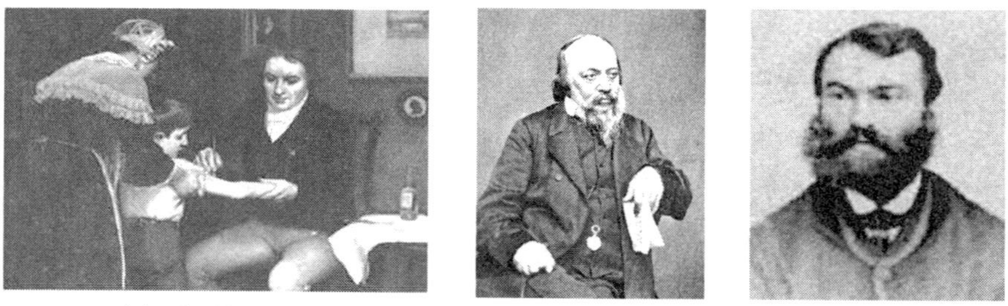

(a) 에드워드 제너 (b) 애드윈 차드윅 (c) 제임스 파킨슨

[그림 1-34] 영국 출신 의학자

⑤ 스웨덴 : 17세기에 덴마크, 러시아, 폴란드를 상대로 전쟁에서 승리한 스웨덴은 겨우 100만명의 인구로 강대국이 었으며, 1749년 세계 최초의 국세조사(인구조사)가 실시되었다. 17세기 세계 최초로 실시된 [그림 1-35]는 스웨덴의 인구조사이다.

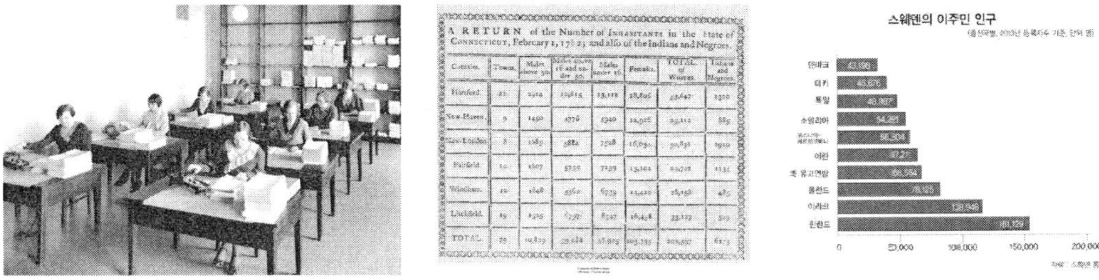

(a) 1749년 인구조사 (b) 인구조사 보고서 (c) 스웨덴 인구조사

[그림 1-35] 스웨덴 인구조사

(4) 근대(1850~1900) : 확립기

근대 시기에는 영국, 프랑스, 독일 등의 국가에서 질병발생에 대한 예방의학적 개념이 확립된 시기로 세균학 및 면역 분야의 많은 업적들이 있었으며, 면역학의 발전으로 전염병의 근원적 차단이나 치료 및 질병의 예방에 많은 업적이 있던 시기였다.

① 영국 : 존 스노우(John Snow) : 콜레라에 관한 역학조사 보고서를 발표하였는데 Mismas설을 뒤집고 전염병을 입증하는 동기가 되었으며, 오늘날 역학조사의 좋은 실례가 되었다. 근대 영국의 대표적인 의학자는 [그림 1-36]과 같다.

- 라스본(William Rathborne) : 1863년 Livapool시 에서 방문 간호사 법을 시작한 것이 오늘날 보건소 제도의 효시가 되었다.
- 알렉산더 플레밍(Alexander Fleming) : 1928년에 최초의 항생제 페니실린을 개발하였다.

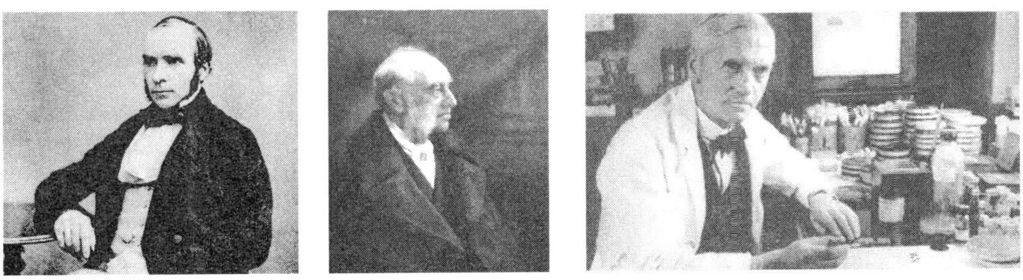

(a) 존 스노우 (b) 라스본 (c) 알렉산더 플레밍

[그림 1-36] 영국 출신 의학자

② 독일 : 1883년 비스마르크(Bismark)에 의하여 세계 최초의 근로자 질병 보호법이 제정되었는데 사회보장제도를 마련하는 계기가 되었다. 근대 독일의 대표적인 의학자는 [그림 1-37]과 같다.

• 페텐코퍼(Max von Pettenkofer) : 1866년에는 환경위생의 창시자로서 최초의 뮌헨대학 위생학 교실이 창립되어 실험위생학의 기초를 확립하였다.
• 로버트 코흐(R. Koch) : 결핵균(1882년), 콜레라균(1883년)을 발견하였으며 에를리히(Paul Ehrlick)는 매독 치료인 살바르산(Salvarsan)을 발명하였고, 플레밍과 함께 페니실린을 개발하였다.

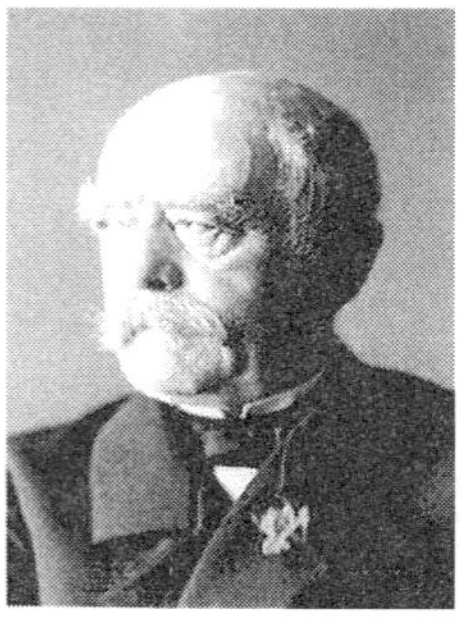
(a) 비스마르크

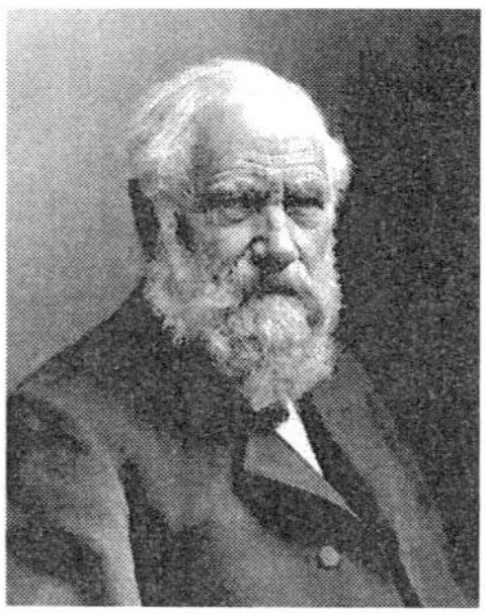
(b) 페텐코퍼

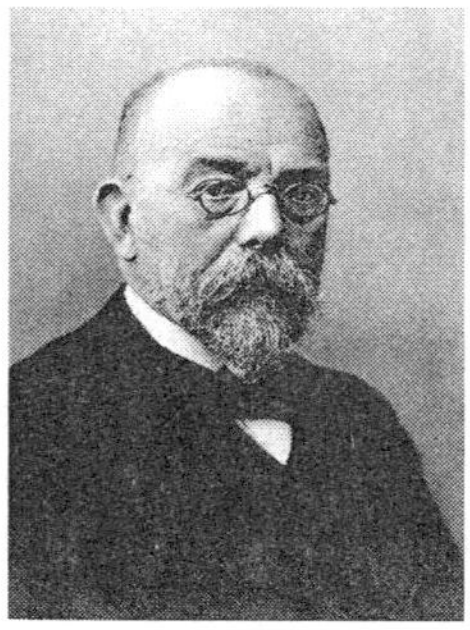
(c) 로버트 코흐

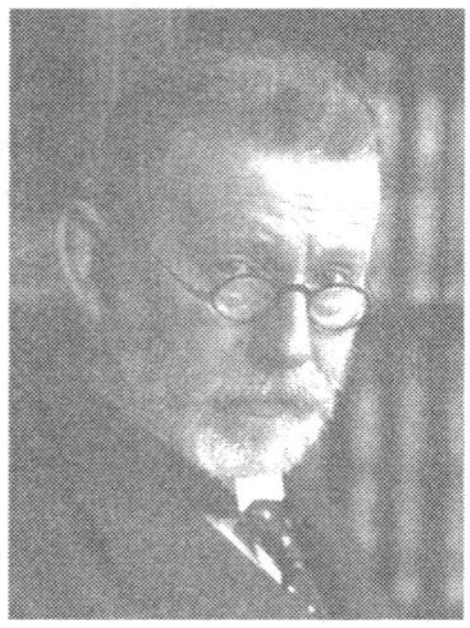
(d) 에를리히

[그림 1-37] 독일 출신 의학자

③ 프랑스 : 파스퇴르(L. Pasteur) : 현대의학의 창시자로 결핵균과 탄저균(1877년), 닭콜레라(1880년)의 발견과 광견병 항혈청을 개발(1883년)하였다. 파스퇴르의 모습과 결핵균은 [그림 1-38]과 같다.

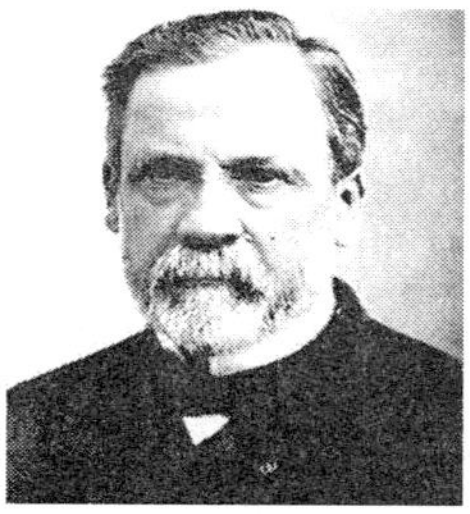
(a) 파스퇴르

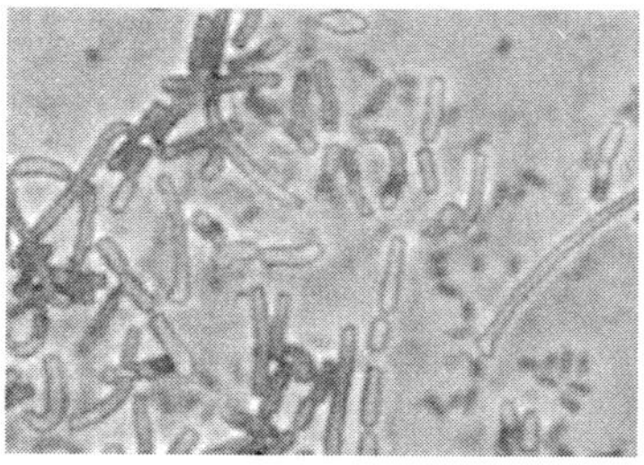
(b) 탄저균

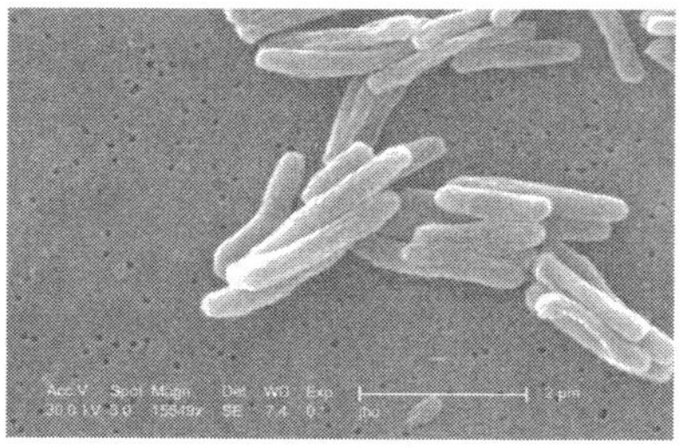
(c) 결핵균

[그림 1-38] 파스퇴르

(5) 현대(1900년 이후) : 발전기

미생물학의 시대로 질병의 예방, 치료 중심에서 건강을 향상시키고 유지하는데 관심이 집중되었다. 공중보건의 발전기는 영국과 미국 중심이며, 전문적인 문화와 체계적인 종합화를 이루기 시작하여 질병의 치료, 예방 중심 시대에서 건강을 향상시키고 유지하는 시대로 변모하여 사회학적, 경제적 개념의 시대로 변화하였다.

① 공중보건학 : 사회적 책임의 개념이 대두, 사회 및 경제적 상태가 건강에 영향을 미친다는 것을 인식하기 시작하였고, 현미경과 유전자공학과 같은 과학기술의 급격한 발달은 질병 예방에 기여 하였고, 항생제의 개발로 전염병이 줄어 감염성 질환의 발병이 감소하여 평균수명이 늘어나 인구가 급증하였고, 산업화와 도시화로 환경문제가 대두되었다.

② 1960년대 이후 : 공중보건과 치료의학의 조화로운 발전으로 보건의료에 더한 지역사회의 다양한 요구에 부응하기 위해 포괄 보건의료의 필요성이 대두되어 공중보건학과 치료의학은 조화로운 변화를 이루어가고 있다.

③ 보건소의 보급 : 지역사회 보건학의 확립 시기로 보건소 제도의 확대 보급에 따라서 지역사회 문제를 해결하는 지역사회 보건관리 활동이 활발해졌다(지역사회 보건 확립).

④ 세계보건기구 설립 : 1948년 4월 7일 국제적 차원에서 보건 문제를 해결하기 위하여 세계보건기구(WHO)가 설립되었고 스위스 제네바에 위치하고 있다. [그림 1-39]는 세계보건기구의 본부 전경이다.

- 세계보건기구의 목적 : 모든 사람들이 가능한 한 최고 수준의 건강을 달성할 수 있도록 돕는 것이다.
- 주로 하는 일 : 중앙검역소와 연구자료를 제공하고 유행성 질병 및 전염병 대책 등의 일을 한다.

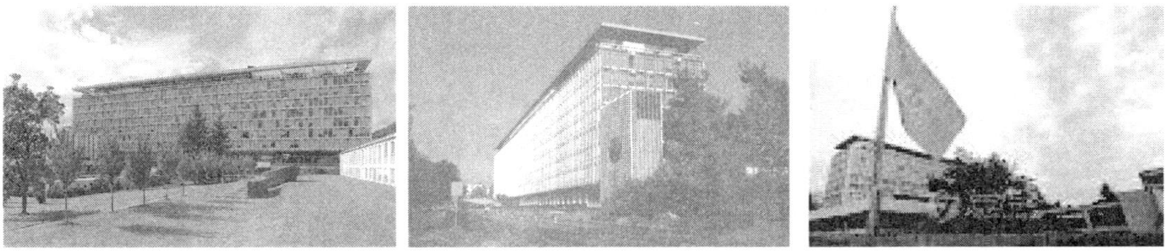

[그림 1-39] WHO 본부

⑤ 국제연합 인간환경회의 : 1972년 스웨덴의 스톡홀름에서 'the only one earth'라는 슬로건을 내걸고 인간환경선언을 하였고, 1974년에 국제환경기구(United Nation Environment Program : UNEP)를 설립하였고 로고는 [그림 1-40]과 같다.

[그림 1-40] 국제연합 인간환경회의 로고

⑥ 알마아타 회의 : 러시아의 알마아타에서 1978년 열린 회의로 '2000년대에 전 인류에게 건강을'이라는 실현을 목표로 선정하여 1차 보건의료 실천을 결의하였다. 1978년 러시아에서 열린 알마아타 회의의 모습은 [그림 1-41]과 같다.

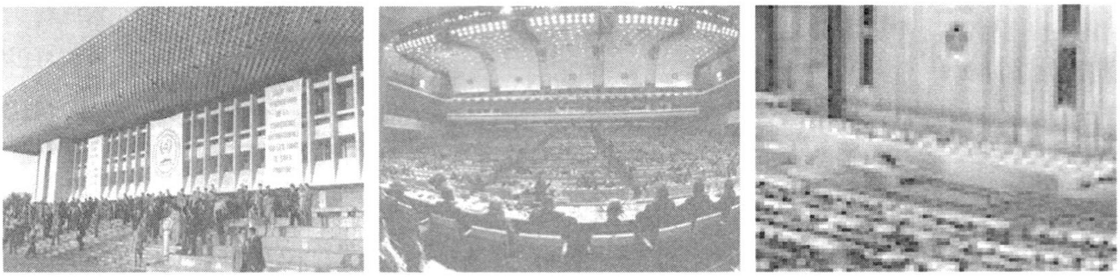

[그림 1-41] 알마아타회의

⑦ 리우선언 : 브라질의 리우데자네이루에서 1992년 178개국의 83개국 정부 대표가 참석한 당시로서 사상 최대 규모의 국제회의였다. 각국 정상들이 모여 지구환경 정상회담을 개최하고 '리우환경 선언'이 선포되는 등 환경오염으로부터 지구를 지키기 위한 노력이 세계적 관심으로 확산, 지구 보건 환경을 위한 적극적인 노력을 추진하였다. 환경오염에 대한 [그림 1-42]는 국제회의인 리우선언이다.

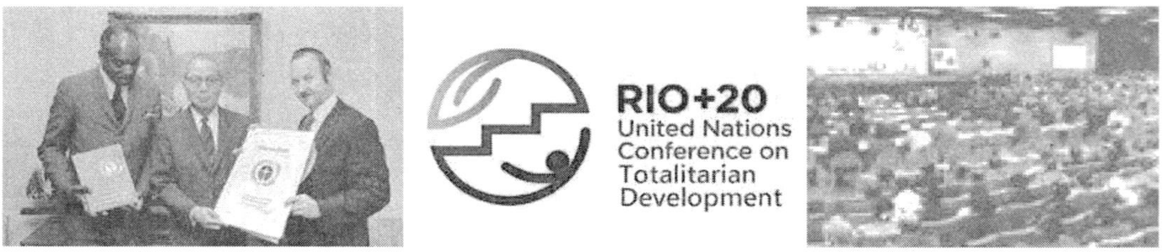

[그림 1-42] 리우선언

8) 우리나라 공중보건의 역사

고조선부터 대한민국 해방 이후까지 이어지고 있는데 역사적으로 다음과 같다.

① 고조선 : 고 조선시대에 사람들의 생활이 기록이 남아 있는 '삼국지' 위지 동이전에 고조선 사람들은 사람이 죽으면 옛집을 버리고 새집으로 옮기고 있으며, 사람이 죽게 되면 그날로 매장한다고 하였다.

② 부여 : 사람들은 흰 옷을 숭상하고 의복이 매우 청결하였다는 기록이 남아 있고, 여름에 사람이 죽게 되면 얼음으로 시체를 보관하여 질병예방에 힘썼다.

③ 삼국시대 : 고구려, 백제, 신라의 공중보건은 다음과 같다.

- 고구려 : 시의 제도를 두고 왕실치료를 담당하였다.
- 백제 : 약물을 관리하는 약부 관청, 의학을 담당하는 의박사, 약초를 담당하는 채약사, 약사주가 있었다.
- 신라 : 의료행정기관인 약전, 약을 지어 바치던 공봉의사, 왕실시의인 내공봉의사, 의박사가 있었다.

④ 고려시대 : 의약관청으로 태의감과 상약국을 설치하여 왕실과 관공리의 의약치료를 담당하였고 서민과 빈민들의 진료 및 사회구제기관으로 제위보, 혜민국, 동서대비원을 두었다.

⑤ 조선시대 : 중앙과 지방에 의약 기관과 의녀 제도를 두었다.

- 제생원을 설치하여 서민의 의료업무를 총괄하게 하였다.
- 허준은 의서인 "동의보감"을 발간하였다.
- 1885년 선교사인 알렌을 궁중전의로 위촉하고 왕립병원인 광혜원을 설립하였는데, 최초 보건의로 행정기관인 위생국이다.
- 1894년 갑오개혁을 계기로 관제를 개혁하고 내무아문 안에 위생국을 설치하였다.

⑥ 일제강점기 : 1910년 조선총독부 경무 총감부 내에 위생과가 신설되었고, 서울과 지방에 자혜의원이 설치되어 검역, 방역, 서양의학과 같은 보건 개념이 확립되었다.

⑦ 해방 이후 : 미 군정에 의하여 보건행정체계가 확립되었다

- 미 군정청 : 위생국을 설치하였고 각 도에 보건 후생국을 설치하였다.
- 보건 후생국 : 1946년 보건후생부로 명칭이 바뀌었다.

⑧ 대한민국 정부 수립 이후 : 1948년 5월 10일 총선거를 통해 제헌국회를 구성하고 8월 15일 대한민국 정부가 수립한 후 대한민국의 공중보건은 다음과 같이 현재에 이르게 된다.

- 1948년 보건후생부가 폐지되고 사회부가 설치되었는데, 현재의 보건복지부이다.
- 1956년 보건소법 제정으로 공중보건의 체계화가 이루어졌다.
- 1960년 가족계획사업을 실시하였다.
- 1977년 1월 의료보호사업을 실시하였다.
- 1977년 7월 의료보험사업을 실시하였다.
- 1989년 7월 전국민의료보험을 실시하였다.

02 건강의 이해

건강은 '육체적 · 정신적으로 질병에 이상이 없고, 개인적으로 정상적인 생활을 영위할 수 있는 신체 상태'이며, 오늘날에는 개인이 사회생활에 의존하는 경향이 커짐에 따라서 사회가 각 개인의 건강에 기대하는 것도 많아졌기 때문에 사회적인 건강 면에서 이와 같은 정의가 생겨났다.

한국의 헌법은 건강을 '모든 국민이 마땅히 누려야 할 기본적인 권리'라고 규정하고 있어 건강을 하나의 기본권적 개념으로 보고 있으며, 질병이 없는 상태라는 수동적 건강에 대한 태도에서 금주 · 금연 등 생활습관의 변화나 운동 같은 적극적으로 건강해지려는 노력 등 능동적 태도가 강조되고 있다.

건강의 구체적 요소로는 육체적인 형태적 요소(신장 · 체중과 같은 외형적 계측값이나 내장의 여러 기관 등)와 기능적 요소(여러 기관의 생리기능이나 종합적인 체력 등) 그리고 정신기능적 요소로 분류하여 평가하기도 한다.

1. 건강의 개념

건강(Health)은 '생의학적으로 질병이 없는 상태'이지만 단순히 질병이 없는 상태가 건강하다는 것은 아니고, 개인이 환경에 잘 적응하면서 본인이 가지고 있는 잠재력을 최대한 발휘할 수 있는 상태로 신체적 역량은 물론이고 정신적 · 사회적 · 지적 혹은 영적 대처 능력을 강조하는 포괄적인 개념이다. 건강의 3요소로는 〈표 1-2〉처럼 육체적인 요소, 기능적 요소, 정신적 요소로 분류된다.

〈표 1-2〉 건강의 3요소

분 류	종 류
육체적 요소	신장, 체중, 내장 같은 여러 기관 등
기능적 요소	여러 기관의 생리적인 기능이나 종합적인 체력 등
정신적 요소	스트레스, 감성, 이성 등

2. 건강에 영향을 미치는 요인들

라론데(Lalonde)는 [그림 1-43]과 같이 건강을 결정하는 중요한 요인으로 생활양식(50[%]), 환경(20[%]), 생물학적 요인(20[%]), 보건의료 체제(10[%])의 4가지를 들고 건강관리를 위해서는 포괄적인 접근이 필요하다고 주장하였다.

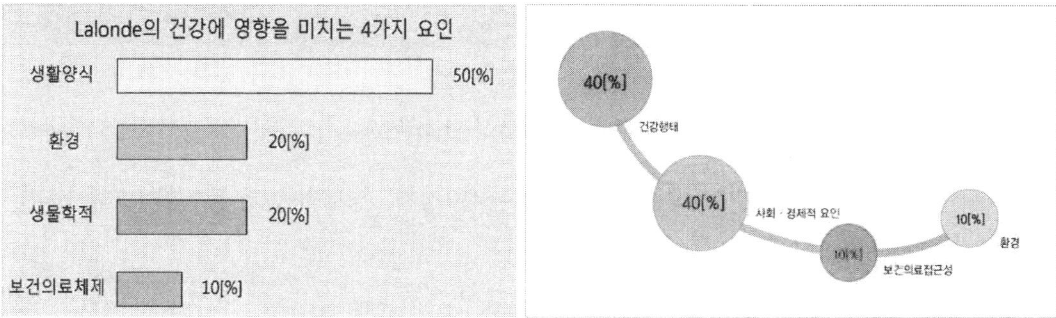

[그림 1-43] 건강에 영향을 미치는 요인

1) 생활양식

수면, 흡연, 운동, 식습관, 음주 등이며, 현대 사회의 잘못된 식습관은 [그림 1-44]와 같다.

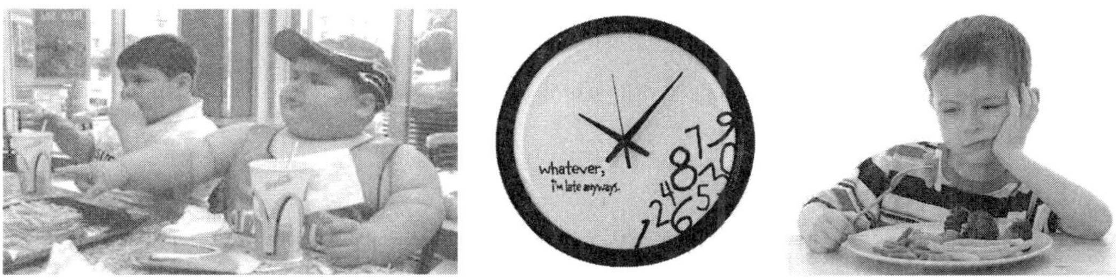

(a) 정크푸드의 폐허 (b) 불규칙한 식사 (c) 편식

[그림 1-44] 잘못된 식습관

2) 환경요인

환경요인은 물리적 환경과 사회적 환경이 있다.

① 물리적 환경 : 음식, 물, 공해, 지리적 요건, 기후, 주택구조, 매연, 소음 등이며 [그림 1-45]와 같다.

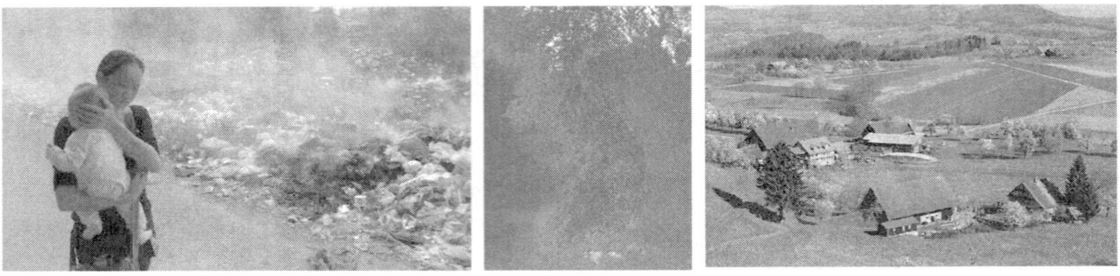

(a) 오염상태 (b) 지리적 요건 (c) 청정지역

[그림 1-45] 물리적 환경요인

② 사회적 환경 : 교육제도, 직업, 수입, 인간관계, 정치 · 경제적 안정 등이며 [그림 1-46]과 같다.

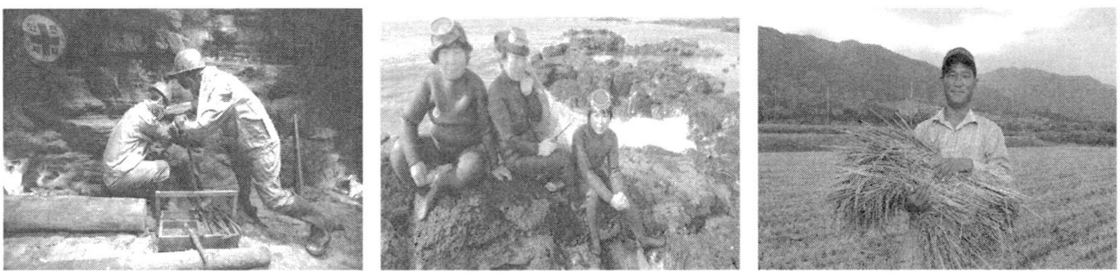

(a) 탄광 (b) 해녀 (c) 벼농사

[그림 1-46] 사회적 환경요인 중 직업

3) 생물학적 요인 · 유전적 요인

인종, 성별, 나이와 같이 유전적 환경 등이 있다(그림 1-47).

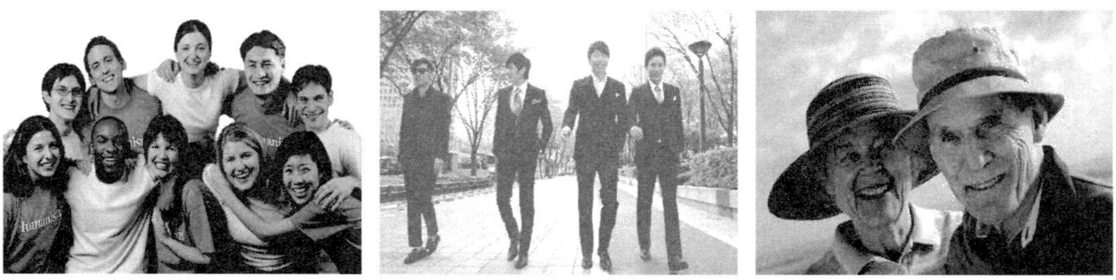

(a) 20~30대 (b) 40~50대 (c) 60~70대

[그림 1-47] 생물학적 요인 중 하나인 나이

4) 보건의료 체제

보건의료의 조직화, 체계화, 접근성 등이며, 국내 보건의료 체제 활동은 [그림 1-48]과 같다.

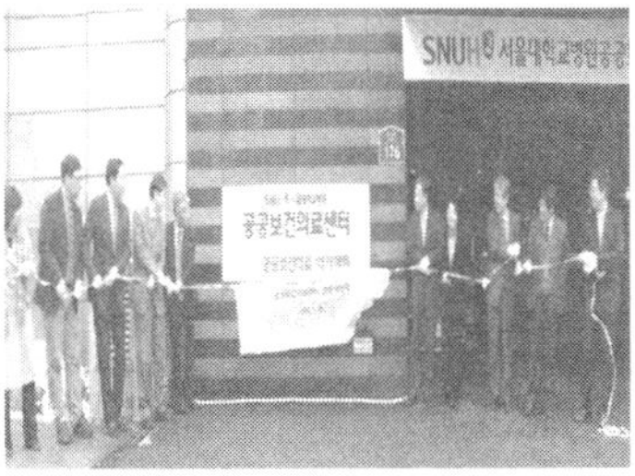

(a) 서울대 공공보건의료센터(메디컬뉴스)

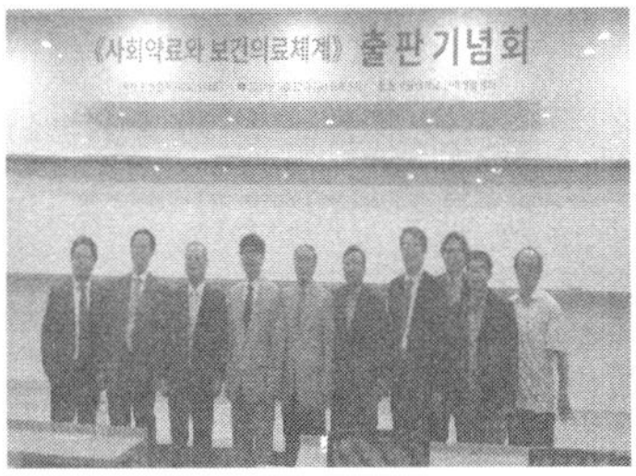

(b) 보건의료체계 출판

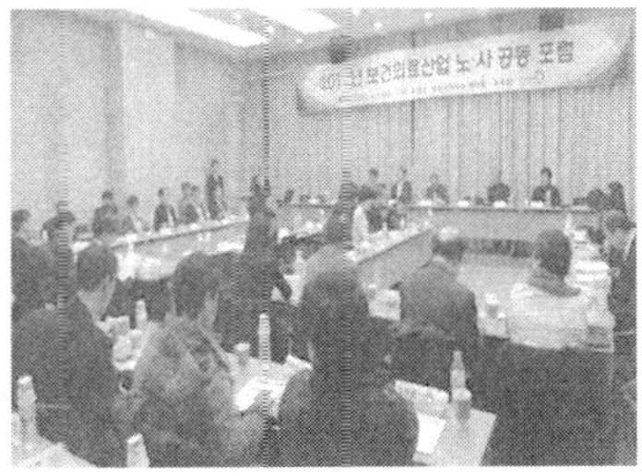

(c) 보건의료산업 노·사·점 공동 포럼

[그림 1-48] 보건의료체제

3. 건강의 중요성

건강은 생명의 존엄성을 유지하는 가장 기본적이고 필수적인 요소이며, 삶의 가치를 실현하는 요소로, 개인의 건강은 나아가서 사회, 국가의 번영에도 영향을 미치고, 꿈과 소망을 이루기 위한 필수 조건이다.

① 비스마르크는 "돈을 잃으면 조금 잃는 것이고 명예를 잃으면 많이 잃는 것이다."라고 했다. 어떠한 부와 권력을 가졌어도 건강을 잃으면 모든 것이 부질없다.

② 우리가 질병에 걸리지 않고 신체적·정신적으로 장애가 없는 건강한 상태를 유지하기 위해서는 건강의 중요성을 이해하여 일상생활에서 항상 즐거움을 갖고 건강증진을 위해 적절한 운동으로 체력을 단련하는 노력을 해야 한다.

4. 건강의 개념 변천

과거에는 건강은 육체적, 정신적 질병이 없는 상태로, 개인적으로 정상적인 생활을 영위할 수 있는 신체 상태이나, 현재는 질병이 없는 상태의 건강에 대한 수동적 태도에서 벗어나 생활습관의 변화나 운동 등으로 건강해지려는 노력, 즉 능동적 태도가 강조되고 있고, 현대에는 개인이 사회생활에 많은 영향을 받고 있어서 개인이 사회에 기대하는 것도 많아졌다.

우리나라 헌법에는 사회적 건강을 "모든 국민이 마땅히 누려야 할 권리"라고 규정하여 건강을 국민이 누려야 할 기본권으로 보고 있고, 인간은 역사적으로 어느 시대나 완전한 건강을 누리고자 하였다.

1) 관점별 개념 변천

건강의 개념은 시대를 살았던 사람들의 관점에 따라 생태학적, 생의학적, 사회의학적, 사회생태학적 등으로 분류할 수 있다.

① 생태학적 관점 : "인간의 건강 혹은 질병은 외적 환경요인과의 형평의 결과이다"라는 개념으로 히포크라테스의 사상에 근거한다(그림 1-49).

- 인간과 인간의 주변 환경의 균형이 인간의 내적인 균형에 영향을 미친다.
- 건강한 것은 자연스럽고 자연과 조화를 이룬 상태이며, 건강하지 않다는 것은 자연과 불균형을 이루고 있는데, 의학의 역할은 자연적인 치유과정을 돕는 것이다.
- 고대 그리스의 의학의 아버지라 하는 히포크라테스이다.

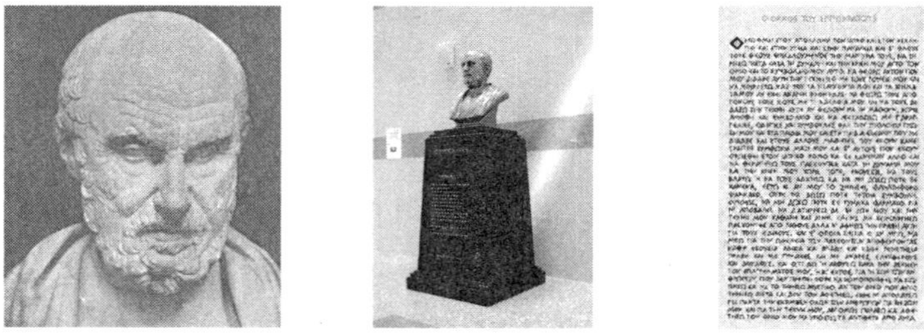

(a) 히포크라테스　(b) 계명대 히포크라테스　(c) 히포크라테스 선언

[그림 1-49] 히포크라테스

② 생의학적 관점 : 16세기 이후 서양의 철학과 과학으로 기존의 환경과 인간의 균형으로 신체적 · 정신적 관계를 무시하고 정신과 신체를 기계론적 관점에서 해석하려 하였다(그림 1-50).

- 질병을 "개체를 구성하는 부분의 손상 또는 관계가 일시적 또는 영구적으로 기능이 손상된 상태"라고 하였다.
- 의료인은 손상된 기계를 고치는 것이며 손상된 부분을 고치면 질병도 회복된다고 보았다.

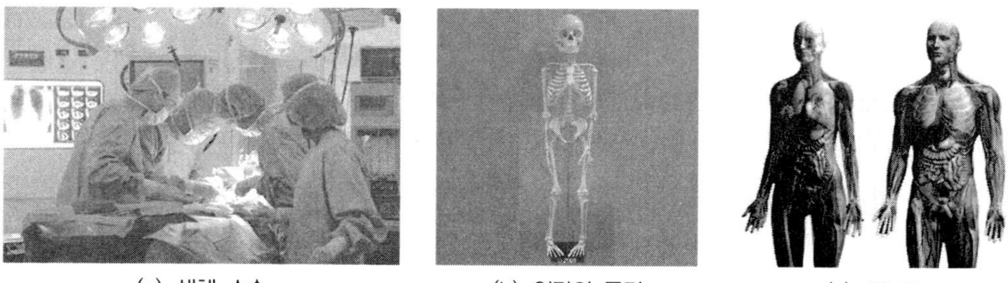

(a) 생체 수술　(b) 인간의 골격　(c) 해부도

[그림 1-50] 생의학적 관점

③ 사회의학적 관점 : 산업화와 도시화로 환경오염이 인간의 건강을 해친다는 주장으로 19세기초, 영국, 프랑스, 독일을 중심으로 건강에 대한 사회의학적 관점이 새롭게 등장하였고, 이후 미국, 캐나다 등을 중심으로 건강을 국가가 관심을 가져야 하는 하나의 사회과학으로 보게 되었다. 또한 국민건강을 향상 시키기 위해 건강한 사회환경 조성과 의료의 제공, 의료에 대한 접근성, 질병과 사고 예방, 보건교육 등의 중요성을 강조하였다. 건강의 사회의학적 관점은 [그림 1-51]과 같다.

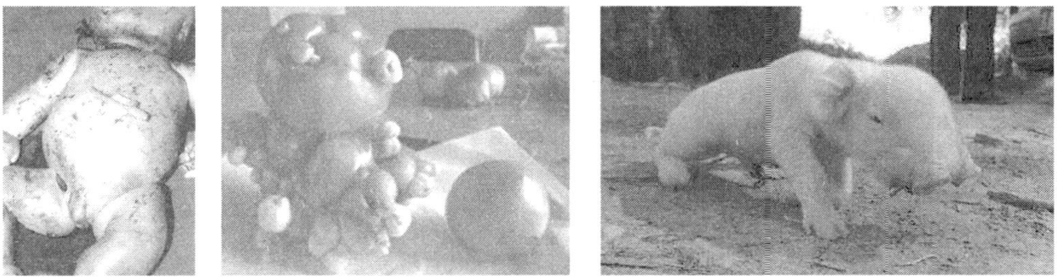

(a) 기형아 (b) 기형식물 (c) 기형동물

[그림 1-51] 사회의학적 관점

④ 사회생태학적 관점 : 인간의 건강을 사회와 환경의 상호작용 속에서 이해하고자 하는 방식이다(그림 1-52).

- 건강증진에 있어서 사회, 환경의 중요성을 강조한다.
- 인간과 환경의 상호의존성과 상호작용성에 중점을 두고 인간을 둘러싼 생물학적, 물리적, 사회적 환경과 인간의 관계를 중시한다.

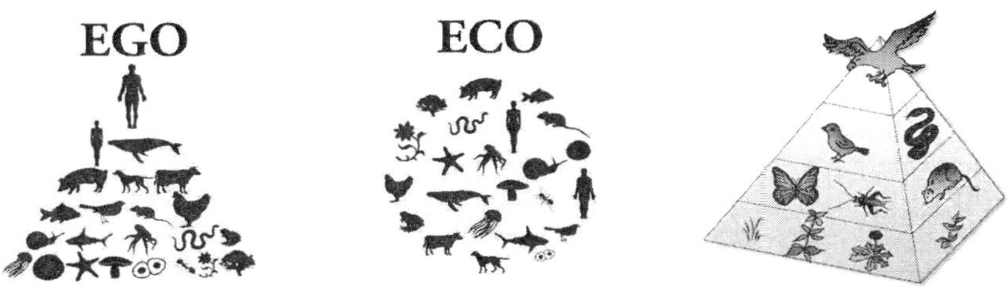

[그림 1-52] 사회생태학적 관점

2) 시대별 개념 변천

시대별 건강은 고대에서부터 20세기 이후까지이며, 고대기~중세기, 19세기 초반, 중반 그리고 20세기 이후로 나눌 수 있다.

① 고대기~중세기 : 고대로부터 중세기까지 질병과 고통을 받는 것은 우리가 지은 죄 때문에 신이 내린 저주나 천벌로 생각하였다(그림 1-53).

- 페스트(Plague) : 수많은 희생자가 발생하였고, 그리스어로 타격(Plege)인데, 분노한 신이 죄를 지은 사람에게 강한 타격을 주기 위해서 페스트로 고통을 준다고 붙여진 이름이다.
- 간질(Epilpsy) : 그리스어로 위(Epi) 단어와 사로잡히다(Lambabeia)라는 언어가 합쳐져 "위에 사로잡히다"라는 뜻으로 고통과 아픔, 전염병이 창궐[3]하는 것은 신이 노하여 내린 벌이라고 옛 사람들은 생각하였고, 건강을 위해 자신이 노력하는 것이 아니라 건강은 신이 정한다고 생각하였다.
- 흑사병으로 중세 유럽 전역의 암흑기가 도래하였다.

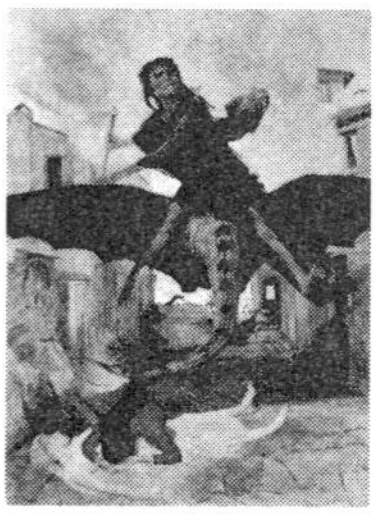

(a) 카트라이트 & 비디스(질병의 역사)

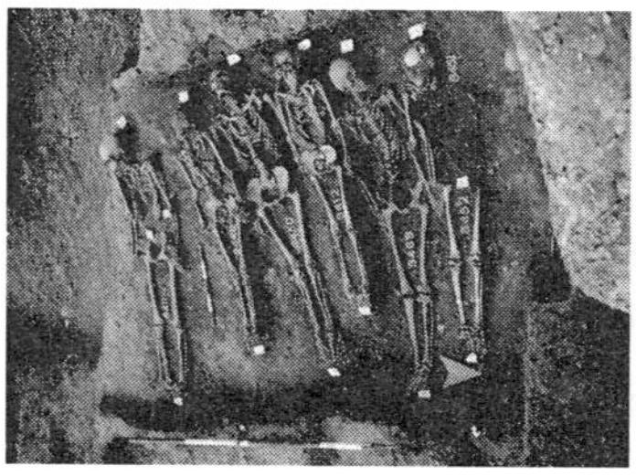

(b) 중세시대 흑사병의 피해자

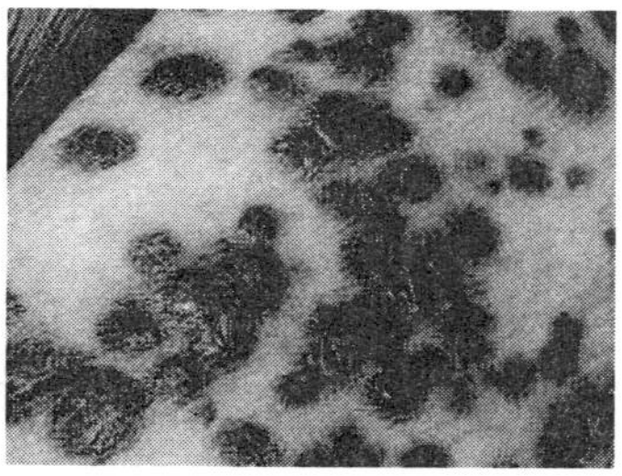

(c) 흑사병

[그림 1-53] 중세 흑사병

② 19세기 초반 : 자신의 건강은 후천적인 노력으로 달라진다는 생각을 하고 육체적 건강을 중요시 하였다.

③ 19세기 중반 : 건강에는 육체적 건강뿐만 아니라 정신적 건강도 있어야 하고, 육체와 정신의 불가분의 관계를 이해하기 시작하였다.

④ 20세기 이후 : 세계보건기구의 선언은 건강을 육체적 건강, 정신적 건강, 사회적 건강 등 통합적 개념으로 규정하였다.

- 오타와(Ottawa) 헌장은 "건강은 생활이 목표로서가 아니라 일상생활을 영위하는 활력소로 이해되어야 한다"라고 명시되어 있다.
- 건강에 대한 사람들의 관심과 욕구에 대한 노력은 시간이 지날수록 증가하고 있다.
- 예전에는 없어서 못 먹었던 음식을 지금은 건강에 좋지 않다고 가려 먹으며 건강과 관련된 상품과 서비스가 넘쳐나고 있다.
- 웰빙 시대, 힐링 시대라는 것은 사람들이 건강에 대해 많은 관심을 가지고 있다.

3) 창궐 : 못된 세력이나 전염병 따위가 세차게 일어나 걷잡을 수 없이 퍼지는 것이다.

3) 우리나라의 건강관에 영향을 미친 요인

우리나라 고유의 의학이 상고 때부터 존재하였고, 중국에서 도입된 대륙 의학을 받아들여 우리의 한의학으로 발전하였고, 근세에는 서양의학을 받아들여 오늘에 이르게 되었다.

과거 우리나라의 건강관은 유교, 도교, 불교, 무속신앙과 밀접한 관계가 있었고, 건강관이 경험의학적인 성격과 주술의학적인 성격도 가지며 시대의 자연철학을 배경으로 이루어졌었다.

① 음양설 : 우주 만물은 음과 양으로 나누어져 있는 이론으로 사람은 밖이 양이고 안이 음이며, 오장육부는 위치에 따라 이론적으로 음양의 체계에 부합시켰고 위치를 해부학적으로 설명하였다. 동양의 해부학적 관점 중 하나로 [그림 1-54]와 같은 음양설이 있다.

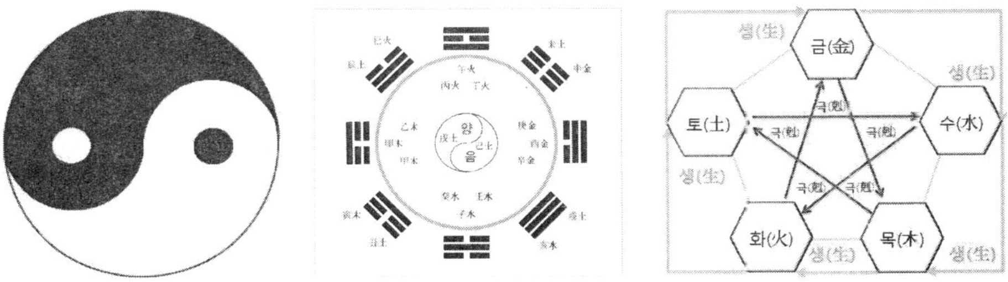

(a) 음양설 1　　(b) 음양설 2　　(c) 음양오행설

[그림 1-54] 음양설

② 오행육기설 : 목(木), 화(火), 토(土), 금(金), 수(水)의 오행과 풍(風), 한(寒), 서(暑), 습(濕), 조(燥), 화(火)의 육기에 사람의 몸의 각 부분을 체계적으로 파악하였다(그림 1-55).

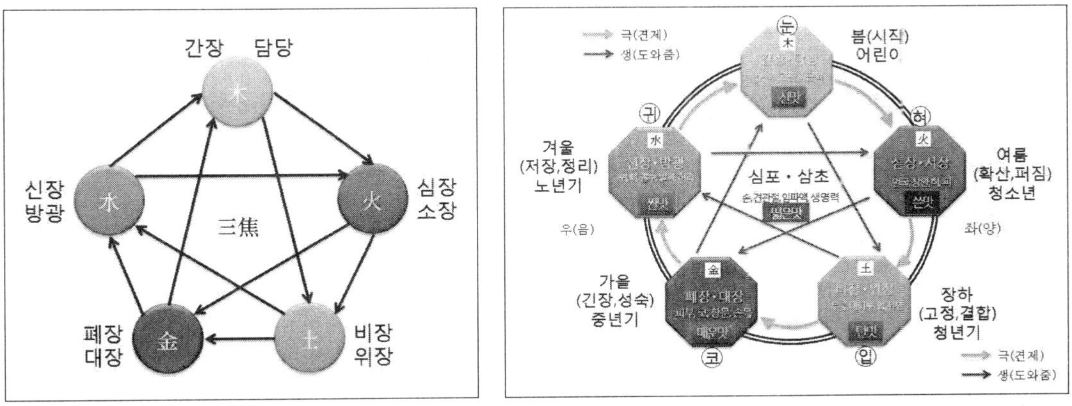

[그림 1-55] 오행육기설

- 생리적 기능이나 병리적 원리에 근거하기보다 오행설에 유추하여 배합한 것이다.
- 인간의 건강도 상생상극의 관계에 따라 조화가 이루어졌을 때 건강이 유지되며 조화가 깨졌을 때 질병이 생긴다고 생각하였다.
- 동양의 해부학적 관점 중 하나인 오행육기설이 있다.

③ 도교 : 인위적인 손길이 가해지지 않은 자연에 거스르지 않고 순응하여 살아가는 무위자연을 주장하였다(그림 1-56).

- 갈홍이 쓴 '포박자'에서 복장, 식습관, 음주, 수면, 성생활과 같은 일상생활에서 건강을 지키기 위한 원칙을 제시하였다.
- 호흡법에 의하여 묵은 기운을 내뱉고 새로운 기운을 받아들이는 호흡법도 제시하였다.
- 동양 철학사상 중 하나인 도교가 있다.

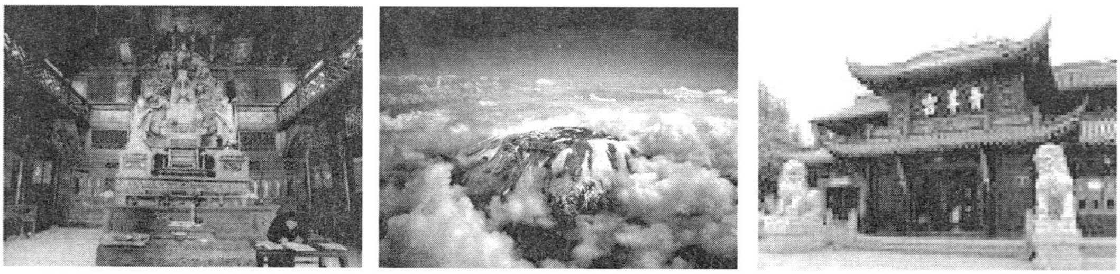

(a) 도교 (b) 인위적인 손길이 가해지지 않은 자연 (c) 도관

[그림 1-56] 도교

④ 무속신앙 : 동양에서는 재앙을 불러일으키기 위한 주술보다는 재앙을 막고자 하는 주술을 행하였다(그림 1-57).

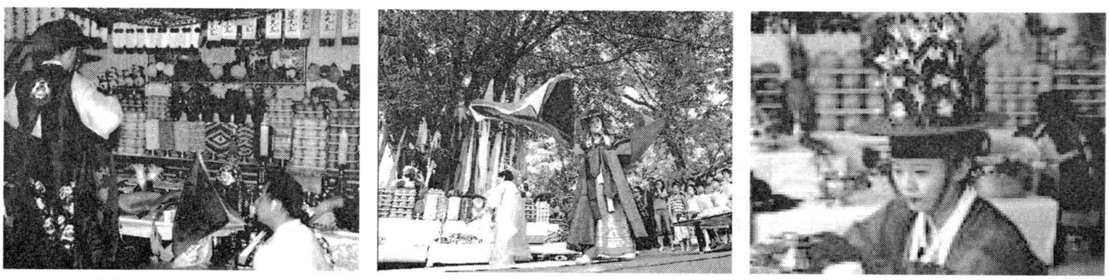

(a) 무당의 신내림 (b) 무당의 굿 (c) 무속인

[그림 1-57] 무속신앙

- 병에 걸리거나 상처를 입었거나 신체적인 부조화가 생겨나서 건강을 되찾기 위한 방법으로 부적, 기도, 푸닥거리나 주문, 각종 그림이나 도구 등 다양한 방법을 이용하였다.

- 눈에 보이지는 않지만 어떠한 강대한 힘에 의하여 영향을 받는다고 생각하였다.
- 부적의 경우 부적 안에 쓰여진 문자에서 강한 힘이 나온다고 생각하였다.
- 우리나라 기우제나 여제에 쓰여진 기원문, 벽온방 등에 나타나고 있다.
- 동양에서는 질병을 생태학적 관점에 반하는 무속신앙(샤머니즘)이 있다.

⑤ 불교 : 사대고(四大苦)와 팔고(八苦)의 세계에 있으므로 인간이 살아가는데 병고를 면할 수 없고 병고는 지(地), 수(水), 화(火), 풍(風)의 조화가 깨져 생긴다고 하였다(그림 1-58).

- 인간의 생리현상과 건강을 오온가화합(五蘊假和合)으로 설명하고 오온은 색(色) 수(受), 상(想), 행(行), 식(識)의 5가지 요소들로 인간의 생명체가 구성된다고 보았다.
- 동양의 종교로 대표적인 것이 불교이다.

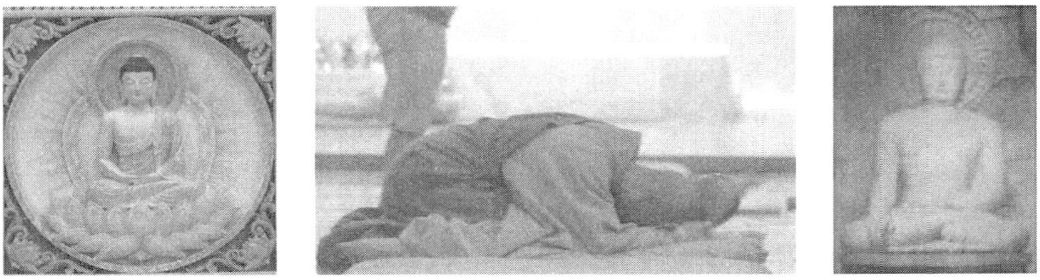

(a) 불상 (b) 스님 (c) 석가모니

[그림 1-58] 불교

⑥ 유교 : 음양오행설이 전통적인 병인론으로 자리를 잡고, 성리설이 의학에 혼입되어 음양을 남녀로 대응시키고 선악과 강유로 집약하고 인 · 의 · 예 · 지 · 신의 오상을 수 · 화 · 금 · 목 · 토로 종래의 음양오행부조의 병리설이 확고하게 발전되었다(그림 1-59).

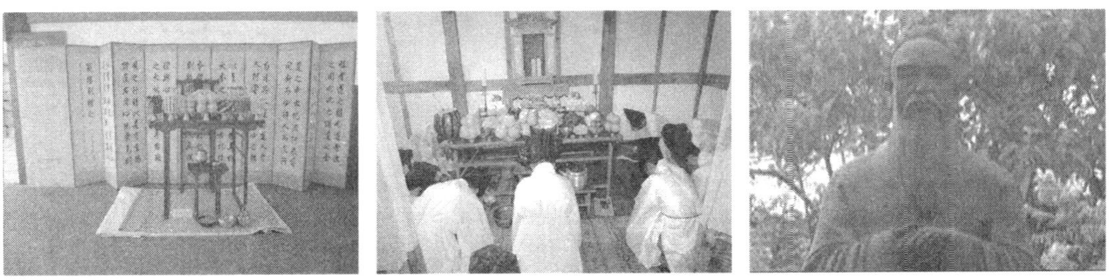

(a) 유교 제사상 (b) 유교 제사 (c) 유고의 시조인 공자

[그림 1-59] 유교

- 유교는 도교나 불교보다 실천적인 측면이 강하여 일상생활의 양생과 섭생을 매우 강조하였다.
- 현대까지 우리나라 철학의 근간을 이루고 있는 것은 유교이다.

⑦ 음식 : 동양의학은 음식이 생명의 유지와 인간 활동을 근원으로 보고 음식이 질병의 예방과 치료에 직접적인 영향을 주고, 음식이 갖는 특성을 파악하여 의학에 활용하였다(그림 1-60).

㉴ 한의학에서 인삼과 돼지고기를 같이 먹으면 효능이 없다고 하는데 인삼은 속을 따뜻하게 하지만 돼지고기는 속을 차게 하기 때문이라고 한다. 도교와 유교의 영향으로 폭음, 폭식을 삼가고 소식을 권장하며 자연식과 발효식품이 좋은데, 현대 식생활에 있어서도 좋은 길잡이라고 할 수 있다.

- 우리나라 건강관리에 영향을 미친 요인과 건강관리법은 물을 이용하거나 특수한 요법이나 민간요법 등이 있었다.
  - '동의보감'은 발한을 이용하는 각탕법(脚湯法), 약물의 효능과 물의 효능을 같이 활용하여 특정한 목적으로 활용하는 약탕목욕법(藥湯沐浴法) 등이 수록되어 있다.
  - 냉수마찰이나 건욕 등도 건강의 목적에서 활용되었다.
- 수많은 민간요법이 존재하며 선조들의 경험에 의한 지혜라고 할 수 있다.
  - "허리가 아플 때 지네를 먹으면 낫는다"라는 과학적 근거가 없는 민간요법이 있는가 하면 효과는 있지만 현재에도 이를 과학적으로 규명할 수 없는 것도 존재한다.
  - 동양에서는 음식으로도 질병을 치료할 수 있다는 관점도 있다.

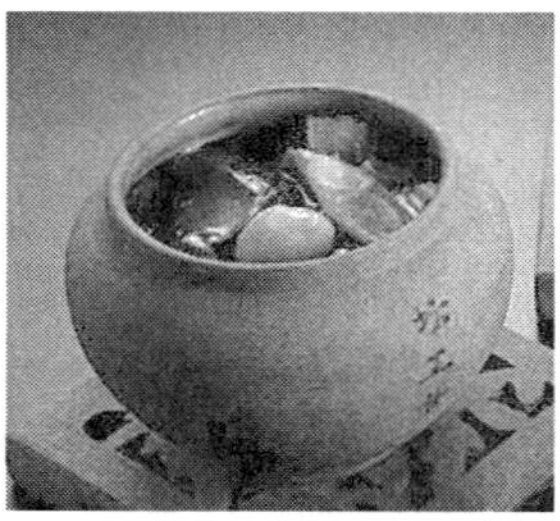
(a) 불도장

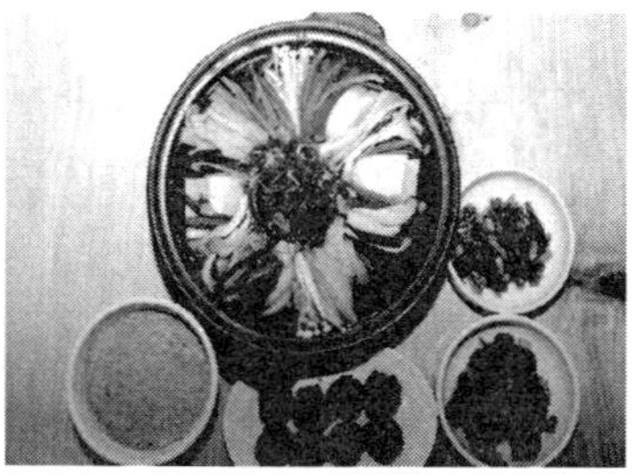
(b) 보양식

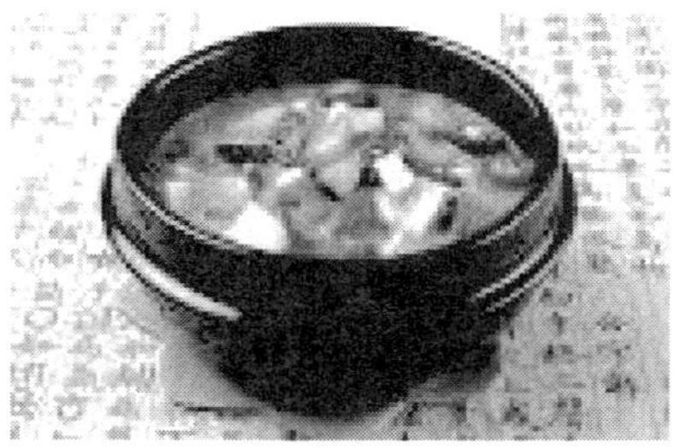
(c) 발효식품

[그림 1-60] 음식

03 사고 및 질병관리의 이해

인간의 건강을 위협하는 사고와 질병은 항상 주변에 있고, 사고는 인간의 부주의에 의하여 발생하기도 하고 불가항력적인 원인에 의해 신체에 상해를 입히며, 다른 건강을 위협하는 것은 유기체에 의한 것으로, 주로 눈에 보이지 않으며 전염에 의하여 신체의 기능이 저하하거나 무기력해지는 것으로, 사고 및 질병은 주변에서 신체를 위협한다.

1. 사고의 정의

사고는 일상생활에서 질환 이외의 치료를 요하는 상해의 정도로 사고에는 인적 사고와 물적 사고가 있고, 국제질병분류에서는 불시의 사고, 중독 및 폭력으로 인한 질환으로서 외인에 의한 분류, 상해의 성질에 의한 분류를 채택하고 있다. 가장 많은 것은 불의의 사고 중 교통사고, 자살, 남에 의한 가해, 전쟁행위 등의 고의의 사고도 포함된다.

1) 인적 사고

사고의 발생은 직접 사람에게 상해를 입히는 것으로 사람의 동작에 의하여 생기는 사고, 물건의 운동에 의하여 생기는 사고, 접촉 흡수에 의하여 생기는 사고로 나누어진다. 사람의 직접적인 동작이나 부주의로 인해 [그림 1-61]과 같이 일어나는 것이 인적 사고이다.

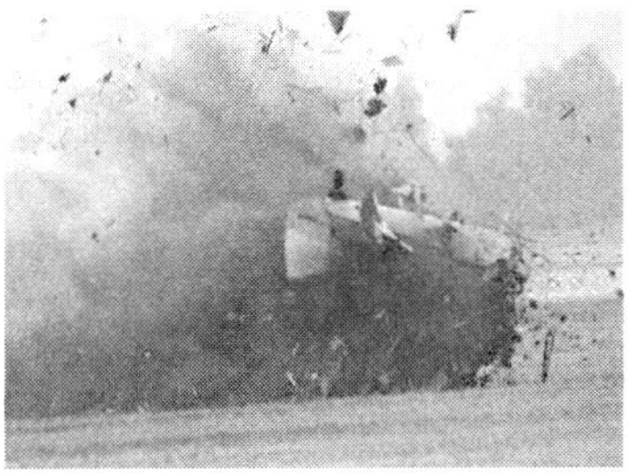

(a) 추락

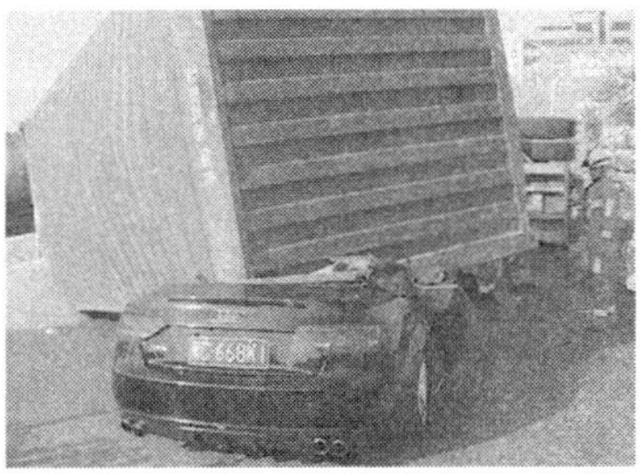

(b) 부주의 사고

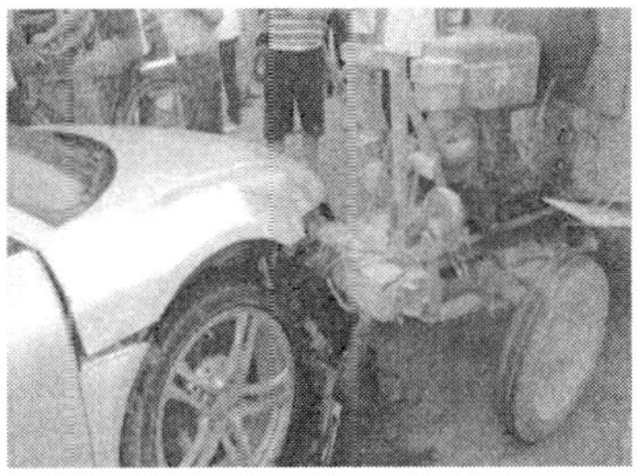

(c) 충돌

[그림 1-61] 인적 사고

- 사람의 동작에 의하여 생기는 사고 : 전도(넘어지거나, 미끄러짐), 추락, 충돌, 협착(끼이거나, 말려듬), 찰자(찔리거나, 베임), 염전(엇갈림) 등이 있다.
- 물건의 운동에 의하여 생기는 사고 : 격돌, 압중(낙하물 · 중량물), 역차(깔림), 진동 등이 있다.
- 접촉 흡수에 의하여 생기는 사고 : 감전, 독극물 접촉, 질식, 익수, 고온이나 저온에 접촉, 0 상기압, 방사선, 음향흡수 등이 있다.

2) 물적 사고

간접적으로 사람이 상해가 일어나지 않아도 사고로 취급하는 경우로 물적 사고에는 폭발, 화재, 파괴, 누설, 절단, 비산, 낙하, 붕괴, 부식, 탈선, 누전, 정전 등이 있다. [그림 1-62]는 물적 사고에 속하는 붕괴와 화재이다.

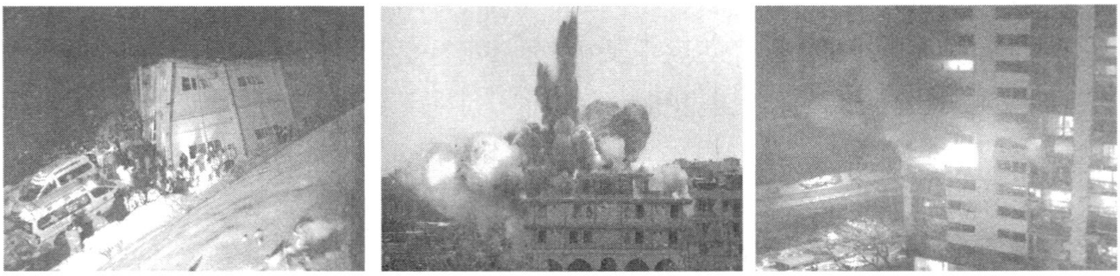

(a) 붕괴 (b) 폭발 (c) 화재

[그림 1-62] 물적 사고

3) 중증외상센터

교통사고나 추락사고 등 사고로 응급을 요하는 외상(다발성 외상, 출혈 등) 환자가 병원에 도착 즉시 응급수술과 치료를 할 수 있는 시설, 인력, 장비를 갖춘 외상전용 치료센터이다.

① 국내 외상 환자 사망률은 35.2[%]인데 반해 일찍이 응급진료체계를 갖춘 미국, 일본 등은 10~15[%]에 불과하였다. 현대의학에서는 환자의 응급처치의 중요성이 부각되고 있다.

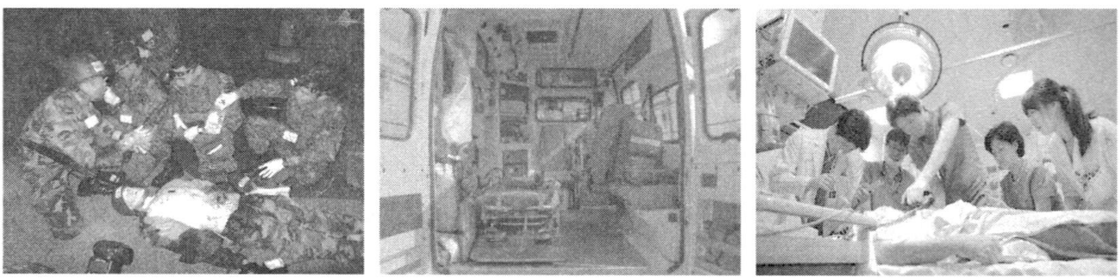

(a) 응급처치 (b) 앰블런스 내부 (c) 응급실

[그림 1-63] 중증외상센터

② 보건복지부는 중증외상센터를 전국 16곳의 거점병원에 설치하였다(그림 1-64).

- 중증외상센터가 설립되면 전국적으로 총 650개(1개 센터당 40~50개)의 전용 병상이 마련되어 연간 약 2만명의 중증외상환자 치료가 가능해진다.
- 의료진은 전문의 8명과 간호사 15명으로 구성된 의료팀 4개조가 고정 배치되어 365일 24시간 고대 근무를 하게 된다.
- 중증외상센터는 심각한 외상으로 인해 생명이 위급한 사람이 이용할 수 있으며, 그 대상으로는 6[m] 이상의 건물에서 떨어진 사람, 자동차 혹은 중장비나 오토바이 등에 의하여 큰 부상을 입은 사람, 목이나 몸통에 자상(刺傷)을 입은 사람 등이다.
- 현대는 의료관광과 결합한 의료서비스가 다양한 상품들로 성행하고 있다.

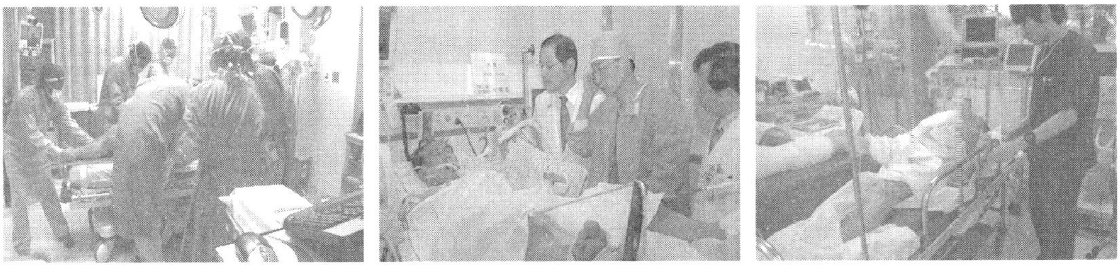

(a) 중증외상센터 수술실　(b) 중증외상치료 중인 의사　(c) 중증외상환자

[그림 1-64] 의료관광과 결합한 다양한 상품들

2. 질병의 이해

질병은 한 개인의 육체적, 지적, 정신적, 사회적, 영적 기능이 이전상태에 비하여 감소되거나 손상된 비정상적인 상태를 넓은 의미의 광의의 개념이다. 신체의 구조나 기능에 이상이 생겨 정상적인 범위를 벗어나게 된 상태로 자극에 대해 조직이나 장기의 항상성이 무너져 병적인 반응이 나타나는 상태를 좁은 의미에서 협의의 개념이라 한다.

1) 질병의 정의

질병은 유기체의 신체적 기능이 비정상적으로 된 상태이며, 일반적으로 질병을 세분화하면 질병, 병, 질환으로 나누어진다.

① 질병(Illness) : 환자 개인이 스스로 건강하지 못하다고 느끼는 개인적인 반응이나 전문직을 포함한 주변 집단의 사회적 평가와 반응의 개념으로 실제로 질환과 관련되지 않을 수도 있다(그림 1-65).

- 질병은 "환자와 가족 또는(환자를 둘러싼) 사회적 연계망이 어떤 증상과 장애를 인식하고, 그것과 더불어 살며 반응하는 방식"이라고 할 수 있다.
- 질병은 감기와 비염 이외도 있다.

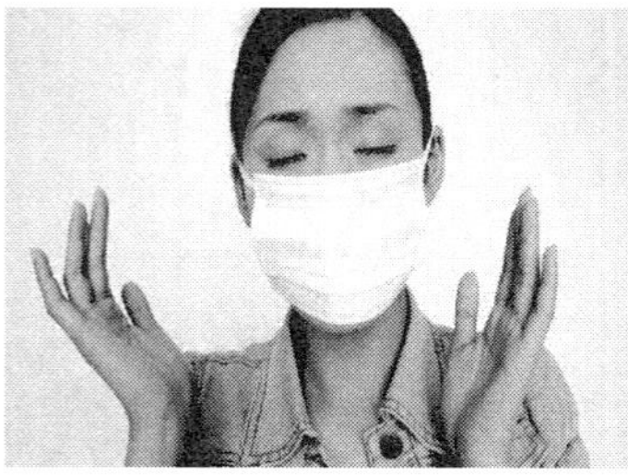
(a) 감기

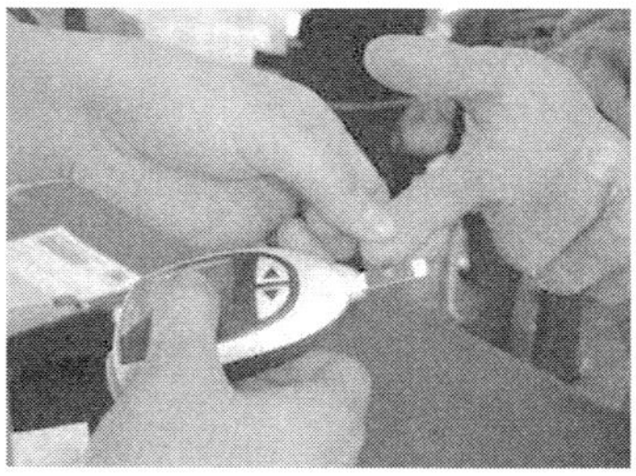
(b) 당뇨병

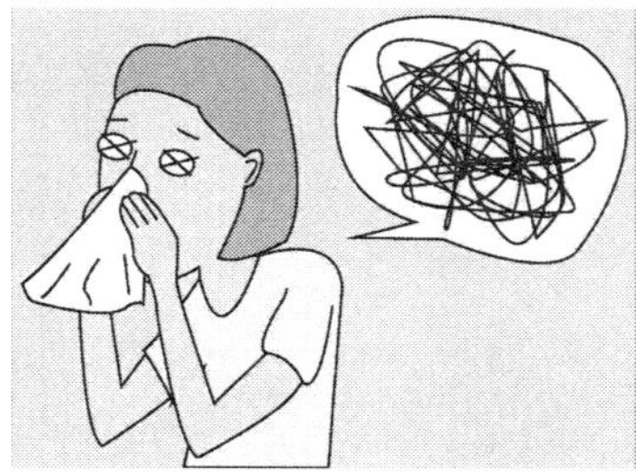
(c) 비염

[그림 1-65] 질병

② 병(Sickness) : 병은 사회적 개념으로 다른 사람들에 의하여 적용되며, 자신에 의하여 수용된 사회적인 명칭으로 환자는 사회적 역할에 관심을 가진다(그림 1-66).

- 병은 사회를 이루어 살아가는 세상의 필연적인 결과물 중 하나로 환자, 가족, 지역사회에 영향을 끼치고 상호간에 연관성을 지닌다.
- 질병의 관점과는 달리 사회적 개념에 의해 분류되는 병이다.

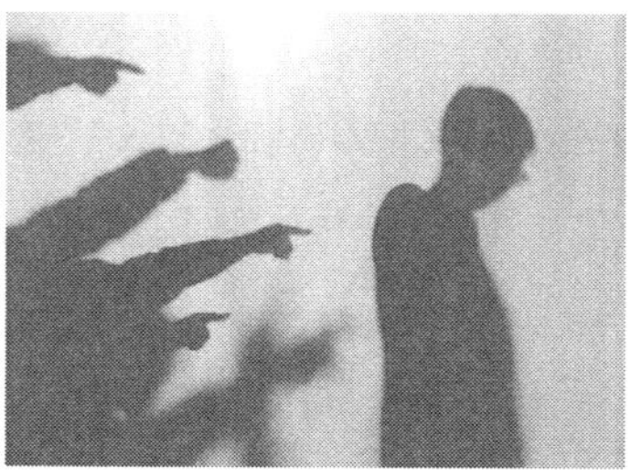
(a) 왕따

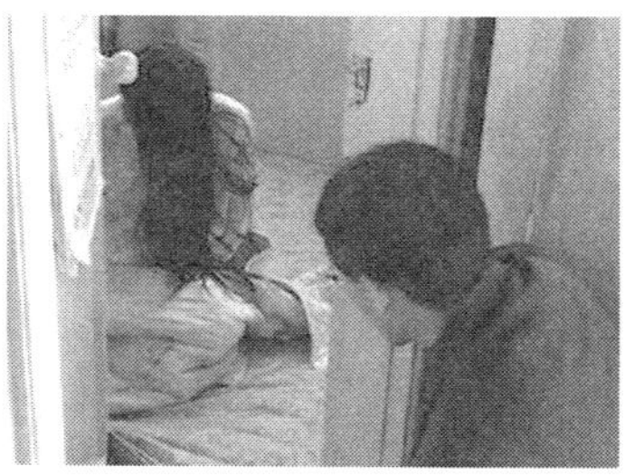
(b) 은둔형 외톨이

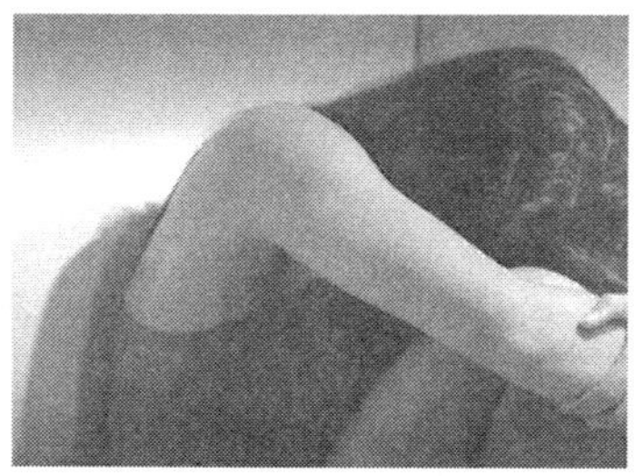
(c) 우울증

[그림 1-66] 병

③ 질환(Disease) : 의학적으로 규정된 신체적, 정신적 기능이나 구조의 병리학적 변화의 질환으로 [그림 1-67]과 같다.

㉮ 급성 · 만성질환, 전염성 질환, 선천적 질환, 퇴행성질환, 악성질환, 정신질환, 신장질환, 잇몸질환 등으로 표현한다.

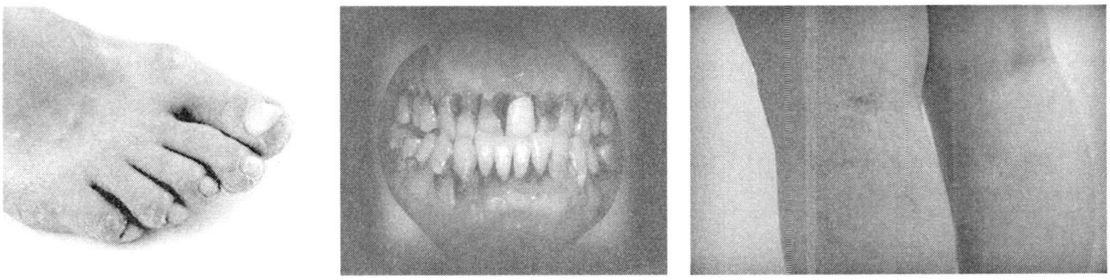

(a) 무좀 (b) 치주병 (c) 하지정맥류

[그림 1-67] 질환

2) 질병의 분류

질병은 크게 전염성 질환과 비전염성 질환으로 나눌 수 있다.

① 전염성 질환 : 바이러스, 곰팡이, 세균, 기생충과 같이 질병을 일으키는 병원체 그리고 병원체가 증식하고, 생활하는 장소인 병원소가 있어서 병원소에서 나온 병원체가 동물이나 사람에 의해 전파되어 침입하면 질환을 일으키게 된다(그림 1-68).

- 전염성 질환 : 질환을 일으키는 병원체가 명확하고 필수적이지만 숙주에 접촉하였다고 하여 모두 질환을 일으키는 것은 아니다.
- 인간의 병원체에 대한 저항력 정도에 따라 다르다.
- 전염성 질환 중 세균에 의한 질환 : 항생제의 발달로 인하여 대부분 치료가 가능해졌지만 바이러스성 질환에 대한 항바이러스 개발에는 아직 해결해야 할 과제가 많다.

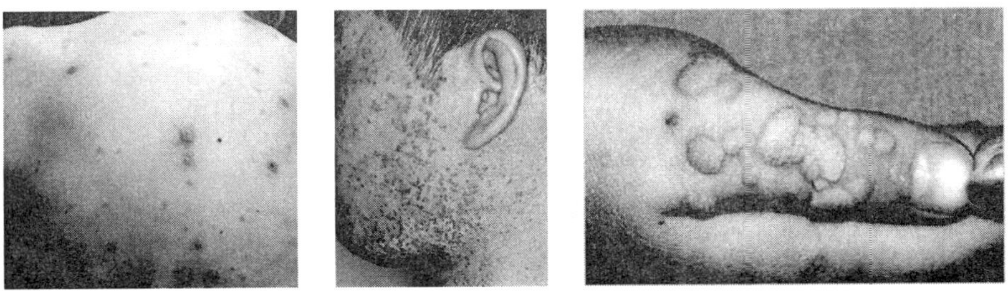

(a) 전염성 농가진 (b) 아토피 (c) 전염성 사마귀

[그림 1-68] 전염성 질환

② 비전염성 질환 : 병원체 없이 일어날 수 있는 고혈압, 당뇨와 같은 질환으로, 보통 발현기간이 길거나 만성적인 경우가 많으며, 예전에는 비전염성 질환보다 전염성 질환을 해결하기 위해 노력했지만 항생제의 발견으로 전염성 질환의 치료가 쉬워짐에 따라 비전염성 질환의 치료예방이 더 중요해졌다(그림 1-69).

- 노인인구의 증가, 각종 성인 질환 등 과거에 발견하지 못했던 비전염성 질환들은 의학기술의 발달로 비전염성 질환을 진단할 수 있는 여건이 높아짐에 따라 비전염성 질환의 중요성이 높아졌다.
- 비전염성 질환은 원인이 명확하게 밝혀지지 않은 것이 많으며 여러 가지 위험인자가 복합되어 질환을 유발하는데, 치료가 쉽지 않은 경우가 많으며 식습관, 운동, 유전적 성향 등 다각적인 방면에서 접근해야 한다.
- 흡연과 폐암, 술과 간암, 짜게 먹는 식습관과 고혈압 등 비전염성 질환과 대표적 위험 인자에 대한 연구가 많이 행하여지고 병이 나고 고치는 것이 아니라 질병이 발생하기 전에 위험인자를 줄이거나 제거하여 사전에 예방하는 것이 중요하다.
- 음주, 식습관, 환경개선, 운동 등을 통하여 위험인자를 없애야 한다.
- 병원체의 의한 감염이 아닌 자연적인 발생으로 나타나는 비전염성 질환이 있다.

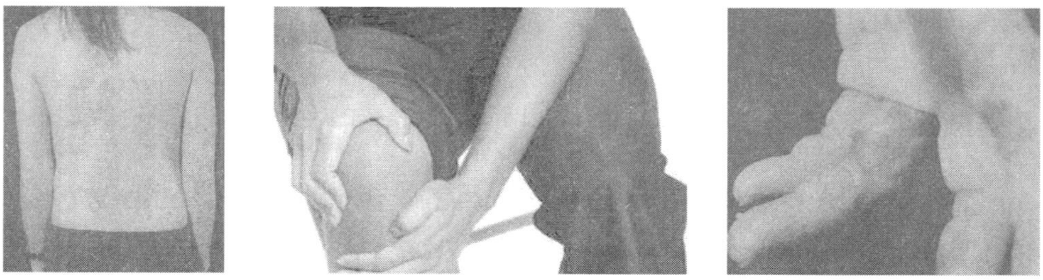

(a) 건선 (b) 관절염 (c) 한포진

[그림 1-69] 비전염성 질환

3) 국제질병분류

질병이나 부상은 증상이나 검사 소견, 부위, 치료방법, 경과 등에 따라서 다양하고, 증상 경과 등의 유사성에 따라 질병이나 부상을 분류하여 치료나 예방에 대해서 검토한다.

① 분류방법은 여러 가지가 있으며 국가적 통계에서 자주 사용되는 것은 국제질병분류(International Classification of Diseases : ICD)이다.

- WHO의 분류를 바탕으로 더욱 상세하게 분류하고, 안과학은 ICD-Oph, 치과 구강학은 ICD-DA, 종양학은 ICD-O, 전문가용 보조 분류나 의료행위분류인 ICPM, 국제장애분류시안, 프라이머리 케어 분류인 ICPC 등이 있다.

② 미국 병리학회는 해부학적 부위, 병인, 형태, 기능별로 코드를 부여하여 다차원적으로 보는 SNOP(Systematized Nomenclature of Pathology), 그리고 거기에 병명, 직업, 수술 처치 등을 더한 SNO-MED(System of Nomenclature in Medicine)를 사용하고 있다. 국제적인 기준에서 질병을 분류 정의하여 관리하고 있다(그림 1-70).

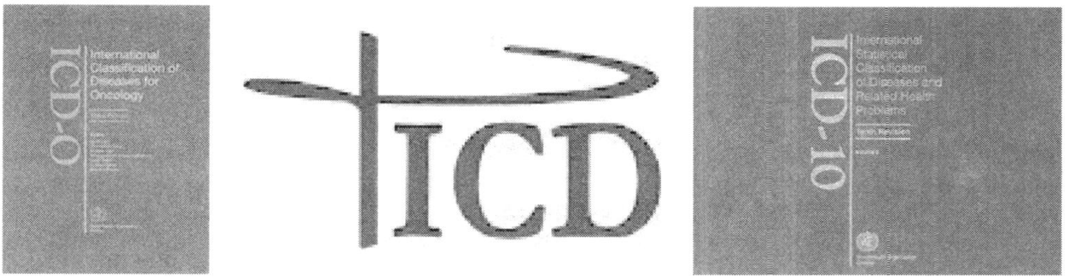

(a) ICD-0 (b) ICD 로고 (c) ICD-10

[그림 1-70] 국제질병분류

4) 질병의 발생

모든 현상이나 변화에는 이유가 있고, 이유를 인지하면 편리하고 건강한 생활을 할 수 있으며, 질병은 우리의 몸에 이상을 주는지 살펴보면 요인에 따라 내적 요인(인체 내에 존재하는 인자)과 외적 요인(인체 외부로부터 가해지는 인자)으로 나누며 질병을 일으키는 원인은 〈표 1-3〉과 같다.

〈표 1-3〉 질병의 요인

내적 요인	• 소인(질병에 대한 감수성이 높은 경향 : 연령, 성별, 인종) • 유전 • 면역상태 • 영양상태
외적 요인	• 물리적 요인(기계적 외상, 열, 전기, 방사선, 기압 등) • 영양장애(과소, 과대 섭취) • 생물학적 요인(바이러스, 세균, 기생충 등) • 화학적 요인(가스, 의약품, 화학물질, 유기물, 대기오염 등) • 사회, 환경적 요인(스트레스, 사고, 성폭행 등)

5) 질병의 발생기전

질병을 일으키는 원인은 우리 몸에서 일어나는 기전과 경과로 유해 물질, 미생물 등에 의한 염증반응이나 발암물질로 인한 발암과정, 인체의 면역체계로 인한 면역반응 등이며, 여러 질병의 발생원인에 따른 병명이다.

- 세포의 변화로 인한 질병 : 대표적으로 암이 있다.
- 심장이나 혈관의 문제로 인한 질병 : 쇼크, 동맥경화, 고혈압, 협심증, 심근경색, 뇌경색, 뇌출혈 등이 있다.

- 필요 물질의 과소 또는 과대로 인한 질병 : 당뇨, 황달, 통풍, 요독증, 결석증, 담석증, 요로 결석증, 간성혼수 등이 있다.
- 면역 반응으로 인한 질병 : 기관지 천식, 접촉성 피부염, 수혈의 부작용, 아토피 등이 있다.
- 선천적 질환 : 터너증후군, 혈우병, 적록색맹, 다운증후군 등이 있다.
- 염증, 전염으로 인한 질병 : 폐렴, 간염, 홍역, 장티푸스, 감기, 인플루엔자 등이 있다.
- 자신의 방어기전에 의한 질병 : 수혈 부작용, 자가 용혈성빈혈, 기관지 천식, 아토피, 건선, 접촉성 피부염, 루프스, 류마티스관절염 등 과민반응 등이 있다.
- 손상된 세포가 재생되지 않고 다른 조직으로 대치되어 발생하는 질병 : 심부전증, 간경변증 등이 있다.

6) 질병 발생의 삼원론(F. G. Clark)

인간의 건강은 병인, 숙주, 환경 간의 균형에 의해 결정되며 이들 서로 간의 균형이 깨어질 때 질병 발생이 용이해진다.

① 병인 : 질병 발생에 직접적인 원인이 되는 것으로, 물리적, 화학적, 영양, 심리적, 생물학적 요인 등이 있다.

- 물리적 요인 : 화학물질, 온도, 압력, 방사능 등이 있다.
- 화학적 요인 : 오염원, 약물 등이 있다.
- 영양 요인 : 영양의 과소 혹은 과다가 있다.
- 심리적 요인 : 스트레스, 사회적 격리, 사회적 지지 등이 있다.
- 생물학적 요인 : 박테리아, 바이러스, 곰팡이 등이 있다.

② 숙주 : 질병은 개인의 면역, 감수성에 따라서 같은 조건의 병인과 환경일지라도 숙주마다 질병의 양상이 다를 수 있고, 질병의 면역, 감수성에 영향을 미치는 요인은 생물학적, 사회적, 체질적 요인이 있다.

- 생물학적 요인 : 성별, 인종, 연령 등과 같은 특성이다.
- 사회적 요인 : 문화, 직업, 생활습관, 종족, 사회 · 경제적 위치, 결혼 및 가족 상태 등 특성과 관련 있다.
- 체질적 요인 : 선천적이거나 면역성 및 영양상태 등이 있다.

③ 환경 : 병원체 혹은 병원체 - 숙주 - 환경 관계에 작용하여 질병 발생에 영향을 끼치고 환경에는 생물학적, 물리적, 사회적 환경이 있다.

- 생물학적 환경 : 병원소, 동 · 식물, 미생물, 매개체 병원체, 매개체 등이 있다.
- 물리적 환경 : 습도, 방사선, 온도, 기압, 기온, 강우량, 지리적 조건 등이 있다.
- 사회 · 경제적 환경 : 경제, 교육 수준, 인구밀도, 보건의료 체계, 보건 의식수준 등이 있다.

④ 숙주, 병인, 환경의 관계 : 숙주와 병인, 환경의 관계는 상호 유기적인 관계에 있으며 [그림 1-71]의 균형이 깨질 때 질병이 발생할 가능성이 증가한다.

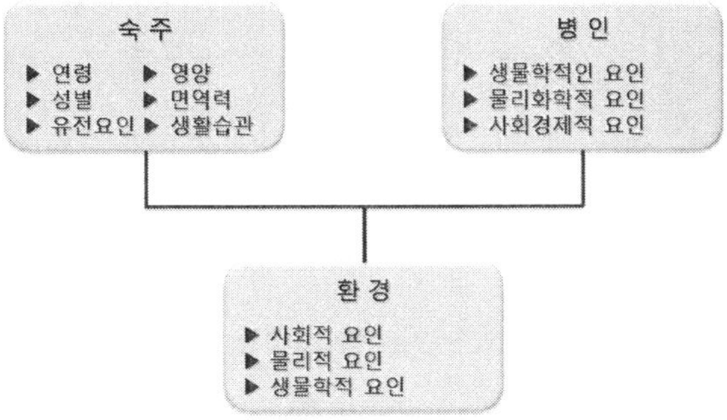

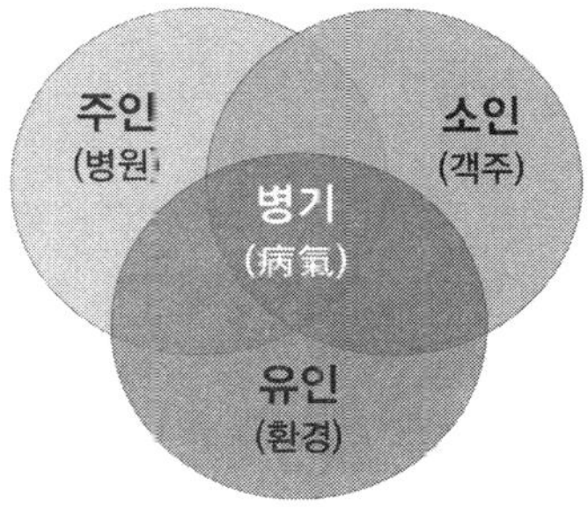

[그림 1-71] 숙주, 병인, 환경의 관계

7) 질병예방

질병의 생명주기와 예방의 단계는 〈표 1-4〉와 같다.

〈표 1-4〉 질환과 예방의 단계

구 분	비병원성기	초기 병원성기	불현성 전염기	발현성 질환기	회복기
내용	병에 걸리지 않은 단계	질병(감염)에 전염되는 초기 단계	전염(감염)은 되었으나 증상이 나타나지 않은 단계	전염되어 증상이 나타나는 단계	회복하거나 불구, 사망에 이르게 되는 단계
예방단계	1차 예방		2차 예방		3차 예방
예방조치	적극적 예방 (환경위생, 건강증진활동)	소극적 예방 (예방접종)	중증화 예방	진단과 치료, 합병증 예방	무능력의 예방 (후유증최소화), 재활, 사회복귀
예비적 조치	환경위생개선, 건강증진	특수예방, 예방접종	초기진단 및 치료집단검진	악화방지, 장해제한을 위한 치료	재활, 사회생활로 복귀
단계	건강유지단계	저항력 요구 시기	증상이 나타나지 않는 초기 단계	임상증상이 나타나는 시기	신체적, 정신적 후유증 최소화

① 질병의 자연사 5단계(리벨과 클라크, 1965년) : 질병의 자연사는 질병이 어떠한 처치도 가하지 않은 상태에서 발생 초부터 끝까지 거치게 되는 과정으로, 리벨과 클라크(Leavell & Clark)의 질병 자연사 5단계는 다음과 같다.

• 비병원 성기(제1단계) : 숙주의 저항력, 환경요인이 숙주에게 유리하게 작용하여 건강을 유지하는 단계로 환경을

개선하거나, 정기적인 운동, 균형 있는 음식 섭취 등 적극적 예방으로 건강증진을 도모한다.

- 초기병원 성기(제2단계) : 병인의 자극으로 질병에 감염되는 초기 단계로, 숙주의 면역강화에 의한 저항력이 요구되는 기간, 특수예방 또는 예방접종을 통한 소극적 예방조치이다.
- 불현성 전염기(제3단계, 잠복기) : 병인의 자극에 대한 숙주의 반응이 시작되는 시기로, 전염병의 경우 잠복기에 해당하고 비전염 질환의 경우 자각증상이 없는 초기 단계이며, 정기검진 등을 통한 조기진단 및 조기치료를 통해 중증으로 진전되지 않도록 하는 단계이다.
- 발현성 질환기(제4단계) : 임상적인 증상이 나타나는 시기이며, 해부학적 혹은 기능적 변화가 나타나며, 증상에 따라 정확한 진단과 치료가 요구된다.
- 회복기(제5단계 또는 사망) : 사망, 회복, 재활, 불구의 단계로 회복기에 있는 환자에게 질병으로 인한 신체적 · 정신적 후유증이나 불구를 최소화하고 정신적 · 육체적으로 일부 기능장애가 발생할 경우 장애를 최소화하여 사회생활을 할 수 있도록 도와주는 시기이다.

② 질병의 예방 : 질병의 발생을 막는 것을 좁은 의미의 협의라고 하고, 질병의 진행을 제한하고자 하는 모든 조치이다. 1차, 2차, 3차로 구분하고 질병은 넓은 의미의 광의라고 한다.

- 1차 예방(질병발생 억제단계) : 질병을 사전에 예방하거나 질병에 대한 대처능력을 강화하는 단계로, 즉 질병발생을 억제하고자 하는 단계로 예방접종, 환경개선, 안전관리, 영양개선, 보건교육 등 공중보건학적인 방법이다(그림 1-72).

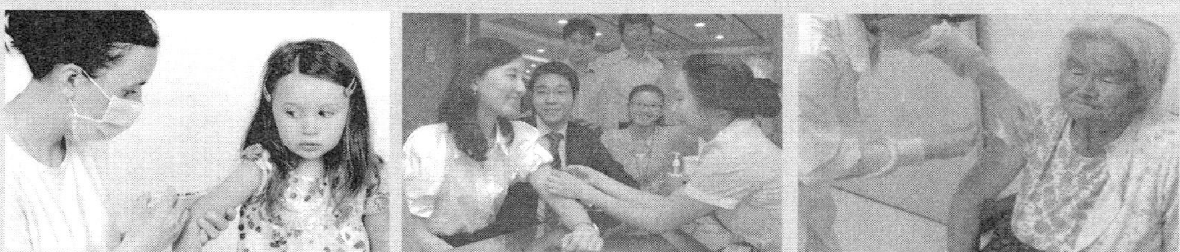

(a) 소아 예방접종　(b) 성인 예방접종　(c) 노인 예방접종

[그림 1-72] 1차적 예방의 한 종류인 예방접종

- 2차 예방(조기 발견과 조기 치료단계) : 건강에 문제가 발생한 개인의 건강 유지에 중점을 두고 조기 발견과 조기치료를 통해 중증화를 예방하고 병의 악화를 완화 시키는 것으로, 신체검사, 조기진단, 조기치료, 선별검사 등의 임상의학적인 접근방법이며, 질병의 2차 예방 중 하나는 건강검진이다(그림 1-73).

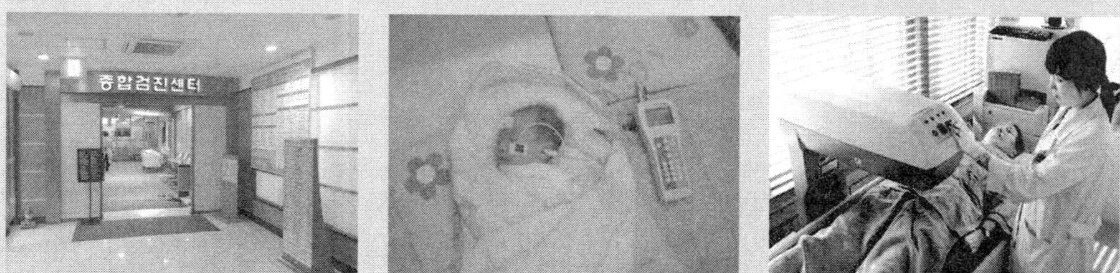

(a) 종합검진　(b) 신생아 청각선별검사　(c) 검진

[그림 1-73] 2차적 예방의 한 종류인 건강검진

• 3차 예방(재활 및 사회복귀 단계) : 질병이나 장애상태에서 후유증을 최소화 하여 장애를 예방하고, 장애의 범위 내에서 최적의 기능회복에 중점을 두고, 물리치료, 작업치료, 재활 등이 이에 포함된다. 질병의 3차 예방의 한 요소로 [그림 1-74]와 같은 재활치료가 있다.

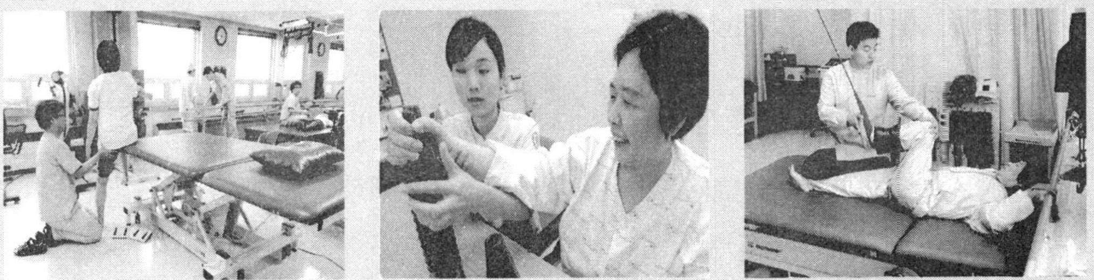

(a) 재활 물리치료 (b) 노인 작업치료 (c) 노인 물리치료

[그림 1-74] 3차적 예방의 한 종류인 재활치료

04 건강증진의 개념과 전략

건강(Health)과 증진(Promotion)의 합성어로 인간의 건강과 삶의 질을 더 나은 상태로 향상시키는 활동 과정이고, 1984년에 세계보건기구 정의는 "건강증진은 사람들이 스스로 건강에 대한 관리를 증가시키는 과정이며, 자신의 건강을 개선하는 과정"이라고 하였다.

1. 건강증진

국민 건강증진법은 "국민에게 건강에 대한 가치와 책임 의식을 함양하도록 건강에 관한 바른 지식을 보급하고, 스스로 건강생활을 실천할 수 있는 여건을 조성함으로써 국민의 건강증진을 목적으로 한다"고 정의한다. 또한 건강 증진(Health Promotion)은 개인 및 지역 사회가 가진 건강잠재력을 최대한으로 이끌어 낼 수 있도록 역량을 강화하고 보건교육과 건강환경을 조성하는 것이다.

2. 건강증진의 주요 수단

보건교육은 개인, 집단, 지역사회 구성원의 건강을 위하여 생활습관을 개선하는 능력을 개발하는 것이며, 건강환경조성은 보건 인력을 양성하여 활용하고, 관련 법을 제정, 정비하고, 재정적으로 지원하며 건강검증 등의 예방적인 의료행위를 제공하는 것이다. 또한 건강과 삶의 질을 더 나은 상태로 만들기 위한 목적을 가진 건강증진은 건강을 저해하는 인자를 제외하여 건강 상태를 유지할 뿐만 아니라, 양호한 건강 상태를 목표로 영양, 체력 등을 고려하여 적극적으로 건강 상태를 향상시킨다.

1) 넓은 의미로써의 건강증진

보건활동으로서 매우 중요한 측면이며, 본래의 환경위생학, 영양학 등을 중심에서 더 넓은 시야를 넓힌 건강증진 활동이다.

① 질병, 만성퇴행성 질환이나 감염증, 스트레스 등을 제거하여 일상생활의 활동력을 높이고 체력향상, 영양의 개선, 운동과 휴식, 정신 등 사람이 살아가는 삶을 전반적으로 관리가 필요하다.
② 전통적인 치료의학과 건강증진은 대상이나 방법, 결과에 따라 차이를 보인다.
③ 공중보건학과 예방의학은 〈표 1-5〉와 같다.

〈표 1-5〉 공중보건학과 예방의학

구분	기존의 치료의학	건강증진
치료대상	질병	건강에 위해를 끼치는 요인들
치료방법	약, 수술	상담, 교육, 행동인지 치료법 등
치료결과	증상의 감소, 질병의 퇴치	최적의 건강, 삶의 질 향상

2) 건강증진의 목적

국민에게 건강에 대한 가치와 책임 의식을 함양[4]하도록 건강에 관한 바른 지식을 보급하고 스스로 건강생활을 실천할 수 있는 여건을 조성하는 데 그 목적을 둔다.

3. 건강증진의 행위

건강을 증진시키는 행위이며, 인간은 건강잠재력을 지니고 있는데 건강잠재력의 충분한 발휘는 질병의 예방과 치료를 위한 의료서비스만으로는 부족하다.

① 개인마다 건강을 인식하여 올바른 행동을 하며 좋은 환경을 조성하는 것이 요구된다.

4) 함양 : 능력이나 품성을 기르고 닦는다.

② 건강증진행위의 이론적 정의는 개인이나 집단에게 주어진 안녕(安寧) 수준을 높이고 자아 실현 및 개인적 만족감을 유지 또는 향상시키기 위한 행위이다.

③ 베커(Becker)의 건강 신념 모형은 건강 행위, 질병 행위, 환자역할 행위를 설명하는데서 건강증진행위가 시작된다.

④ 건강증진행위는 질병 중심의 환자를 간호하는 것에서 질병예방과 건강증진을 중심으로 옮겨짐에 따라 오늘날 현대사회에서는 이전보다 더 크게 중요성이 부각하고 있다.

4. 건강증진의 분류

건강증진은 질병예방, 건강보호, 건강증진으로 구분하며 개인과 인구집단의 행동에 내재되어 있는 동기에 따라 구분하고, 살아가는 환경과의 상호작용 속에서 삶의 질을 증진시키고자 하는 적극적 측면의 행동을 취한다. 질병예방과 건강보호는 질병과정을 막아 보고자 하는 소극적인 행동을 취한다(그림 1-75).

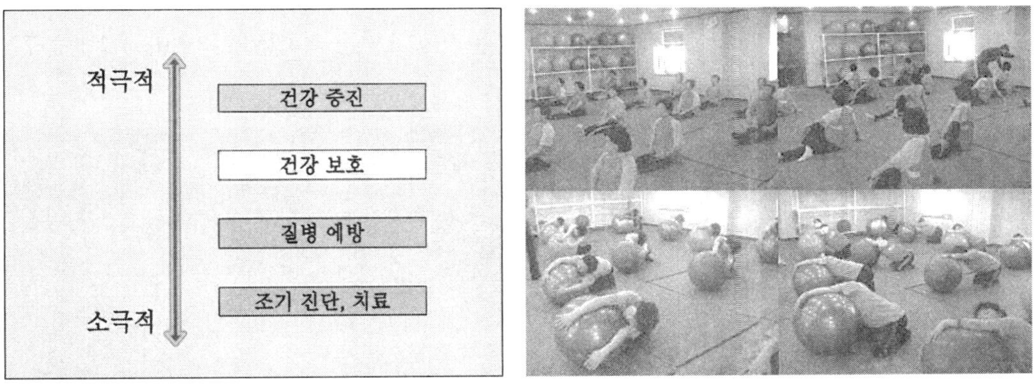

[그림 1-75] 적극적인 시점의 건강증진

1) 질병예방

건강을 위협할 수 있는 위험요인을 조기에 발견하고 관리하여 질병의 발생을 막거나 악화를 방지하기 위한 활동으로 상담, 교육, 예방접종과 같은 서비스이다.

① 건강의 악화를 막고자 하는 소극적 측면의 건강개념(부정적, 회피적 개념)이며, 건강을 위협하는 위험요인을 조기에 발견 · 관리하여 질병 발생 및 악화를 방지하기 위한 활동, 위험집단을 대상으로 한 가지 질병이나 병리학적 병변예방을 목표로 한다.

② 의료전문인이 시행하는 건강진단, 조기치료, 환경위생 및 시설안전, 예방접종 등의 의료

서비스가 있고, 간단한 활동으로 질병예방의 효과는 [그림 1-76]과 같다.

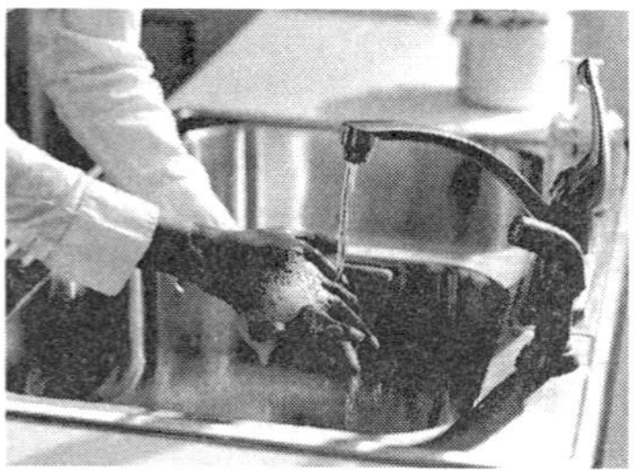

(a) 손씻기

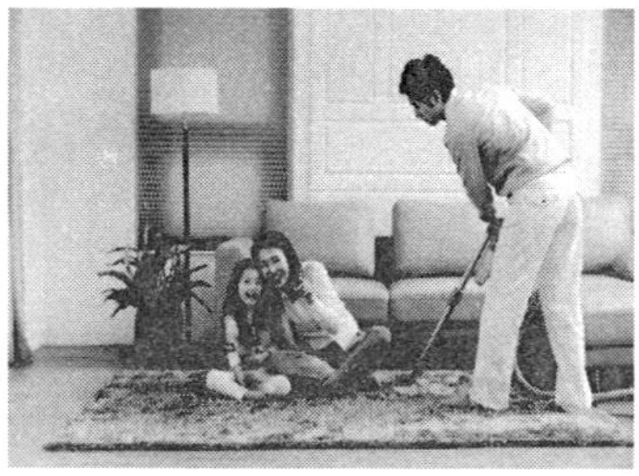

(b) 주변 청소

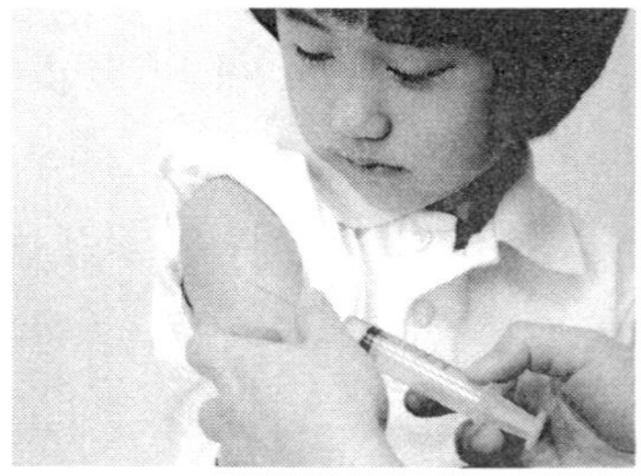

(c) 예방접종

[그림 1-76] 질병예방

2) 건강보호

질병을 능동적으로 피하고 조기에 발견하여 질병 상태에서 기능을 유지하려는 의도에 동기화되고, 내·외적 환경에서 질병과 상해를 일으킬 수 있는 상태가 무엇인지 확인 및 보호대책을 구축하여 건강과 안녕(安寧)을 손상시키는 방해요인을 피하는 노력이며, [그림 1-77]과 같은 활동만으로도 건강을 보호할 수 있다.

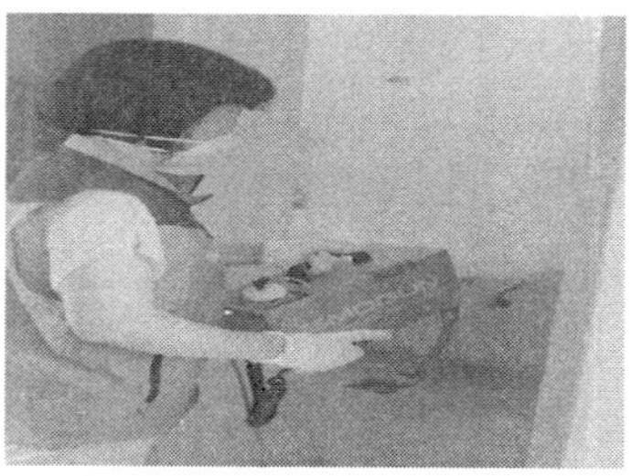

(a) 소독

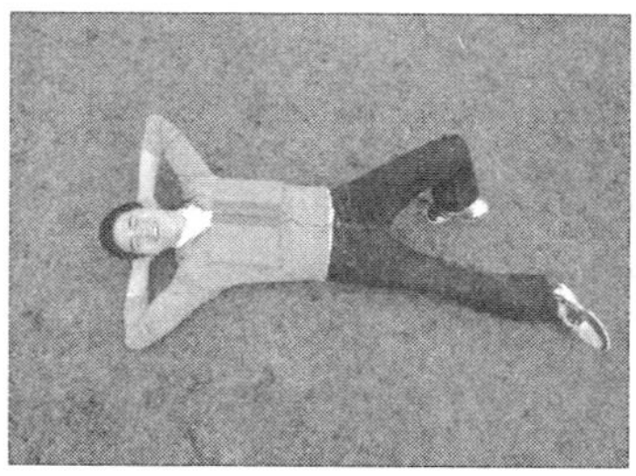

(b) 충분한 휴식

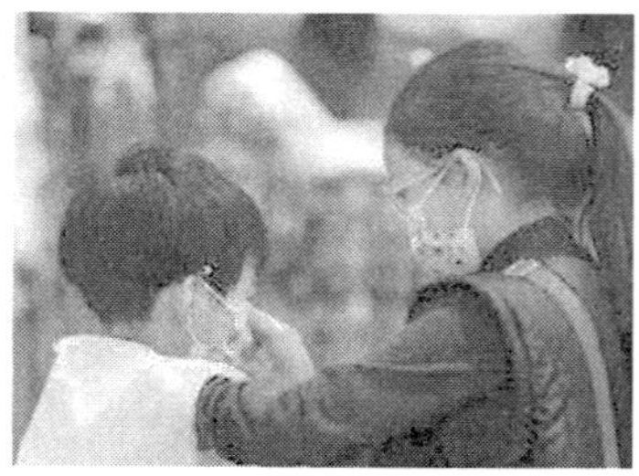

(c) 마스크

[그림 1-77] 건강보호

3) 건강증진을 위한 활동

인구집단의 건강에 초점을 맞추고 전반적인 안녕(安寧)을 향상(긍정적, 적극적 개념)시키고, 건강잠재력을 실현하려는 의도에 의하여 동기화 된다.

① 법규제정, 보건교육, 운동시설이나 휴양시설 설치와 같은 사회적이고 환경적인 조치이다.
② 건강행동 변화는 건강을 위하는 개인의 의지와 노력이 중요하고, [그림 1-78]은 건강증진을 위한 활동이다.

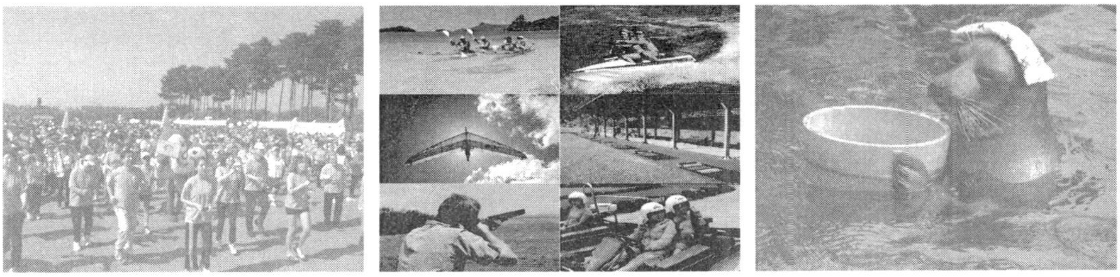

(a) 마라톤 대회 (b) 여가활동 (c) 휴양활동

[그림 1-78] 건강증진

5. 건강증진의 접근전략

건강증진의 접근전략은 행태 변화적 접근, 의학적 · 예방의학적 접근, 교육적 접근이 있다.

1) 행태 변화적 접근

개인 스스로가 건강에 책임을 지고 건강한 생활양식을 선택하도록 하는 것으로, 개인의 바르지 못한 생활습관에 건강에 문제가 생기면 개인 스스로가 책임을 지고, 자신의 건강을 지키고 유지하는 것이다(그림 1-79).

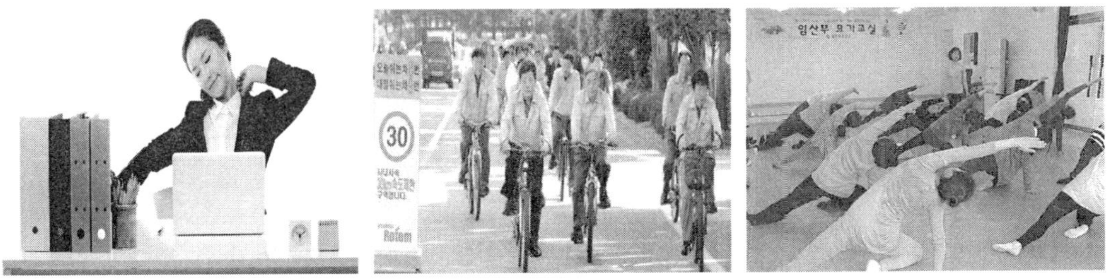

(a) 건강증진활동 (b) 출퇴근 자전거 (c) 임산부 요가교실

[그림 1-79] 형태변화적 접근

2) 의학적 · 예방의학적 접근

전체 인구집단이나 특정 위험군을 대상으로 질환이나 사망을 감소시키는 것을 목적으로 1차 예방, 2차 예방, 3차 예방 등 3단계 사업으로 실시하고, 건강증진의 접근전략 중 의학적 · 예방의학적 접근은 [그림 1-80]과 같다.

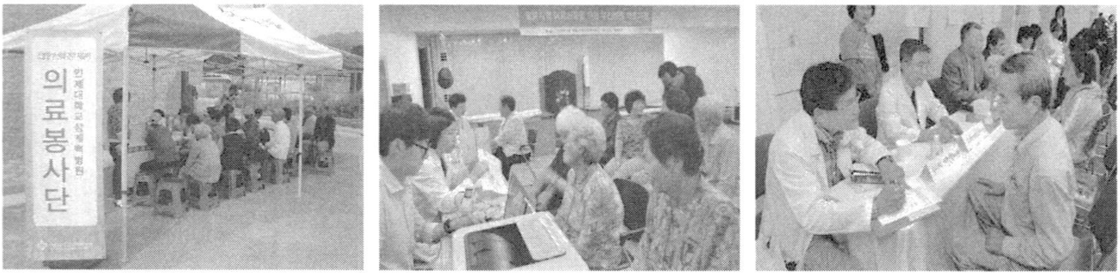

(a) 의료봉사단 (b) 노인 의료지원 (c) 무료 건강검진

[그림 1-80] 의학적 · 예방의학적 접근

3) 교육적 접근

개인 스스로가 건강에 대한 책임을 지고 건강한 생활양식을 영위할 수 있도록 지식과 정보를 제공하거나 기술 습득을 돕는 것으로, 건강증진의 교육적 접근에 의한 활동에는 [그림 1-81]과 같다.

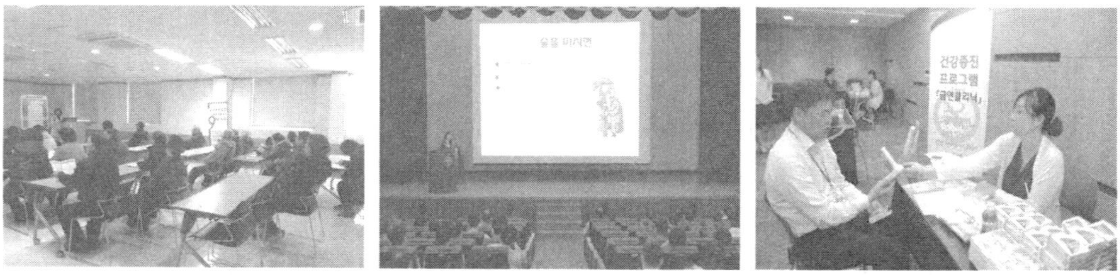

(a) 예방교육 (b) 음주교육 (c) 금연 클리닉

[그림 1-81] 교육적 접근

① 역량 강화 : 대상에 따라서 개인과 지역사회로 나누어진다(그림 1-82).

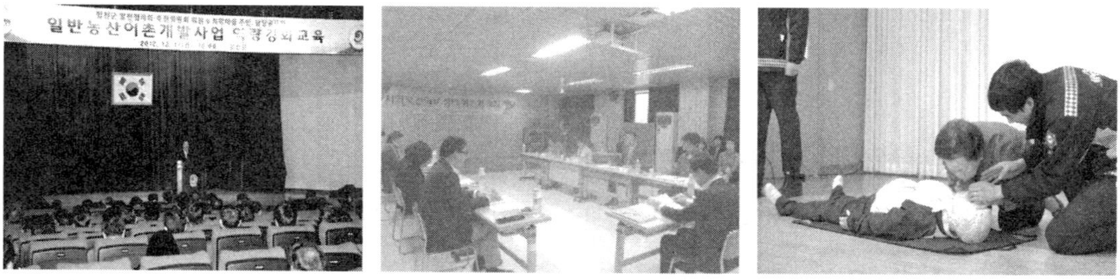

(a) 합천군 역량강화교육 (b) 지역보건의료 개최 (c) 응급처치교육

[그림 1-82] 역량강화

- 개인의 역량 강화를 위해서는 건강에 대한 정확한 정보와 기술 습득을 돕고, 개인이 바른 선택과 실천을 할 수 있도록 돕는 것이다.
- 지역사회의 역량 강화를 위해서는 지역사회의 주민들이 건강에 미치는 교육훈련 프로그램이나 주민들의 모임을 통하여 지역 보건 문제에 대하여 결정할 수 있도록 돕는 것이다.
- 건강증진의 교육적 접근의 분류 중 역량 강화에 대한 교육이 있다.

② 사회적 변화 : 정책이나 환경수준에 초점을 맞추고 건강 결정에 있어서 사회적 · 경제적 환경을 고려하여 정책이나 환경수준에 초점을 맞춰 건강증진 효과를 가져올 수 있는 물리적 · 사회적 · 경제적 환경의 변화이다(그림 1-83).

- 사람들이 건강한 선택을 하고자 할 때에 비용이 너무 많이 들거나 유용성이나 접근성이 떨어지면 많은 사람들이 포기할 수 있기 때문에 사회적인 변화로 사람들이 건강한 선택을 할 수 있도록 도와야 한다.

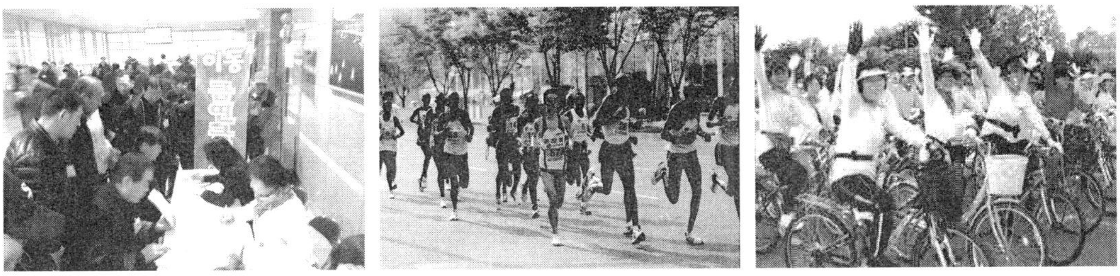

(a) 금연 클리닉 (b) 마라톤 대회 (c) 자전거 타기

[그림 1-83] 사회적 변화

4) 건강증진 원칙과 활동영역

건강에대한 관심과 연구는 세계적으로 이루어지고 있으며, 건강증진에 대하여 활동하는 것은 다음과 같다.

① 건강증진 원칙 : 세계보건기구(WHO)는 제1차 건강증진 국제회의(1986년)에서 각 국가가 국민의 건강증진을 성취하기 위하여 준수해야 할 원칙으로 옹호, 역량 강화, 연합을 천명하였다.

- 옹호(Advocacy) : 건강에 대한 대중의 관심을 불러일으키고, 정책입안자나 행정가들에게 보건 의료수요를 충족시킬 수 있는 보건정책을 수립하도록 강력히 촉구하는 것이다.
- 역량 강화(Empowerment) : 자기 자신이나 가족의 건강을 유지할 수 있도록 하는 것을 본인들의 권리로 인정하며, 스스로의 건강관리에 참여하고 스스로의 행동에 책임을 느끼게 하는 것이다.
- 연합(Alliance) : 사람들이 건강을 증진 · 유지할 수 있도록 건강에 영향을 미치는 경제, 언론, 학교 등 관련 분야 전문가들이 상호 협조하는 것이다.

② 활동영역 : 건강증진의 활동영역은 건강한 공공정책의 수립, 지지적 환경의 조성, 개인적인 기술개발, 지역사회의 활동 강화, 보건의료서비스의 방향 재설정으로 이루어져 있다(그림 1-84).

- 건강한 공공정책의 수립 : 법 제정, 건강장애 요인 제거, 재원 마련 등이다.
- 지지적 환경의 조성 : 건강증진에 바람직한 물리적 · 사회적 · 경제적 · 문화적 환경을 구축한다.
- 개인적인 기술개발 : 건강에 대한 정보와 교육을 제공하여 개인 스스로 건강을 챙길 수 있도록 지원한다.
- 지역사회의 활동 강화 : 지역사회의 인력과 물적 자원을 발굴하며, 건강 관련 분야에 주민이 참여하는 시스템을 개발한다.
- 보건의료서비스의 방향 재설정 : 소비자의 필요와 요구에 맞는 서비스 개발 및 교육, 다른 분야와의 협력 등이다.

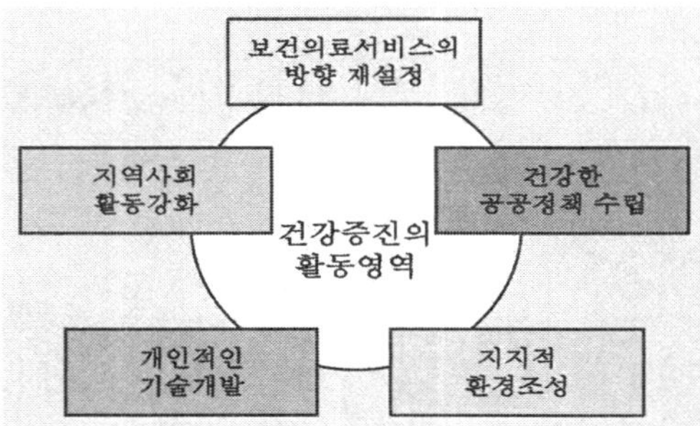

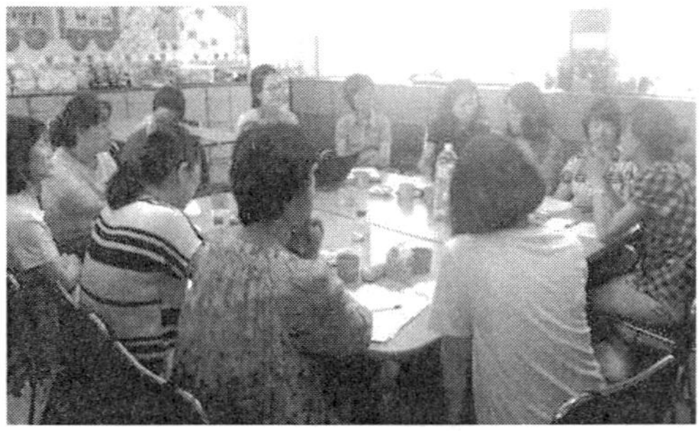

[그림 1-84] 건강증진의 활동영역

6. 건강증진의 발달과정

건강증진의 용어와 개념은 1974년 캐나다의 보건복지부장관 라롱드(Lalonde)가 "캐나다 사람들의 건강에 대한 새로운 관점(A New Perspectives on The Health of Canadians)"이라는 보고서를 계기로 등장하였다. 보고서의 영향으로 세계보건기구는 1978년에 알마아타 선언(Alma-Ata Declaration)을 발표하였고, 선언의 주제인 HFA(Health for All) 200전략은 건강관리의 초점을 기존의 질병치료 중심에서 예방 중심으로 더 나아가 건강증진으로 변화시켰다. 건강증진 국제회의는 〈표 1-6〉과 같다.

〈표 1-6〉 건강증진 국제회의

순서	개최연도	개최장소	주요 안건
1차	1986년	캐나다 : 오타와	건강한 공공정책, 오타와 건강증진헌장 선포
2차	1988년	호주 : 애들레이드	건전한 공공정책 수립
3차	1991년	스웨덴 : 선드볼	건강지원 환경구축
4차	1997년	인도네시아 : 자카르타	21세기 건강증진을 이끌고 갈 새로운 시대의 새로운 일꾼
5차	2000년	멕시코 : 멕시코시티	보건교육 수행전략 개발, 형평성 제고를 위한 계층 간의 격차 해소
6차	2005년	태국 : 방콕	건강증진정책과 건강 결정요소
7차	2009년	케냐 : 나이로비	건강증진 수행역량 격차 해소

1) 제1차 건강증진 국제회의

캐나다 오타와에서 개최하였으며, 건강한 공공정책(Healthy Public Policy)의 주요 안건은 오타와 헌장을 선포하여 건강증진의 개념을 정립하고 실천하기 위하여 5가지 기본 전략을 제시하였다. 5대 우선순위는 건전한 공공정책의 수립, 지지적 환경의 조성, 지역사회 조직 활동강화, 개인의 기술개발, 보건의료서비스의 방향 재설정이다(그림 1-85).

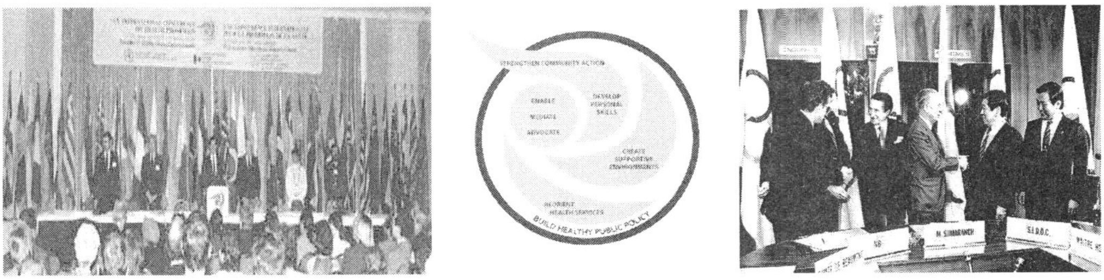

[그림 1-85] 제1차 건강증진 국제회의

① 건강증진의 개념 제시 : 건강증진은 자신들의 건강을 관리하고 개선하는 과정이며, 완전한 육체적 · 정신적 · 사회적 안녕 상태에 도달하기 위해서는 개인이나 집단은 자신들의 계획을 인식하고 실현하며 욕구를 충족시키며, 환경을 변화시키거나 대처해 나가야만 한다.

- 건강은 인생의 목적이 아닌 일상적인 삶을 위한 자원 중 하나로 여겨야 한다.
- 건강증진은 사람들로 하여금 자신들의 건강을 관리하고 이를 개선하게 하는 과정이다.
- 완전한 건강은 신체적 능력일 뿐만 아니라 사회적 그리고 개인의 자원임을 강조하는 적극적 개념이다.
- 건강증진은 건강 부문이 짊어질 책임일 뿐만 아니라 건강에 이로운 생활양식을 뛰어넘는 것을 포괄하고 있다.

② 건강의 전제조건 : 건강을 위한 근본적인 상황과 자원은 평화, 주거, 교육, 식량, 소득, 안정적인 생태계, 지속가능한 자원, 사회적 정의와 형평이라고 하였다.

- 건강의 개선을 위하여서는 기초적인 전제조건들의 토대를 다지는 것이 선행되어야 할 것이다.

③ 건강증진활동 : 건강에 이로운 공공정책의 수립, 지원적 환경의 창출, 지역 사회활동의 강화, 개인적 수기의 개발, 건강 서비스의 개편, 미래로 나아가는 것이다.

2) 제2차 건강증진 국제회의

1988년 호주 애들레이드(Adelaide Recommendation on Healthy Public Policy)에서 열렸다(그림 1-86).

① 건강은 인간의 기본적인 권리인 동시에, 건전한 사회적인 투자라는 전제하에 제1차 건강증진 국제회의에서 제시한 5가지의 우선순위 중 건전한 공공정책의 수립에 대하여 집중적으로 토의하였다.

② 모든 국가가 건강증진운동에 참여하는 것과 건강증진을 위하여 정부의 정책이 중요하다는 것을 강조하였다.

③ 정부 정책을 통한 건강보장을 위하여 국가자원을 공평하게 분배하고, 쾌적한 생활환경과 작업환경을 조성하고, 정책 수립에 있어서 기본인권, 평화, 사회정의, 자연환경(자연 생태보전), 지속적인 발전을 보장하고, 관계 부처간의 협력과 국민의료의 평등을 제시하였다.

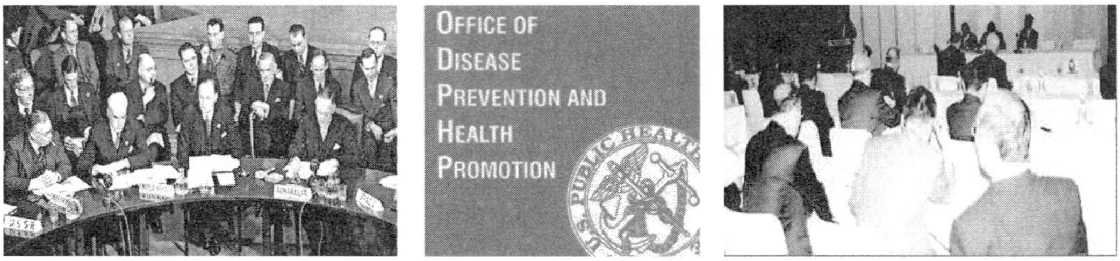

[그림 1-86] 제2차 건강증진 국제회의(애들레이드)

3) 제3차 건강증진 국제회의

1991년 스웨덴의 선즈볼에서 개최되었다(그림 1-87).

① 제1차 건강증진 국제회의에서 제시하였던 5가지 전략 중에 지지적 환경조성에 대하여 집중적인 토의가 이루어졌다.

② 보건 지원 환경을 구축하는 것의 중요성을 강조하였고, 모든 국가가 이를 위하여 적극적으로 행동할 것을 촉구하였다.

③ 건강증진을 위한 환경적인 고려 요소들로 교육 · 식량 · 가정 · 직업 · 교통 · 사회적 지원을 제시하였고, 환경을 보다 건강을 지원하는 환경으로 변화시키기 위한 전략적 범주로 법제, 정책개발, 옹호, 인식의 재고, 자원의 동원, 지역사회의 역량 강화를 채택하였다.

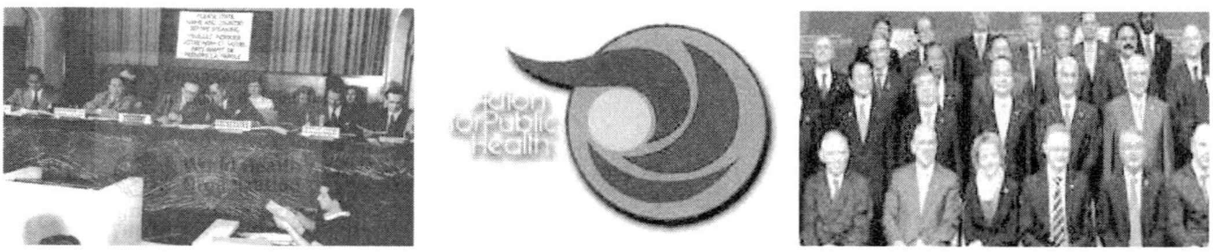

[그림 1-87] 제3차 건강증진 국제회의(선즈볼)

4) 제4차 건강증진 국제회의

1997년 인도네시아 자카르타에서 개최되었다. [그림 1-88]은 자카르타 제4차 건강증진 국제회의에 대한 심볼이다.

The JaHarta Declaration

on Leading Health Promotion into the S1st Century

Declaration de Jakarta

sur la promation de la sant'e au XXI' slecle

(a) 자카르타 선언

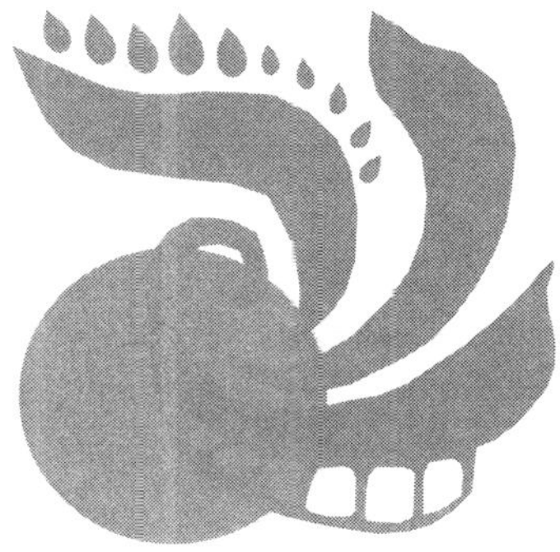

(b) 제4차 건강증진 국제회의 심볼

[그림 1-88] 제4차 건강증진 국제회의(자카르타)

① 자카르타 선언에서 건강증진은 가치 있는 투자라는 전제하에 "21세기 건강증진을 이끌고 갈 새로운 시대의 새로운 일꾼"을 주제로 토의하였다.

② 처음으로 개발도상국에서 개최된 회의이고 민간부문이 건강증진의 지원에 관여한 최초의 회의이다.

③ 21세기의 건강증진을 위한 계획, 시행, 평가하는 과정에서 공공부문과 민간부문이 동반자 관계임을 강조하였고, 우선 사항들로 건강에 대한 사회적 책임을 촉진하고, 건강개발을 위한 투자를 증가시키며, 건강을 위한 동반자 관계를 공공하게 하고 확대한다.

④ 지역사회 능력을 강화하고 개인에게 역량을 부여하고, 건강증진을 위한 하부구조를 확보한다.

⑤ 자카르타 선언은 건강증진을 위한 비전과 초점을 제공하였고, 자원들을 가능한 최대한으로 끌어들여 21세기에 건강의 결정요소들을 다루어 나가겠다는 국제회의 참가자들의 서약을 반영한 것이다.

5) 제5차 건강증진 국제회의

2000년 멕시코의 멕시코시티에서 개최되었다.

① 건강증진 사업효과의 검토와 건강에 대한 사회적 형평성 제고를 위한 계층 간의 격차 해소를 목적으로 개최되었으며, 건강증진을 위한 과학적 근거의 확보와 파트너십 구축,

보건 교육수행 전략개발에 대하여 토의하였다.

② 멕시코의 멕시코시티에서 개최된 제5차 건강증진 국제회의의 안건과 회의 문은 [그림 1-89]와 같다.

The Fifth Global Conference on Health Promotion

Health Promotion : Bridging the Equity Gap

5-9th June 2000, Mexico City

(a) 제5차 건강증진 국제회의 안건

Dr Gro Harlem Brundtland
Director General
World Health Organization

fifth Global Canferemz an Health Promotion
Mexico, 5 June 2000

Your Excellency, President Emesto Zedillo,
Secretary of Health, Jose Antonio Gonzilez Fernindez,
Dr Alleyne,
Distinguished Participants,
Colleagues, members of the press,

last Wednesday, I was at a mass meeting in Bangkok. Standing on a platform I looked out over a sea of blue caps and white T-shirts. Wave upon wave of slogans against tobacco. Ten thousand health volunteers from villages all over Thailand had marched or bicycled to the city to mark the World No Tobacco Day. Health was being promoted on a giant scale. From local level to regional, from regional level to national, people were mobilised.

The speeches, though, weren't just about telling people not to smoke. They were not about local, or even national issues. They were about levels of taxation, about world-wide bans on advertising and the Framework Convention on Tobacco Control. These global responses support a growing national movement in Thailand : a movement against a public health disaster now killing someone in our world every 8 seconds.

What happened that Wednesday morning brought our the essence of health promotion. Promoting health is about enabling people to keep their minds and bodies in optimal condition for as long as possible. That means that people know how to keep healthy. It means that they live under conditions where healthy lifestyles are feasible. It means that they have the power to make healthy choices. Yes, health promotion is about making decisions within international institutions-whether they are concerned with development, trade, health or finance.

So much has happened since the last global conference on Health Promotion in Jakarta in 1997. The landscape for international health is changing in fundamental ways. More and more people understand the benefits of good health. We know what needs to be done - in our lives and in our environments. We now understand the links between health, politics and the economy more clearly than ever before. For those of use meeting here in Mexico City, dedicated to promoting health, this really is a powerful moment.

It is a powerful moment because we know how to benefit from the increasing inter-dependence in our world. Yes, globalisation frightens some people and causes uncertainty to many more But it also presents us all with genuine opportunities. New opportunities for global solidarity continue to emerge. There is great convergence-of values, of ideas and of action.

At the same time the search for equity and justice in health now involves more people in effective local-level action than ever before, reflecting our cultural and linguistic diversity.

Bringing the two trends together, we recognise the power of linking global values with local action. This is our responsibility as workers for health, as health promoters. No group is better placed to ensure that greater economic integration brings benefits to those who need them the most. Through encouraging

(b) 제5차 건강증진 국제회의 회의문

[그림 1-89] 제5차 건강증진 국제회의

6) 제6차 건강증진 국제회의

2005년 태국의 방콕에서 개최되었으며, 건강증진정책과 건강 결정요소를 주제로 회의가 이루어졌다(그림 1-90).

- 급속하게 이루어지는 세계화 속에서 새롭게 직면하는 건강 결정요소 및 건강과제를 파악하여 효과적으로 대처하기 위한 전략을 제시하였다.
- 건강의 중요성과 형평성을 주장하였고, 건강을 위한 투자, 건강증진을 위한 역량의 강화, 규제 및 법규의 제정, 건강을 위한 파트너십과 연대구축, 등 건강증진정책과 지속 가능하고 통합적인 건강증진을 위한 틀과 전략을 제시하였다.

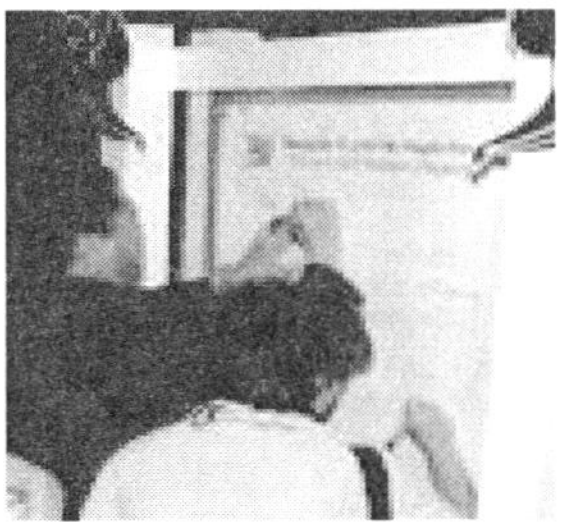

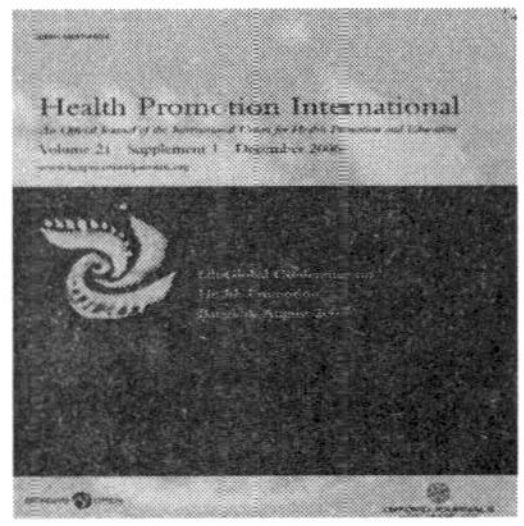

[그림 1-90] 제6차 건강증진 국제회의(태국)

7) 제7차 건강증진 국제회의

2009년 케냐의 나이로비에서 개최되었으며, 건강증진의 위기라는 화두[5] 아래 건강증진 수행역량 격차 해소를 주제로 회의가 이루어졌으며 지금까지 가장 큰 규모로 개최되었다. 수행역량 격차 해소를 통한 건강증진과 개발을 위하여 '나이로비 선언'을 하였다(그림 1-91).

- 나이로비 선언의 목적은 건강증진 관련 보건 및 개발 부문을 수행할 수 있는 역량의 격차를 해소하기 위한 전략과 개념을 제시하고, 건강증진을 통한 삶의 질 향상과 건강의 형평성을 제고 하며, 빈곤 감소를 위하여 국제적 목표 달성에 도움을 주고자 하는 것이었다.
- 모든 사람이 건강과 안녕에 필요한 자원을 공평하게 누릴 수 있는 평등사회를 구축하고자 하는 목적으로 개최되었다.
- 건강증진을 위한 활동을 수행하는 데 있어 역량 격차와 관련한 5가지 주제와 '아프리카의 날'로 구성되어 진행되었다.
- 역량 격차에 관련한 5가지 주제는 지역사회 권능부여, 건강 지식 및 건강행동, 보건 시스템 강화, 파트너십 및 부문 간 활동, 건강증진을 위한 역량구축이었다.
  - 지역사회 권능부여 : 지역사회 역량 제고는 지역사회의 관여, 참여, 개입을 넘어서 사회적 · 정치적 변화를 목표로 삼는 지역사회의 활동과 주인의식이다.
  - 건강지식 및 건강행동 : 보건교육 · 환경적 · 정치적 · 사회적으로 정의된 것보다 더 넓은 의미에서 개인의 생활방식 결정뿐 아니라 건강 결정요소 인지도 제고와 이러한 결정요소를 바꿀 건강행동을 장려하였다.
  - 보건시스템 강화 : 건강증진을 위해서는 보건 시스템은 필수적이며 잘 갖추어진 보건시스템은 적절한 인력과 지역사회의 참여, 안정적인 지원, 리더십이 있어야 하고, 보건시스템을 강화하는 것은 건강증진을 위한 주요 전략이자

5) 화두 : 이야기의 첫머리, 또는 주제이다.

최우선 순위라고 하였다.
- 파트너십 및 부문 간의 활동 : 국민의 건강을 위해서는 보건부문의 활동으로는 부족하므로, 보건부문과 연관이 있는 사회적 · 경제적 정책활동 등에 영향을 받고, 보건부문이 건강을 증진시키기 위한 정책을 수립하기 위해서는 다른 부처와 협력하여 생기는 상호이익을 널리 알려 협력체계를 구축하는 것이 중요하다.
- 건강증진을 위한 역량구축 : 지속적인 건강증진은 제도화, 조직화되어 있어야 하고, 건강증진이 재정, 인적 자원, 지식, 파트너십 구축, 효과적 수행역량 등의 부분에 통합되어야 한다.

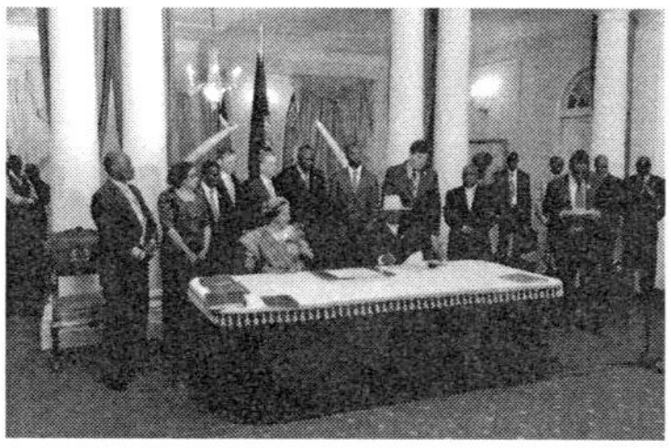
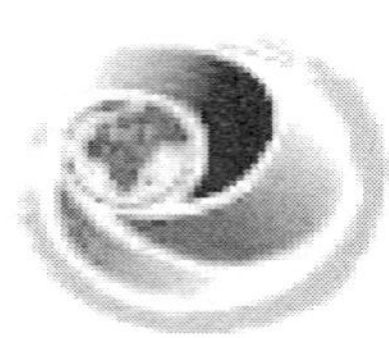
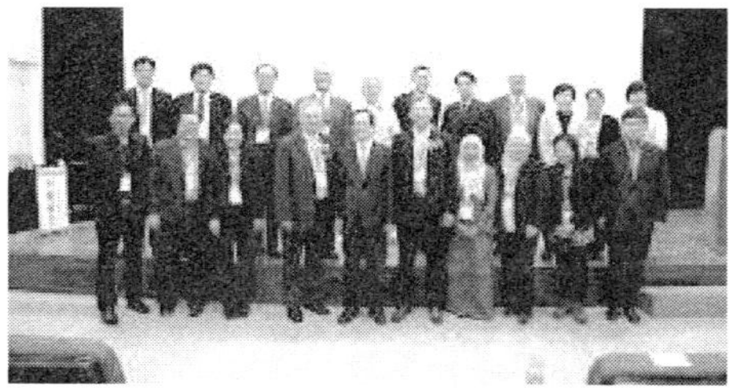

[그림 1-91] 제7차 건강증진 국제회의(나이로비)

7. 우리나라의 건강증진

1995년 국민건강증진법을 제정하면서 본격화되었으며 2002년, 2005년, 2011년에 국민건강증진 종합계획이 수립되었다. 2012년에 보건복지부는 우리나라의 보건 의료정책은 의료인의 충원, 시설 확충, 전국민 건강보험 실시 등 보건의료서비스의 접근성과 형평성 제고에 우선순위를 두고 의료수요의 양적 확대 및 충족에 중점을 두었지만 의료 환경변화에 따른 다양화, 고급화된 의료수요의 충족이 새로운 과제로 주어질 것이며, 우리나라 보건의료 기본정책 방향을 의료의 질 향상과 의료비 안정이 될 것이다.

1) 국민건강증진법

국민에게 건강에 대한 가치와 책임 의식을 함양하도록 건강에 관한 바른 지식을 교육하고, 스스로 건강생활을 실천할 수 있는 여건을 조성함으로써 국민의 건강 증진함을 목적으로 1995년에 제정되었다.

2) 국민건강증진종합계획

국민건강증진법이 제정되고 수립되었다(표 1-7).

〈표 1-7〉 국민건강증진종합계획

회 차	연 도	내 용
제1차	2002년	국민건강증진종합계획 수립(국민건강증진종합계획 2010)
제2차	2005년	국민건강증진종합계획 수립(국민건강증진종합계획 2010)
제3차	2011년	국민건강증진종합계획 수립(국민건강증진종합계획 2020)

① **비전과 목표** : 온 국민이 함께 만들어가고 누릴 수 있는 건강한 세상, 건강수명 연장과 건강 형평성을 제고한다.

② 접근 수단과 접근전략 : 목표를 향한 접근수단 및 접근전략은 다음과 같다.

- 접근수단 : 표준화된 매뉴얼을 작성하는 행위 등으로, 건강증진사업을 표준화한다.
  - 건강증진사업 및 기금 운영을 평가하고 연구 및 지원사업평가 등 체계적인 평가체계를 마련하고 이를 뒷받침할 통계지표를 생산한다.
  - 보건 교육자료 등을 개발하기 위한 지원을 하며 교육, 홍보 등 건강증진사업에 대하여 사회적 지원환경 조성을 촉구한다.
  - 건강증진사업의 이론적 기반이 될 연구사업을 단기적이 아닌 장기적인 관점에서 우선순위를 정하여 시행한다.
- 접근전략 : 건강행태의 변화를 추진한다.
  - 건강 위해 환경에 대하여 조치를 취한다.
  - 건강 관련 사회적 환경의 변화를 추진한다.
  - 예방보건서비스를 제공한다.

③ 추진체계 : 공공부문의 보건 의료조직인 중앙정부나 지방자치단체와 보건의료기관, 시민단체 등의 민간 부문의 참여로 추진한다.

- 공공부문의 기능 강화 : 시 · 도 단위의 사업계획수립, 지원, 평가역할을 기대한다.
  - 보건소의 조직 및 인력 등을 확충하고, 보건 기능을 강화하여 지역사회의 건강증진사업을 관리, 조정하는 기관으로의 역할을 부여한다.
  - 건강증진사업지원단, 시, 도 지원단 등 지원체계를 효율적으로 활용한다.
  - 국민건강증진사업 심의위원회의 기능을 강화하고 건강 증진정책수립 및 평가의 주요 사항을 심의, 결정하도록 하고 관련 부처간 업무 연계를 제고한다.
- 민간부문의 참여와 역할 확대 : 학계와 일선 담당자 등과의 포럼 등 의사소통체계를 마련한다.
  - 국민건강보험공단의 검진사업, 만성질환 관리사업 등 관련 사업과의 연계를 위한 방법을 강구한다.
  - 민간보건단체에 대한 지원을 강화하고 협력적인 관계를 유지한다.

※ 건강증진종합계획의 목표 중 건강 상태를 대표할 수 있는 12개 영역에서 12개의 지표를 선정함

④ 사업 분야 : 국민의 건강을 증진시키기 위한 국민건강증진 종합계획의 사업 분야는 건강생활 실천 확산, 만성퇴행성 질환과 발병위험 요인관리, 감염질환 관리, 안전환경 보건, 인구집단 건강관리이다.

㉠ 국민건강증진 종합계획 목표는 〈표 1-8〉과 같다.

〈표 1-8〉 국민건강증진종합계획 목표

영 역		건강상태를 대표하는 지표	지표추이 2009년	2020년
1	금연	성인남자 흡연율	46.9[%]	29.0[%]
2	절주	성인 고위험음주율	남자 24.6[%] 여자 7.3[%]	남자 18.0[%] 여자 5.0[%]
3	신체활동	중등도 신체활동 실천율 : 성인(걷기 제외)	13.4[%]	20.0[%]
4	영양	건강식생활 실천율(지방, 나트륨, 과일 · 채소, 영양표시 4개 지표 중 2개 이상을 만족하는 인구비율)	-	35.0[%]
5	암 관리	전국민 암검진 수검률	53.3[%]	80.0[%]
6	건강검진	일반건강검진 수검률	65.8[%]	80.0[%]
7	심뇌혈관질환	고혈압 유병률(30세 이상)	30.3[%]	23.0[%]
8	비만	성인비만유병률	남자 35.8[%] 여자 26.0[%]	남자≤35[%] 여자≤25[%]
9	정신보건	자살사망률 감소(인구 10만명당)	31명	18명
10	구강보건	아동청소년 치아우식 경험률(영구치)	60.5[%] (2010년)	45.0[%]
11	예방접종	영유아 필수아예방접종률	-	95.0[%]
12	결핵	도말 양성 결핵발생률(인구 10만명당)	23.2명	10명
13	손상예방	교통사고 사망률(인구 10만명당)	-	7명
14	모성건강	모성사망비(출생 10만명당)	-	9명
15	영유아건강	영아사망률(출생아 천명당)	-	2.8명
16	노인건강	노인활동제한율 - 일상생활수행능력(ADL) 장애율	-	11.4[%]

㉡ 국민건강증진종합계획의 개요를 [그림 1-92]와 같이 나타내고 있다.

- 건강생활 실천 확산 : 만성 퇴행성질환의 발병과 밀접한 연관이 있는 건강생활 습관 중 특히 관련성이 높은 금연, 절주, 신체활동, 영양의 실천 등이 있다.
- 만성 퇴행성질환과 발병위험 요인관리 : 암, 건강검진, 관절염, 심뇌혈관질환, 비만, 정신보건, 구강보건 등이 있다.
- 감염질환 관리 : 예방접종, 비상방역체계, 의료 관련 감염, 결핵, 에이즈 등이 있다.
- 안전환경 보건관리 : 식중독 등 식품 정책, 손상예방, 건강영향평가 등이 있다.
- 인구집단별 건강관리 : 모성 건강, 영유아 건강, 노인건강, 근로자 건강증진, 군인건강증진, 학교보건, 학생, 다문화

가족 건강, 장애인건강, 취약 가정 및 취약계층을 주 대상으로 하는 방문 보건 등이 있다.
- 예방 중심의 상병 관리 : 현재 유병률이 높거나 조기사망의 원인이 되는 상병의 예방관리로 유병률을 낮추고 조기사망을 낮출 수 있도록 관리하는 것이다.
  - 암, 뇌혈관질환, 심혈관질환, 고혈압, 고지혈증, 당뇨, 비만, 정신보건, 구강보건 등에 대한 예방적 관리 및 신종전염병과 같은 감염질환에 대한 예방접종, 방역 대책, 지속적 으로 유병률이 높으면서 전염이 우려되는 결핵과 에이즈의 관리 등이 속한다.
- 사업체계 확충 및 효과적 관리 : 사업운영체계, 정보통계, 평가, 재정 등이 있다.

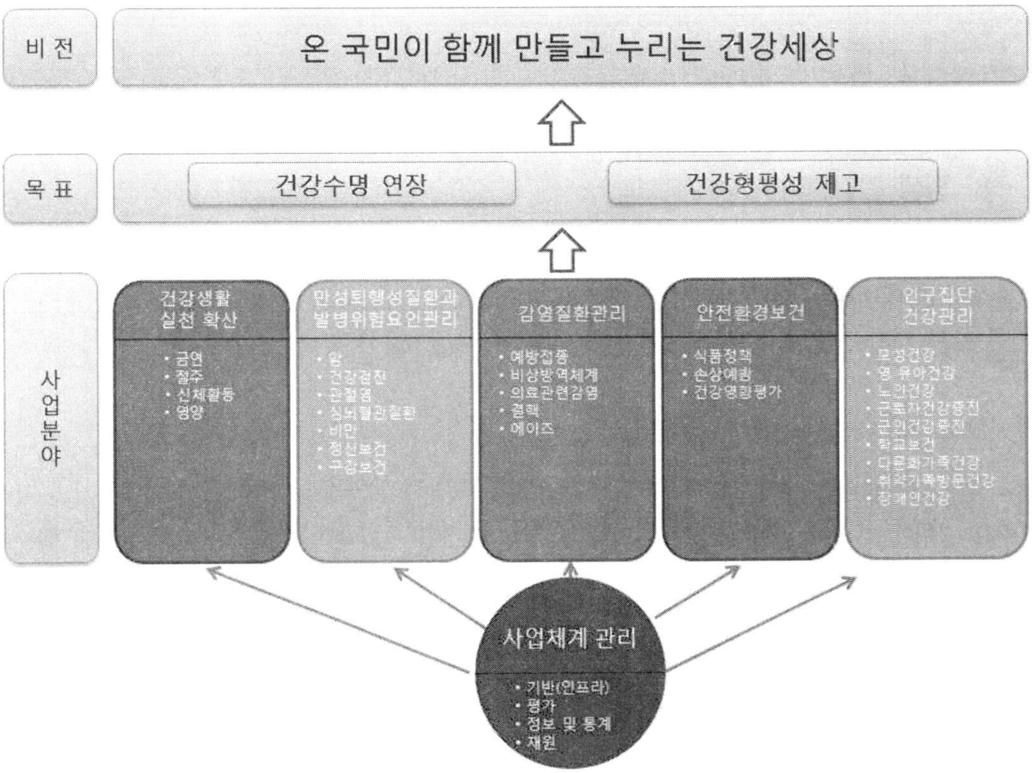

[그림 1-92] 국민건강증진종합계획 개요

3) 건강증진사업의 주요 내용

건강증진사업은 중앙부처, 시 · 도 단위, 시 · 군 · 구 보건소로 나뉘어 맡은 바 업무를 수행한다.

① 중앙부처 : 해당 인력의 능력을 개발, 교육하고 보건교육 및 홍보사업을 지원한다.

- 건강증진 관련 연구개발 사업을 지원하며, 건강증진 기금심의운용위원회를 운용하고 사업평가도 한다.

② 시 · 도 단위 : 건강생활 실천협의회를 구성하고 건강생활 실천운동을 전개한다.

- 지방 매체를 이용하여 건강증진교육과 홍보사업을 실시한다.
- 시 · 군 · 구 보건소의 건강증진사업을 평가하고, 포상을 실시한다.
- 산하 보건소의 보건 인력의 교육능력 향상을 위해 노력한다.
- 건강증진법의 규정에 의하여 행동을 지시하고 감독한다.

③ 시 · 군 · 구 보건소 : 건강생활 환경을 조성하는 사업을 실시한다.

- 보건교육과 홍보를 강화한다.
- 건강경진대회 등의 행사를 통하여 지역주민의 건강에 대한 관심을 증대시킨다.

8. 평생 건강관리

건강은 임시적으로 관리하는 것이 아니라 인간이 태어나서 죽을 때까지 각종 질병 요소들을 분석하고 대비하는 것이며, 평생 건강관리(Life-time Health Maintenance Program : LHM)는 다음과 같이 정의 및 목표를 가지고 관리한다.

1) 정 의

평생 건강관리는 생애주기에 따라서 건강목표를 정하여 건강을 평가하고, 생애주기별 각종 주요 질병에 대하여 위험 요소를 파악한다. 위험 요소를 조기에 발견하고 치료, 예방 및 행동수정을 통하여 살아가는 동안 최고의 건강을 누리기 위하여 고안된 정기적인 건강관리 방법이다.

2) 목 표

개인의 특정한 질병들을 예방하고 건강을 증진시키는 것으로 1차, 2차, 3차 예방이 있다.

① 1차 예방 : 개인의 위험요인을 고려하여 병에 저항력을 높이거나 건강을 유지, 증진시키는 행동을 취하는 것이며, 조깅, 식습관 조절을 통한 적극적 예방과 예방접종을 통하여 질병에 대한 면역을 높이는 소극적 예방이 있다.

② 2차 예방 : 이미 발병한 상태로 가능한 조기에 발견하여 치료하고, 병이 악화되는 것을 예방하는 것으로 정기검진 등이다.

③ 3차 예방 : 현재의 건강 상태를 향상시키고자 하는 것으로 발병 후 후유증 발생을 예방하여 신체기능에 장애가 오지 않도록 하는 것이다.

3) 특 징

① 대상 : 질환으로 인하여 증상이 나타나지 않는 사람, 무증상인이다.

② 위험 요소 : 과거병력, 생활습관, 유전, 검사 소견, 가족력까지 포함한다.

③ 주요 질병 : 질병으로 인하여 사망이나 불구, 심한 삶의 질의 저하를 가져올 수 있는 중한 병으로 지역사회의 건강에 지대한 영향을 미치는 질병을 주요 대상으로 하고, 질병의 결과 사망이나 불구, 심한 삶의 질 저하를 가져올 수 있는 중(重)한 질병이다.

05 전염병 및 만성질환의 이해

병원체의 감염으로 발병되었을 경우 감염성질환이라 하며, 감염성질환이 전염성을 가지고 새로운 숙주에게 전염시키는 것을 전염병이라 한다.

㉮ 콜레라는 주로 콜레라 바이러스에 의해 오염된 물을 통해 전염되는데, 상수원이 오염된 식수를 사용하는 사람 중에 환자가 발생하기 시작하면 매우 빠른 속도로 전염된다. 또한 바이러스 전염병인 홍역은 공기 중으로 전파하는데, 주변에 홍역에 대한 감수성이 있는 사람들을 빠른 속도로 전염시킨다.

1. 전염병의 정의

세균이나 바이러스 등에 의하여 전염병을 사람과 사람 혹은 동물에서 사람으로 먹는 물 등을 통해서 주변 사람들에게 빠르게 전파되고, 음식의 섭취, 호흡에 의한 병원체 흡입, 다른 사람과의 접촉, 오염된 물 등 다양한 경로를 통하여 발생할 수 있다.

2. 전염병의 원인

사회적 파급이 커서 전염병에 걸린 환자를 격리, 수용하고 적절한 방역조치를 해야 할 필요성이 있기에 환자가 발생하였을 때 의무적으로 신고하는 전염병을 법정전염병이라고 한다.

- 세균, 스피로헤타, 리케치아, 바이러스, 진균, 기생, 원충 등과 여러 병원체에 의하여 발병하며, 발병한 사람이나 동물을 통하여 직접적으로 전염되거나, 모기나 파리 같은 매개동물이나 음식물, 혈액, 수건, 컵 등과 같은 비동물성 매개체에 의하여 면역이 없는 인체에 간접적으로 침입하여 발병하기도 한다.

3. 전염병 발생의 3요소

전염병 발생의 3요소는 전염원, 전염경로, 숙주의 감수성 이다.

1) 전염원

전염병의 병원체를 가지고 감수성 있는 숙주에게 병원체를 전염시키는 근원이 되는 생체로 환자, 보균자, 전염 동물, 감염 동물 혹은 토양 등 병원소와 전염원의 작용을 할 수 있는 모든 장소이다.

2) 전염경로

전염원에서 감수성을 가진 숙주 집단에게 병원체를 전염시킬 수 있는 경로로 직접 · 간접적인 접촉에 의한 감염, 공기, 동물 등에 의하여 개달물(Formite)[6]로 전파될 수 있다.

3) 숙주의 감수성

숙주는 병원체가 침범하여 병원체를 체내에 보유한 사람이며, 병원체에 대한 감수성이 높을수록 발병하기 쉽고, 감수성은 숙주가 침입한 병원체에 대하여 대항하여 발병을 저지하기 어려운 상태이며, 감수성이 높은 것은 면역성이 낮다.

4. 전염병의 발생과정

병원체가 병원소로, 병원소로부터 병원체가 나와 전파되고, 새로운 숙주로 침입 되어 발병되는 순서로 이루어지는데, 이 중 하나만 차단되어도 전염병은 발생하지 않는다.

1) 전염병의 생성과정

질병의 발생과 전염병의 생성과정은 [그림 1-93]과 같다.

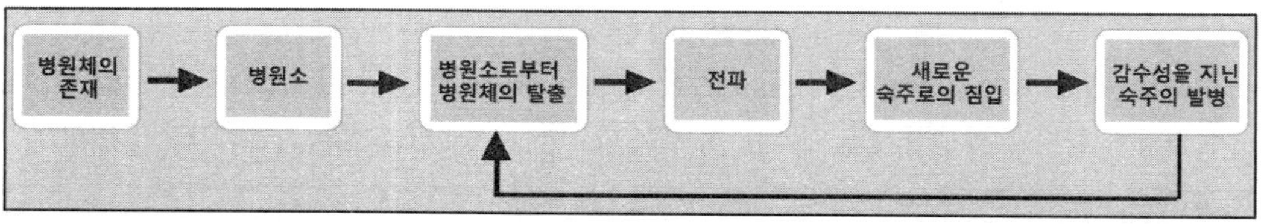

[그림 1-93] 질병의 발생과 전염병 생성과정

6) 개달물(Formite) : 물, 식품, 공기, 토양을 제외한 모든 비활성 매체이다. ㉥ 의복, 침구, 완구, 책, 수건, 주사기 등

2) 병원체

사람, 동물, 식물 등이 병에 걸리도록 원인을 주는 매체로 외부 인자이며, 내부 인자는 인체에 침입하는 병원체로는 세균, 바이러스, 리케치아, 기생충, 진균, 클라미디아 등이 있다.

① 세균(Bacteria) : 가장 흔한 질병의 원인으로 단세포의 생물이다. 세균의 형에 따라서 간균, 구균, 나선균으로 분류되고 우리가 사는 곳 어디에나 존재하며, 세균과 세균배양은 [그림 1-94]와 같다.

예 콜레라, 장티푸스, 디프테리아, 결핵, 나병, 백일해, 임질, 폐렴 등이다.

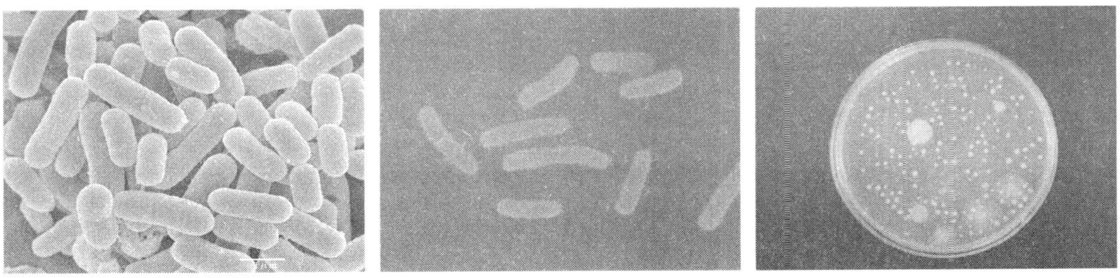

(a) 콜레라균 (b) 장티푸스 (c) 세균배양

[그림 1-94] 세 균

② 바이러스(Virus) : 동물, 식물, 세균, 방사균 등 살아있는 세포에 기생하며 세표 내에서만 증식할 수 있고, 병원체 중 가장 작고, 살아 있는 조직세포 내에서만 증식한다. 바이러스의 종류 중 한타 바이러스와 헤르페스 바이러스는 [그림 1-95]와 같다.

예 홍역, 소아마비, 후천성면역결핍증, 일본뇌염, 인플루엔자, 광견병, 풍진, 유행성이하선염 등이 있다.

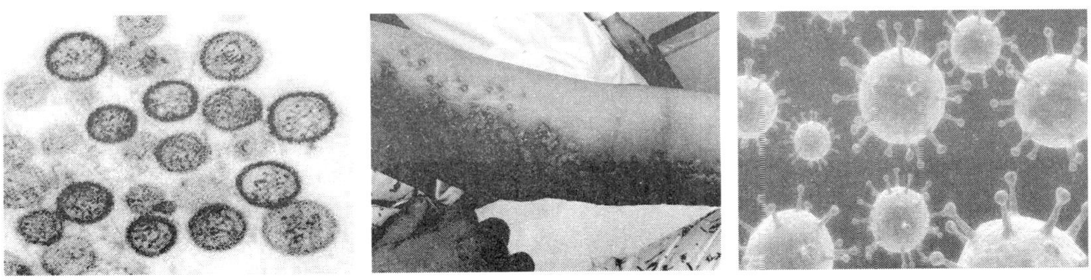

(a) 한타 바이러스 (b) 헤르페스 바이러스 (c) 노로 바이러스

[그림 1-95] 바이러스

③ 리케치아(Rickettia) : 세균과 바이러스의 중간적인 성질의 미생물이며, 숙주세포 내에서

만 증식할 수 있고 일반적으로 특정 절지동물로부터 매개되고, 세균과 바이러스의 중간 크기로 살아있는 세포 안에서만 이, 진드기, 벼룩 등에 기생하며, 리케치아의 대표적인 일본 홍반열과 쯔쯔시가무증은 [그림 1-96]과 같다.

㉮ 발진티푸스, 발진열, 쯔쯔가무시병(양충병), 록키산홍반열 등이다.

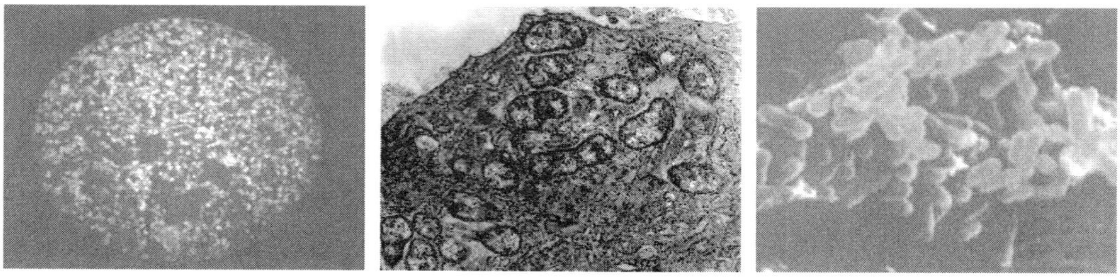

(a) 일본 홍반열 (b) 쯔쯔가무시증 (c) 발진티푸스

[그림 1-96] 리케치아

④ 기생충(Parasite) : 다른 생물체의 몸속에서 먹이와 환경을 의존하여 기생생활을 하는 무척추동물이며, 회충, 구충, 간디스토마, 유구조충, 아메바성 이질, 말라리아, 사상충 등이고, 동물성 기생체로서 원충(Protozoa)과 연충류가 있다. [그림 1-97]은 기생충의 종류이다.

㉮ 동양안 기생충, 생선기생충, 말라리아, 아메바성 이질, 사상충, 회충증, 간 · 폐흡충증 등이다.

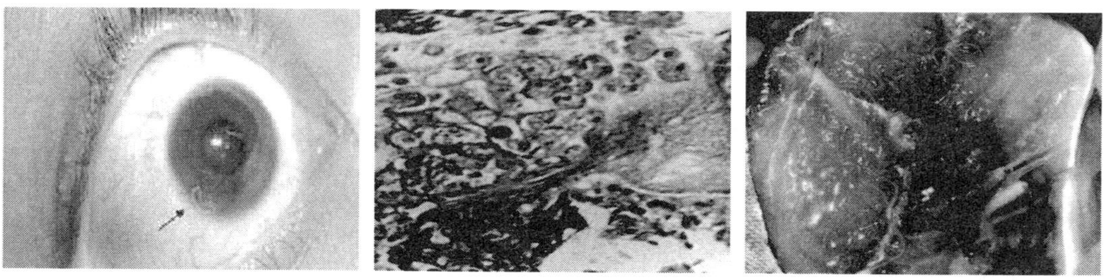

(a) 동양안 기생충 (b) 아메바성 이질 (c) 생선 기생충

[그림 1-97] 기생충

⑤ 진균(Fungi) : 곰팡이, 효모, 버섯을 포함하는 72,000종 이상의 균종으로 미생물이다. 광합성이나 운동성이 없는 생물로 버섯, 곰팡이, 효모 등과 같은 아포형성 식물이다. [그림 1-98]은 진균의 종류 중 무좀, 잠행성 진균증이다.

㉮ 캔디다증, 무좀, 잠행성 진균증 등이다.

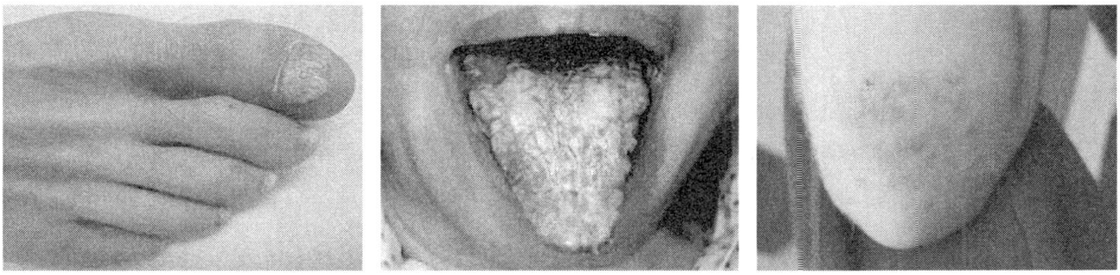

(a) 무좀 (b) 캔디다증 (c) 잠행성 진균증

[그림 1-98] 진 균

⑥ 클라미디아(Chlamydia) : 바이러스로 취급 했지만 연구로 리케치아와 가까운 미생물로 분류하고 있으며, 리케치아같이 세포 내에서만 증식이 가능하지만 절지동물에 의한 매개가 필수가 아니고 균체계 내에 에너지 생산계를 갖지 않고, 리케치아와 같이 진핵생물의 세포 내에서만 증식하는 세포 내 기생체, 절지동물에 의한 매개를 필수로 하지 않고 균체계 내에 에너지 생산계를 갖지 않는 점에서 리케치아와 구분된다. [그림 1-99]는 칼라미디아 감염을 나타내었다.

㉮ 트라코마, 클라미디아 감염, 앵무새병(Psittacosis) 등

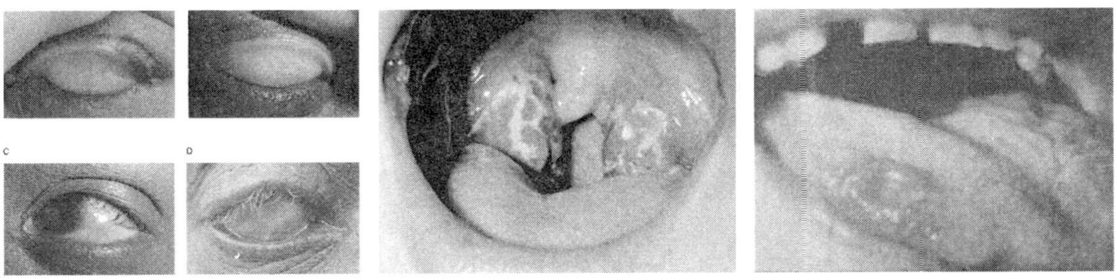

(a) 트라코마 (b) 클라미디아 감염(입속) (c) 클라미디아 감염

[그림 1-99] 클라미디아 감염

3) 병원소

병원체가 증식하며 생존하고 있어 다른 숙주에게 전파될 수 있는 상태로 머무르는 곳으로 병원체가 본래 생활하고 있는 장소이다. 인간과 접촉이 가능한 병원소(Reservoir)는 전염원으로도 되고, 병원체는 각각 적당한 병원소 중에 생존, 증식을 계속하고 있다.

㉮ 사람(결핵, 매독, 콜레라, 이질 등), 동물(페스트, 광견병 등)

① 인간 병원소 : 병원체의 저장소가 인간의 몸이며, 병원체가 타액, 객담, 변이나 피부 또는 창상 배액과 같은 신체 분비물에 증식할 수 있는 것으로 대상이 인간의 몸이 되어 병원체의 저장소인 병원소가 될 수 있다.

㉠ 유증상자(현성감염) : 병원체에 감염되어 자각적 또는 타각적으로 임상적인 증상을 보이는 사람으로 관리에 큰 문제가 없고 비교적 수월 하다. [그림 1-100]은 홍역 증상과 신종플루 병원체이다.

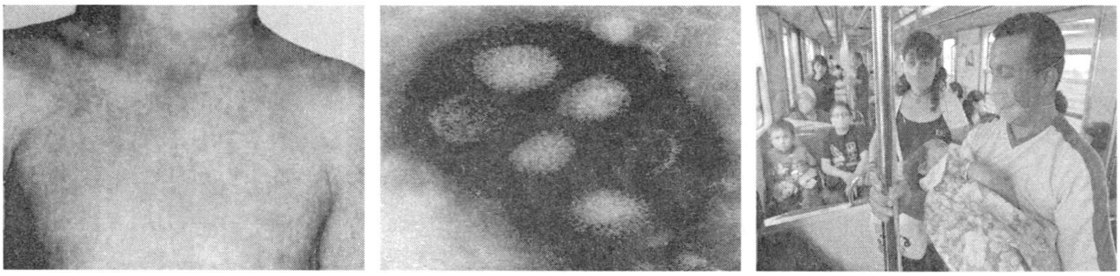

(a) 홍염 (b) 신종플루 (c) 인플루엔자

[그림 1-100] 유증상자

㉡ 무증상자(불현성감염) : 어떠한 병원체에 감염되어 숙주 내에서 병원체의 증식이 일어나고 있으나 임상적인 증상이 나타나지 않거나 미약한 사람이며, 본인이나 타인이 환자임을 모르고 있을 가능성이 높고, 전염병 관리상 주요한 관리 대상이 되고 임상적으로 증상은 나타나지 않는 경우도 있다(그림 1-101).

㉮ 일본뇌염, 폴리오 바이러스 등이다.

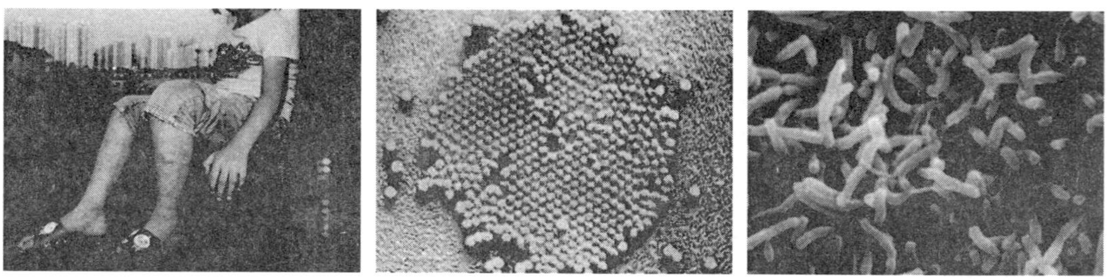

(a) 일본뇌염 (b) 폴리오 바이러스 (c) 콜레라

[그림 1-101] 무증상자

㉢ 보균자 : 병원체를 체내에 보유하면서 외견상 또는 자각적으로 아무런 임상증상이 없는 병원체 보유자로서 전염원으로 작용하는 감염자이며, 전염병 관리상 주요한 관리대상이며, 병원체로 인해 발병했다가 증세가 소실되어도 병원체가 모두 사멸해서 병이 완치된

것은 아니다. 보균자는 보균상태에 따라 회복기 보균자, 잠복기 보균자, 건강 보균자로 구분된다. [그림 1-102]는 에이즈, 헤르페스 병원체 보균자의 모습이다.

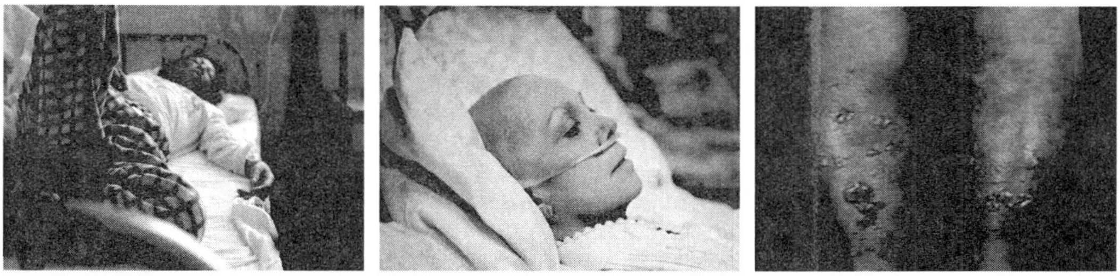

(a) 에이즈 보균자 (b) B형 감염 보균자 (c) 헤르페스 보균자

[그림 1-102] 보균자

- 회복기 보균자(병후 보균자) : 전염성 질환에 이환(罹患)하여 임상증상이 완전히 소실되었는데도 불구하고, 체내의 일부에 병원체가 남아 있어 계속해서 병원체를 배출하는 보균자로서 세균성이질(시겔라균), 디프테리다 감염자 등이다.
- 질환의 회복기에 접어든 환자도 체내 일부의 감염균을 퍼뜨리는 매개체가 될 수 있다(그림 1-103).

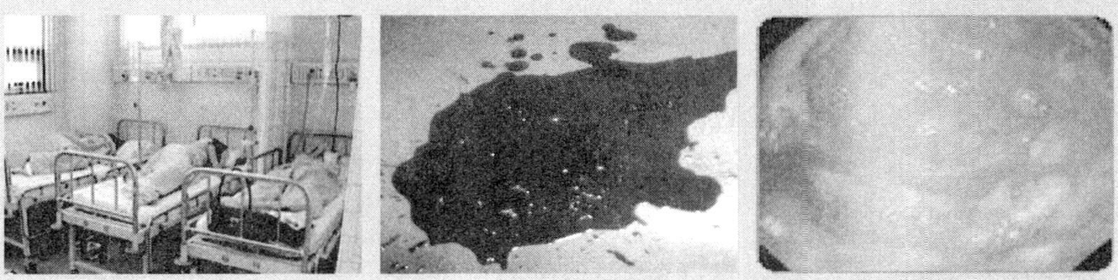

(a) 세균성 이질환자 (b) 세균성 이질환자 혈변 (c) 세균성 이질

[그림 1-103] 회복기 보균자

- 잠복기 보균자 : 어떤 전염성 질환의 잠복 기간 중에 병원체를 배출하는 감염자이며 디프테리아, 홍역, 백일해 등이며, 잠복기 보균자에 의해 질환이 전염된 증상이다(그림 1-104).

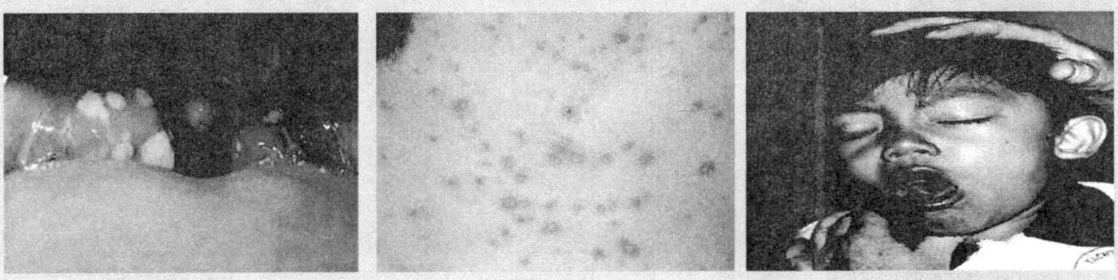

(a) 디프테리아 감염 (b) 홍역 (c) 백일해로 기침하는 아이

[그림 1-104] 잠복기 보균자

- 건강 보균자 : 병원체가 침입하였으나 임상증상이 전혀 없고, 건강한 사람과 차이가 없어 보이지만 병원체를 배출하는 환자이다. ㉡ 디프테리아, 폴리오, 일본뇌염 등이다.

㉣ 전염병 예방법 : 병원체 보유자를 환자에 준한 것으로 취급하는데, 보균자는 병원세균만이 대상이 되기 때문에 바이러스나 리케치아 등 병원세균 이외의 보유자도 포함할 필요가 있을 때, 일반적으로 보균자를 넓은 의미로 해석하여 병원체 보균자와 같은 뜻이 있다.

- 병원체가 침입 · 증식해서 발병했다가 치료 또는 자연치유가 이루어져 모든 증세가 소실되었다고 하더라도 병원체가 모두 사멸해서 병이 완치되었다고 할 수 없다.
- 증세는 모두 없어졌지만, 체내의 일부에 병원체가 남아 있어서 보균자가 되는 경우도 있다.
- 병후 보균자(회복기 보균자)라고 하며, 장티푸스에 가장 많고 파라티푸스나 적리(赤痢) 등에도 있으며, 기간에 따라서 일과성과 장기 보균자로 나눈다.
- 전염병은 보균자에 의해서 미전염지에 전염하거나 보균자를 전염원으로 하여 전파되는 경우가 많다.
- 보균자의 발견과 처치는 방역상 매우 중요하다.

② 동물 병원소(Animal Reservoir) : 동물이 병원체를 지니고 있다가 사람에게 전염시키는 전염원이며, 각각의 동물에 따른 병원체를 지닌 동물에 의해 질환이 [그림 1-105]와 같이 전염된 사례이다.

- 소 : 결핵, 탄저병, 파상열, 브루셀라증, 살모넬라증 등이 있다.
- 쥐 : 페스트살모넬라증, 발진열, 쯔쯔가무시병, 양충병, 신증후군 출혈열, 렙토스피라증, 살모넬라증 등이 있다.
- 양 : 탄저병, 파상열 등이 있다.
- 개 : 광견병, 톡소푸라스마증 등이 있다.
- 말 : 탄저병, 유행성뇌염, 살모넬라증 등이 있다.
- 돼지 : 살모넬라증, 파상열, 탄저병, 일본뇌염, 렙토스피라증, 구제역 등이 있다.
- 고양이 : 살모넬라증, 톡소푸라스마증 등이 있다.

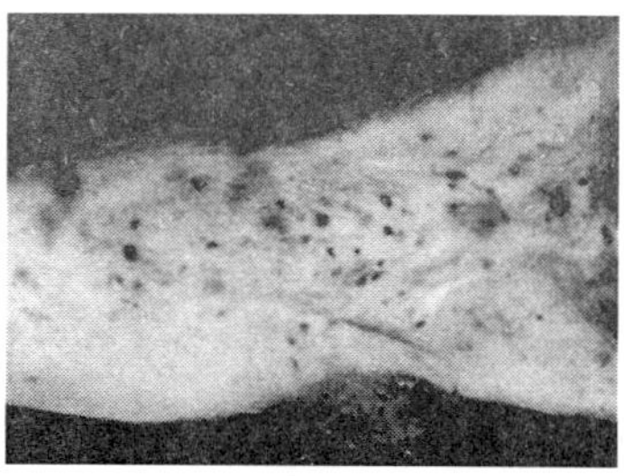
(a) 돼지 콜레라

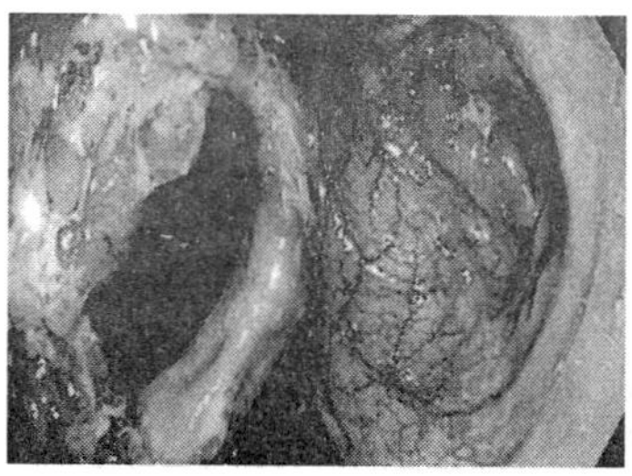
(b) 결핵

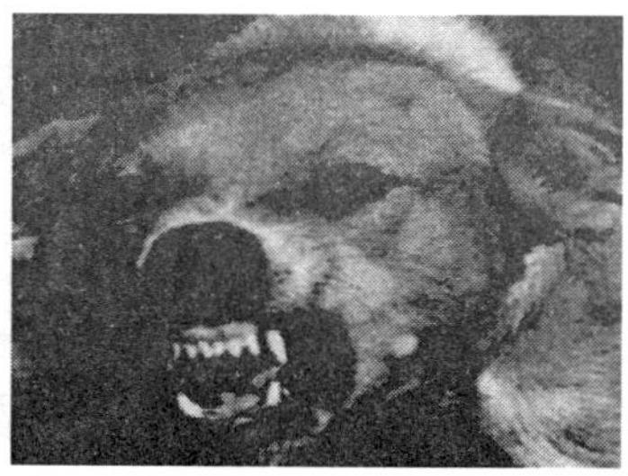
(c) 광견병

[그림 1-105] 동물병원소

③ 토양 : 진균류의 병원소로서 작용하고, 토양의 증상은 [그림 1-106]과 같다.

㉠ 히스토플래스모시스, 브래토미코시스, 스포로트릭코시스, 파상풍 등이다.

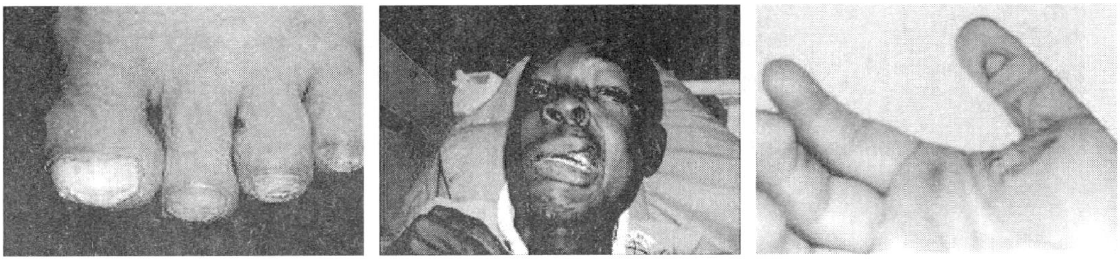

(a) 조갑 진균증 (b) 파상풍 (c) 파상풍

[그림 1-106] 토양

4) 병원소로부터 병원체의 탈출

병원소에서 증식한 병원체는 병원소에서 탈출하여야 계속 생존할 수 있고, 병원체의 탈출 경로는 숙주의 기생 부위에 따라 다르다.

① 호흡기계로 탈출 : 호흡기계를 통하여 전염되는 질환으로, 코, 비강, 인후, 기도, 기관지, 폐, 입술 등에서 증식한 병원체가 주로 대화, 기침, 재채기, 키스 등을 통하여 전염된다. 병원체가 호흡기계로 탈출하여 [그림 1-107]과 같은 질환을 일으킨 경우이다.

㉠ 폐결핵, 감기, 폐렴, 천연두, 수두, 백일해, 홍역 등

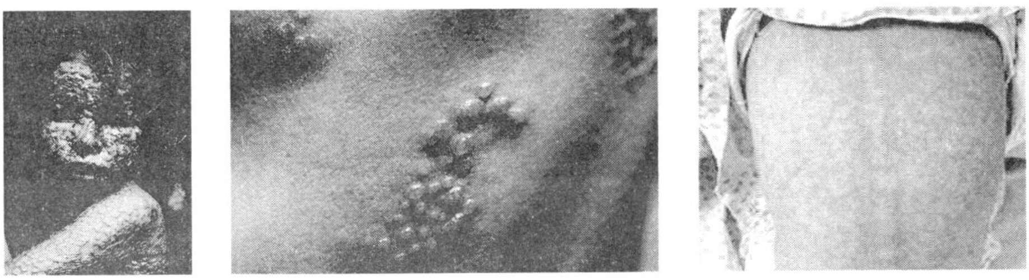

(a) 천연두 (b) 수두 (c) 홍역

[그림 1-107] 호흡기계로 탈출

② 소화기계로 탈출 : 분변이나 토사물로 병원체가 탈출하게 되고, 위장관을 통한 탈출로 소화기계 전염병이나 기생충 질환의 경우 병원체가 분변이나 트사물을 통해 체외로 배출하고, 병원체가 병원소로부터 소화기계통으로 탈출하여 질환을 일으킨 증상은 [그림 1-108]과 같다.

㉠ 세균성 이질, 폴리오, 장티푸스, 파라티푸스, 콜레라 등

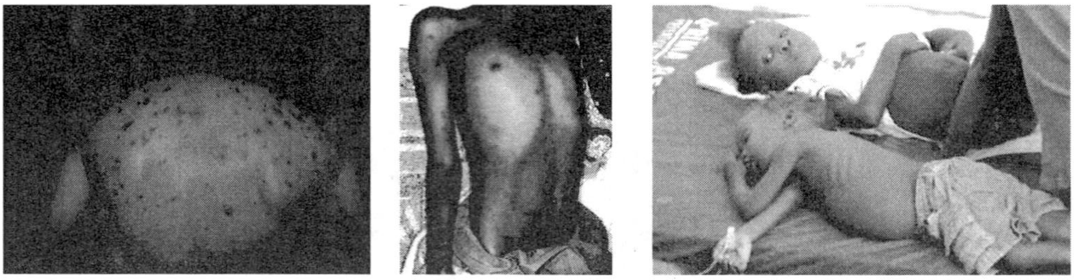

(a) 장티푸스　(b) 파라티푸스　(c) 콜레라에 감염

[그림 1-108] 소화기계로 탈출

③ 비뇨기계로 탈출 : 소변이나 성기 분비물로 탈출하고, 발진열, 말라리아, 발진티푸스가 있으며, 증상은 [그림 1-109]와 같다.

　예 성병, 농양 등

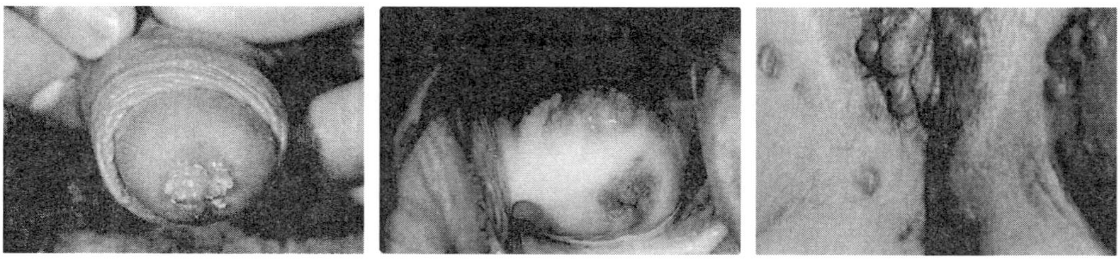

(a) 곤지름　(b) 클라미디아　(c) 매독

[그림 1-109] 비뇨기계로 탈출

④ 개방 병소로 탈출 : 신체 표면의 농양[7]이나 피부병 등 상처 부위로 직접 탈출하는 것으로, 증상은 [그림 1-110]과 같다.

　예 나병(한센병) 등

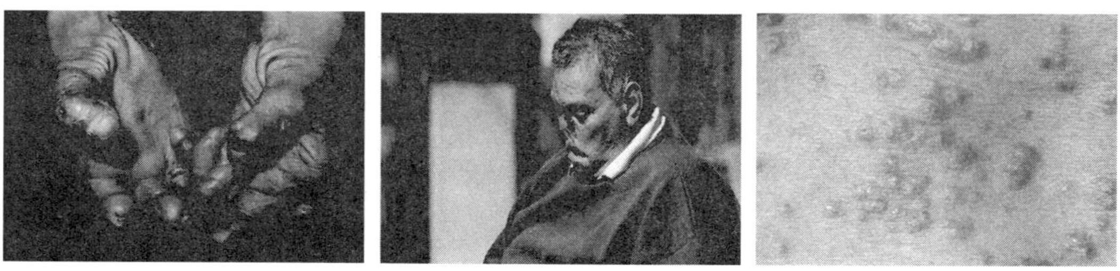

(a) 한센병　(b) 한센병 환자　(c) 매독

[그림 1-110] 개방 병소로 탈출

---

7) 농양 : 신체조직의 한 부분에 화농성 염증이 생겨 그 부분 세포가 죽고 고름이 몰려 있는 현상이다.

⑤ 기계적 탈출 : 곤충의 흡혈에 의한 탈출, 주사기를 통한 탈출 등이며, [그림 1-111]과 같이 전염된 증상은 병원체의 기계적 탈출에 의한 질환이다.

㉾ 말라리아, 발진열, 발진티푸스 등

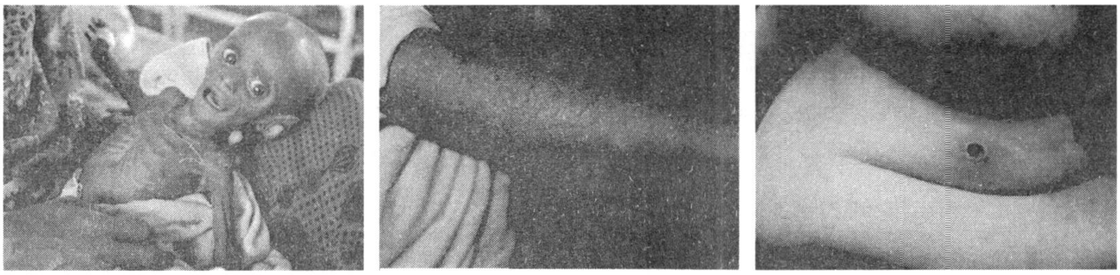

(a) 말라리아에 감염 (b) 발진열 (c) 발진티푸스

[그림 1-111] 기계적 탈출

5) 전 파

숙주에서 탈출한 병원체가 새로운 숙주(宿主)로 옮겨가는 것으로 전파의 방법은 직접전파, 간접전파, 공기전파, 절지 동물전파, 생물학적 전파가 있다.

① 직접 전파 : 감염균이 감염된 숙주로부터 탈출한 병원체가 전파체를 통하지 않고 감수성 보유자에 직접 전파하는 것으로 신체접촉이나 피부접촉, 2[m] 이내 거리의 비말감염, 체액으로 인하여 전파된다.

㉾ 성병, 결핵, 홍역, 렙토스피라증, 태반을 통한 수직감염, 인플루엔자, 파상풍, 감기 등

② 간접 전파 : 숙주로부터 탈출한 병원체가 전파체를 통하여 감수성 보유자에게 간접적으로 전파되는 것으로 병원체가 병원소 밖에서 일정 기간 생존능력이 존재할 때 가능하다. 전파과정에서 사람의 손, 파리, 음식, 개달물(Formite) 등의 매개체를 거치는 것으로 간접적인 전파체는 활성 전파체와 비활성 전파체로 나누어진다.

- 활성 전파체 : 생물에 의한 매개로 전파하는 것으로 매개 역할을 하는 생물은 파리, 모기, 벼룩 등과 같은 절족동물과 패류나 담수어와 같은 흡충류의 중간숙주에 의하여 전파된다(㉾ 일본뇌염, 말라리아, 파라티프스, 페스트 등).
- 비활성 전파체 : 물, 식품, 공기, 토양, 생활 용구, 수술기구 등의 무생물에 의한 전파체이고, 매개체가 숙주의 내부로 들어가지 않고 병원체를 운반하는 수단만으로 작용하는 수건, 옷, 공용으로 사용하는 물건 등은 개달물 이라고 하고 개달물에 의한 전염병의 전파를 개달물 전염이라고 한다(㉾ 이질, 장티푸스, 파라티푸스, 소아마비, 콜레라, 안질, 트라코마 등).

③ 공기 전파 : 재채기, 기침, 대화 시에 숙주의 입과 코에서 비산한비말의 수분이 증발하고

미소 잔류물이 공기 중에 부유하게 되는데 미소 잔류물을 비말핵이라고 하며, 이를 흡입함으로써 전파되는 것이다.

• 토양이나 생활환경으로부터 비산된 먼지에 의해서 전파되는 경우와 감수성 부유자의 흡기에 의하여 폐 등에 전염되는 비말 전파 또는 포말 전파에 의한 경우가 있다(예 Q열[8], 앵무병, 결핵, 브루셀라병 등).

④ 절지 동물전파 : 매개곤충의 다리나 체표에 붙어있는 병원체가 그대로 전파하는 경우이고, 곤충의 장관을 통하여 배설물로 전파되더라도 병원체에 변화가 없이 전파되는 것을 장관 비호전파라고 한다.

⑤ 생물학적 전파 : 매개곤충 내에서 일정 기간 발육, 증식한 뒤에 전파되는 경우로 병원체가 곤충에게도 피해를 입히는 경우를 장관 감염전파라고 한다.

6) 새로운 숙주로의 침입

병원체가 숙주 내로 침입하여 임상증상이 나타나기까지를 잠복기(Incubation Period)라 하며, [그림 1-112]와 같은 과정으로 감염(병원체가 숙주 내로 침입한 경우)된 후 임상증상이 나타나기까지 소요 시간으로 병원체의 특성, 병원체의 양, 감염 형태, 면역상태에 따라 다르다.

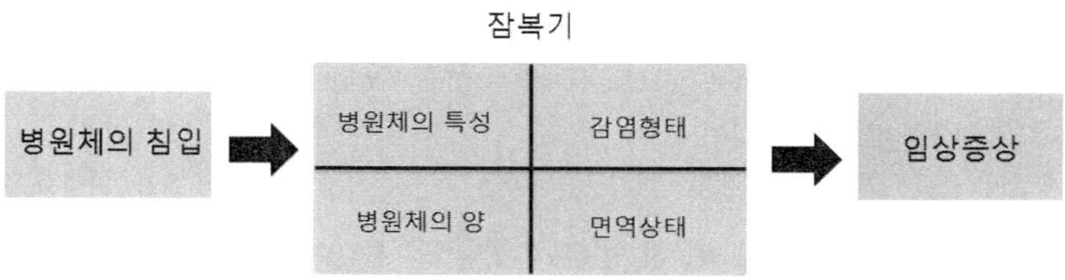

[그림 1-112] 병원체의 새로운 숙주로의 침입과정

① 병원체가 새로운 숙주로 침입하는 방식을 병원소에서 탈출하는 경우와 일치하는 경우가 많다.

② 침입로에 따른 전염병의 종류는 〈표 1-9〉와 같다.

---

8) Q열 : 리케치아의 일종인 콕시엘라 브루네티(*Coxiella burnetii*)에 의하여 감염되는 전염병이다.
㉠ 병원균 : 1937년에 발견되었으며 열과 건조한 환경에서 잘 견디는 특징이 있다.
㉡ Q열의 주된 감염원 : 소, 돼지, 양 등의 가축의 배설물이 흩어져 공기 중에 부유하거나 먼지, 쓰레기와 함께 인간에게 접촉되면 감염이 발생한다.
㉢ 특징 : 병원균을 하나만 흡입하여도 질환이 발생 할 수 있다. 감염 시 2~4주의 잠복 기간 후 갑자기 고열이 나타나고 두통, 근육통, 전신 권태감이 동반되고, 고열은 몇 주~몇 개월까지 계속된다.
㉣ Q열균 : 혈관을 통하여 조직 내부로 침입하여 심장에서 심내막염, 폐에서 폐 섬유증을 일으킨다.

〈표 1-9〉 전염병의 종류

침입로	전염병의 종류
호흡기	나병, 성홍열, 홍역, 폐렴, 백일해, 결핵, 디프테리아, 수막 구균성 수막염 등
피부점막	파상풍, 페스트, 발진티푸스, 일본뇌염, 트라코마, 바일병 등
소화기	이질, 소아마비, 콜레라, 전염성 간염, 파상열, 장티푸스, 파라티푸스
성기점막	에이즈, 매독, 임질, 연성하감

7) 숙주의 감수성

병원체가 숙주에 침입하며 [그림 1-113]과 같은 각 개인이 가지는 감수성, 면역성에 따라서 감염 결과가 달라지고, 병원체의 양이 부족하거나 침입구가 맞지 않은 경우나 숙주가 면역성을 지닌다면 병원체는 숙주를 감염시킬 수 없다.

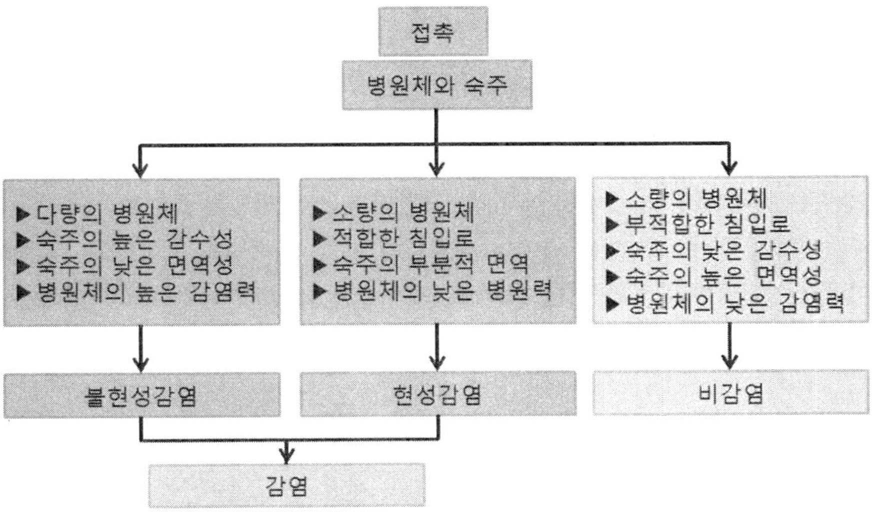

[그림 1-113] 병원체의 숙주로의 감염 프로세스

① 감수성(Susceptibility) : 숙주에 병원체가 침입하여 정착·증식을 일으키는 성질이며, 감염이나 발병을 막을 수 없는 상태이다.

② 저항력(Resistance) : 체내에 병원체가 침입하였을 때 방어 능력, 저항력이 충분히 클 때를 면역이라고 한다.

③ 면역(Immunity) : 생체의 내부환경이 외부인자인 병원체에 대하여 어떤 특정한 감염균에 대하여 자기 몸을 방어하는 것으로 임상적인 증상을 없애거나 가볍게 하는 능력으로 선천면역과 후천면역으로 나누어진다.

㉠ 선천면역(Natural Immunity) : 선천적으로 얻어진 면역으로 자연면역이라고 하고, 선천적인 면역체계로는 항원의 침입을 차단하는 피부, 점액 조직, 상산성 위산, 혈액에 존재하는 보체, 식균작용을 하는 대식세포, 다형핵백혈구, 감염세포를 죽이는 K세포들이 있으며, 대부분의 감염은 선천면역에 의하여 방어된다.

㉡ 후천면역(획득면역, Acquired Immunity) : 어떤 질병에 대한 예방접종이나 이환된 후에 후천적으로 생겨나는 면역이고, 수동면역과 능동면역으로 나누어진다.

- 수동면역(피동면역) : 다른 숙주에 의하여 형성된 면역체를 받아서 면역력을 지니게 하는 것으로 태아가 태반을 통하여 모체로부터 면역체를 받거나 홍역, 백일해에 걸려서 회복된 사람의 혈청을 주사하는 경우이다.
- 능동면역 : 자연 능동면역과 인공 능동면역이 있는데 다음과 같다.
  - 자연 능동면역 : 숙주 스스로가 처음 침입했던 항원에 대하여 기억하고 다시 침입할 시에 효과적으로 대항하는 것이다.
  - 인공 능동면역 : 예방접종 등을 통하여 인위적으로 항원을 체내로 투입하여 항체를 생성하도록 하는 면역방법을 예방접종으로 얻어지는 면역이다. ㉾ 홍역이다.

5. 전염병의 예방과 관리

전염병 발생의 3대 요인은 병원체, 전염경로, 숙주의 감수성이다. 전염 예방 및 관리의 일반적인 원칙은 전파 예방, 숙주의 면역증진, 예방되지 못한 환자의 조치로 구분하고, 전염병을 예방·관리하기 위해서는 여러 가지의 환경요인, 숙주의 특성을 종합적인 시각에서 대책을 세워야 하며, 전염병 예방은 현대의학에서 많은 발전이 있었지만 아직 완전하게 예방할 수 없는 질환도 많이 있다.

1) 전파 예방

전염병의 전파를 예방하기 위해서는 병원소의 제거, 환경위생관리, 전염력의 감소를 통해 관리할 수 있다.

① 병원소의 제거 : 병원소는 인간, 동물, 토양 등에서 병원체가 증식하여 사람에게 전염될 수 있고, 동물이나 토양이 병원소인 경우에는 방역, 감염된 동물 제거 등이 필요하다. 또한 인간 병원소인 경우는 외과적 수술이나 약물요법으로 병원소를 제거하고, 환자를 적절히 치료하여 전염력을 감소시킨다.

㉠ 병원소의 검역과 격리 : 1차적으로 병원소를 제거하기 위한 행위로는 병원소의 검역과 격리가 있다.

- 검역 : 전염병 환자와 접촉했거나 전염병 유행지역에서 있었던 사람과 전염병에 걸렸을 가능성이 있는 사람들을 대상으로 사람뿐만 아니라 차량, 선박, 비행기, 짐, 식품, 동물, 식물 등에 대하여 전염병의 유무의 진단을 하고, 전염병인 경우 소독과 격리를 통하여 개인의 자유를 제한하는 행위이다.
- 격리 : 전염을 예방하기 위하여 보균자 혹은 전염 가능성이 있는 환자를 일반 사회생활 환경에서 분리하는 것이다.
  - 환자격리(Isolation) : 전염 가능성이 있는 환자나 보균자를 상태가 해소될 때까지 격리한다.
  - 건강격리 · 검역(Quarantine) : 전염병 환자와 접촉했거나, 전염병 유행지역에서 들어온 사람, 기타 어떤 경로를 통해 전염병 감염의 가능성이 있는 사람들을 대상으로 일정기간 동안 격리한다.

② 환경위생관리 : 환경조건을 개선하여 전파과정을 차단하는 것이며 소독, 물의 정화, 음식물의 관리, 위생적인 환경구성 등이 있다.

③ 전염력의 감소 : 환자를 약물, 치료 등을 통하여 전염력을 감소시킨다.

2) 숙주의 면역증진

예방접종, 영양 관리, 운동 혹은 휴식 등을 통하여 건강 상태 향상으로 질병에 대한 저항력을 증진시키는 방법이다.

3) 예방되지 못한 환자의 조치

의료시설의 확충, 보건교육, 무의촌 지역 해소 등의 제도적 관리 및 조기진단과 조기치료, 추후 관리 등 환자관리를 통하여 전염병으로 인한 피해를 최소화한다.

4) 외래전염병의 관리

외래전염병은 국내에 생존하지 않으며 해외에서 유입하지만 않으면 질병이 발생하지 않는 전염병으로 병원체의 국내 유입을 근본적으로 차단하여 관리한다.

① 검역과 검역 질병 : 전염병 유행지역에서 입국하는 사람, 동물, 식품 등 전염병을 옮길 수 있고 전염병 감염이 의심되는 사람을 강제로 격리한다(건강격리).

- 검역의 대상이 되는 질병 : 페스트, 콜레라, 말라리아, 발진티푸스, 회귀열, 조류독감, 중증급성 호흡기 증후군(SAR), 조류인플루엔자(A1) 인체감염증, 신종인플루엔자 감염증, 황열 등 보건복지부 장관이 긴급검역 조치가 필요하다고 인정하고 고시하는 전염병을 대상으로 한다.

② 격리 : 보균자 또는 전염병을 보유하고 있다고 의심되는 사람을 일정 기간 격리하여 상태를 지켜보는 것으로 격리기간은 질병에 따라서 차이가 있다.

• 페스트는 6일, 황열 6일, 콜레라 5일, 조류독감 10일, 중증급성호흡기증후군 10일, 조류인플루엔자 인체감염증 10일, 메르스 14일 이상, 코로나19 14일, 신종인플루엔자는 최대 잠복기 동안 격리조치를 취한다.

6. 법정감염병

공중보건학적으로 관리되어야 할 필요성이 있어 법으로 대상을 규정하여 관리하는 감염병이다.

1) 법정 감염병의 정의

감염병의 예방 및 관리에 관한 법률에 규정되어 있는 감염병이며, 질병으로 인한 사회적 손실을 최소화하기 위하여 법률로 질병의 예방 및 확산을 방지하고자 하는 목적을 지닌다.

2) 법정 감염병과 관련된 법률과 분류

법정전염병은 질병으로 인한 사회적 손실을 극소화하기 위해 법률로 환자와 가족, 의료인 및 국가의 권리와 의무를 명시한 전염병으로 크게 여섯 가지로 분류하고, 전염병과 관련된 법률 및 분류는 다음과 같다.

(1) 법정 감염병 관련 법률

법정 감염병에 관한 국내 법률은 질병의 변천에 따라 추가 · 변경 · 제정되어 관리하고 있다.

① 1954년 법률 제307호로 검역법이 제정되었다.

② 1954년 2월 2일에 전염병의 발생과 유행을 방지해 국민보건 향상과 증진을 목적으로 법률 308호로 전염병 예방법이 제정되었다.

③ 1987년 11월 28일에 후천성 면역결핍증의 예방과 그 감염자의 보호, 관리에 관한 사항을 정함으로써 국민건강의 보호에 기여함을 목적으로 하는 법률 제3945호로 후천성 면역결핍증 예방법이 제정되었다.

④ 전염병 예방법에서 규정하는 전염병은 의학의 발달, 사회환경의 변화에 따라서 종류가 달라지며, 최근 2010년 12월 30일부터 시행된 법률로 정해진 법정 감염병은 제1군에서 제5군까지 그리고 지정감염병까지 모두 75종이다. 법정 감염병의 구분은 〈표 1-10〉과 같다.

〈표 1-10〉 법정감염병

구 분	특 성	질 환
제1군 감염병	물, 식품을 매개로 발생하고 집단 발생의 우려가 커서 발생 또는 유행 즉시 방역 대책을 수립하여야 하는 감염병이다.	콜레라, 장티푸스, 파라티푸스, 세균성 이질, 장출혈성대장균감염증, A형 간염
제2군 감염병	예방접종을 통하여 예방 및 관리가 가능하여 국가 예방 접종사업의 대상이 되는 감염병이다.	디프테리아, 백일해, 파상풍, 홍역, 유행성이하선염, 풍진, 폴리오, B형 간염, 일본뇌염, 수두
제3군 감염병	간헐적으로 유행할 가능성이 있어 계속 발생을 감시하고, 방역 대책의 수립이 필요한 감염병이다.	말라리아, 결핵, 한센병, 성홍열, 수막구균성수막염, 레지오넬라증, 비브리오패혈증, 발진티푸스, 발진열, 쯔쯔가무시증, 렙토스피라증, 브루셀라증, 탄저병, 공수병, 신증후군출혈열, 인플루엔자, 후천성면역결핍증(AIDS), 매독, 크로이츠펠트-야콥병(CJD) 및 변종 크로이츠펠트-야콥병(cCJD), 유행성출혈열
제4군 감염병	국내에서 새롭게 발생하였거나 발생할 우려가 있는 감염병 또는 국내 유입이 우려되는 해외 유행 감염병으로서 보건복지부령으로 정하는 감염병이다.	페스트, 황열, 뎅기열, 바이러스성 출혈열, 두창, 보툴리눔독소증, 중증급성호흡기증후군(SARS), 조류인플루엔자 인체감염증, 신종인플루엔자, 야토병, 큐열(Q熱), 웨스트나일열, 신종감염병증후군, 라임병, 진드기매개뇌염, 유비저(類鼻疽), 치쿤구니야열
제5군 감염병	기생충에 감염되어 발생하는 감염병으로서 정기적인 조사를 통한 감시가 필요하여 보건복지부령으로 정하는 감염병이다.	회충증, 편충증, 요충증, 간흡충증, 폐흡충증, 장흡충증
지정 감염병	제1군감염병~제5군감염병까지의 감염병 외에 유행 여부를 조사하기 위하여 감시활동이 필요하여 보건복지부 장관이 지정하는 감염병이다.	C형 간염, 수족구병, 임질, 클라미디아, 연성하감, 성기단순포진, 첨규콘딜롬, 반코마이신 내성황색포도알균(VRSA) 감염증, 반코마이신 내성장알균(VRE) 감염증, 메티실린내성황색포도알균(MRSA) 감염증, 다제내성녹농균(MRPA) 감염증, 다제내성아시네토박터바우마니균(MRAB) 감염증, 카바페넴내성장내세균속균종(CRE) 감염증, 장관감염증, 급성호흡기 감염증, 해외유입 기생충감염증, 엔테로바이러스 감염증

(2) 법정 감염병의 분류

현행 전염병의 예방및 관리에관한 법률에서 규정한 전염병에는 제1군 전염병 제2군 전염병, 제3군 전염병, 제4군 전염병이 있으며, 그 외에 지정전염병이 있다.

① 제1군 감염병 : 감염 속도가 빠르고 국민건강에 미치는 위해 정도가 크기에 발생 즉시 신고하고 격리 · 방역 대책이 필요한 감염병이며, 주로 먹는 물로 인하여 감염된다.

- 한번 발생할 경우 전염 속도가 빠르고 사회적 파급효과가 매우 큰 병들이다. 따라서 전염병이 발성할 때 즉시 대책을 세워야 하는 전염병으로 콜레라, 장티푸스, 파라티푸스, 세균성 이질, 출혈성 대장균 감염증, A형 간염이 있다.

㉠ 콜레라 : 수인성 감염병으로 콜레라균의 감염으로 급성 설사가 유발되어 주증의 탈수가 빠르게 진행되며, 구토 · 발열을 동반하여 탈수를 초래하고, 사망할 수도 있는 전염성 감염 질환이다. 콜레라에 감염된 증상은 [그림 1-114]와 같다.

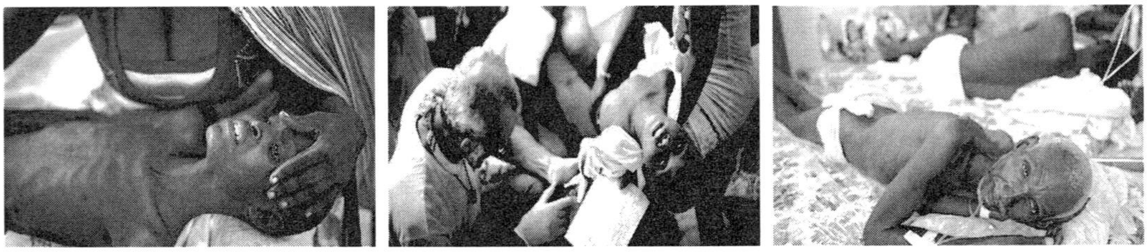

(a) 콜레라에 감염 (b) 진료 중인 아이 (c) 증상

[그림 1-114] 콜레라

㉡ 페스트(흑사병) : 전염된 쥐벼룩에 물려 발생하고, 증상은 [그림 1-115]와 같다.

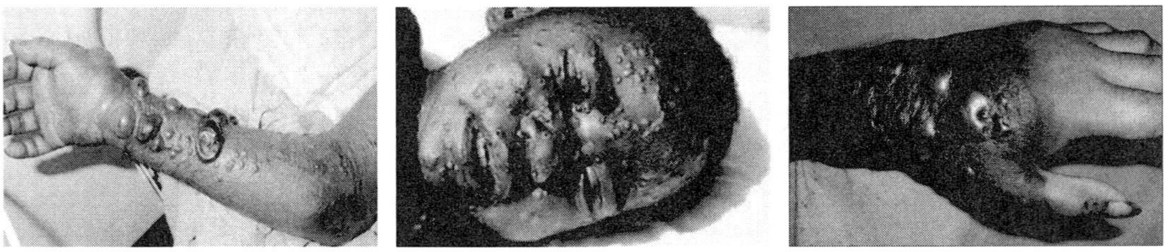

[그림 1-115] 흑사병

㉢ A형 간염 : A형 간염 바이러스에 의하여 발생하는 감염으로 주로 급성간염의 형태로 나타나고, 오염된 음식이나 물을 섭취함으로써 감염된다. 증상은 30일 정도의 잠복기를 가지고 피로감, 구토, 발열, 우측 상복부의 통증, 메스꺼움의 증상이 나타나고, 황달과 검은색 소변(콜라색 소변), 전신의 소양증이 나타나고, A형 간염의 대표적인 증상인 황달은 [그림 1-116]과 같다.

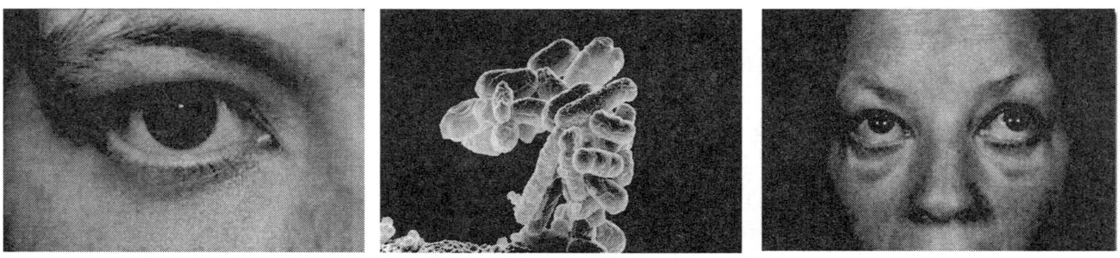

(a) 간염 증상 (b) 간염 진행 중 (c) A형 간염 바이러스

[그림 1-116] A형 간염 증상(황달)

㉣ 장티푸스 : 수인성 감염병으로 살모넬라 타이피균에 감염되어 발생하고, 발열과 복통 등의 신체 전반에 걸쳐, 복통, 구토, 설사, 변비 등의 증상은 [그림 1-117]과 같이 나타날 수 있으며 장에 구멍이 날 수도 있다.

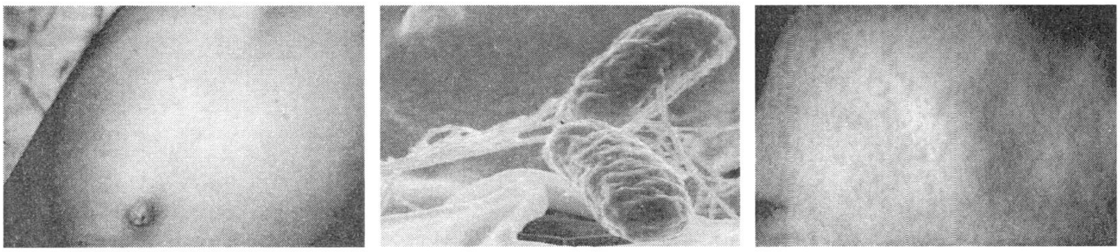

[그림 1-117] 장티푸스

㉤ 파라티푸스 : 파라티푸스균 A, B, C에 감염되어 발생하며, 전신의 간염증 위장염의 형태로 나타나는 감염성 질환이다. 장티푸스와 유사한 증상을 갖지만 증상의 강도나 경과가 더 가볍고 치사율도 더 낮으며 증상은 [그림 1-118]과 같다.

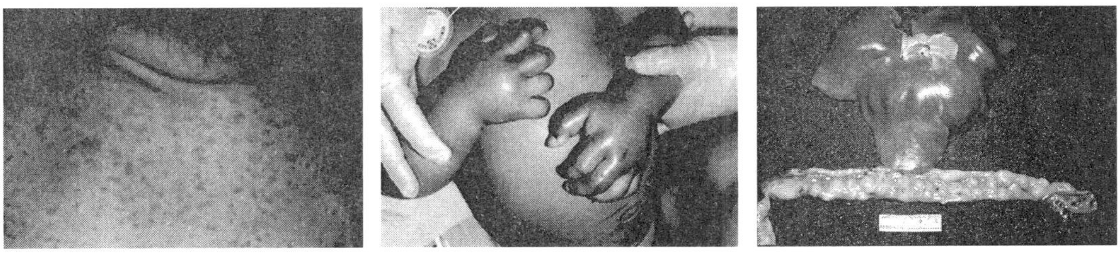

(a) 파라티푸스 증상 (b) 파라티푸스에 감염 (c) 간에서 절제

[그림 1-118] 파라티푸스

㉥ 세균성 이질 : 시겔라균에 감염된 상태로, 대장과 소장을 침범하는 급성 감염성 질환이다. 고열과 복통, 설사를 일으키고, 보균자가 배출한 대변을 통하여 감염되며 매우 적은 양의 세균도 감염을 일으키며, 감염시 [그림 1-119]와 같다.

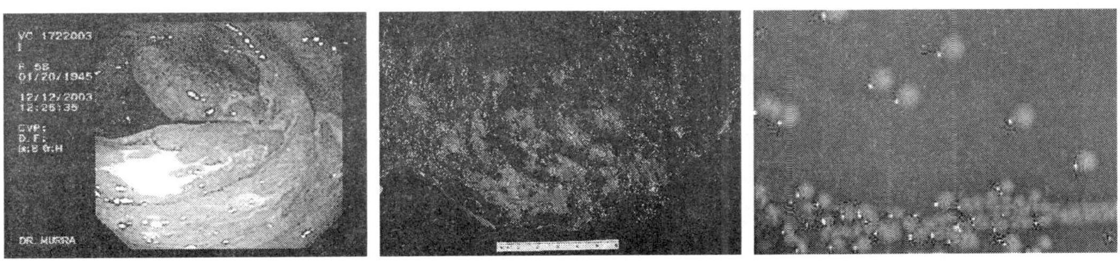

(a) 대장염 (b) 위장 (c) 세균성 이질

[그림 1-119] 세균성 이질

㉦ 장출혈성 대장균 : O-157 대장균(박테리아)의 감염으로 출혈성 장염을 일으키는 질병이며, 출혈성 설사와 심한 복통의 증상이 일어난다. 장출혈성 대장균은 [그림 1-120]과 같다.

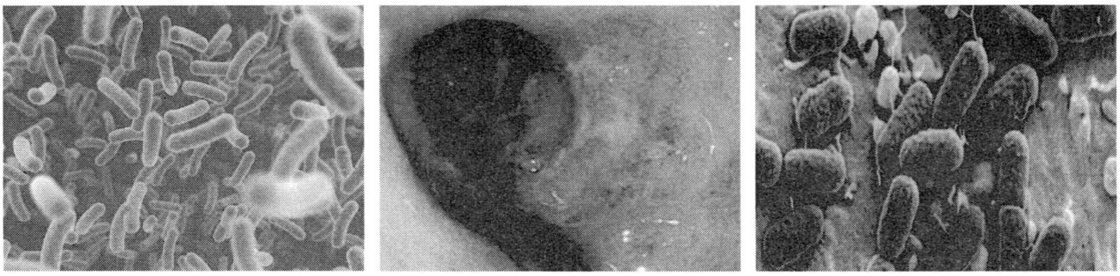

(a) 장출혈성대장균　(b) 장출혈　(c) 변종 장출혈성 대장균 박테리아

[그림 1-120] 장출혈성대장균

② 제2군 감염병 : 감염 속도가 빠르지만 예방접종을 통하여 예방할 수 있는 감염병이다. 국가 예방접종 사업의 대상이 되고, 종류는 풍진과 디프테리아, 백일해, 파상풍, 폴리오, 홍역, 유행성이하선염, B형 간염, 일본뇌염, 수두가 있다(그림 1-121).

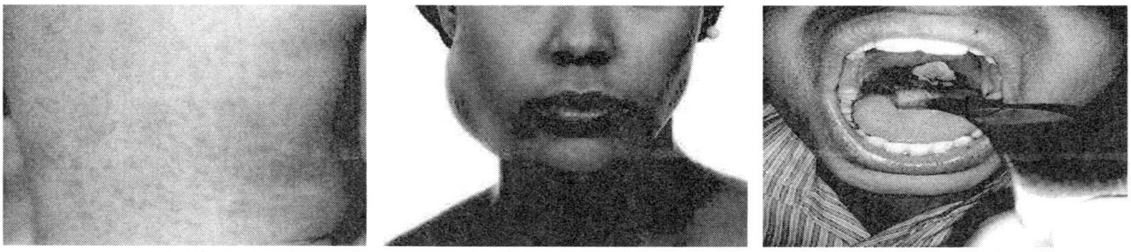

(a) 풍진　(b) 이하선염　(c) 디프테리아

[그림 1-121] 제2군 감염병

㉠ 디프테리아 : 디프테리아균의 외독소에 의한 급성 감염 질환이며, 위 막을 형성하는 비인두염 및 후두기관지염으로 발현되는 호흡기 디프테리아 및 피부 디프테리아가 있고, [그림 1-122]와 같은 디프테리아는 피부 및 점막에 침투, 염증, 종창을 일으킨다.

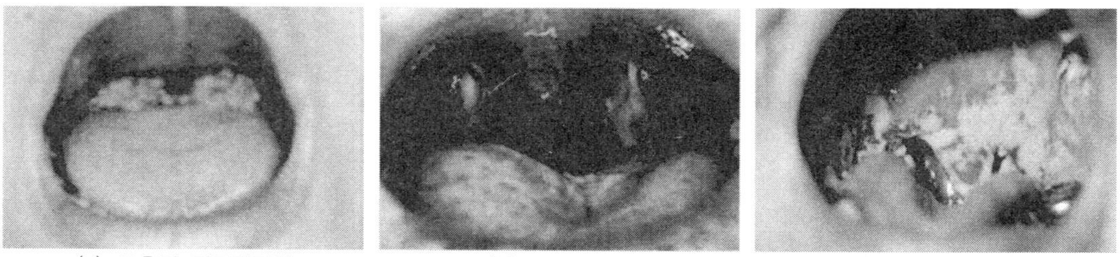

(a) 호흡기 디프테리아　(b) 디프레리아　(c) 디프테리아 증상

[그림 1-122] 디프테리아

㉡ 백일해 : 보르데텔라 백일해균의 감염으로 발생하는 호흡기 질환으로 발작성 기침을 일으키며 감기와 비슷하나 더 심한 증세를 보이기도 하고, 발작성 기침, 발작, 구토 등의 증상이 동반된다(그림 1-123).

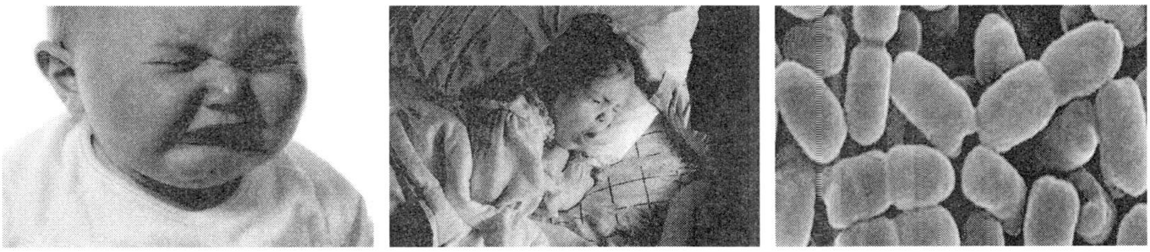

(a) 백일해에 걸린 유아　(b) 백일해 환자　(c) 백일해균

[그림 1-123] 백일해

㉢ 파상풍 : 상처 부위에 증식한 파상풍균이 번식과 함께 상처에 침투해 경련을 유발하고, 생산해내는 신경독소이다. 근육의 경련성 마비와 통증을 동반하고 근육 수축을 일으키는 감염성 질환으로 심한 경우 해당 부위를 절단해야 한다. 파상풍은 예방접종만으로도 감염을 미연에 방지할 수 있다(그림 1-124)

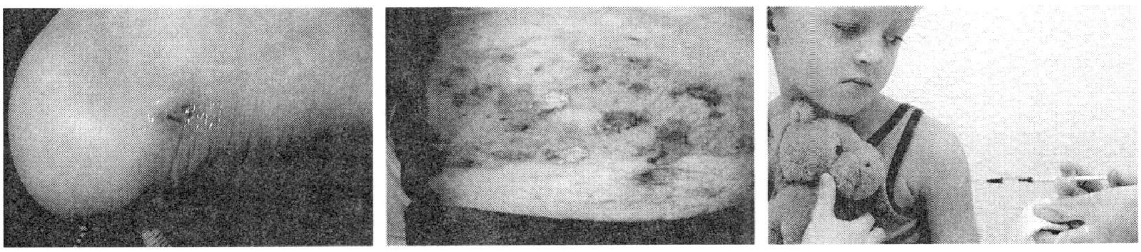

(a) 파상풍　(b) 파상풍 걸린 복부　(c) 파상풍 예방접종

[그림 1-124] 파상풍

㉣ 홍역 : 홍역 바이러스에 의한 감염으로 발생하며 전염성이 강하고, 마른기침, 온몸에 붉은 반점, 발열, 콧물, 구진이 복합적으로 나타나며 한번 걸린 후에 회복되면 면역이 생겨 다시는 걸리지 않는다. 홍역의 증상은 [그림 1-125]와 같다.

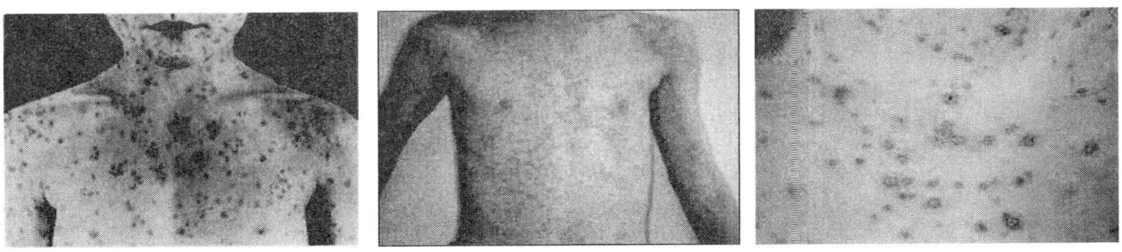

[그림 1-125] 홍 역

㉤ 유행성이하선염(볼거리) : 침샘이 부어오르는 병으로, 볼거리 바이러스에 의하여 발생하는 급성 유행성 전염병이며, 풍진은 발진과 발열을 일으키는 가벼운 병이나 태아에게는 심각한 영향을 끼쳐 기형아를 출산할 수 있다. 또한 샘이 비대해지고 동통의 증상을 보이며, 늦겨울이나 봄에 많이 발생한다. 유행성이하선염은 [그림 1-126]과 같다.

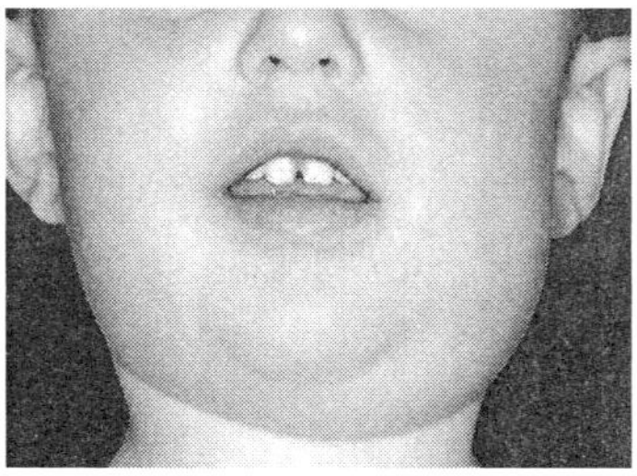
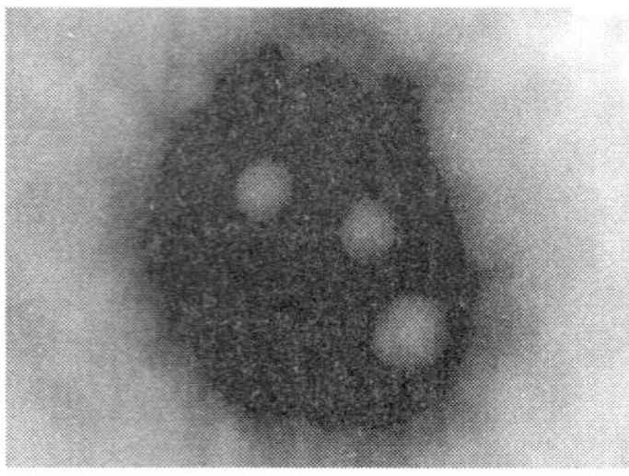
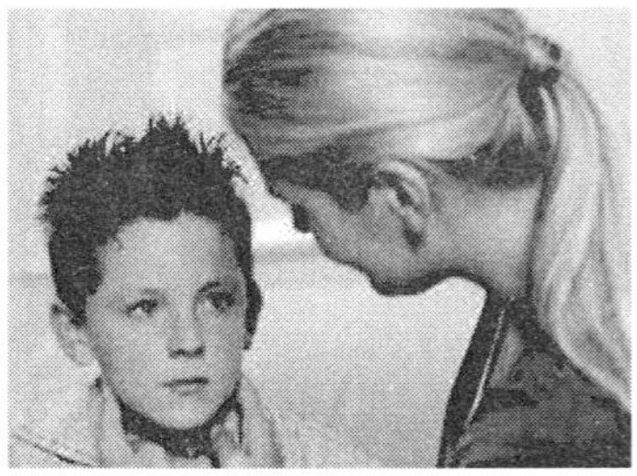

[그림 1-126] 유행성이하선염

㉥ 풍진 : 풍진 바이러스에 의한 감염으로 발생하고, 귀 뒤, 목 뒤의 림프절 비대와 통증으로 시작되어 얼굴과 몸에 발진이 나타난다. 발진이 있는 동안 미열이 동반하고, 증상은 가볍지만 전염력이 높고 태아에게 심각한 영향을 미쳐 기형아를 출산할 수도 있으며, 풍진은 다양한 연령층에서 감염될 수 있다(그림 1-127).

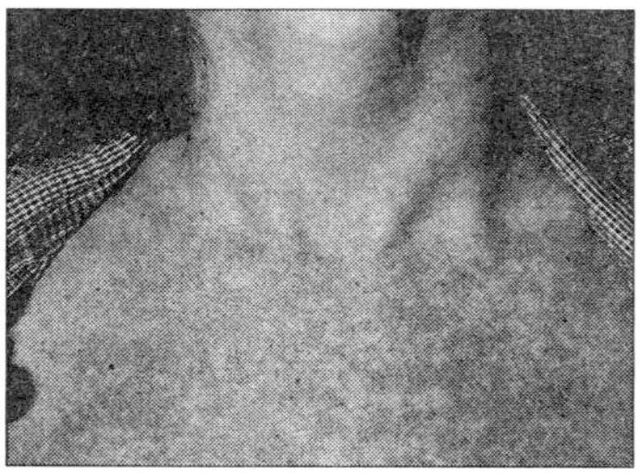
(a) 풍진

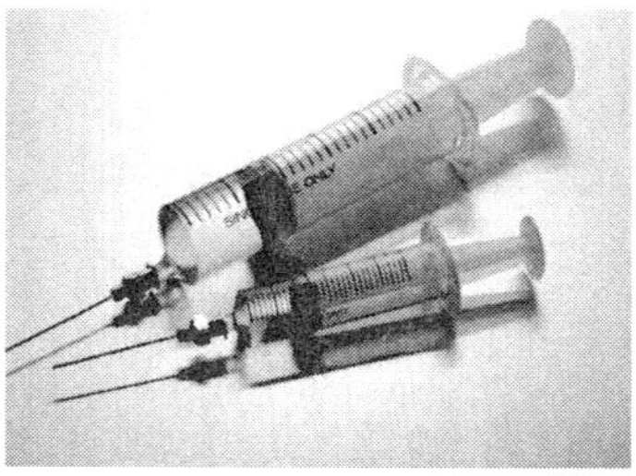
(b) 풍진 예방주사

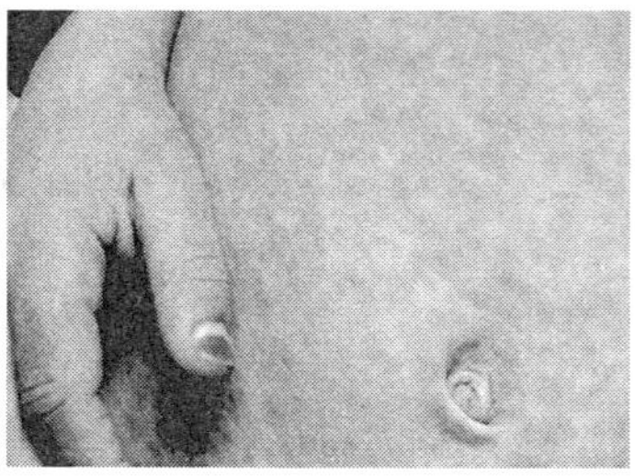
(c) 풍진에 감염된 환자

[그림 1-127] 풍 진

㉦ 폴리오(급성회백수염, 척수전각염) : 폴리오 바이러스에 의한 전염성 질환으로, 신경중추가 침해되어 일어나는 어린이의 운동마비 질병이며, [그림 1-128] (c)와 같은 어린이처럼 정상적인 골격발달이 이루어지지 않는다. 주로 인도, 아프리카 지역에서 발병한다.

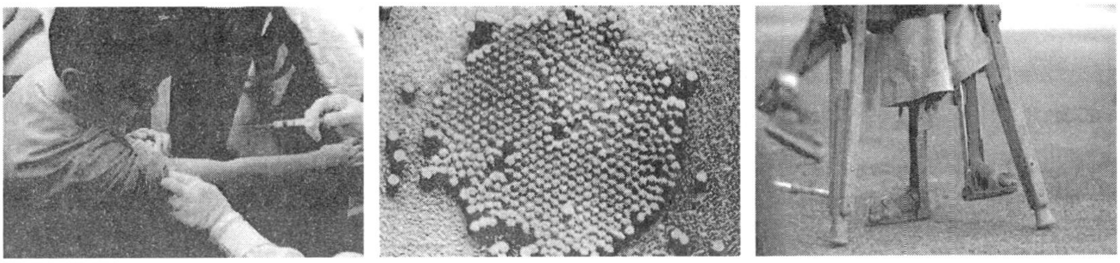

(a) 예방접종　　(b) 폴리오 바이러스　　(c) 환자

[그림 1-128] 폴리오 바이러스

ⓞ B형 간염 : 간염의 한 종류로 B형 간염 바이러스에 의하여 감염되어 우리의 몸의 면역반응으로 인하여 간에 염증이 생기는 질환이다. 심할 경우 간경변, 간암으로 악화될 수 있고, 간염의 종류 중 하나로 심하면 간경변이나 간암으로 악화되므로 예방이 필수적이다(그림 1-129).

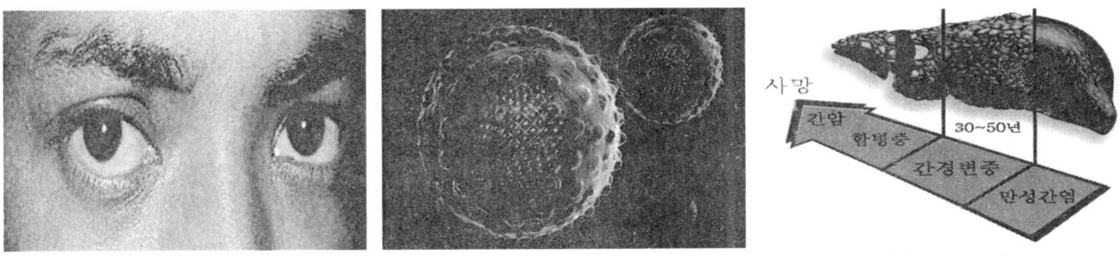

(a) B형 간염증상　　(b) B형 감염　　(c) 간염악화

[그림 1-129] B형 간염

ⓩ 일본뇌염 : 일본뇌염 바이러스에 감염된 뇌염모기가 사람을 무는 과정에서 인체에 감염되어 발생하는 급성 전염병이다. 초기 증상은 고열, 두통, 무기력, 흥분 등이 나타나고 병이 진행되면서 중추신경계의 감염으로 인한 의식장애, 경련, 혼수 증상이 나타난다. 붉은 집모기에 물려 발생하며 치사율이 높은 병이다(그림 1-130).

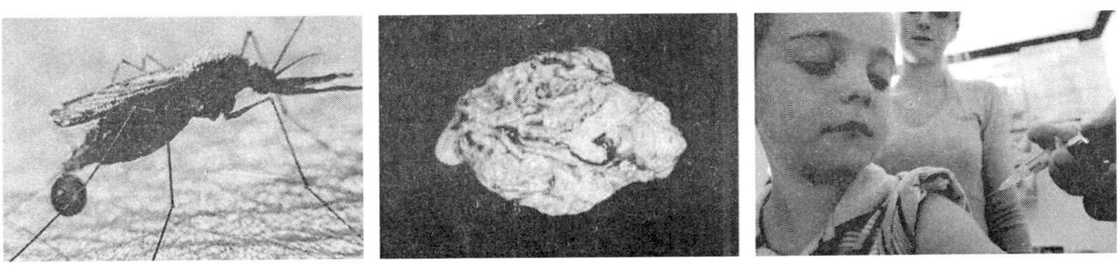

(a) 모기에 의해 감염　　(b) 감염된 뇌수두증　　(c) 예방접종

[그림 1-130] 일본뇌염

㉢ 수두 : 대상포진 바이러스에 의한 급성 전염병이며, 증상은 급성 미열로 시작되어 신체 전반에 가려움을 느끼고 발진성 수포가 생긴다. 수포에서 나오는 액의 직접 접촉 또는 공기, 타액으로 전파될 수 있고, 수포는 발생 초기일수록 전염성이 강하고 딱지가 생기면 전염되지 않는다(그림 1-131).

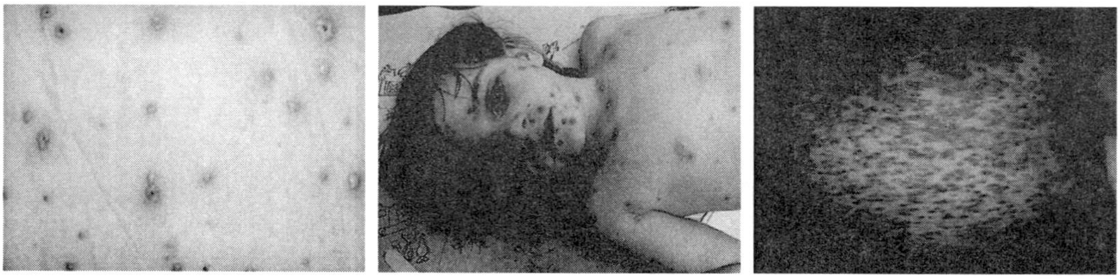

(a) 수두에 감염 (b) 감염증상 (c) 수두

[그림 1-131] 수 두

③ 제3군 감염병 : 제1군 전염병만큼 빠르게 전파되고 사회적 파급효과는 크지 않지만 간헐적으로 유행할 가능성이 있어서 계속 발생을 감시하고 방역 대책의 수립이 필요한 질병이다. 말라리아, 결핵, 한센병, 성홍열, 수막구균성수막염, 레지오넬라증, 비브리오패혈증, 발진티푸스, 발진열, 유행성출혈열, 쯔쯔가무시증, 렙토스피라증, 브루셀라증, 탄저병, 공수병, 신증후군출혈열, 인플루엔자, 후천성면역결핍증(AIDS), 매독, 크로이츠펠트-야콥병(CJD) 및 변종 크로이츠펠트-야콥병(cCJD)이 있다.

제3군 감염병중에 쯔쯔가무시증과 매독의 상태는 [그림 1-132]와 같다.

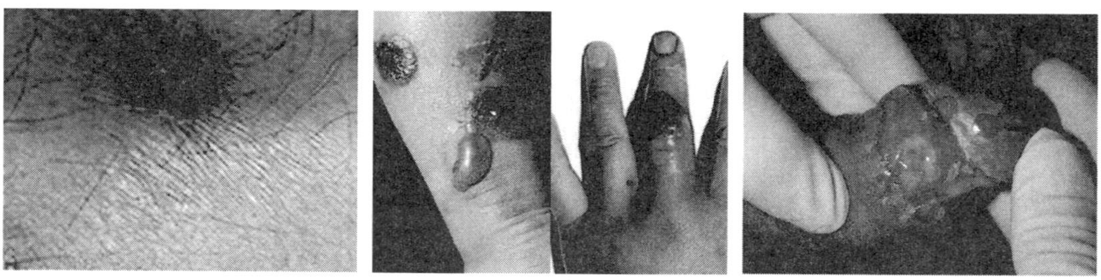

(a) 쯔쯔가무시증 (b) 탄저병 (c) 매독

[그림 1-132] 제3군 감염병

㉠ 말라리아 : 말라리아 모기에 의하여 생기는 병으로 말라리아 원충에 감염된 모기에 물린 후 인체에 감염증상이 나타나기까지는 2주~수개월의 시간이 소요되고, 적혈구

를 전염, 간에 침투하여 오한, 발열, 발한의 증상이 나타나며 열대성(뇌성) 말라리아가 가장 위험하다(그림 1-133).

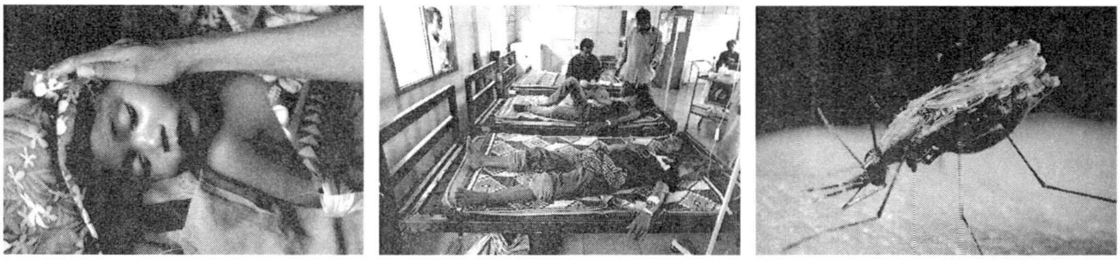

(a) 말라리아에 걸린 영유아 (b) 말라리아에 걸린 환자 (c) 말라리아 모기

[그림 1-133] 말라리아

㉡ 결핵 : 뚜렷한 증세가 없다가 기침, 고열, 각혈을 일으키는 무서운 전염병으로 폐결핵이 가장 많은 비중을 차지하고, 폐 이외의 부위도 [그림 1-134]와 같이 감염될 수 있다.

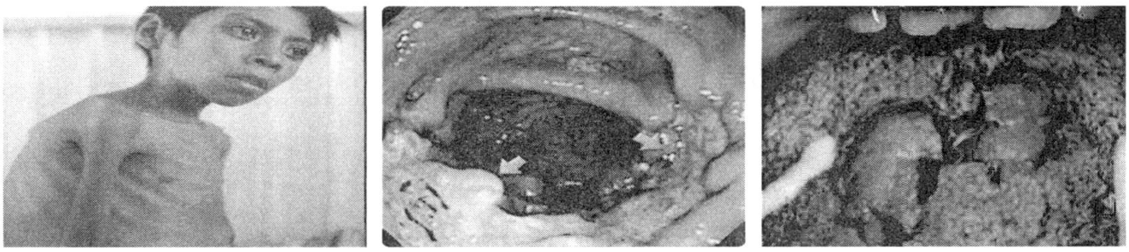

(a) 결핵 환자 (b) 결핵에 걸린 장 속 (c) 혀의 결핵

[그림 1-134] 결 핵

㉢ 한센병(나병, 문둥병) : 나균에 의하여 감염되는 만성 전염성 질환이며, 나균이 피부, 말초신경계, 상기도의 점막을 침범하여 조직을 변형시킨다. 현재 전 세계 24개국을 제외한 나머지 지역에서는 연간 1만 명당 1건 미만으로 발생하는 드문 질환이다. 한센병의 감염 모습은 [그림 1-135]와 같다.

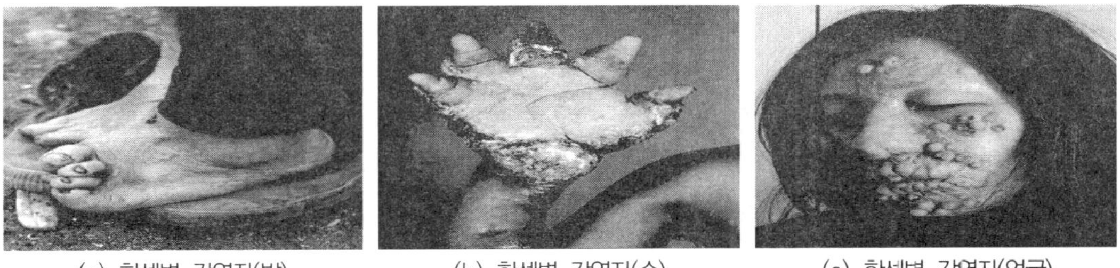

(a) 한센병 감염자(발) (b) 한센병 감염자(손) (c) 한센병 감염자(얼굴)

[그림 1-135] 한센병

㉣ 성홍열(세균성 인후염) : A군 사슬 알균 중 외독소를 생성하는 균주에 의한 상기도 감염증(인후염) 발생시 인후통(목의 통증), 발열 및 전신에 퍼지는 닭살 모양의 발진을 보이는 급성 감염성 질환이며, 주로 3세 이상의 소아에서 발생한다. [그림 1-136]은 증상 모습이다.

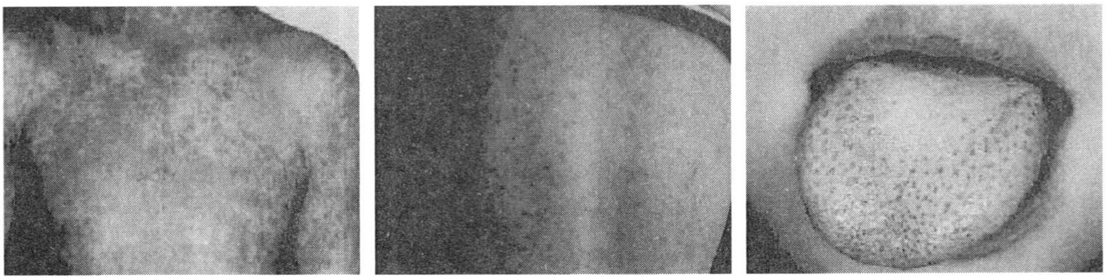

(a) 성홍열 환자(몸통) (b) 성홍열 환자(등) (c) 성홍열 환자(혀)

[그림 1-136] 성홍열

㉤ 수막구균성수막염 : 수막염균에 의한 급성 감염질병이며, 뇌수막염 등을 일으키는 수막구균으로 [그림 1-137]과 같이 염증과 출혈의 증상이다.

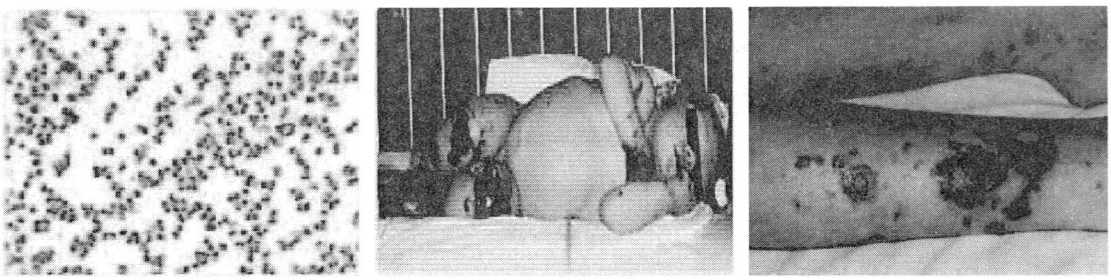

(a) 수막구균 (b) 수막염 유아 (c) 수막염 환자

[그림 1-137] 수막구균성수막염

㉥ 레지오넬라증 : 물에서 서식하는 레지오넬라균에 의해 발생하는 감염성 질환이며, 레지오넬라 폐렴과 폰티악 열의 두 가지 형태로 나타난다(그림 1-138).

- 레지오넬라 폐렴 : 폐에 염증이 생겨 기침, 호흡곤란 등이 생기는 경우이며, 호흡기 이외는 증상도 동반될 수 있다.
- 폰티악 열 : 폐렴은 없고 독감과 같은 호흡기 증상이 나타나고, 폐렴보다 증상이 약하다.
- 레지오넬라균에 감염되면 유발되는 증상을 표시했다.

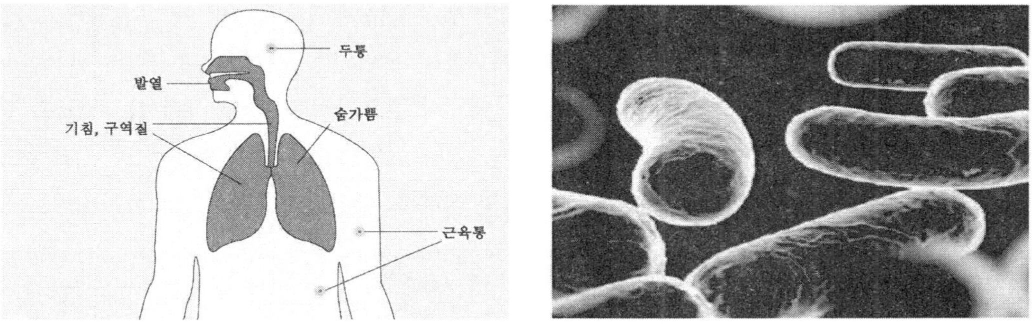

(a) 감염증상 (ㄷ) 레지오넬라균

[그림 1-138] 레지오넬라균

ㅅ 비브리오패혈증 : 오염된 해산물을 먹어 발생하며 치사율은 50[%] 이상이다. 비브리오 불니피쿠스균에 감염되어 상처 감염증 또는 원발성 패혈증이 유발하고, 오한, 발열, 설사, 복통, 하지 통증과 함께 [그림 1-139]와 같이 피부에도 증상이 나타난다.

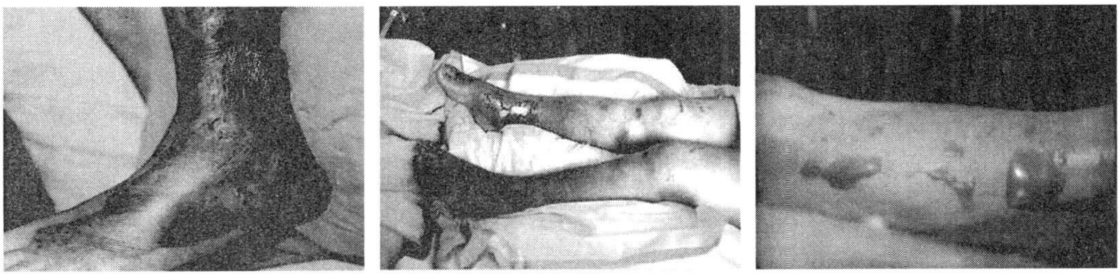

[그림 1-139] 비브리오패혈증

ㅇ 발진티푸스 : 발진티푸스 리케치아에 감염되어 발생하는 급성 열성 질환이며, 한랭지역의 이가 많이 서식하는 비위생적인 환경에서 주로 발병하고, 사람과 사람으로 직접 전염되지는 않고, 리케치아균을 가지고 있는 환자의 피를 빨아먹은 이에 의하여 전염되고, 증상은 [그림 1-140]과 같다.

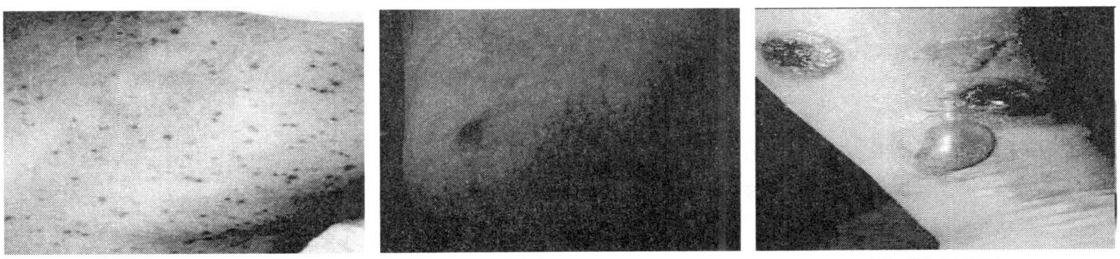

(a) 감염자 (b) 환자 (c) 발진티푸스

[그림 1-140] 발진티푸스

㉧ 쯔쯔가무시증 : 쯔쯔가무시균에 의하여 발생하는 질환으로 전신에서 발병하고, 진드기의 유충이 피부에 붙어 피를 빨아먹은 부위에 딱지가 동반된 궤양이 나타난다. 농부와 같이 야외에서 활동하는 사람에게서 주로 발병하고, 국내에서는 성묘를 가는 추석을 전후하여 수막염 증세를 보이고 렙토스피라증과 같이 가을에 많이 발생한다. 쯔쯔가무시증을 전염시키는 진드기의 유충과 증상은 [그림 1-141]과 같다.

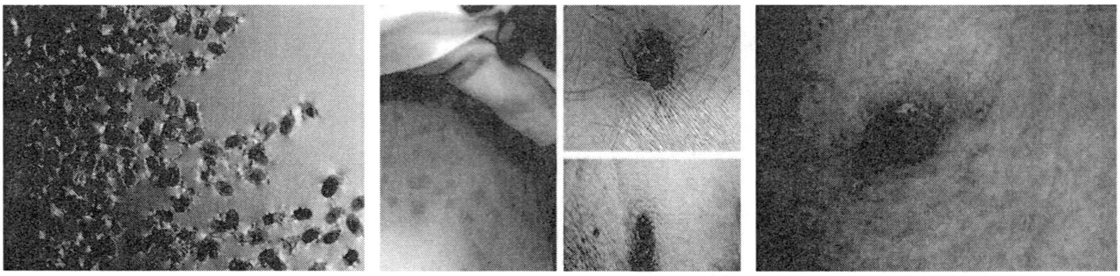

(a) 털진드기 유충 (b) 환자 (c) 증상

[그림 1-141] 쯔쯔가무시증

㉨ 렙토스피라증 : 남극과 북극을 제외한 어느 지역에서나 발생할 수 있고, 농업, 어업, 축산업, 광업, 수의사 등 관련 업종 종사자의 직업병으로 업무상 밖에서 활동하는 사람들에게서 주로 발생하며, 동물의 소변으로 전파되고 주로 쥐의 소변이나 조직으로 발생하며 농촌에서 많이 전염된다. 주로 가을에 많이 발생하고, 레토스피라증을 감염경로 및 세균은 [그림 1-142]와 같다.

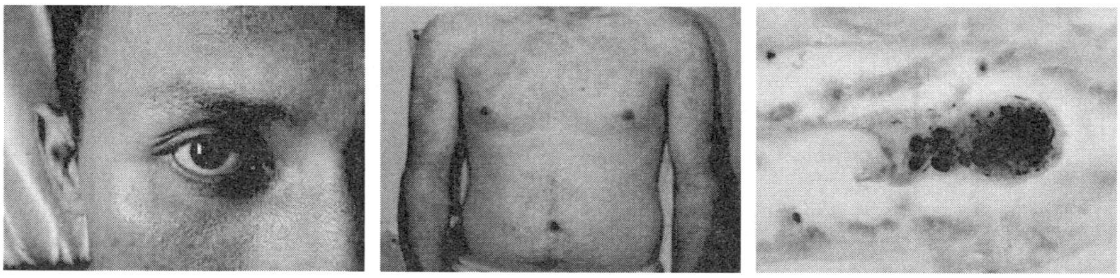

(a) 증상 (b) 환자 (c) 세균

[그림 1-142] 렙토스피라증

㉩ 브루셀라증 : 감염 동물의 변뇨, 조직, 유즙을 매개로 하여 사람에게 감염되고, 권태감 · 두통 · 관절통 · 복통 · 신경통을 동반하며, 오염된 유제품을 먹어 생겨나며 발열과 전신에서 통증이 일어난다. [그림 1-143]은 브루셀라증의 감염증상과 감염된 젖소이다.

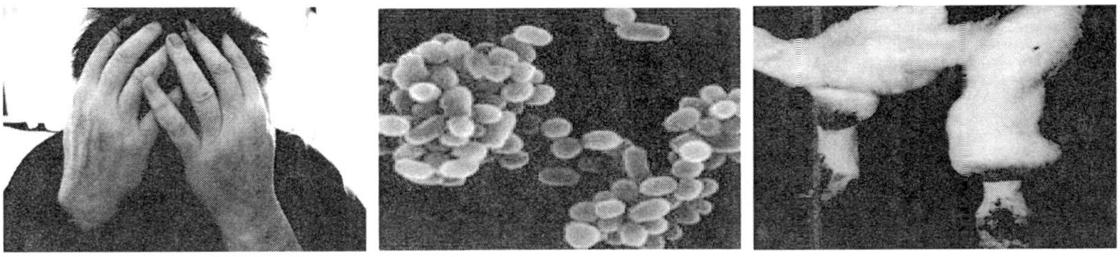

(a) 발열, 두통 증상　　(b) 현미경 사진　　(c) 감염돈 젖소

[그림 1-143] 브루셀라증

ⓔ 탄저병 : 탄저균의 감염에 의하여 발생하는 급성 전염성 감염 질환이며, 균은 대부분 피부를 통하여 침범하고 드물게 흡입이나 입을 통하여 호흡기 또는 소화기관을 침범하기도 하고, 원래 초식동물의 병이었으나 사람에게 탄저균이 호흡기로 침범할 때는 가장 치명적이다(그림 1-144).

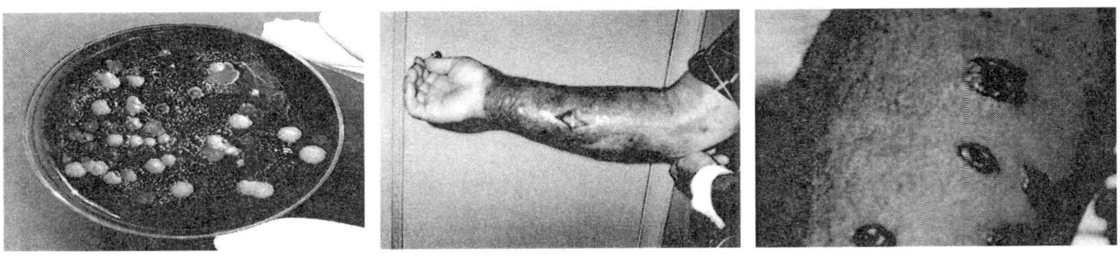

(a) 탄저병 세균　　(b) 탄저병 팔　　(c) 탄저병 환자

[그림 1-144] 탄저병

ⓕ 공수병(광견병) : 물을 무서워한다는 뜻이며 광견병 바이러스를 가지고 있는 개, 여우, 너구리, 박쥐 등의 체내에 바이러스가 존재하여 바이러스에 감염되어 있는 야생동물과 접촉하는 과정에서 전염된다. 치료를 받지 않으면 평균 7일, 치료를 받더라도 25일 이내에 거의 100[%] 사망에 이른다. [그림 1-145]는 감염경로 및 증상이다.

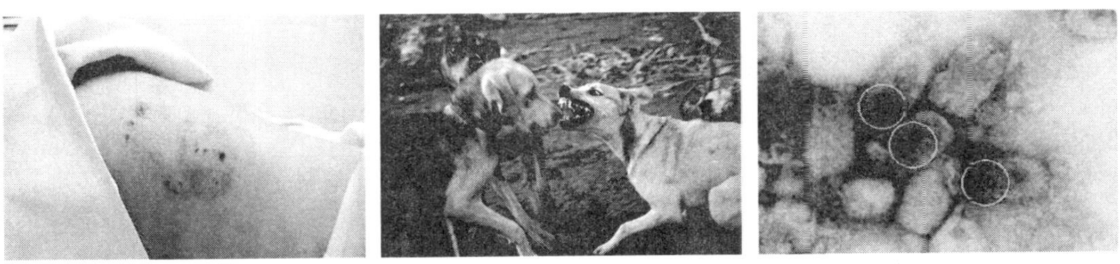

(a) 공수병 걸린 동물에게 물린상처　　(b) 공수(광견)병 원인　　(c) 공수병균

[그림 1-145] 공수병

㉭ 신증후군출혈열(유행성출혈열) : 봄과 가을 그리고 건조한 계절에 주로 발병하고, 쥐와 집쥐로 인하여 발생하며 독감증세, 고열, 염증을 동반하는데, 한국의 이호왕 박사가 신증후군출혈열 바이러스를 발견하고 치료약을 개발했다(그림 1-146).

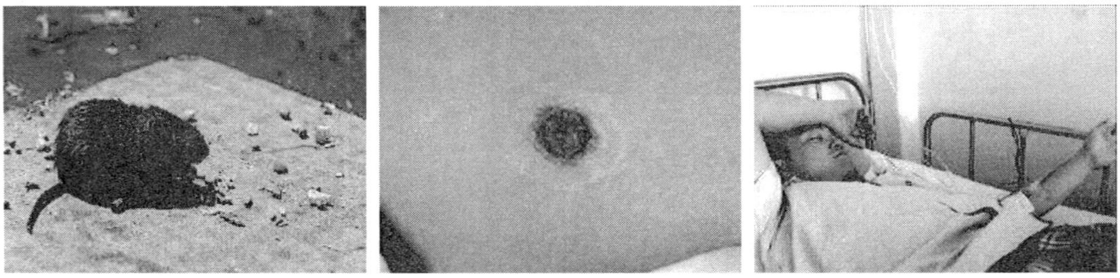

(a) 감염경로(감염쥐 분변, 소변, 타액) (b) 신증후군출혈열 (c) 감염자

[그림 1-146] 신증후군출혈열

㉠′ 인플루엔자 : 바이러스에 의해 생겨나는 독감이라고 하며, 인플루엔자 바이러스에 의한 급성 호흡기 질환이다. 호흡기를 통해 폐에 침범하여 갑작스런 고열, 두통, 근육통, 전신쇠약감 등의 전반적인 신체 증상이 나타나고, 독감은 일반 감기와는 원인균과 병의 경과가 다르기 때문에 감기와 독감은 전혀 다른 병이다.
인플루엔자는 [그림 1-147]과 같은 감염과 증상이다.

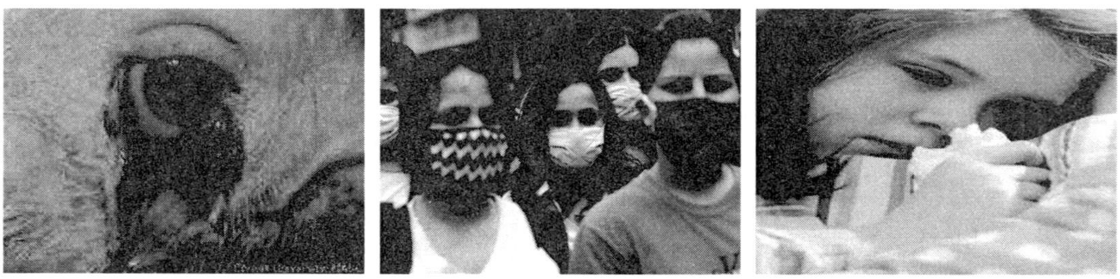

(a) 조류독감 (b) 감염예방 (c) 40도 이상 고열, 콧물, 두통

[그림 1-147] 인플루엔자

㉡′ 후천성면역결핍증(에이즈, AIDS) : 20세기의 흑사병이라 하는 최악의 전염병으로 세포의 면역기능이 떨어져서 보통 사람에게서 볼 수 없는 희귀한 각종 질병이 발생하고 감기로도 사망할 수 있는 질환이다. 감기와 비슷한 증세를 보이는 급성 감염기, 무증세 감염기, 발열, 오한, 설사, 피로감 등 전신적인 증세를 보이는 시기를 거쳐서 피부, 신경, 심장, 정신성 소모증후군 등 다양한 증세가 나타난다. 감염경로가 다양하지 않아 사전에 예방을 하면 감염을 미연에 방지할 수 있다(그림 1-148).

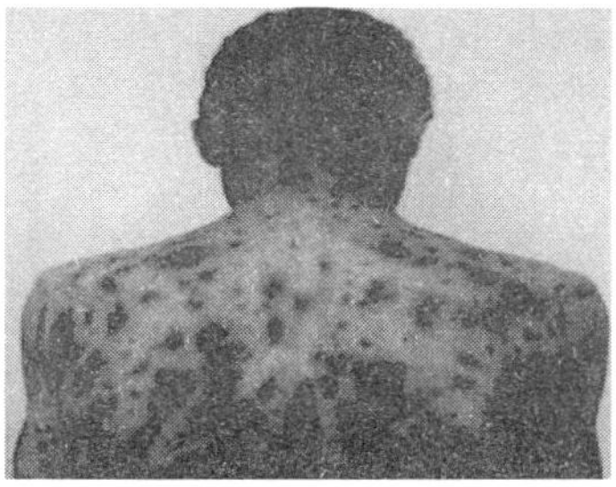

(a) 에이즈 감염환자

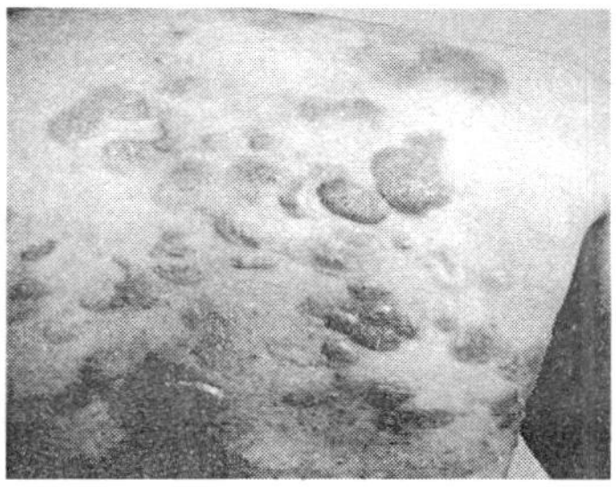

(b) 에이즈 감연된 등

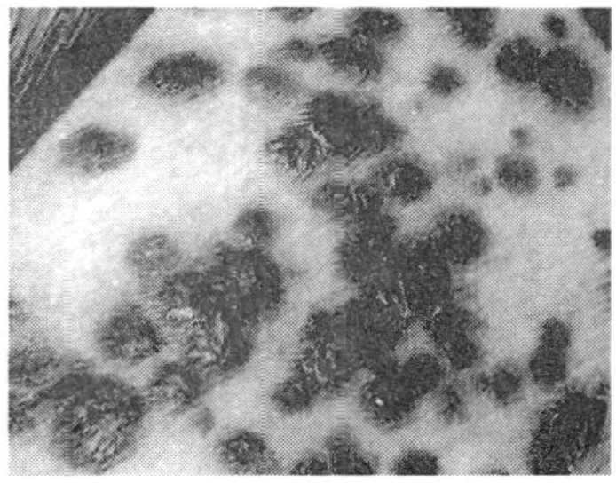

(c) 에이즈 감염

[그림 1-148] 후천성면역결핍증(AIDS)

ⓒ′ 매독 : 트레포네마팔리듐균에 감염되어 신체 전반에 걸쳐 염증이 생기는 성병이며, 주로 성관계를 통하여 전파되며, 유전에 의한 경우도 있다. 매독의 감염은 [그림 1-149]와 같은 증상이다.

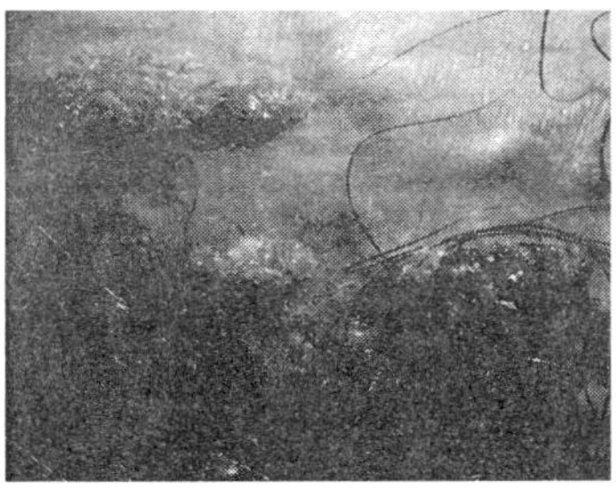

(a) 매독 감염

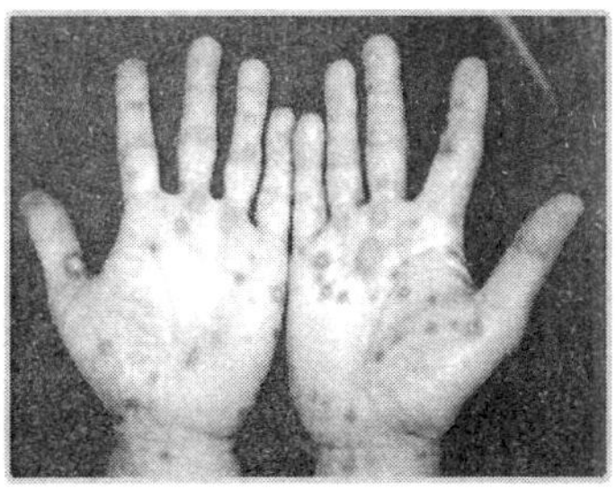

(b) 매독에 걸린 손

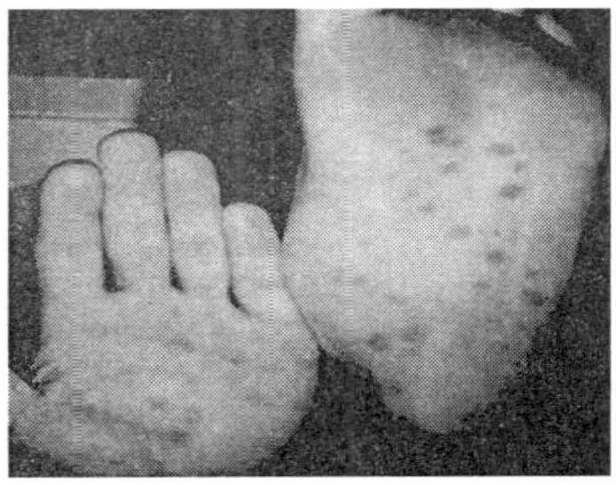

(c) 매독 증상

[그림 1-149] 매독

ⓓ′ 크로이츠펠트-야콥병 및 변종 크로이츠펠트-야콥병 : 크로이츠펠트-야콥병은 [그림 1-150]과 같다.

- 크로이츠펠트-야콥병 : 인간에게 발생하는 대표적인 프리온 질환이며, 프리온은 광우병을 유발하는 인자이다. 사람이나 동물이 프리온에 감염되면 뇌에 스펀지처럼 구멍이 뚫려서 신경세포가 죽고, 이어 뇌 기능을 잃게 되는 해면뇌병증이 발생한다.
- 변종 크로이츠펠트-야콥병 : 광우병에 걸린 소의 부산물을 섭취하면 발생하며 전체 크로이츠펠트-야콥병의 극히 일부분에 해당한다.

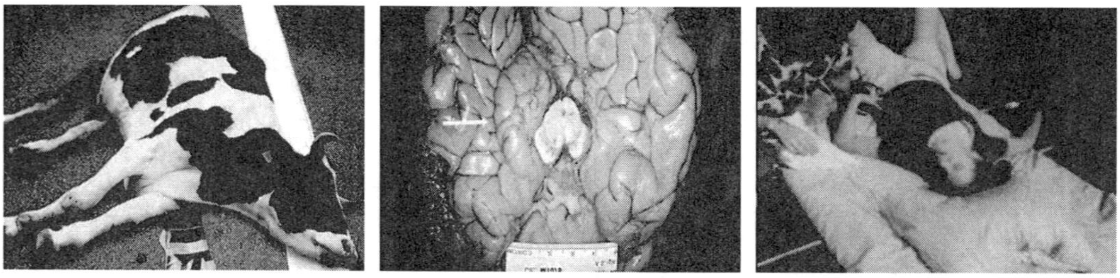

(a) 광우병에 걸린 소 (b) 광우병 걸린 뇌의 모습 (c) 인간 야콥병 환자

[그림 1-150] 크로이츠펠트-야콥병 및 변종 크로이츠펠트-야콥병

④ 제4군 감염병 : 국내에서 새로 발생한 신종 전염병증후군, 재출현 전염병 또는 국내에 유입될 것으로 우려되는 해외의 유행 전염병이다. [그림 1-151]은 제4군 감염병 중에 일종인 황열병과 보툴리누스 감염 환자의 모습이다.

- 방역 대책의 긴급한 수립이 필요하다고 인정되어 보건복지부령이 정하는 전염병이다.
- 제4군 전염병에 해당하는 전염병이 신고되는 경우 빠른시일 내에 방역 대책을 세워야 한다. 황열병, 뎅기열, 에볼라열, 아프리카수면병, 중증급성호흡기증후군(SARS), 보툴리눔독소증, 조류인플루엔자 인체감염증 등이 포함되고, 페스트, 황열, 뎅기열, 바이러스성 출혈열, 두창, 보툴리눔독소증, 중증급성호흡기증후군, 조류인플루엔자 인체감염증, 신종인플루엔자, 야토병, 큐(Q)열, 웨스트나일열, 신종감염병증후군, 라임병, 진드기매개뇌염, 유비저, 치쿤구니야열이 있다.

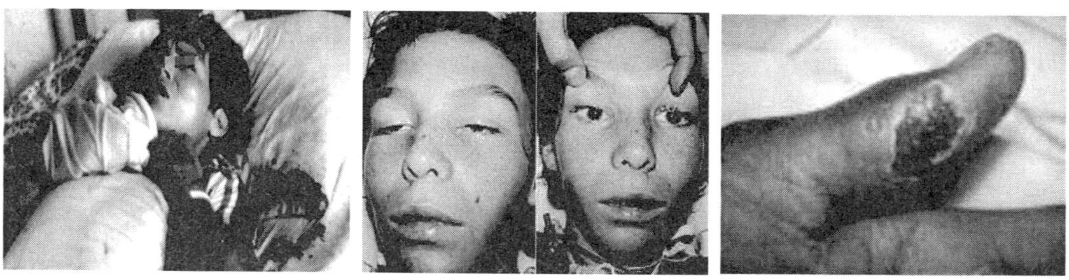

(a) 황열병 환자 (b) 보툴리누스 중독자 (c) 야토병

[그림 1-151] 제4군 감염병

㉠ 신종인플루엔자 : 사람 · 돼지 · 조류인플루엔자 바이러스의 유전물질이 혼합되어 있는 새로운 형태의 바이러스로서 2009년 4월 처음 발견되었다. 현재 신종전염병증후군의 하나로 취급하여 제4군으로 분류되어 있다(그림 1-152).

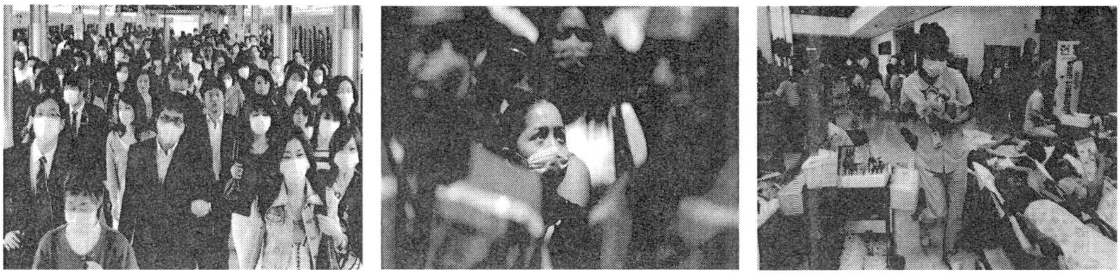

[그림 1-152] 신종인플루엔자

㉡ 황열병 : 병에 걸린 환자의 일부에서 황달로 인해 피부가 누렇게 변하는 증상이 나타나기 때문에 황열이라고도 하고, 백혈구 감소와 출혈도 일으키며 파나마 운하 공사때 많이 유행되었다(그림 1-153).

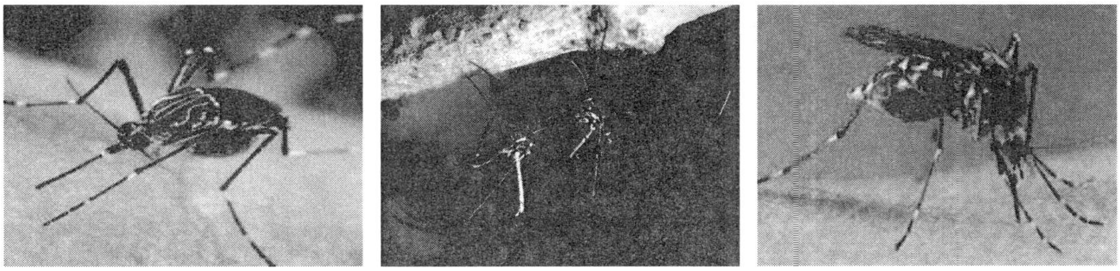

[그림 1-153] 황열병 모기

㉢ 뎅기열 : 열대 지방에서 모기에 물려 주로 발생, 급성 발열이 계속되고, 열이 내려간 후에도 출혈이 일어난다(그림 1-154).

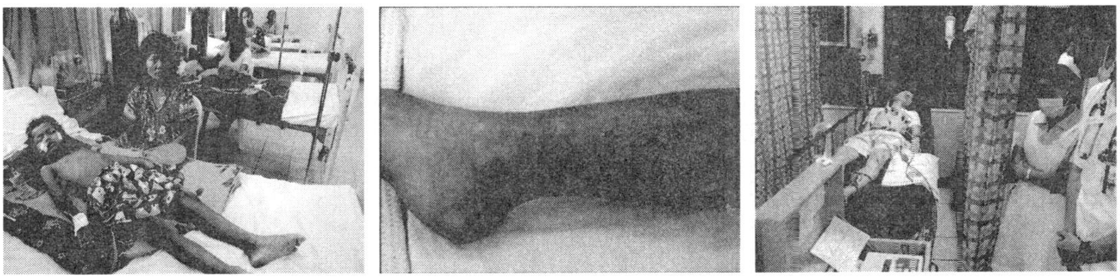

(a) 뎅기열에 걸린 영유아 (b) 뎅기열에 걸린 발 (c) 뎅기열에 걸린 환자

[그림 1-154] 뎅기열

㉣ 에볼라 바이러스 : 아프리카 콩고민주공화국에서 최초 발생했으며, 이 병으로 63명의 주민들이 집단 사망했다. 특별한 치료약도 없는 상태이며, 발병한지 48시간 내에 사망하는 최악의 신종 괴질이다(그림 1-155).

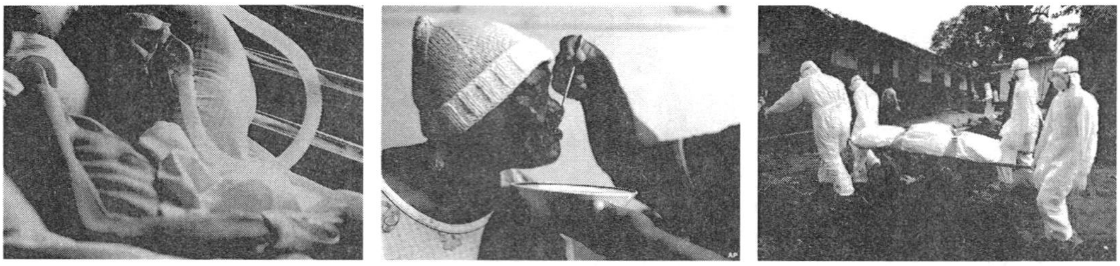

(a) 에볼라 병에 걸린 환자 (b) 에볼라 병에 걸린 시신

[그림 1-155] 에볼라 바이러스

ⓜ 아프리카수면병 : 체체파리에 물려 발병하며 두통, 빈혈, 발진이 생기다가 후에는 잠을 자게 되는데, 사실 혼수상태이며 수주 내에 사망한다(그림 1-156).

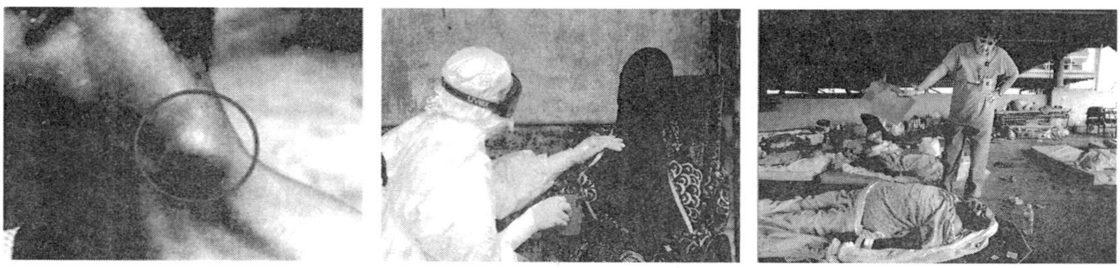

(a) 아프리카수면병 (b) 아프리카수면병 진단 (c) 아프리카수면병 환자

[그림 1-156] 아프리카수면병

ⓑ 중증급성호흡기증후군(SARS) : 중국을 중심으로 홍콩, 캐나다 등 전 세계를 강타한 호흡기 질환으로 코로나 바이러스에 의해 발병하며 발열, 기침, 호흡곤란 등이 발생한다(그림 1-157).

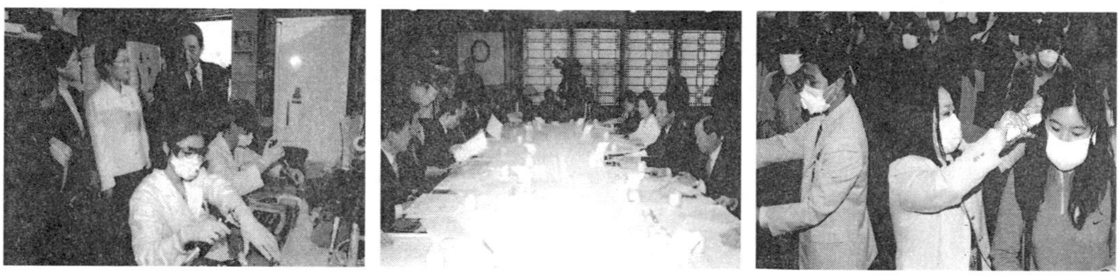

[그림 1-157] 중증급성호흡기증후군(SARS)

ⓢ 보튤리누스중독증 : 오염된 식품을 먹으면 전염되며 신경마비, 호흡마비를 일으키는 질환이며 생화학테러에 이용되기도 한다(그림 1-158).

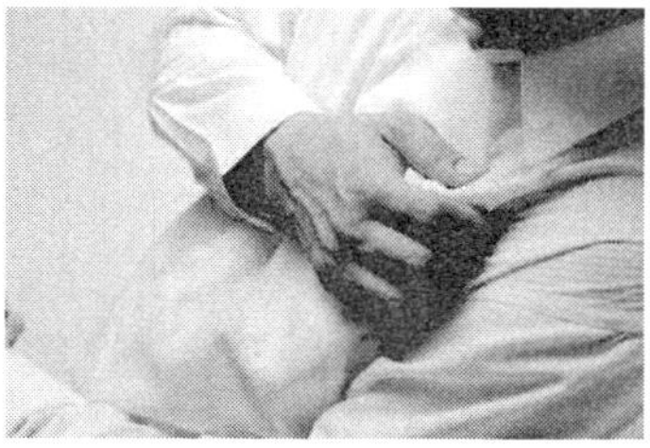
(a) 호흡마비

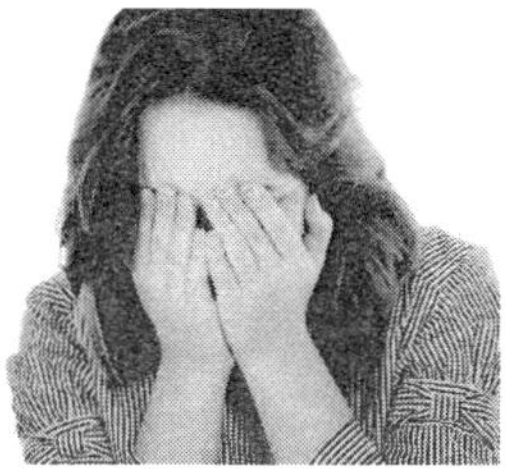
(b) 안면신경마비

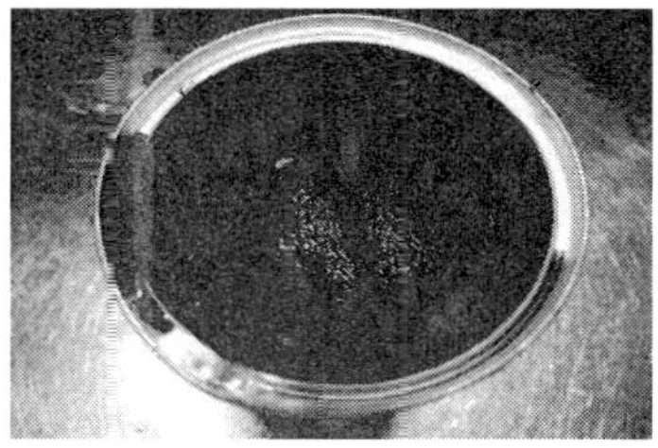
(c) 오염된 통조림

[그림 1-158] 보툴리누스중독증

◎ 조류독감 : 닭, 오리, 야생조류에서 조류인플루엔자 바이러스(Avian Influenza Virus)의 전염으로 인해 발생하는 급성바이러스성 전염병이며, 드물게 사람에게도 전염을 일으킨다. 조류인플루엔자 바이러스에 전염된 조류와의 접촉으로 발생하며, 증상은 기침과 호흡곤란, 발열, 오한, 근육통, 설사, 두통 및 의식 저하와 같은 증상이 동반될 수 있다(그림 1-159).

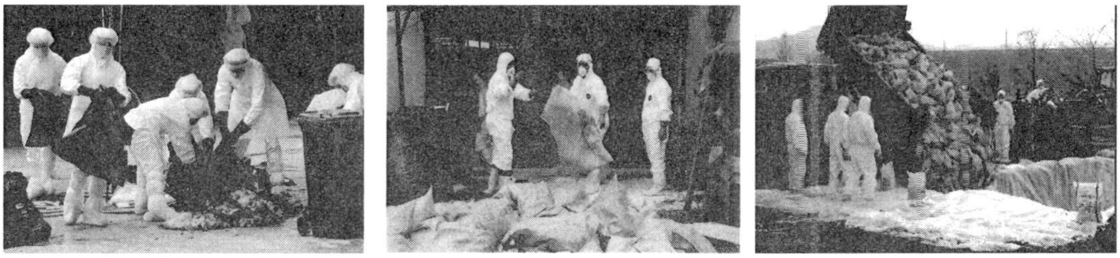

[그림 1-159] 조류독감

⑤ 제5군 감염병 : 기생충이 발생하는 감염병으로, 회충증, 편충증, 요충증, 간흡충증, 폐흡충증, 장흡충증등 총 6종이 있으며, 정기적인 조사를 통한 감시를 하며 7일 이내 신고한다(그림 1-160).

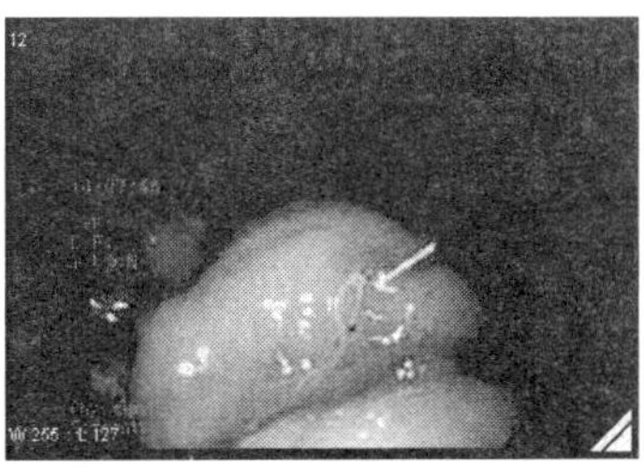
(a) 내시경으로 관찰된 기생충

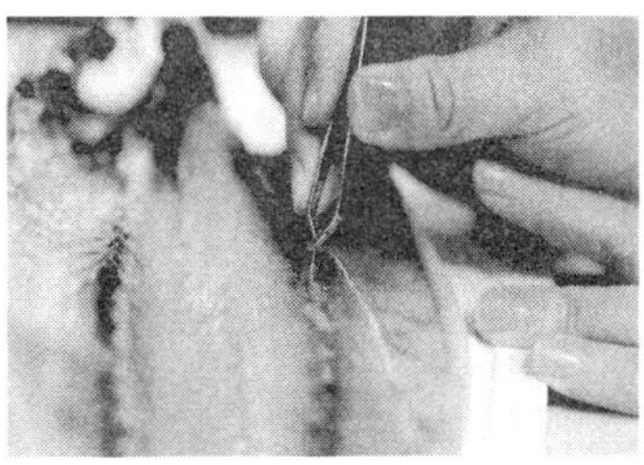
(b) 고등어에서 나오는 기생충

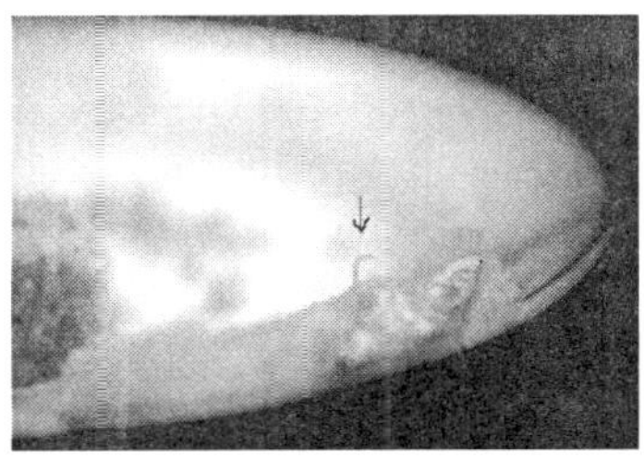
(c) 회에서 나온 기생충

[그림 1-160] 제5군 감염병

㉠ 회충증 : 선충류에 속하는 회충이 장내에 기생하여 일어나는 질병이며, 빈혈, 소화장해, 복통등의 증상이 나타난다. 특히 아동에게 많이 발생하고, 대부분이 음식물 섭취 시 회충이 체내로 들어와 장내에 기생하면서 감염이 된다(그림 1-161).

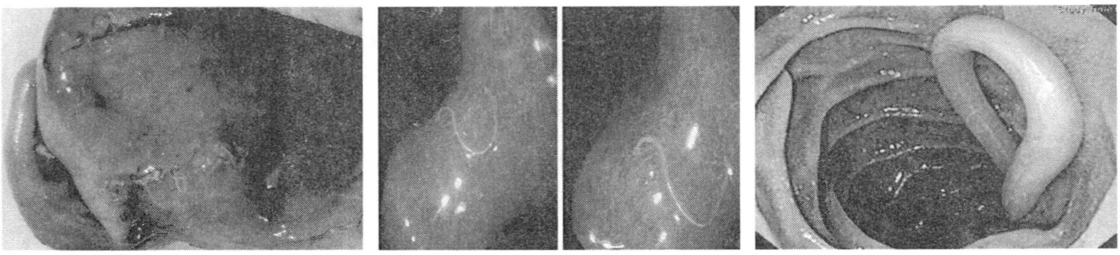

(a) 위벽 뚫는 회충 (b) 회풍증의 모습 (c) 대장에서 발견된 기생충

[그림 1-161] 회충증

㉡ 편충증 : 편충이 사람의 맹장부에 기생하여 감염되는 질병이며, 기생충이 맹장부에 기생하면서 감염되는 질병이다(그림 1-162).

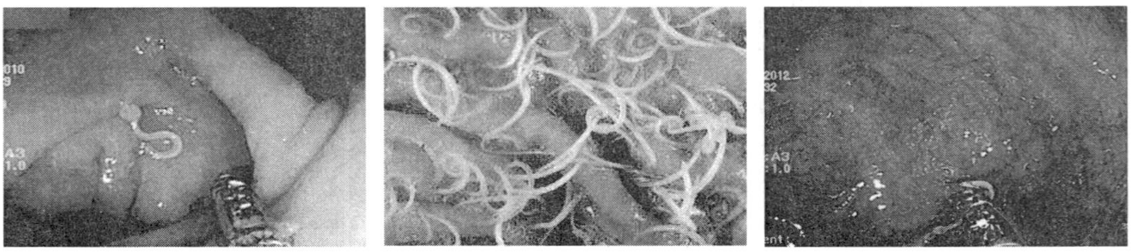

(a) 맹장부의 기생충 (b) 편충증 환자 (c) 기생충 제거

[그림 1-162] 편충증

㉢ 요충증 : 요충에 의하여 감염되고, 소장하부, 맹장, 충수에 기생하고 항문주위, 회음부 피부에 산란을 하기 때문에 심한 가려움증을 일으켜 피부염, 습진, 소화장애, 신경증상을 일으킨다. 요충증의 감염경로는 [그림 1-163]과 같다.

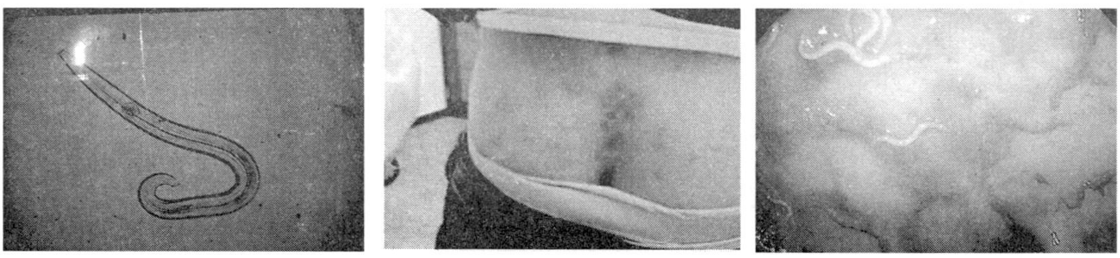

(a) 요충 (b) 요충증 환자 (c) 항문내시경으로 발견 요충

[그림 1-163] 요충증

㉣ 간흡충증 : 간흡충이 쓸개즙이 내려오는 통로인 담관에 기생하면서 여러 가지 병을 일으키는 만성질환이다. 간흡충은 보통 3~4년에서 길게는 20~30년까지 생존하고, 더부룩한 느낌, 소화불량, 설사 등이 나타나고 담관이 막힐 경우에는 황달이 생기고 열이 나거나 배가 아플 수 있으며, 간경화나 담관에 암이 생길 수 있다. 급성담관염을 치료하지 않으면 사망에도 이를 수 있고, 감염경로 및 간흡충의 실제 모습은 [그림 1-164]와 같다.

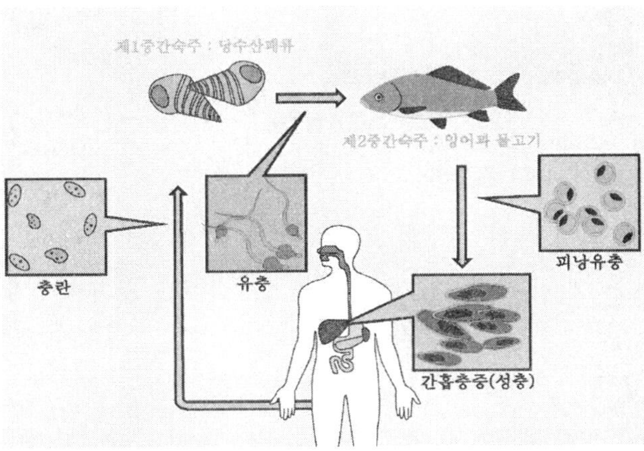

(a) 간흡충증의 감염경로

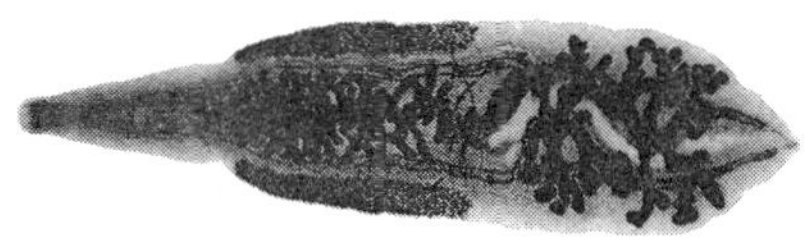

(b) 간흡충의 모습

[그림 1-164] 간흡충증

㉤ 폐흡충증 : 주포흡충과 폐흡충 속의 흡충이 침범하여 발생하고, 유충이 함유된 민물게를 생식함으로써 생긴다. 초기에는 황갈색 혈감과 기침의 증상을 보이며, 그 후에는 기흉과 흉수저류 등의 증상을 보인다. 또한 폐 내부에 기생충이 기생하면서 생기는 질병이다(그림 1-165).

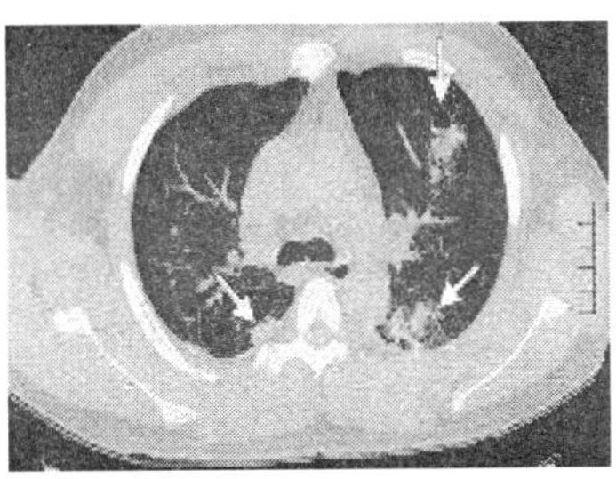

(a) CT로 촬영된 폐흡충

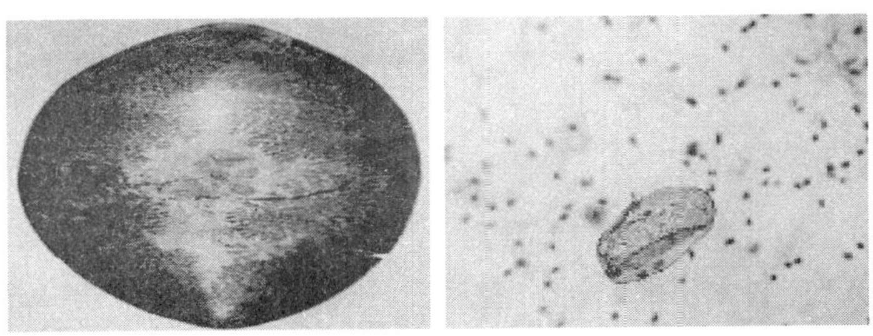

(b) 폐흡층

[그림 1-165] 폐흡충

㉥ 장흡충증 : 민물고기에서 기생하는 기생충류를 섭취함으로써 발생하고, 우리나라에서 장흡충을 일으키는 기생충의 종류는 요코가와흡충 등 17종이 있다. 무증상인 경우가 흔하며 고열, 복부불쾌감, 소화불량, 피로감의 증상을 일으킨다(그림 1-166).

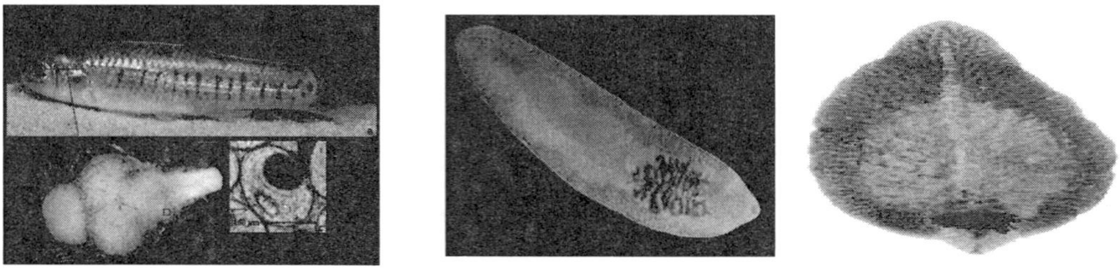

(a) 장흡충(요코가와 흡충)에 감염된 민물고기 (b) 장흡충

[그림 1-166] 장흡충

⑥ 지정감염병 : 제1군~5군 감염병 외에 유행 여부의 조사를 위해서 감시가 필요하다고 생각하는 감염병으로 보건복지부장관이 지정한 감염병이다. 지정감염병 중 수족구병과 임질은 [그림 1-167]과 같다.

• C형 간염, 수족구병, 임질, 클라미디아, 연성하감, 성기단순포진, 첨규콘딜롬, 반코마이신내성 황색포도알균 감염증, 반코마이신 내 성장알균 감염증, 메티실린내성황 색포도알균감염증, 다제 내성 녹농균 감염증, 다제 내성 아시네토박터바우마니균 감염증, 카바페넴 내성 장내세균속균종 감염증, 장관 감염증, 급성호흡기 감염증, 해외유입기생충 감염증, 엔테로바이러스 감염증이 있다.

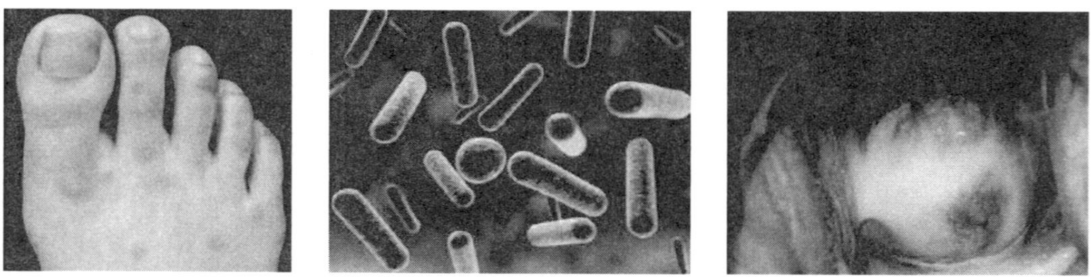

(a) 수족구병 환자 (b) 엔테로바이러스 (c) 임질

[그림 1-167] 지정감염병

㉠ C형 간염 : C형 간염 바이러스에 감염되었을 때 대응하기 위한 신체의 면역 반응으로 간에 염증이 생기는 질환이다. 성관계, 수혈, 오염된 주사기, 문신을 새기는 과정 등 감염된 혈액이나 체액에 의하여 감염되고, 증상으로는 피로감, 식욕저하, 구토, 근육통, 미열, 진한 소변색깔, 황달 등이 나타나며 심한 경우 사망할 수도 있다. [그림 1-168]은 C형 간염 증상이다.

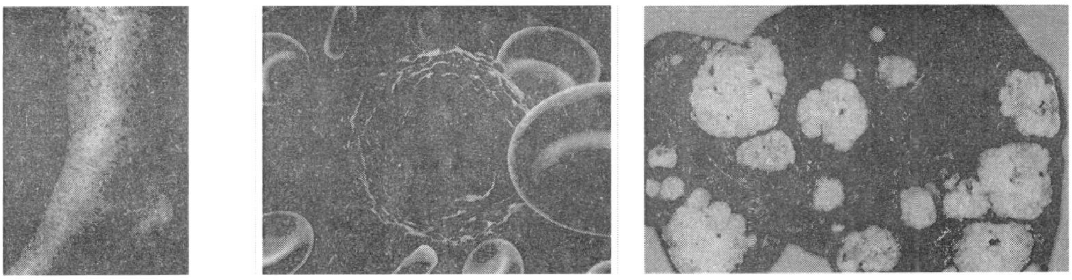

(a) C형 간염으로 인한 증상 (b) C형 감염 (c) C형 간염에 감염된 간

[그림 1-168] C형 간염

㉡ 수족구병 : 입안의 물집과 궤양, 손과 발의 수포성 발진을 일으키는 질환으로 여름과 가을철에 주로 발생한다. 보통 가벼운 증상으로 끝나나 엔테로 바이러스 71에 의하여 생긴 수족구병은 무균성 뇌막염, 뇌염, 마비성 질환 등의 신경계 질환을 동반할 수 있다. 수족구병의 상태는 [그림 1-169]와 같다.

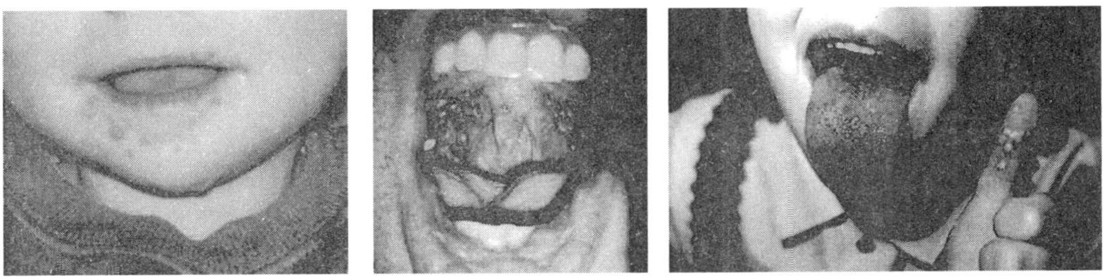

(a) 수족구병에 걸린 유아 (b) 수족구멍 입속 (c) 수족구병 감염환자

[그림 1-169] 수족구병

㉢ 임질 : 임균의 감염으로 의하여 생기며 성관계로 전염되는 성병이며, 생식기에 염증을 일으키고 불임의 원인이 되기도 한다. 치료가 완전하지 않을 경우 만성 임질로 이행된다. [그림 1-170]은 임질의 감염 모습이다.

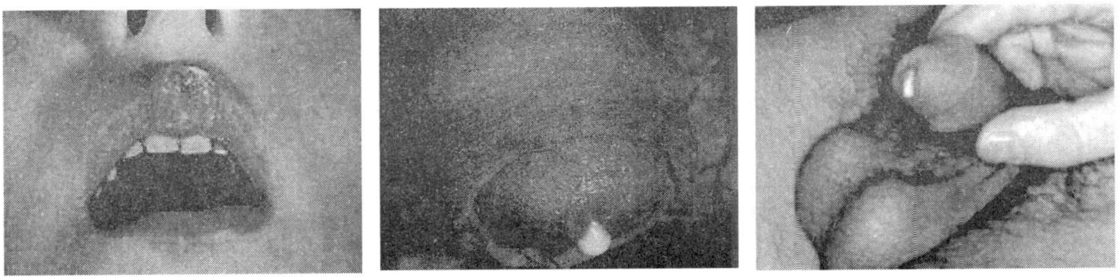

[그림 1-170] 임 질

㉣ 클라미디아 : 리케치아와 가까운 미생물로 분류되는 클라미디아가 성관계를 통하여 전염되는 성병이다. 조류와 사람을 포함한 포유류에 기생하며 사람의 경우 옴병, 서경림프육아종, 트라코마봉입체결막염 등의 여러 가지 질병을 일으킨다. 클라미디아의 감염증상은 [그림 1-171]과 같다.

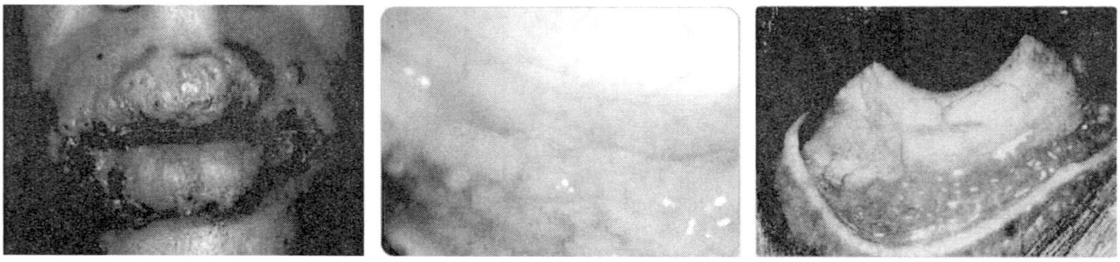

[그림 1-171] 클라미디아

㉤ 연성하감 : 연성하감균에 의한 성병으로 에이즈 감염의 보조인자로 알려져 있고, 성기에 심한 괴양을 생성하여 매우 고통이 심한 질병이다. [그림 1-172]는 연성하감균이 감염된 성기의 모습이다.

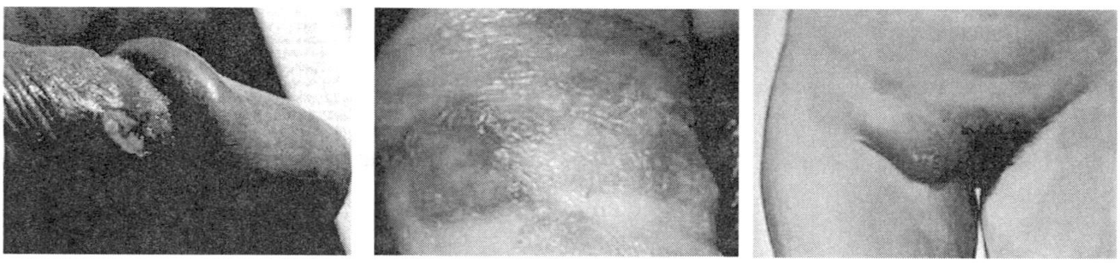

[그림 1-172] 연성하감 증상

㉥ 성기단순포진 : DNA 바이러스인 헤르페스 바이러스 감염에 의하여 생기는 성병이며, 성기 바깥 부분 및 항문의 피부가 붉게 변하며 물집이 생기고 피부가 짓무르고 헐게 되는 질환이다. 감염상태는 [그림 1-173]과 같다.

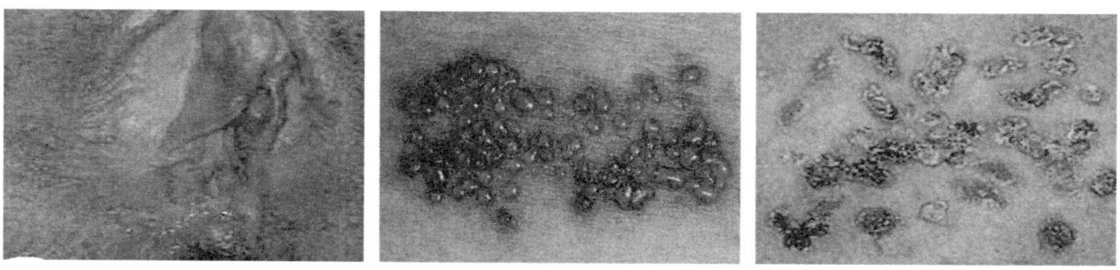

[그림 1-173] 성기단순포진

ⓢ 첨규콘딜롬 : 주로 음부에서 발병하며 분비물의 자극을 받는 피부나 점막에 생기는 종양으로 성병 중 하나로 감염증상 모습은 [그림 1-174]와 같다.

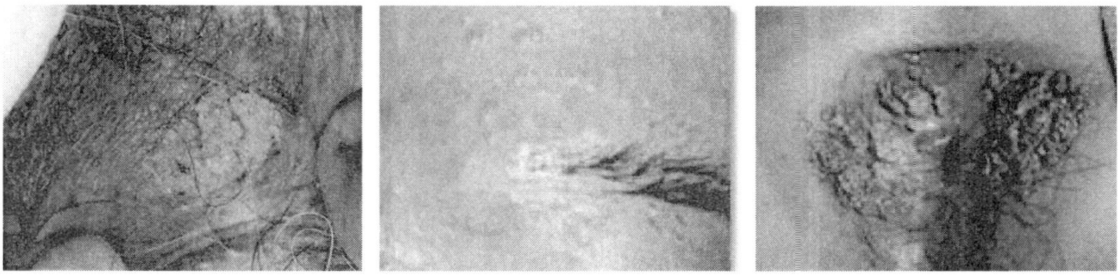

[그림 1-174] 첨규콘딜롬

ⓞ 반코마이신 내성 황색포도알균 감염증 : 반코마이신 내성 황색포도알균은 슈퍼박테리아의 일종으로 항생제를 사용하다 보면 병원균이 스스로 항생저에 저항 할 수 있는 힘을 기르게 되면 더 강한 항생제를 사용하게 되는 행위가 반복되어 결국에는 어떤 항생제에도 저항할 수 있는 박테리아가 탄생하게 되는데, 이를 슈퍼박테리아라고 한다. 주요 원인은 항생제의 남용으로 인하여 생겨난다. [그림 1-175]는 반코마이신 내성 황색포도알균 감염이다.

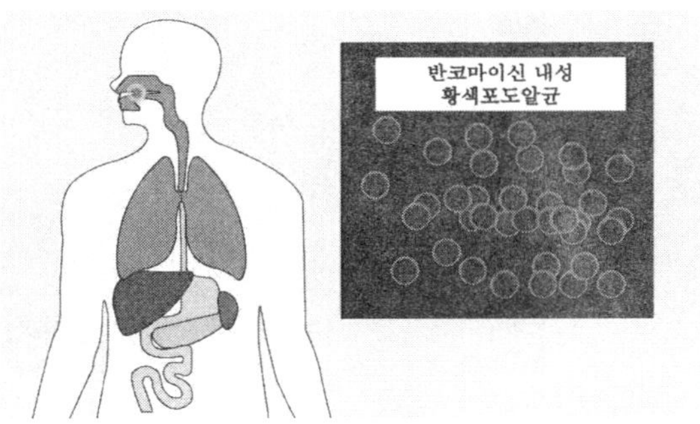

(a) 감염

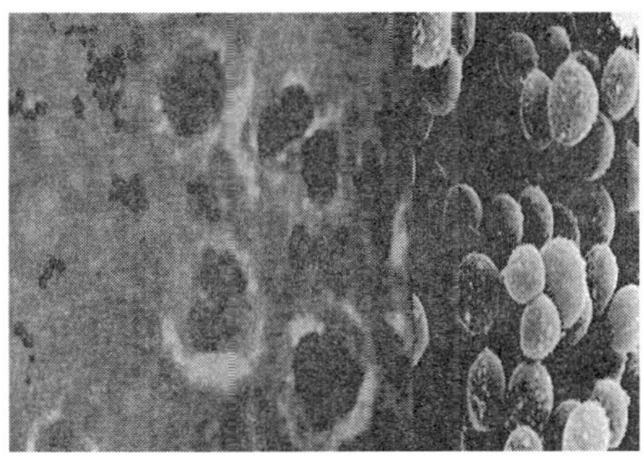

(b) 감염증

[그림 1-175] 반코마이신 내성 황색포도알균 감염증

ⓩ 반코마이신 내성 장알균 감염증 : 장알균에 감염된 질환으로 반코마이신 또는 테이코플라닌 등 글리코펩티드계열 항생제에 내성을 가지고 있고, 반코마이신을 투여 받은 적이 있거나 항생제를 오랫동안 사용한 사람, 병원에서 장기간 항생제 치료를 받은 사람, 면역력이 많이 억제된 환자와 수술 후의 환자들에게서 감염되기 쉬우며, 감염부위는 [그림 1-176]과 같다.

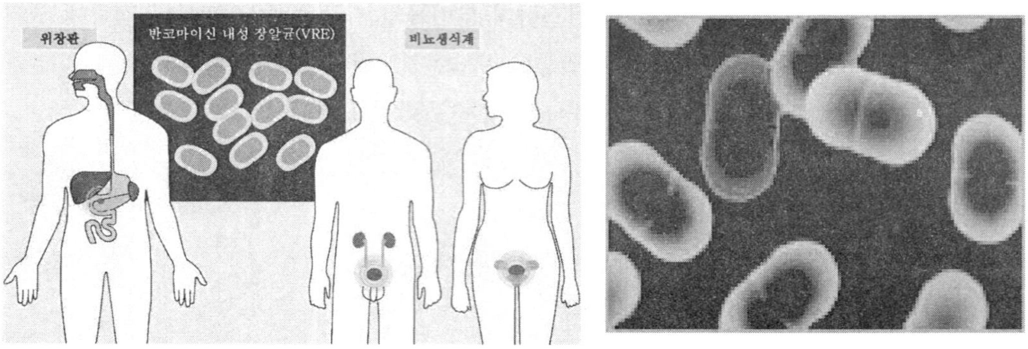

(a) 감염 (b) 반코마이신 내성 장알균

[그림 1-176] 반코마이신 내성 장알균 감염증

㉫ 메티실린 내성 황색포도알균 감염증 : 황색포도알균에 의한 감염으로 메티실린을 포함한 모든 베타 락탐 계열 항생제에 내성을 가지고, 면역력이 낮아진 경우에 다른 사람과 접촉을 하거나 수건이나 면도기와 같은 물품을 공용으로 사용하면 전염될 수 있다. 증상 및 감염부위는 [그림 1-177]과 같다.

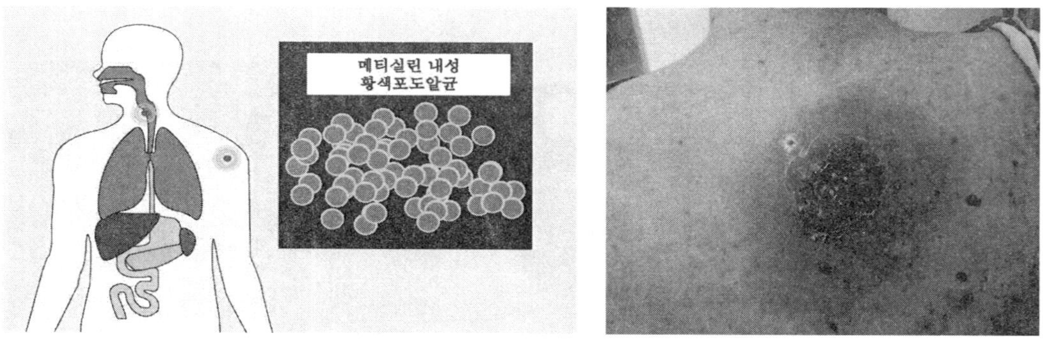

(a) 감염 (b) 증상

[그림 1-177] 메티실린 내성 황색포도알균 감염증

㉬ 다제 내성 녹농균 감염증 : 녹농균에 의한 감염으로 카바페넴계, 아미노글리코사이드계, 플로로퀴놀로계 항생제에 내성을 가진다. 주로 오염된 의료기구, 의료인의 손등을 통하여 병원에서 전파된다. [그림 1-178]은 감염증상이다.

㉭ 다제 내성 아시네토박터바우마니균 감염증 : 아시네토박터바우마니균에 의한 감염으로 카바페넴계, 아미노글리코사이드계, 플로로퀴놀로계 항생제에 내성을 가진다. 부위의 감염은 [그림 1-179]와 같다.

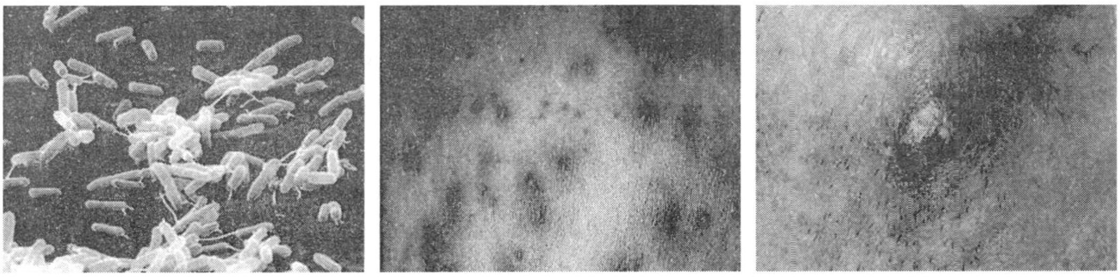

(a) 다제 내성 녹농균 (b) 다제 내성 녹농균 환자 (c) 다제 내성 녹농균 증상

[그림 1-178] 다제 내성 녹농균 감염증

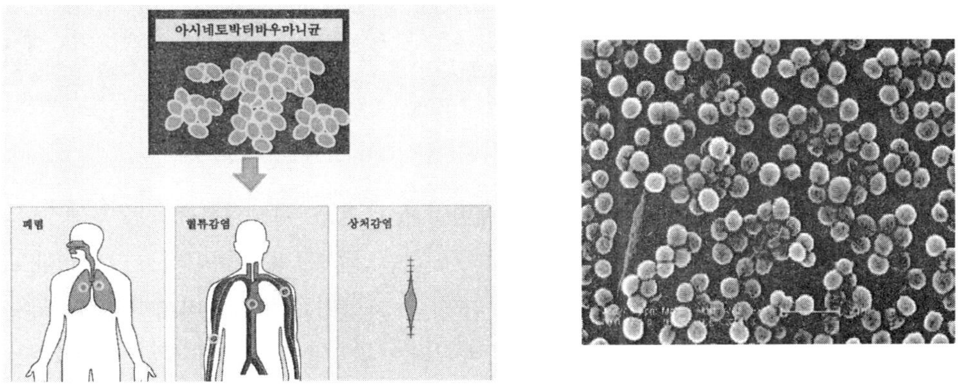

(a) 감염 (b) MRAB

[그림 1-179] 다제 내성 아시네토박터바우마니균 감염증

ⓟ 카바페넴 내성 장내세균속균종 감염증 : 장내세균속균종에 의한 감염은 카바페넴계 항생제에 내성을 가진다(그림 1-180).

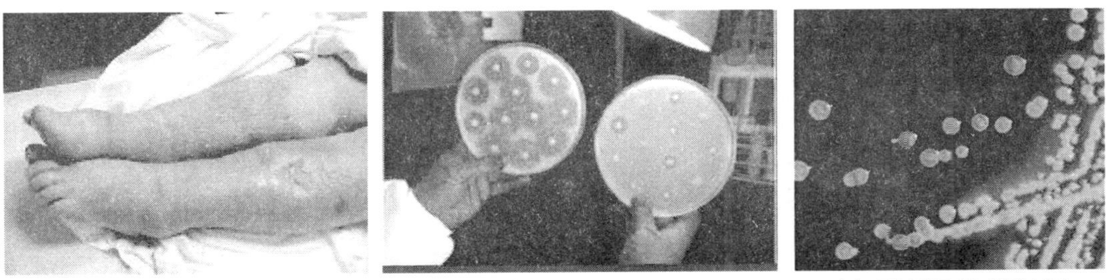

(a) 증상(폐혈증) (b) CRE 보관 (c) 전자현미경 확대사진

[그림 1-180] 카바페넴 내성 장내세균속균종 감염증

ⓗ 장관감염증 : 장관감염증을 일으키는 요인은 매우 다양하며, 크게 살모넬라균, 장염비브리오 등과 같은 세균류가 있다. 또한 그룹 A형 로타 바이러스 감염증, 아스트로 바이러스 감염증과 같은 바이러스류가 있고, 이질아메바 감염증, 람블편모충 감염증과 같은 원충에 의한 감염이 있다. 람블편모충과 아스트로 바이러스균은 [그림 1-181]과 같다.

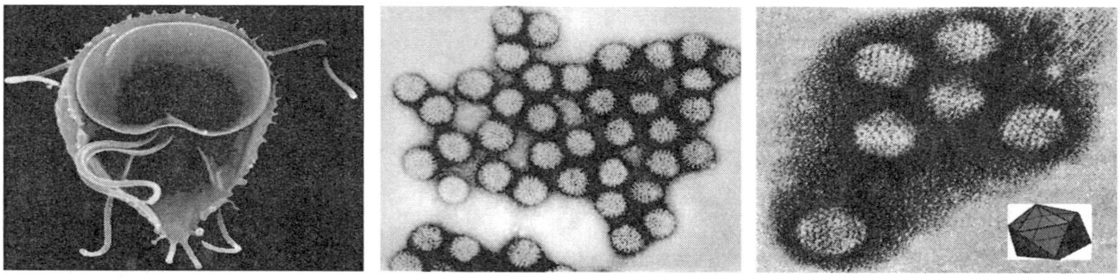

(a) 람블편모충 (b) 로타 바이러스 (c) 아스트로 바이러스

[그림 1-181] 장관감염증

㉠′ 급성호흡기 감염증 : 세균류인 폐렴알균 감염증, 페모필루스 인플루엔자균 감염증, 마이코플라즈마균 감염증, 클라미디아균 감염증 그리고 바이러스류인 아데노 바이러스 감염증, 사람 보카 바이러스 감염증, 파라인플루엔자 바이러스 감염증, 호흡기 세포융합 바이러스 감염증, 리노 바이러스 감염증, 사람 메타뉴모 바이러스 감염증, 사람 코로나 바이러스 감염증에 의하여 발병한다(그림 1-182).

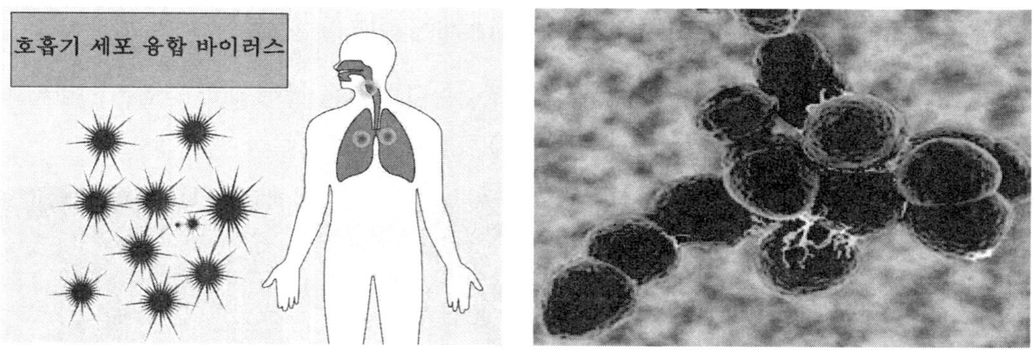

(a) 감염 (b) 폐렴알균

[그림 1-182] 급성호흡기 감염증

㉡′ 해외 유입 기생충 감염증 : 메디나선충증, 사상충증 외에 톡소포자충증, 포충증, 악구충증, 광동주혈선충, 샤가스병, 주혈흡충증, 아프리카수면병, 바베스열원충증 등이 있다(그림 1-183).

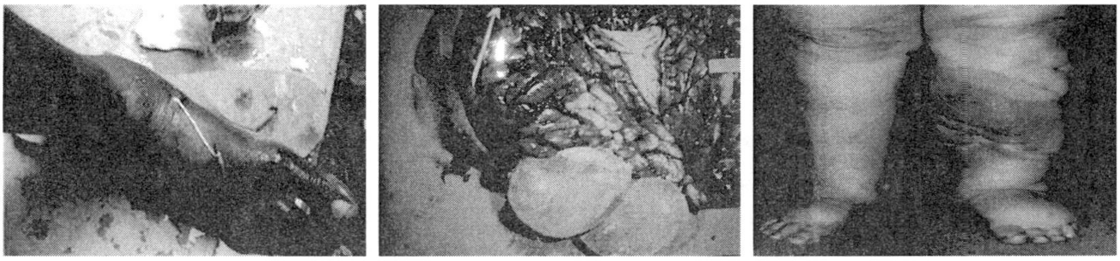

(a) 메디나선충증 (b) 포충증 (c) 사상충증

[그림 1-183] 해외유입 기생충 감염증

㉢′ 엔테로 바이러스 감염증 : 주로 장 관에서 발병되는 장바이러스의 일종이며, 수족구병, 무균성수막염, 바이러스성 폐렴, 뇌염, 급성이완성 마비현상 등의 증상이다. 영유아의 감염률은 상당히 높다(그림 1-184).

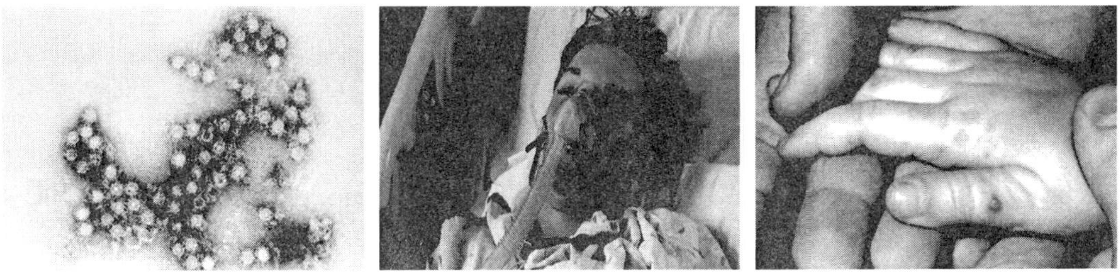

(a) 엔테로 바이러스 (b) 엔테로 바이러스 환자 (c) 엔테로 바이러스의 감염

[그림 1-184] 엔테로 바이러스 감염증

㉣′ 검역 전염병 : 평상시 한국에 존재하지 않는 전염병으로서 주로 항공기나 선박을 통해 유행지인 외국에서 유입되는 전염병으로 유입을 막기 위해 교통기관의 검역이 필요한 전염병이며 콜레라, 페스트, 황열병이 있다. 법정감염병의 종류는 〈표 1-11〉과 같다.

〈표 1-11〉 법정 감염병의 종류

분 류	제1군(6종)	제2군(10종)	제3군(19종)	제4군(17종)	제5군(6종)
신고	환자 발생시 즉시 신고	환자 발생시 즉시 신고	환자 발생시 7일 이내 신고	환자 발생시 즉시 신고	환자 발생시 7일 이내 신고
대책	환자 발생시 즉시 격리 필요	예방접종 대상	모니터링 및 홍보	방역 대책 긴급수립	정기적인 조사를 통한 감시
감염병의 종류	콜레라, A형 간염, 장티푸스, 파라티푸스,	디프테리아, 백일해, 파상풍, 폴리오, 홍역,	말라리아, 결핵, 한센병, 신증후군출혈열, 성홍열, 수막구균성수막염, 레지	페스트, 황열, 뎅기열, 바이러스성출혈열, 두창, 보툴리눔독소증, 중증급성	회충증, 편충증, 요충증,

분 류	제1군(6종)	제2군(10종)	제3군(19종)	제4군(17종)	제5군(6종)
	세균성이질, 장출혈성대장균, 감염증	유행성이하선염, 풍진, B형 간염, 일본뇌염, 수두	오넬라증, 비브리오패혈증, 발진티프스, 발진열, 쯔쯔가무시증, 렙토스피라증, 브루셀라증, 탄저병, 공수병, 인플루엔자, 매독, 후천성면역결핍증, 크로이츠펠트	호흡기증후군(SARS), 조류인플루엔자인체감, 염증, 신종인플루엔자, 야토병, 큐열(Q熱), 웨스트나일열, 신종감염병증후군, 라임병, 진드기매개뇌염, 유비저, 치쿤구니야열	간흡충증, 폐흡충증, 장흡충증

7. 만성질환의 정의

만성질환은 6개월 혹은 1년 이상 지속되는 질환이다. 비감염성이고 퇴행성질환이고, 급성질환과 대응하며, 점진적이고 치명적이거나 정상이 아닌 모든 손상과 이상을 포함한다.

- 영속적인 불구상태, 회복 불가능한 병변, 장기간의 보호와 감시의 필요성 중에서 한 가지 이상을 갖고 있는 상태이다.
- 보건복지부에서 국민건강, 영양조사에서 내린 만성질환의 정의에 의하면 발생 후 현재까지 3개월 이상 경과된 질병(단, 임신과 관련한 합병증의 제외), 발생 시기에 관계 없이 질병의 자연사적 특성에 근거하여 분류된 만성질병이다.

8. 만성질환의 특성

만성질환의 경우 잠복기가 길고 일단 발병하면 3개월 이상의 오랜기간 동안 발병한다.

- 호전과 악화를 반복하며 악화가 반복될 때마다 병리적 변화는 커지고 생리적 상태로의 복귀는 낮아져 결국 점점 악화되는 방향으로 진행된다.
- 기능장애를 동반하고 연령이 증가함에 따라 만성질환의 발병률도 비례적으로 증가한다.
- 주로 원인이 불명확하고 여러 가지의 요인이 복합적으로 작용하여 발병하게 된다.

9. 만성질환 관리의 중요성

현대 사회의 노령화와 더불어 현대인들의 잘못된 식습관, 신체활동 저하 등으로 인해 생활습관병으로 만성질환의 유병률은 높아지고 있으나, 현대 의학 기술의 발달에도 불구하고 만성질환의 치료율은 현저히 낮은 상태이다. 만성질환의 관리 실패는 2차, 3차 합병증을 동반하여 장애나 사망에 이르게 하고 있으며, 사회적 · 경제적 부담을 증가시켜 사회적인 문제가 되고 있다.

1) 만성질환에 의한 사망 증가

통계청 발표에 따르면 1950년대에는 결핵, 폐렴, 기생충 질환이 우리나라의 주요 사망요인이었으나, 근래의 사망원인 통계를 분석한 결과 상위 10개 항목 중 6개가 만성질환으로 나타났다.

- 우리나라의 3대 사망요인 : 악성신생물(암), 뇌혈관질환, 심장질환이고, 이로 인한 사망자가 전체 증 24[%]를 차지했다.
- 심장질환, 자살(고의적 자해), 당뇨병, 고혈압성 질환, 간질환, 만성하기도질환, 운수사고, 폐렴 등 만성질환이 총 사망자의 70.8[%]를 차지 한다.
- 고혈압환자 : 꾸준히 늘고 당뇨병환자도 늘고 있으며, 이러한 추세는 계속 될 것으로 보인다.

2) 인구구조의 변화

과학기술의 발달로 인한 생활수준과 보건수준의 향상으로 인하여 노령인구가 증가하였는데 만성질환의 발병률은 연령과 비례함으로 만성질환도 같이 증가한다. 연도별 고령 인구변화의 예측은 〈표 1-12〉와 같다.

- 2010년 기준 우리나라 65세 이상 고령인구 비율은 전체인구의 11.0[%]이고, 2018년에는 14.3[%]로 증가하였기에 대책 마련이 중요시 된다.

〈표 1-12〉 연도별 고령 인구변화

구 분	2000년	2010년	2020년	2030년
남자 65세 이상 (구성비)	1,300 (5.5)	2,190 (8.9)	3,303 (13.4)	5,218 (21.6)
여자 65세 이상 (구성비)	2,095 (9.0)	3,167 (13.0)	4,398 (17.8)	6,593 (27.0)
성비	62.0	69.2	75.1	79.1

3) 이환기간의 장기화

만성질환은 급성질환에 비하여 질병이 완화되고 난 뒤에도 완치까지의 기간이 길고 심한 경우 한번 이환되면 평생 동안 관리가 필요할 수도 있어 환자나 국가, 가족의 고통과 경제적 문제 및 국민 의료비가 증가한다(예 고혈압과 당뇨병의 진료비는 2010년에 고혈압과 당뇨병의 진료비는 2002년에 비하여 각각 2.9배, 2.6배로 증가하였다).

10. 만성질환 발생의 위험요소

만성질환은 여러 가지 요인이 복합적으로 작용하여 발병하게 되므로 정확한 원인을 알기가 어렵다. 만성질환을 일으키는 위험 요소로는 유전적 요인, 사회적 요인 · 경제적 요인, 생활습관, 지역적 요인, 영양상태, 환경오염이나 심리적 요인 등 매우 다양하다.

1) 유전적 요인

부모 혹은 조부모가 가지고 있는 특성이 자식에게 전해지는 것을 유전이라고 하고, 혈우병, 원인불명의 본태성 고혈압, 당뇨병 등이 있다.

2) 사회적 · 경제적 요인

교육 수준, 거주지의 환경, 직업, 월수입 등의 요인이다.

3) 생활습관

식습관, 수면, 운동, 흡연, 음주 등의 요인이다.

4) 지역적 요인

국가마다 기후, 문화, 경제, 인종이 달라 발병하는 만성질환에 차이가 있고, 국가 간의 차이는 덜 하지만 국가 내 지역마다 발병하는 만성질환도 차이가 있다.

- 우리나라의 암 사망은 폐암, 위암, 간암 순이나 미국은 폐암, 유방암, 자궁암 및 대장암으로 지역 및 종족에 따라 발병요인에 차이가 있다.

5) 영양상태

영양이 부족하거나 과다한 경우로 요오드 결핍 등이 있다.

6) 기 타

만성질환을 일으키는 요인은 환경오염, 심리적 요인 등은 물론이고 요인을 파악하기 어려운 경우도 있다.

11. 만성질환의 예방 및 관리

만성질환은 생활습관이나 살아가는 환경과 밀접한 관련이 있다. 예방 및 관리가 쉽지 않고, 만성질환을 관리 하는데 있어서 주요 목표는 질병 발생을 감소시키고 기능장애나 위중도를 완하 또는 지연시켜 건강한 삶을 영위하게 하는 데 있다.

1) 1차 예방

적극적인 예방으로 만성질환의 원인이 되는 요인을 미리 제거하는 것으로 질병의 발생을 사전에 차단하는 것이지만 대부분의 만성질환은 발병 원인이 복합적이고 알려지지 않은 것이 많아 1차 예방이 어려울 수 있다.

2) 2차 예방

질병을 가능한 조기에 발견하여 치료함으로써 질병을 완치 혹은 완화시키고 질병으로 인한 사망이나 불구를 최대한 예방하는 것으로 정기적인 검진이나 보건교육 실시, 제도적 지원 등이 필요하다.

3) 3차 예방

만성질환에 의한 합병증, 후유증의 발생을 막고 신체기능에 장애가 오지 않도록 하는 것으로 일상생활로 복귀, 적응할 수 있도록 하는 것이다.

12. 만성질환의 종류

만성질환의 종류는 매우 다양하며 질환이 생기는 부위와 형태로 분류하면 〈표 1-13〉과 같다.

〈표 1-13〉 만성질환의 종류

종 류	분 류
암(악성 신생물)	간암, 장암, 폐암, 위암, 유방암, 자궁암, 대장암 등
소화기계	소화성궤양, 만성간염, 만성변비, 간경변증, 위염 등
순환기계	중풍(뇌졸증), 치질, 심근경색증, 협심증, 고혈압. 치핵 등
근골격계	요통, 디스크, 신경통, 골다공증, 좌골통, 관절염 등
내분비 영양 및 대사이상	당뇨, 갑상선 질환 등

종 류	분 류
정신신경계	우울증, 치매, 만성두통, 정신분열증, 신경증, 편두통 등
호흡기계	만성기관지염, 폐기종, 천식, 축농증, 알레르기성 비염, 호흡기결핵, 기관지확장증 등
눈, 귀	녹내장, 백내장, 만성중이염 등
구강	충치(치아우식증), 치주질환(풍치, 잇몸병) 등
피부, 비뇨, 생식기계	피부병(부위별 및 전신성), 만성신부전 등

1) 암

종양은 신체조직의 자율적인 과잉 성장에 의하여 비정상적으로 자라난 덩어리이다. 종양은 양성종양과 악성종양으로 구분된다(그림 1-185).

- 양성종양은 비교적 성장 속도가 느리고 전이가 되지 않으나, 악성종양은 주위 조직을 침범하면서 빠르게 성장하며 신체 각 부위에 확산되고 전이되어 생명을 위협하게 되는데 악성종양을 암이라 한다.
- 암은 세포의 형태 변화 및 수적 증가가 특징이며, 세포가 조절되지 않고 무한정 증식 성장하는 비정상 세포의 덩어리로 침윤성 성장을 하며, 혈액이나 림프를 따라 우리 인체 어디든지 전이될 수 있다.
- 지속적인 세포 자극으로 세포변형을 가져오는 만성염증성 질환이 암으로 발전될 수 있으므로, 일상생활에서 염증 및 감염성 질환의 경로를 차단하는 것도 암 예방에 중요하다.
- 인체조직이나 장기에서 암세포가 발견되면 발견된 일부분이 아니라 많은 부분을 제거해야 하므로 각 조직과 장기가 본래의 기능을 유지하기 어렵다.
- 암은 발병까지 길게는 수십 년이 걸리는 만성질환으로서 개인의 생활이나 습관, 환경 때문에 개인의 생활습관을 고치고 환경개선을 통한 예방이 필요하다.
- 암의 종류는 매우 다양하며 150여 종류가 있고, 위암과 대장암은 우리나라에서 발병률이 높은 암이다.

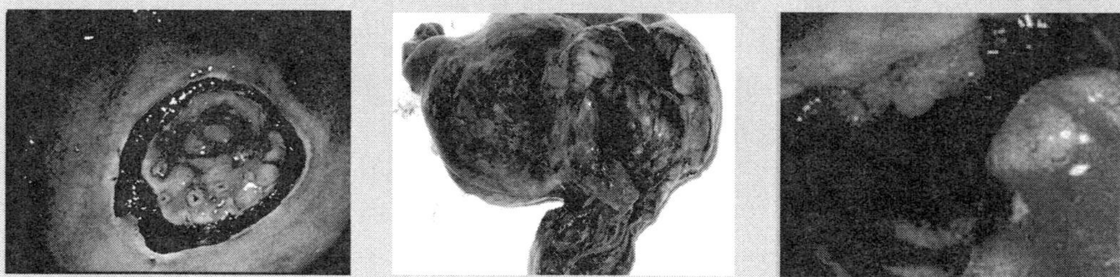

(a) 위암 (b) 폐암 (c) 대장암

[그림 1-185] 암

2) 심혈관질환(고혈압, 동맥경화증, 협심증, 심근경색, 뇌졸중, 뇌경색 등)

고혈압은 침묵의 사자(Silent Killer)라고 하며 고혈압 검사방법이 상당히 발전 했으나, 인구의 거의 반은 자신이 고혈압 환자임을 모르고 있다(그림 1-186).

- 혈압 : 정상적인 사람도 운동이나 흥분 등으로 증가할 수 있기에 고혈압의 명확한 기준이 있는 것은 아니지만 고혈압은 병명이라기보다 하나의 증세이다.
  - 혈압 : 건강한 사람도 정신적인 흥분이나 운동으로 증가할 수 있고, 사람에 따라 조금씩 차이가 있으며, 혈압을 고혈압으로 판정하는 명확한 경계가 없다. 임상적으로 일단 안정 시에 측정한 혈압은 최고혈압(수축기혈압)이 성인의 경우 150~160[mmHg] 이상, 최저혈압(이완기혈압)이 90~95[mmHg] 이상을 고혈압이라 한다.
  - 고혈압환자의 90[%]는 원인을 알 수 없으며 유전, 환경, 레닌 등의 요인이 관여할 것으로 추정되고 있다.
  - 고혈압 : 심장, 뇌, 신장 등에 치명적인 손상을 일으키고 조기에 사망할 확률이 높은 질환이다.
- 질환의 종류
  - 첫째 원인 : 불분명한 본태성이며 혈압은 나이가 들수록 증가하고, 유전적 성향이 많고 대부분의 본태성 고혈압 환자의 가족에 많이 나타나는데, 1차성 고혈압이라 한다.
  - 둘째 : 특정 질환 및 질병에 의해 발생한 비교적 뚜렷한 원인에 의해 발생하는 2차성 고혈압이며, 원인은 신장질환, 갈색세포증, 경구 피임약의 사용 등이고, 체질, 유전적 소질, 체형, 체격, 체중과 밀접한 관련이 있으며, 그밖에 영향은 조급한 성격, 비만, 많은 염분 섭취, 정신적 스트레스, 흡연, 음주이다.
- 동맥경화증 : 동맥벽이 경화와 비후되는 만성적 병변으로 동맥경화증이 진행되면 혈관내 강이 좁아지기 때문에 혈류가 감소하거나 혈전형성으로 혈류가 중단되어 순환장애를 초래하고, 세포를 손상 시키고 괴사시키게 된다.
  - 심장에 혈액을 공급하는 관상동맥이 좁아진 경우 심장근육에 혈류 공급이 원활하지 못해 협심증이 유발될 수 있고, 혈전(혈관 손상시 지혈과정에서 생기는 피딱지가 혈관과 심장에 존재할 때 이를 혈전이라 한다)이 생성되면 혈류차단으로 심근경색이 발생해 심장기능이 떨어지거나 심장 돌연사로 사망하게 된다.
  - 뇌로 가는 동맥에서 동맥경화증이 발생하면 뇌경색이나 뇌졸중이 발생할 수 있다.
  - 동맥경화증을 일으키는 위험인자는 고혈압증, 당뇨병, 흡연, 고콜레스테롤혈증이며 모든 심혈관계 질환의 위험인자는 식염 과다, 콜레스테롤 과다, 흡연, 스트레스로 이는 생활습관 개선으로 조절이 가능하다.

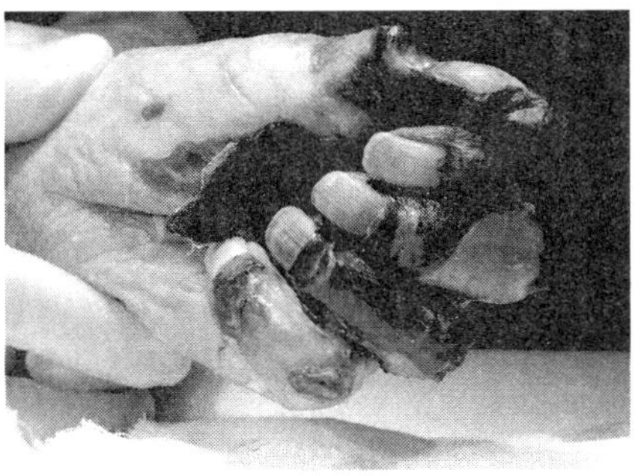

(a) 동맥경화증 손

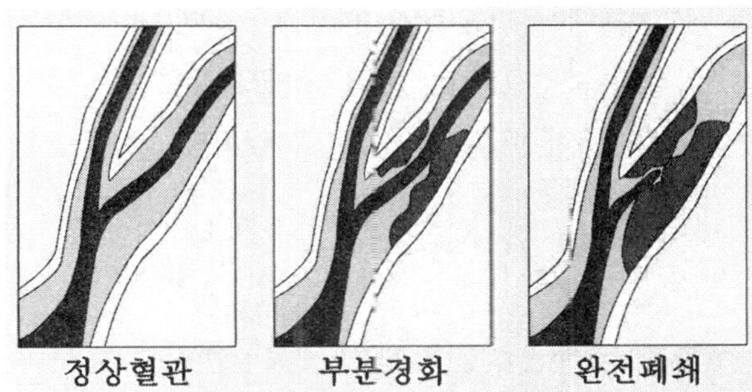

(b) 동맥경화증의 악화과정

[그림 1-186] 심혈관질환

3) 당뇨병

인슐린의 분비량이 부족하거나 정상적인 기능이 이루어지지 않는 등의 대사질환의 일종이다(그림 1-187).

- 혈중포도당의 농도가 높아지는 고혈당이 특징이며, 고혈당으로 인하여 여러 증상과 징후를 일으키고 소변에서 포도당이 빠져나온다.
  - 본래 인슐린은 우리 몸에 들어온 포도당을 사용하고 남으면 간이나 근육에 저장하도록 하는데, 인슐린이 부족하거나 제대로 활용하지 못하면 혈중에 포도당이 높아진 상태로 온몸을 순환하다가 소변으로 빠져나온다.
  - 포도당이 섞인 혈액은 끈적끈적해져서 혈관 손상과 말초혈관을 막히게 하여 혈액공급을 받아야 하는 조직과 장기를 모두 손상시킬 수 있다.
- 당뇨로 인한 만성 합병증으로는 당뇨병성 신증 및 괴저 외에 망막병증, 신장병증, 신경병증, 관상동맥질환, 말초동맥질환, 뇌혈관질환 등 신체에서 혈관이 있는 모든 곳에서 합병증이 발생할 수 있다.

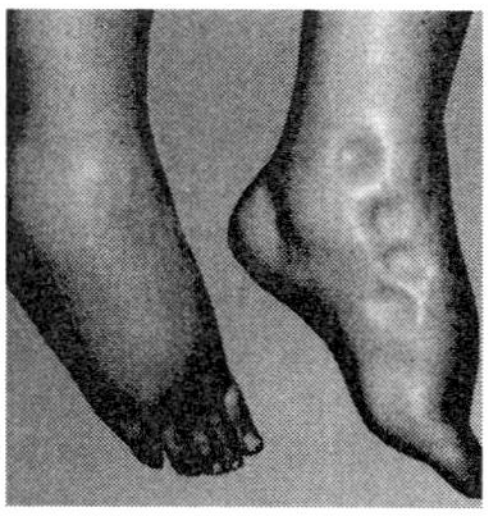
(a) 당뇨병성 신증

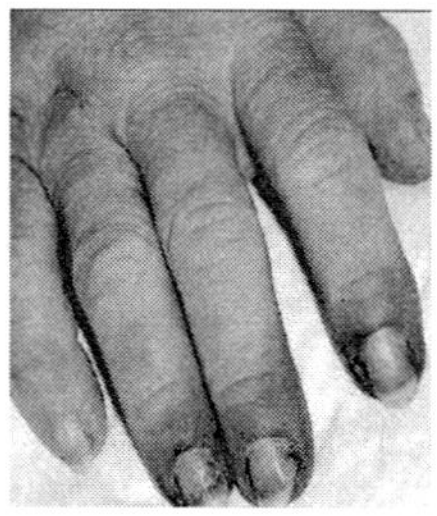
(b) 당뇨병성 손

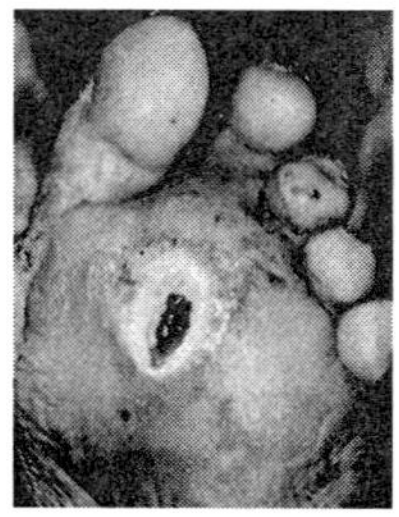
(c) 당뇨병성 괴저

[그림 1-187] 당뇨병

4) 고지혈증

고지혈증은 필요 이상의 지방이 혈액 내에 존재하여 혈관벽에 쌓여 염증을 일으키고 심혈관계 질환을 일으키고, 보통 유전적인 요인으로 인하여 발병하는 경우가 많지만 비만, 음주, 당뇨병 등의 다른 원인에 의하여서도 발병할 수 있다(그림 1-188).

- 사람 체중의 약 10[%]가 지방으로 구성되어 있으며, 그 중에서 중요한 작용을 하는 것은 콜레스테롤과 중성지방이다. 혈액의 지방은 세포의 기능 유지와 에너지 대사에 여러 가지 일을 하고 있으므로 당연히 존재해야 하지만 이것이 너무 과해서 생기는 질환이 고지혈증이다.
  - 고지혈증으로 인한 동맥경화증에 의해 심혈관질환, 즉 협심증, 심근경색, 뇌졸중, 하지 괴저 등이 발생된 경우에는 이러한 질환의 치료가 매우 중요하다.
  - 고지혈증이 오랫동안 지속되면 혈액이 순환되는 혈관에 동맥경화증을 일으킬 수 있다.
  - 동맥경화증이 발생하면 뇌나 심장의 혈액순환이 원활하지 않아 생명에 위협을 줄 수 있다.
  - 뇌의 혈액순환 장애를 뇌혈관질환이라고 하며 심장의 혈액순환 장애를 허혈성 심질환이라고 한다.
  - 포도당이 섞인 혈액은 끈적끈적해져서 혈관 손상과 말초혈관을 막히게 하여 혈액 공급을 받아야 하는 조직과 장기를 모두 손상시킬 수 있다.
- 뇌혈관질환은 흔히 '중풍'이라고 하며 의학적으로 뇌졸중, 뇌경색증이라고 한다.
- 혈액순환의 장애 정도에 따라서 일시적인 어지럼증, 실어증, 치매, 사지마비 등의 증상이 발생하고 심하면 사망에 이르기도 한다.
- 심장의 혈액순환 장애인 허혈성 질환에는 협심증, 심근경색증이 있고 일반적으로 심한 흉통과 호흡곤란의 증상이

나타나고 심하면 사망에 이르기도 한다.
- 지방이 필요 이상으로 많아지면 동맥경화증 등을 유발하여 심각한 문제를 일으키며 식이요법과 적절한 운동으로 예방 및 관리가 필요하다.

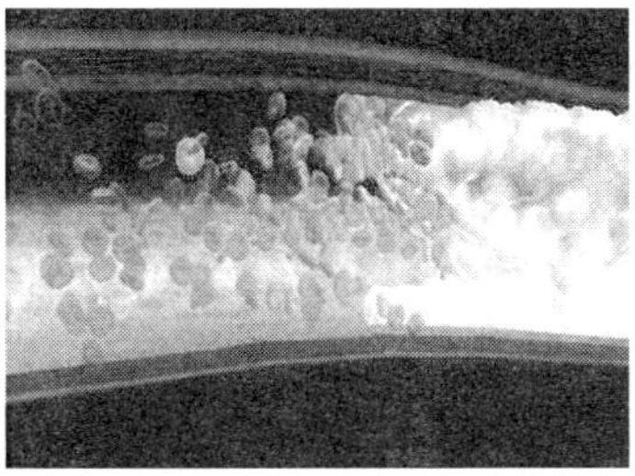
(a) 지방으로 막힌 혈관내부

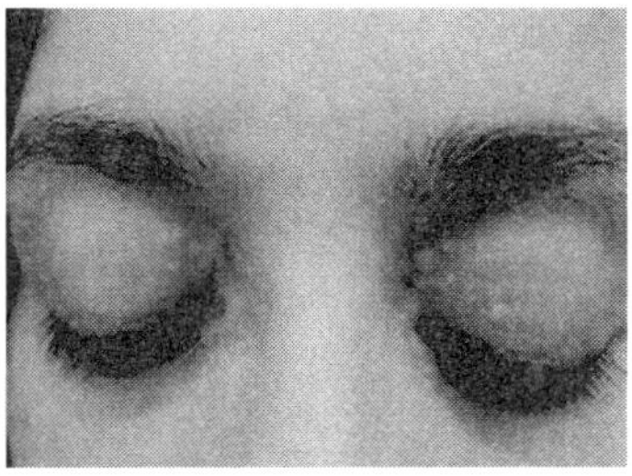
(b) 고지혈증 증상

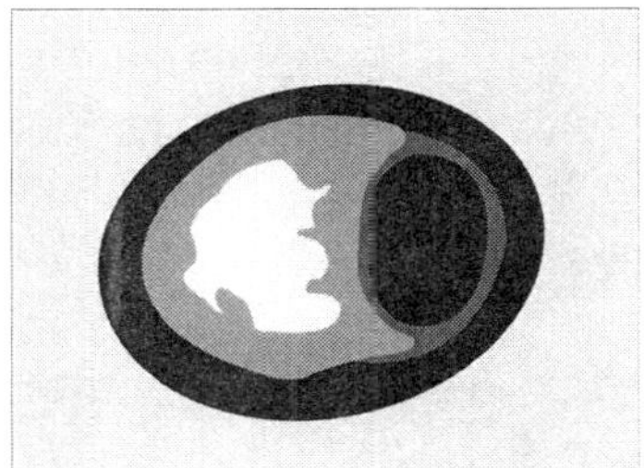
(c) 고지혈증 혈관내부

[그림 1-188] 고지혈증

5) 만성폐쇄성 폐 질환

만성폐쇄성 폐 질환 환자의 주원인은 나이가 들면서 오랫동안 담배를 피운 사람한테 자주 발생하는 질병으로, 서서히 진행하며 처음에는 가벼운 호흡곤란이나 기침 등 가벼운 증세가 있지만 시간이 흐를수록 점점 악화되며 호흡장애를 일으킨다.

폐 내에 [그림 1-189]와 같이 폐 포에 이상이 생기는 질환이다.

- 만성폐쇄성 질환의 가장 중요한 발병 원인 : 흡연이며 담배 연기의 간접흡연도 만성폐쇄성 폐 질환을 일으킬 수 있고, 고령, 대기오염, 먼지가 많이 나는 곳에서 일하는 사람 등에게서 많이 발병한다.
- 호흡기질환 : 영양이나 위생 상태가 좋지 않은 국가에서 발생률이 높은데 우리나라는 OECD 국가 중 발생률과 사망률이 1위이다.

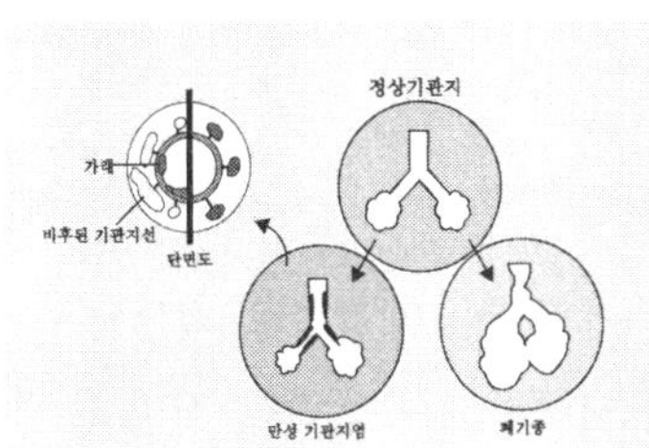

(a) 만성폐쇄성 폐질환 감염

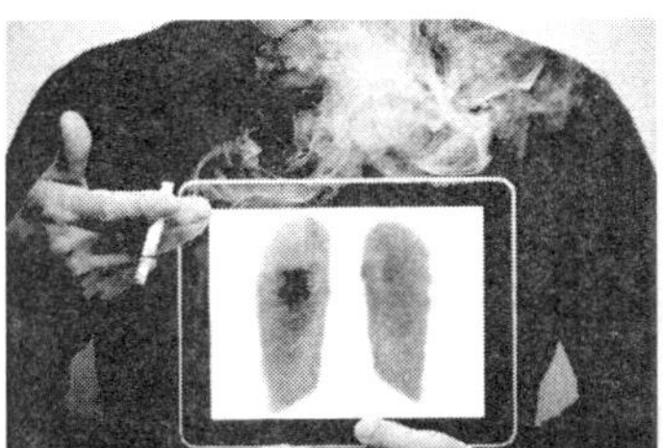
(b) 만성폐질환 주원인

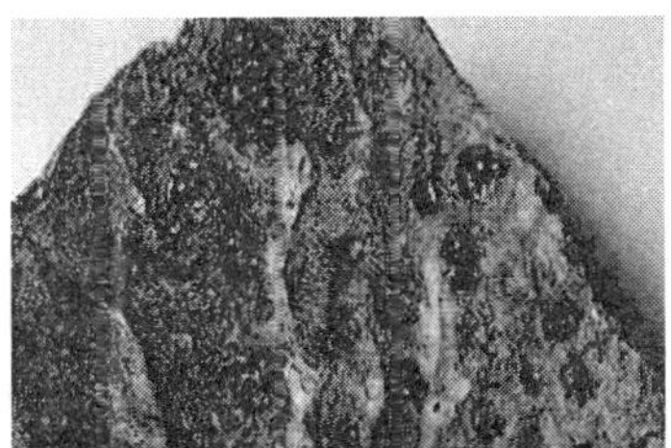
(c) 만성폐질환 사진

[그림 1-189] 만성폐쇄성 폐질환

6) 간질환(간염, 지방간, 간경변증, 간암)

간염을 일으키는 주범은 A, B, C형 간염 바이러스(바이러스성 간염)와 알코올(알코올성 간염), 약제(약제성 간염)이다(그림 1-190).

- A형 간염 바이러스 : 환자의 변에 의해 오염된 식수나 식품을 통해 전파된다.
- B형, C형 간염 바이러스 : 혈액이나 체액을 통해 감염될 수 있는데 특히 B형 간염 바이러스는 어머니에게서 아이에게 수직 감염되는 경우가 많으므로 예방접종을 통한 사전예방이 중요하다.
- 간질환 중 하나인 대표적인 간암과 지방간이다.

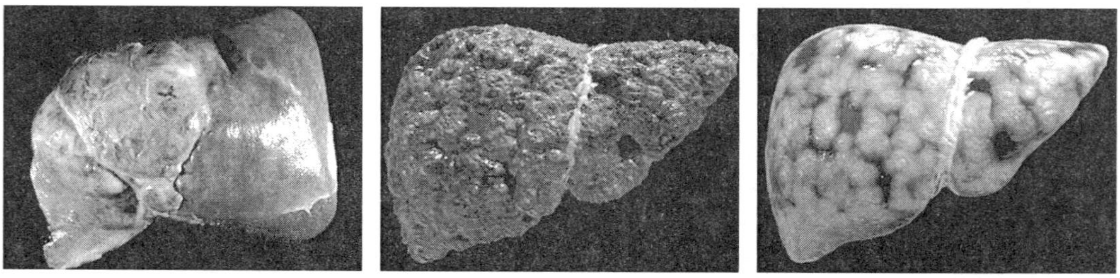

(a) 간암 (b) 간경변증 (c) 지방간

[그림 1-190] 간질환

06 공중보건학과 유사한 개념

공중보건학과 유사한 개념을 지닌 학문으로 위생학, 예방의학, 지역사회의학, 건설의학이 있다.

1. 위생학

의학의 한 과목으로 개인 및 사회 공중의 보건 유지와 병의 적극적인 예방을 목적으로 하는 학문이며, 인간의 환경이 어떻게 질병 발생에 영향을 미치는지 연구하고 규명하여 질병을 예방하고 건강을 유지 및 증진 시키고자 하는 학문으로 환경위생과 개인의 위생을 중요시 한다.

1) 공중보건학과 위생학이 다른 점

위생학이 개개인의 건강과 질병예방을 목적으로 하며, 공중보건학은 사회적으로 넓은 관할 영역을 지니고 지역주민의 질병예방과 건강을 유지하기 위한 목적을 가지고 있으며, 신체적·정신적인 안정뿐만 아니라 사회적으로도 안정된 상태를 포함한다.

2) 위생학의 역사

위생학의 기초를 닦은 사람은 고대 그리스의 갈레누스(Galenus)는 위생학 분야를 하이진(Hygiene)이라고 하였고, 하이진은 그리스 신화에 나오는 '건강의 여신'이라고 하는 히지에이아(Hygieia)의 이름에서 유래되었다. 위생학이 의학의 한 분야로서 취급된 것은 1866년 독일의 뮌헨 대학에서 페텐코퍼(Pettenkofer)가 위생학 강좌를 개설한 것이 시초이다.

3) 위생학의 목적

인간 생활의 의·식·주, 질병, 직업의 여러 분야에 걸쳐서 인체를 해롭게 하는 것과 이롭게 하는 것을 연구, 증명하여 이를 인간 생활에 접목시켜 인간의 행복을 유지하는데 목적이 있다.

2. 지역사회의학

생물학적 측면 외에 사회적 맥락 속에서 이루어지는 것으로 의료인과 주민이 공동으로 노력하여 지역사회 주민의 건강을 효율적이고 체계적으로 증진시키고자 하는 의료 실천방법이다.

- 과거의 의학은 인간의 생물학적인 측면만을 중요시 해 왔지만, 의학이 세분화 되고 극도로 전문화됨에 따라 인간을 포괄적으로 파악하기 어려워졌으며 의료자원이 불균등하게 배분되었다. 이러한 배경에 의하여 '모든 사람에게 의료를(Healthcare for All)'이라는 목표를 내걸고 1950~1960년대에 지역사회의학이 생겨났다.

3. 예방의학

예방의학은 치료의학의 대응하는 용어로 같이 사용한다.

- 질병이 발생하는 데에는 3가지의 요인이 있다.
  - 물리적, 생물학적, 문화적, 경제적, 사회적 환경이다.
  - 숙주이며, 의료형태, 생활 수준, 연령 등이다.
  - 병원체이고 세균, 화학물질 등에 의한 것이다.
- 인간은 3가지 요인에 의하여 질병이 발생하는데, 환경을 개선하거나 병에 대한 저항을 증가시키기 위한 것이 예방의학이다.
- 예방의학은 질병을 예방하고 유해 환경요소를 제거하여 건강증진, 유지, 재활을 도모하고자 하는 학문이다.
- 공중보건학과 목적은 같으나 대상 및 진단방법, 책임의 소재와 문제해결방법 등에서 차이가 있다.
- 공중보건학과 예방의학의 내용은 〈표 1-14〉와 같다.

〈표 1-14〉 공중보건학과 예방의학

내 용	공중보건학	예방의학
목적	질병예방, 수명연장, 건강증진 및 안녕도모, 효율 증진	질병예방, 수명연장, 건강증진 및 안녕 도모, 효율 증진
대상	지역사회 주민	개인, 가족
진단방법	지역사회의 각종 보건 통계자료	임상적 진단
책임의 소재	공공조직	개인, 가족
문제해결	보건 의료시스템 및 의료서비스 관리	진료와 투약

1) 예방의학의 발달

질병을 예방하기 위하여 인류는 오래전부터 노력해 왔으며, 구약성경은 유목생활을 함에 있어서 필요한 각종 위생의 실천율이 실려 있고, 중세시대에는 페스트, 콜레라 같은 전염병이 만연하여 검역을 실시하였다.

2) 예방의 단계

질병을 예방하는 단계는 보통 1차적, 2차적, 3차적 예방으로 나누어진다.

- 1차적 예방 : 발병이 되기 이전에 환경을 개선하고 병에 대한 저항력을 높이는 등의 노력을 통하여 건강을 유지, 증진시키는 것이다.
- 2차적 예방 : 발병 후 초기에 발견하여 치료하며 병이 더 심해지는 것을 예방한다.
- 3차적 예방 : 발병 후에 후유증의 발생을 예방하고자 하는 것으로 신체기능에 장애가 생기지 않게 하고 재활을 통하여 사회에 적응하여 복귀할 수 있도록 한다.

3) 예방의 중요성

예방은 질병이 발생하기 전부터 발병한 이후의 재활에 이르기까지 광범위하게 적용되며, 질병의 예방으로 인류의 수명을 연장하고 건강한 생활을 하며, 삶의 질적인 측면에도 기여하고 있다.

4) 현대의 예방과 발전 방향

현대의 예방활동은 매우 다양하고 바이러스, 박테리아와 같은 병원미생물에 의한 급성 전염병은 위생이 좋아지면서 영양의 개선, 예방접종 등으로 많이 감소하였고 사라진 질병도 있고 생활수준의 향상으로 고혈압이나 당뇨병과 같은 병은 계속 늘고 있다.

제2장
의료체계와 의료전달체계

01 의료체계에 대한 개념
02 의료전달체계
03 1차 보건의료

의료체계는 한 국가 혹은 사회가 구성원이 바라는 건강요구 정도를 파악하고, 요구를 충족시키기 위하여 자국의 다양한 여건에 맞도록 효율적인 운영으로 국민들의 건강을 보호하고 증진시키기 위한 제반 법률과 제도이다. 대부분 국가의 보건 의료제도는 인위적이고 체계적인 계획보다는 상황에 적응하면서 자연적으로 발전되어 왔으며, 각 나라들의 보건 의료제도를 정확히 파악하기 위해서는 먼저 한 국가의 역사와 더불어 보건의료와 연관된 다양한 분야에 대해 구조적인 부분들을 이해한다.

01 의료체계에 대한 개념

일반적으로 국가보건 의료체계는 5가지 상호작용을 하는 구성요소로 이루어지고, 그 요소로는 보건자원(Resources) 개발, 보건자원의 조직화(Organization), 관리(Management), 국가 보건체계를 위한 재원조달(Economic Support), 보건의료서비스(Delivery of Services)의 제공이며, 개인보건 의료서비스는 보건의료 체계의 산출이고 많은 다른 활동과 상호작용은 이들을 선행해서 이루어지게 된다.

1. 보건자원의 개발

인력, 시설, 장비와 보급품, 지식을 4가지 보건자원이라고 한다. 인력에는 의사, 간호사, 의공기사, 행정요원 등이 있고, 시설에는 병원, 의원, 보건소, 보건지소, 조산소, 약국 등이 있으며, 장비와 보급품으로는 보건 의료 장비, 약품 및 기타 소모품이 있고, 지식에는 의료지식 및 기술이 있으며, 보건자원을 꾸준히 개발하고 관리한다.

2. 보건자원의 조직화

보건체계의 다양한 자원이 보건활동으로 전환하고 효율적으로 사용되기 위해서는 보건자원의 사회적 조직화가 필요하며, 보건의료자원이 의료서비스를 산출하기 위해 활동할 수 있도록 자원을 체계적으로 배열하는 기능이다.

3. 관 리

국가의 보건의료 제도는 체계적이고 인위적인 계획보다는 벌어진 상황에 적응하면서 자연적으로 발생한 것으로 보건자원이 적절하게 사용되고 있는지 국민 혹은 사회구성원의 건강에 대한 요구는 무엇인지 등 지속적인 파악과 관리가 필요하다.

4. 국가 보건체계를 위한 재원조달

건강보험정책에 있어서 진료비 지불제도와 보험재정의 조달방식은 건강보험정책을 좌우하는 핵심이며, 국가 보건체계를 위한 의료재원은 국가의 상황에 따라 다양한 원천에서 조달된다.

- 세금, 보험, 기부, 민간보험, 외국의 원조, 직접적인 개인의 지출, 조세, 사회노험, 사용자 부담, 자선, 지역사회 재원조달, 직접적인 개인 또는 가게 지출, 기타(복권 또는 기부) 등 해당 국가의 상황에 따라 다양한 원천에서 조달된다.

5. 보건의료서비스의 제공

보건의료서비스 제공은 건강증진, 예방, 치료, 재활, 심한 장애자와 불치환자의 사회 의학적 의료 등이 있고, 조직화된 보건의료자원을 통해 국민에게 1차, 2차, 3차 의료서비스의 지속성을 보장하는 것이다.

02 의료전달체계

의료서비스를 제공하는 병원과 의원의 배치, 기능, 상호관의 관계를 체계화하여 의료를 필요로 하는 사람들이 적절한 시기와 장소에서 의료인에 의해 적정 진료를 받을 수 있는 절차와 관련된 체계 또는 제도일 뿐만 아니라 의료 인력의 개발 및 교육배출과 관련이 있는 우리나라 의료제도 및 의학교육제도 등이다.

1. 의료전달체계의 개념

의료를 필요로 하는 사람들에게 질적 · 양적으로 적정한 의료를 효과적 · 효율적으로 제공하는 체계 또는 제도이며, 제한되어 있는 가용 보건의료자원을 최대한으로 활용하여 효율적으로 보건의료를 전달하는 절차이다.

① 한 국가의 국민을 위한 보건서비스의 전달과 관련되는 모든 사회조직의 배분이며, 의료가 필요한 사람이 적정 시간에 의료를 이용할 수 있도록 제도화하는 것이다.

② 의료가 전문화되고 국민의 권리가 되면서 전 국민건강보험 등 의료수요의 증대와 의료비가 상승되고 있다.

- 유한한 의료자원을 필요로 하는 모든 사람에게 제공할 수 있도록 조직적이고 체계적으로 접근하여 최소한의 투자로 최대한의 효과를 기대할 수 있는 방향으로 나아가고 있다.

③ 국가마다 보건의료 체계는 상당히 다른데 보통 세 가지의 요인의 결정인자들(Determinants) 경제적 결정인자, 정치적 결정인자, 문학적 결정인자가 있다.

- 경제적으로 부유한 나라와 가난한 나라의 보건 의료체계는 다를 수밖에 없다.
- 정치적으로 평등개념을 중시하는 사회주의 사회와 효율개념을 중시하는 자본주의 사회의 보건 의료체계가 다른 것은 쉽게 이해할 수 있다.

2. 의료전달체계의 정의

의료가 전문화되고 국민의 기본권으로 전 국민건강보험 등 의료수요의 증가로 의료비가 상승하고 있다.

- 의료자원에는 한계 : 제한된 자원을 최대한으로 활용하기 위해서는 자원이 효율적, 체계적, 계획적이어야 한다.
- 국가마다 보건의료체계 : 차이를 보이는데, 크게 경제적 차이, 정치적 차이, 문화적 차이 때문이다.
- 선진국이나 후진국, 사회주의나 자본주의 그리고 국가마다 다른 문화적 차이로 인하여 보건의료체계가 발전하는 방향이 다르기 때문이다.
- 의료전달체계 : 정치 · 경제 · 사회체제에 영향을 받는 나라의 하나로 하위체제로 오랜 시간에 걸쳐 형성된다.
- 의료전달체계의 유형 : 매우 다양한 세 가지 형태이며 일반적으로 자유방임형, 사회보장형, 사회주의형로 분류된다.

3. 의료전달체계의 기본철학

의료수용자인 국민의 입장에서 의료기관을 자유로이 선택할 수 있도록 하기 위하여 보험자나 정부가 의료기관을 1차, 2차, 3차로 구분하여 의료가 필요한 사람이 적절한 의료기관에서 적정수준의 진료를 받을 수 있도록 하려는 것이다.

- Modeste, Naomi N.은 "의료전달체계는 개인, 가족, 혹은 지역사회가 건강을 증진, 유지 혹은 회복할 목적으로 진단, 치료와 예방적 조치 그리고 환자교육을 포함하는 건강 돌봄(Health Care)을 받는 서비스, 장비, 인력, 시설 등을 조직화한 체계이다"라고 정의하였다.

4. 우리나라 학자들의 의료전달체계 정의

"국민 모두에게 동등한 수준의 의료의 접근도를 유지하고 제공하며, 제한된 의료자원을 효율적으로 활용하여 국민의 건강증진을 도모한다"고 하였다.

- 의료전달체계가 무엇을 성취하려고 하는가를 설명하고는 있지만 그것을 어떻게 달성할 수 있는지에 대한 방법, 과정, 체계에 대한 언급이 없고 너무 단순하고 단편적인 설명으로 보인다.

5. 보건의료 전달체계의 조건

보건서비스의 전달과 관련되어 이루어지는 모든 배분에 관한 것이다.

- 의료서비스를 필요로 하는 사람이 적절한 시간, 장소, 의료 인력에게 의료서비스를 받을 수 있도록 제도화하는 것이다.
- 건강은 국민의 기본 권리이기에 소득수준, 지역별로 의료서비스의 양과 질의 차이가 있어서는 안되며, 질병의 상태에 따라 적절한 의료기관을 이용할 수 있어야 하고, 누구나 적절한 의료를 받을 수 있어야 한다.
- 의료자원에는 한계가 있기 때문에 보건의료기관의 설비나 자원이 효율적으로 운용되어야 한다.
- 의료공급의 지역적 균형, 의료기관과 의료지역 간의 기능의 확실한 분담과 이를 지원하는 의료제도개선 등이 선행되어야 한다.

6. 보건의료 전달체계의 필요성

의료자원의 양적 · 질적 증가로 효율적으로 관리하여 의료기관, 국민, 국가 모두에게 적절하게 제공하기 위한 전달체계가 필요하게 되었다.

1) 필요성

양적 · 질적으로 팽창하는 보건의료 분야의 자원을 효율적인 관리로 의료제공자나 소비자, 국가 모두에게 적절한 전달체계가 필요하고, 의료체계의 발전은 의료보장의 도입과 관련하는데, 의료보장의 도입은 의료제공형태의 변화를 초래하여 수요자와 공급자의 형태의 변화와 수요의 공급구조의 변화를 일으킨다.

2) 체계적인 보건의료전달이 대두되게 된 구체적 요인

체계적인 보건의료전달이 대두하게 된 배경은 의료기술의 향상, 의료 인력의 전문화 · 고급화 추세, 의료시설과 인력의 불균형적 분포, 제3자 지불제도의 도입확산, 제한된 의료자원의 효율적인 제고, 의료비의 급증 등이 있다.

① 의료기술의 향상 : 지난 수십여년간 보건의료체계의 기술변화는 눈에 띄게 발전하였다.

- 컴퓨터 공학뿐만 아니라 장비, 약물, 진단기법에 대한 새로운 사고방식의 등장과 개발, 외과적 과정 등 여러 분야에서 기술혁신은 가속화되었다.
- 기술 발달은 의료서비스를 향상시키고 의료비를 감소시키는 효과를 가져왔다.
- 최근의 생의학 발달은 병원의 재원일수를 감소시키고 가정에서의 치료를 증가시키는 결과가 있다.
- 급격히 증가하는 의료기술 개발은 비용 측면에서 부정적인 측면이 있다.
- 기술 진전에 따른 개발비 증가가 의료비 부담을 가중시키는 원인이 되고, 향후에도 의료기술이 계속 발전할 것이다.
- 개발된 기술은 국민에게 최신의 의료서비스, 최고의 의료서비스를 받게 하려는 욕구를 증대시키고 의료 제공자로 하여금 무절제한 의료기술 적용을 유도할 수 있다.

② 의료 인력의 전문화 · 고급화 추세 : 의사는 전문의 비율과 전문 간호사 비율이 계속 증가하고 있고, 세부 전공 분화현상이 가속화되고 있다.

- 전체 의료 인력도 전문 영역에 따라 다양하게 구성되고 있다.
- 대표적인 의료 인력인 의사 · 간호사 외에 수많은 의료 관련 직종이 새로이 개발되고 확대되고 있다.
- 전문화된 인력일수록 시설과 장비를 갖춘 곳에서 전문영역에 맞는 적합한 의료 활동을 해야 한다.
- 의료 인력이 개별적으로 지역사회에서 개업하거나 종합적인 조정이 이루어지지 않은 상태에서 방치되면 기술 · 지식 · 자원의 낭비가 되고, 소비자 입장도 어떤 경우에 어디를 찾아야 할지 혼돈 속에 빠지게 되어서 체계적인 의료전달이 필요하게 된 것이다.

③ 의료시설과 인력의 불균형적 분포 : 산업화 이후 인구는 도시집중화 되었고, 사회적 · 경제적 영향을 크게 받은 의료의 경우 심각한 도시집중 현상을 보이고 있다.

- 우리나라의 경우 대도시는 선진국 못지 않은 의료시설규모와 기술을 자랑하고 있지만 농촌지역의 양적 · 질적 면모는 뒤떨어져 있다.
- 영국이나 스웨덴 등 사회보장이 잘 되어 있는 나라는 지역적으로 체계화된 시설 및 인력을 가지고 있지만 대다수의 국가에서는 의료의 지역화가 요구된다.
- 국민이 쉽게 의료를 이용을 할 수 있고, 의료 인력과 시설의 활용을 극대화할 수 있는 전달체계가 필요한 것이다.

④ 제3자 지불제도의 도입 확산 : 의료보험이나 민간보험제도의 도입으로 인해 환자들이 일시에 직접 지불하는 의료비가 감소함에 따라 급성 · 만성질환의 의료이용이 많아지고 건강

인이 질병예방차원에서 의료기관을 이용하는 비율이 증가되었으며, 질병상태나 의료비를 고려하지 않은 채 의료기관을 선택하는 양상이 늘어나게 되었다.

- 동일 질병으로 여러 의료기관을 이용하는 의료 쇼핑 현상도 가중된다.
- 의료보험 등 제3자 지불제도의 도입으로 의료수요체계뿐 아니라 의료공급 체계에도 지대한 영향을 미쳐 이에 대한 관리방안 모색의 필요성이 절실하게 되었다.

⑤ 제한된 의료자원의 효율적인 제고 : 우리가 사용할 수 있는 자원은 한정되어 있고 의료보험, 인구구조나 의료 인력은 고급화 · 전문화 되어 투자비용은 점점 커져가는 현실 속에서 의료비가 증가하는 문제를 완화시키기 위해서는 효율적인 자원관리 방안이 모색되어야 한다.

- 최근에는 국가 차원에서 보건의료 문제를 기획하고 조정하는 등 국가 개입이 늘고 있다.
- 우리나라에서도 의료의 지역화 개념이 도입된 전달체계의 필요성이 인식되어 1989년부터 의료전달체계가 실시되고 있다.

⑥ 의료비의 급증 : 전 세계적으로 의료비의 증가는 심각한 사회문제가 되고 있다.

- 의료 인력의 고급화나 전문화, 의료시설 및 인력의 불균형 분포, 새로운 의료기기 개발 및 의학기술의 발달, 제3자 지불제도의 도입 등과 밀접한 연관을 가진다.
- 교육 수준이 높아지고 생활수준이 향상될수록 의료수요는 증가하고, 인구의 노령화는 상병 양상의 변화로 만성 퇴행성질환이 차지하는 비율이 늘어나며, 의료보험 도입으로 재정 압박요인이 완화된 것도 의료수요를 늘리는 요소 이다.
- 의료수요가 늘면 병원 · 의원의 이용이 늘게 되고 이는 의료비를 올려 병원 · 의원의 수입을 증대시키면 다시 의료시설로의 재투자를 유도하고, 의료비는 다시 오르고 전체 의료비는 증가하는 순환을 하게 된다.
- 절제되지 않은 의료 이용과 의료시설, 장비의 투자는 의료비 증가의 원인이 된다.

7. 보건의료 전달체계의 배경

의료에 대한 관심이 커지고 의료서비스가 국민의 권리로 받아들여지고 있고, 국민건강보험 등 의료서비스가 증대되고 의료비가 증가하고 있으며, 한계가 있는 의료자원은 필요한 모든 인원에게 제공할 수 있도록 조직적이고 체계적인 접근으로 최소한의 투자로 최대한의 효과를 기대하는 효율적인 의료가 중요시 되고 있다.

1) 의료인의 전문화 · 고급화의 영향

의료인은 전문의 비율이 증가하고 전공이 계속 세분화되어 수많은 의료 관련 직종이 새로이 생겨나고 확대되고 있다.

- 전문화된 인력일수록 시설과 장비가 있는 곳에서 전문능력에 맞는 적합한 의료활동을 할 필요가 있다.
- 인력이 본래의 능력과 다른 곳에서 활동을 하거나 개별적으로 활동한다면 인력의 낭비를 초래하고 소비자의 입장에서도 적절한 곳에서 적절한 의료서비스를 받기 어려워지므로, 체계적인 의료전달이 필요하게 된다.

2) 의료기술의 향상

급격하게 발전한 과학기술의 영향으로 보건의료체계도 많은 기술의 변화가 있다.

- 컴퓨터 공학, 나노기술 등 과학의 발전으로 장비, 약물, 진단법, 치료방법이 개발 되어서 의료서비스의 질을 향상시키는 효과를 가져왔다.
- 급격하게 증가하는 의료기술 개발은 부정적인 측면이 있으나, 개발을 위한 비용으로 의료비가 증가하고, 필요 이상의 의료기술이 무절제하게 사용될 수 있다.

3) 제한된 의료자원의 효율적인 제고

자원은 한정되어 있고 의료비가 증가하는 문제를 줄이기 위해서는 효율적으로 자원을 관리할 필요가 있다.

4) 의료비의 급증

의료비의 증가는 사회적 문제로 대두되고 있다.

- 의료비가 증가하는 원인에는 기술의 개발, 지역적 불균형, 의료인의 고급화가 있고 고령화와 제3자 지불제도로 인하여 의료수요가 늘어났기 때문이다.
- 교육 수준이 높아지고 생활수준이 향상됨에 따라 건강에 대한 관심과 수요가 증가하고 고령화로 인하여 만성 퇴행성 질환도 증가하고 있다.

5) 제3자 지불제도의 도입확산

환자들이 의료기관을 이용하고 건강한 사람도 예방차원에서 의료기관을 이용하는 비율이 증가하였다.

- 의료기관을 이용하는 비율의 증가는 의료보험이나 민간보험제도의 도입으로 직접 지불하는 의료비가 감소하기 때문이다.
- 질병 상태가 의료비를 고려하지 않고 의료기관을 선택하는 경향이 증가하고 있다.
- 여러 의료기관을 이용하는 사람들도 있어서 이를 관리할 방안이 필요하다.

6) 지역별 의료서비스의 불균형

산업화 이후에 인구가 도시에 집중되는 현상은 계속 될 것이다.

- 도시에 인구가 집중되므로, 의료서비스도 도시에 집중 되어 있는 현상을 보인다.
- 수도권이나 대도시에서는 수준 높은 의료서비스를 제공받을 수 있지만 지방에서는 양적 · 질적으로 다소 떨어 질수 있다.
- 지역적으로 불균형이 없는 국가도 있지만 대다수의 국가는 의료서비스의 불균형이 나타난다.
- 모든 국민이 쉽고 편하게 의료서비스를 이용하고 의료인과 의료기관을 효율적으로 활용하기 위한 전달체계가 필요하다.

8. 진료비 지불제도

의료서비스를 제공받고 대가로 지불하는 진료비를 지불하는 방식은 국가의 의료전달체계에 따라 다르고, 진료비 지불제도에는 봉급제, 인두제, 행위별수가제, 총괄계약제 포괄수과제가 있다.

1) 봉급제

제공하는 의료서비스의 양이나 사람 수에 관계없이 일정한 기간에 따라 보상하는 방식이며, 사회주의 국가나 영국과 같은 국영의료체계의 병원급 의료기관에서 주로 채택한다.

- 봉급제(Salary)의 장점 : 수입과 관계없이 의사가 소신대로 진료를 할 수 있으며, 의료인 간의 불필요한 경쟁이 사라지고 행정적인 관리가 용이해진다.
- 봉급제의 단점 : 의료인의 적극성이 낮아질 수 있고 형식적인 진료가 행하여질 수 있으며, 관료화기 우려될 수 있다.

2) 인두제

일정한 수의 가입자가 특정 의료제공자에게 등록하고, 등록한 기간 동안에 의료제공자가 정해진 범위 안에서 보건의료서비스를 가입자에 제공하는 방식이다. 진료비의 크기가 등록자 수로 계산되기 때문에 인두제(Capitation) 지불방식이라 하며, 주로 기본적이고 단순한 1차 보건의료에 적용된다.

- 인두제의 장점 : 필요 이상의 진료가 사라지고 의료인 간의 불필요한 경쟁이 사라지고 치료보다 예방에 더 관심을 가지게 되며 지출비용의 사전예측이 가능하여 의료보험 재정시에 문제가 발생할 가능성이 낮아지고, 진료의 연속성으로 인하여 상대적 비용이 절감될 수 있다.
- 인두제의 단점 : 진료의 질이 낮아지고 환자 선택의 자유가 제한되고, 제공되는 의료서비스를 최소화 하려는 경향이

> 나타날 수 있으며, 환자후송과 의뢰가 증가하는데 고급의료, 최첨단 진료에 대한 경제적 유인책이 없어 신 의료기술의 적용 지연으로 신기술과 신 약품을 적용하는데 오랜 시간이 걸린다.

3) 행위별수가제

진료할 때마다 소요되는 약제 또는 재료비를 별도로 계산하여 그 횟수에 따라 진료비를 지급해야 하는 제도이다. 진료 횟수가 늘어날수록 비용이 증가하고 의료기관의 수입이 증가하는 만큼 필요 이상의 진료를 부추길 수 있으며, 가장 일반적인 지불방식으로 시장의 거래 관행에 가장 가까운 방법이다.

> - 행위별 수가제(Free For Service : FFS)의 장점 : 의료 서비스의 질이 향상되고 의료인의 재량권 확대(의료인의 자율 보장)가 보장되어, 신 의료기술 및 신약개발 등에 기여한다.
> - 행위별 수가제의 단점 : 수입의 증가를 위하여 필요 이상의 진료가 행하여질 수 있고, 의료남용의 우려가 있으며, 예방이나 건강증진 보다는 치료에 치중하게 된다.
>   - 행정절차가 복잡해지고 상급병원으로 후송을 기피하여 지역 의료발전 저해 및 지방의 의료 발전을 저해할 수 있고, 장점 중에 하나인 신기술 및 신약개발에 기여하는 점은 개발비용으로 인한 의료비의 상승을 초래하여 단점으로 작용할 수 있다.

4) 총괄계약제

지불측과 진료측이 미리 진료보수 총액을 정하여 계약을 체결하고, 진료측은 총액의 범위 내에서 진료를 담당하는 방식이다.

> - 총괄 계약제(global budget)의 장점 : 필요 이상의 진료에 대한 자체적인 통제로 총 의료비 상승의 억제를 하고 지출비용의 사전예측이 가능하여 의료보험 재정시에 문제가 발생할 가능성이 낮아진다.
> - 총괄 계약제의 단점 : 매년 진료비 계약에 있어서 문제가 발생할 수 있고 첨단 의료서비스의 도입에 대한 동기가 상실되고, 의료서비스 공급에 있어서 혼란을 유발할 수 있다.

5) 포괄수과제

발생하는 진료에 질병별 단일수가제로 환자의 질병마다 'DRG'라는 질병군(또는 환자군)별로 미리 정해진 일정액의 진료비를 지급하는 제도이다.

> - 포괄수과제(Case payment)의 장점 : 경제적인 진료 수행을 유도하고 의료기관의 생산성이 증가하고, 진료와 병원 업무의 표준화가 이루어지며 진료비 계산의 투명성이 제고된다.
> - 포괄수과제의 단점 : 의료서비스를 최소화하여 의료의 질이 떨어지고 서비스의 규격화나 행정직의 의료인에 대한

간섭요인이 증가하고, 과소진료가 우려되며, 신기술 · 신약품 적용이 쉽지 않고 의료행위에 대한 자율성이 사라진다.

9. 의료전달체계의 유형

의료전달체계는 국가마다 사회, 정치, 경제에 의하여 여러 유형으로 분류하는데 자유방임형, 사회주의형, 사회보장형으로 나눌 수 있다.

1) 자유방임형

국가는 최소한으로 개입하고 민간이 주도하여 시장경제 원리에 맡기는 것으로, 국민이 의료인이나 의료기간을 자유롭게 선택할 수 있다. 또한 최대한의 자유가 허용되며 의료기관도 자유경쟁의 원칙하에 운영되며 정부의 개입은 최소화 하고, 한국, 미국, 독일, 프랑스, 일본 등이 선택하고 있다.

- 자유방임형의 장점 : 의료인이나 의료기관을 국민이 자유롭게 선택할 수 있고 선턱에 대한 책임이 개개인에게 있으며 의료기관의 자유경쟁 원칙 하에 운영으로 인하여 의료의 질이 높아지고, 의료의 내용 범위 및 수준 결정에 대한 재량권이 의료인에게 부여된다.
- 자유방임형의 단점 : 의료기관이 많은 이익 창출이 힘든 지역에 위치하는 것을 기피할 수 있어 의료수준이나 자원이 지역적으로 불균형을 이룰 수 있고, 의료서비스의 포괄성이 낮으며, 의료자원이 비효율적으로 활용될 수 있으며, 의료비가 상승하여 환자와 정부의 부담이 증가할 수 있다.

2) 사회주의형

대부분의 공산주의 국가에서 선택하고 있는 형태로 모든 의료서비스가 국가적인 측면에서 생산 · 제공되고, 개인이 의료서비스를 선택할 수 없으며, 국가의 계획 하에 국민들에게 분배된다. 또한 의료는 국가 시스템의 일부로 누구에게나 필요시 무료로 제공하며, 예방을 중요시 하며, 의료서비스를 제공함에 있어서 조직적이고 체계적이어서 자원의 활용도가 높으나, 관료제로 인하여 빠른 대응이 어렵고 경직성이나 의료인에 대한 인센티브 결여로 의료서비스의 질이 떨어진다. 쿠바, 중공, 북한, 공산국가 등이 선택하고 있다.

- 사회주의형의 장점 : 자원을 효율적으로 사용할 수 있고 무료서비스, 예방의 중요성 강조, 의료비를 절감할 수 있으며, 의료서비스의 포괄성이 높다.
- 사회주의형의 단점 : 개인의 의료기관 선택의 자유가 사라지고 의료서비스의 질이 떨어진다.

3) 사회보장형

자유방임형과 사회 주의형의 중간 형태로 국가의 계획에 의하여 의료의 생산이 이루어지며, 의료전달체계를 정부가 주관하고, 국가가 직접 의료기관을 관리하며 질병의 치료뿐만 아니라 보건교육, 예방, 재활에 이르기까지 건강에 관련된 치료 등 모든 의료서비스를 포괄적으로 제공한다. 뉴질랜드, 영국과 스칸디나비아제국 등이 선택하고 있다.

- 사회보장형의 장점 : 정부가 주도하기 때문에 예방 중심의 보건의료, 보건기획 및 자원을 효율적으로 활용할 수 있고, 국민은 보건의료서비스를 무료로 제공받을 수 있으며, 환자는 의사 선택의 자유를 어느 정도 인정한다.
- 사회보장형의 단점 : 관료제와 행정체계의 복잡함으로 어떠한 문제에 대하여 빠른 대응이 어려울 수 있고 의사에 대한 인센티브가 없기 때문에 의사의 열의가 낮아 의료수준이 자유방임형에 비하여 상대적으로 낮다.

10. 우리나라의 의료전달체계

우리나라는 민간주의 의료 공급체계와 사회보험형 국민의료보험제도의 상호작용으로 국민의 복지를 지향하고 있고, 전국을 대 · 중 · 소 진료권으로 구분하여 보건의료망을 조직하였으며, 각 진료권 내에서 1차, 2차, 3차 진료체계를 수립하여 운영하고 있다.

- 1단계 진료는 지역에 상관없이 1, 2차 진료 기관을 우선적으로 이용하고, 보다 전문적인 진료가 필요한 경우에 3차 의료기관을 이용하는 2단계 진료를 시행하고 있다(단, 3차 기관도 가정의학과, 재발의학과, 치과 등 진료과목이 있어 1차 진료 가능).
- 1단계 진료는 의료 인력과 시설이 불균형적이라고 할 수 있고, 의료는 다른 서비스보다 쉽게 어디서나 이용할 수 있어야 한다.
- 1단계 진료는 환자들이 멀리 가서 진료를 받아야 하는 경우 불편하고 비용이 증가하며 위급한 상황에서 신속한 대처가 어렵다.

1) 진료체계

우리나라 진료체계는 일반진료, 한방진료, 치과, 특수 병원치료로 분류한다.

- 일반 진료 : 소 · 중 진료권에서 1차 진료를 받고 진료의뢰서를 받아 대진료권 내 보건기관, 의료기관, 3차 의료기관을 이용한다.
- 한방진료, 치과 : 대진료권 내의 모든 한방 의료기관과 치과는 1차 의료기관으로 이용할 수 있다.
- 특수 병원치료 : 3차 의료기관을 제외한 소 · 중 진료권 내의 모든 의료기관 및 보건기관에서 1차 진료를 받고 진료의뢰서를 받아서 다른 대진료권 내의 특수 의료기관이나 대 진료권 내의 3차 진료 기관에 제출하여 진료를 받을 수 있다.

2) 의료전달체계의 구분

보건서비스의 전달과 관련되는 모든 사회조직과 배분으로서 의료가 필요한 사람이 적정 시간에 의료를 이용할 수 있도록 제도화하며, 목적과 조건은 보건의료 수요자에게 적절한 의료를 효과적으로 제공한다. 또한 지역별로 병원 · 의원이 골고루 있어야 하고, 질병의 심각성에 따라 적합한 의료기관을 이용할 수 있어야 하며, 보건의료기관의 설비 · 자원을 최대한 효율적으로 이용하고 건강은 국민의 기본 권리이며, 의료전달체계는 1차, 2차, 3차 그리고 특수진료병원으로 구분한다.

① 1차 진료(Primary Medical Care) : 의료공급자부터 의료수요자에게 전달되는 최초 의료이고, 질병이 발생하였을 때 제일 먼저 접하는 진료체계이고, 1차적인 보건의료서비스 제공, 예방, 보건교육 등을 포함한다.

- 1980년 농어촌 특별조치법이 제정되어 벽지나 읍, 면 지역에 보건진료원과 공중보건 진료원, 공중보건의가 배치되었는데, 우리나라만의 특성을 지닌 1차 보건의료의 시작이었으며, 보건진료원의 활동은 간호사가 1차 보건의 핵심 인력으로 본격적으로 활동하게 된 시발점이었다.
- 1차 진료는 하나의 가족을 단위로 하여 단골 의사나 주치 의사가 담당하는 것이 바람직하고 의사들로는 일반의, 개업의, 초진의 등이 담당한다. 이들 1차 진료 의사는 전체 질병의 약 70~80[%]를 처리하며 전문의의 진료가 필요한 경우 환자를 적합한 전문 의사나 의료기관에 후송하고 2차, 3차 진료 기관(병원 또는 종합병원)으로 의뢰한다.
- 1차 의료기관들은 보건의료 이용자가 최초로 보건의료 전문인과 접촉하는 곳으로 외래진료를 위주로 하는 의원급이며 보건소, 보건지소, 보건진료소, 개인의원, 조산원 등이 있다.

② 2차 진료(Secondary Medical Care, Specialist Care) : 1차적인 의료서비스를 받았으나 1차 진료기관에서 치료하기 어려운 질병으로, 후송된 사람의 건강 문제에 대한 조기진단과 조기치료를 목적으로 하는 병원과 의원들이며, 의로시설이나 장비, 의학기술 등의 수준이 높은 진료를 요구하는 환자를 전문의가 담당하게 된다.

- 2차 진료를 담당하는 의료기관은 군, 소도시가 소재지일 경우 내과, 외과, 소아과, 산부인과 등 기본 4개과 정도를 진료할 수 있는 100~200병상 규모의 병원이다.
- 중 · 소도시 이상의 대도시에 소재지일 경우 200~400병상 규모의 종합 병원급 의료기관이 2차 진료를 담당한다.
- 도, 시, 군 지역에 산재되어 있는 병원과 의원들을 포함한다.
- 해당과 전문의가 진료하는 것으로 병원급이다.
- 대표적인 2차 진료기관은 입원진료가 주종을 이루는 병원이다.

③ 3차 진료(Tertiary Medical Care, Sub-specialist Care) : 1차, 2차 의료서비스에서 감당하기 어려운 건강문제를 전문적인 해당전문의가 의료서비스를 제공하고, 특수분야

진료를 위하여 각종 설비와 분야별 전문 인력이 있다.

- 500병상 이상의 종합병원 또는 대학병원, 특수치료 병원들로 구성되어 있고 보건복지부가 지정하여 운영하고 있으며 입원진료와 의학교육 및 연구를 주요 임무로 한다.
- 병원이나 의원의 시설과 건강관리 요원으로는 감당할 수 없는 건강문제에 대해서 보다 전문적인 진단과 집중적인 치료를 제공하는 종합병원이나 특수치료병원들로 구성되는 체계이다.
- 3차 진료 의료전달체계가 확립되기 위해서는 의료공급의 지역적 균형, 의료기관 및 지역 간에 기능분담 확립 및 의료제도의 합리적인 개선 등이 선행되어야 한다.
- 의과대학 부속병원이나 기능상 이에 준하는 병원에서 하는 분야별 전문 진료로 3차 의료기관은 3차 진료가 가능한 시설과 장비 및 각 분야별 전문 인력을 갖추고 의료전달체계가 확립되기 위한 조건으로 의료공급의 지역적 균형, 의료기관 간 · 의료지역 간의 기능 분담 확립 및 의료제도의 합리적인 개선 등이 선행되어야 한다.

④ 특수진료병원 : 특수치료 또는 질환을 진료를 하는 곳이며, 특수방사선 진료나 동위원소 치료를 위한 병원, 정신병원 등이다.

- 특수진료를 요하는 환자는 1차, 2차 진료기관에 직접 의뢰할 수 있고, 3차 진료기관과 상호 의뢰 할 수도 있다.
- 특수진료를 위한 병원은 필요에 따라 있으며, 국공립의 경우가 보통이고 입원진료 및 외래진료를 각 계층에 관계없이 담당하고 있다.

3) 보건의료 인력

보건의료 인력에는 의료인, 의료기사, 약사, 간호조무사 등이 있고, 각각의 의료 인력은 다음과 같이 정의하고 있다.

① 의료인 : 「의료법」 제2조는 의료인과 의료인의 임무를 규정하였다. '의료인'이란 보건복지부 장관의 면허를 받은 의사 · 치과의사 · 한의사 · 조산사 및 간호사이다. 의료인은 종별에 따라 다음 각 호의 임무를 수행하여 국민 보건 향상을 이루고 국민의 건강한 생활 확보에 이바지할 사명을 가진다. 의료인의 임무는 〈표 2-1〉와 같다.

〈표 2-1〉 의료인의 임무

의료인	임 무
의사	의료, 보건지도
치과의사	치과의료, 구강 보건지도
한의사	한방의료, 한방 보건지도
조산사	조산과 임부 · 해산부 · 산욕부 및 신생아에 대한 보건과 양호지도
간호사	상병자나 해산부의 요양을 위한 간호 또는 진료보조 및 대통령령으로 정하는 보건활동

② 의료기사 : 의료기사법 제2조 의료기사의 종류를 임상병리사, 방사선사, 물리치료사, 작업치료사, 의무기록사, 안경사, 치과기공사 및 치과위생사로 규정하였다.
③ 약사 : 「약사법」 제2조 "약사란 한약에 관한 사항 외의 약사에 관한 업무(한약제제에 관한 사항을 포함한다)를 담당하는 자로서, '한약사'란 한약과 한약제제에 관한 약사업무를 담당하는 자로서 각각 보건복지부장관의 면허를 받은 자를 말한다"라고 규정하였다.
④ 간호조무사 : 의료유사업자, 안마사, 영양사, 위생사, 사회복지사, 환경관리기사, 산업위생관리기사, 위생시험사가 있다(의료유사업자 : 접골사, 침사, 구사이다. 「의료법」 제58조).
⑤ 보건진료원 : 간호사나 조산사 면허증 소지자로서 보건복지부장관이 지정하는 전국의 보건교육기관에서 총 24주의 교육을 받은 후 자격을 취득하게 된다.

03 1차 보건의료

최근에 보건의료는 이전에 치료를 중시하던 것에서 예방을 중시하는 것으로 변화하고 있고, 전염병보다 비전염성 질환이 증가하고, 보건의료가 국민의 기본 권리로 인식된다. 의료서비스에 대한 관심과 요구가 증가하고 있지만 자원이 부족하고, 의료인의 전문화, 의료의 불균형을 해결하기 위해서는 기존에 병원 · 의원 중심으로 발전해온 보건 의료전달체계에서 벗어나 지역사회 주민의 의료부담을 줄이고 필요시 적절한 장소에서 적절한 의료를 받을 수 있는 새로운 보건의료 전달체계를 개발해야 한다.

1. 1차 보건의료의 배경

세계보건기구(WHO)는 전 인류를 위하여 보건의료의 새로운 접근방법을 모색하였고, 그 결과가 1차 보건의료(Primary Health Care)이고, 지역사회의 각 개인과 가족이 받아들일 수 있고 비용을 지불할 수 있는 방법으로 적극적인 참여하에 쉽게 활용할 수 있는 실제적 접근방법이다.

1) 세계보건기구와 국제연합아동기금(UNICEF)이 공동

1978년 9월 구소련 알마아타(Alma-Ata)시에서 개최한 국제회의에서 "2000년까지 모든 인류에게 건강을 확보 하자(Health for all by The Tear 2000)"의 슬로건을 달성하기 위한 기본적인 전략 중에 하나이다.

- 새로운 보건의료 질서의 필요성이 대두된 배경에는 1960년대 개발도상국들의 국민보건에 대한 각성에 의하여 1970년대 들어 지역사회 의료개념이 대두된 것이 원인이라고 할 수 있다.
- 세계보건기구는 보건의료 질서를 위해서 새로운 접근방법을 모색했으며 이를 1차 보건의료 개념으로 발전시켰다.

2) 우리나라 1차 보건의료

의료공급자보다는 지역사회가 주도적으로 보건의료체계에 대한 책임을 수행하기 위하여 지역사회가 어떻게 결정하는지가 중요하게 된다.

- 우리나라는 1차 보건의료를 수행하기 위하여 보건진료원이 있으며 1차 보건의료를 행하는 기관은 보건소, 보건지소, 개인 의원 등이 있다.
- 최근의 보건의료는 종래의 치료 위주에서 예방 위주로 변화하고 있으며 질병 양상은 전염병보다도 비전염성 질환 위주로 변화하고 있다.

3) 보건의료

국민의 기본 권리로 인식되고 있으며, 국민의 요구가 증대하고 있지만 보건의료자원의 부족과 의료 인력의 전문화, 의료의 불균형 및 종합병원 중심의 의료가 행해지고 있는 것이 현실이며 해결해야 할 문제이다.

- 병원 · 의원 중심으로 발전해온 기존의 보건의료 전달체계만으로는 해결할 수 없으며 지역사회 주민의 건강 확보를 위한 보건의료서비스 추진에도 큰 문제가 된다.
- 지역사회 주민의 의료부담을 줄이고 필요시 가까운 곳에서 적절한 서비스를 받을 수 있는 새로운 보건의료 전달계를 개발하기 위하여 개발도상국은 물론 선진국도 노력하고 있다.

2. 1차 보건의료의 정의

우리나라는 보건의료전달의 개념을 거제지역에서 1969년에 사회개발 보건사업으로부터 시작되었고, 그 후 보건의료전달체계에 관한 모형을 개발하는 등 본격적인 연구 · 검토가 활발해져 1989년 7월 1일부터 전국적으로 보건의료전달체계가 실시되었다. 1차 보건의료를 처음 선언한 알마아타(Alma-Ata) 회의 보다 1977년 9월에 개최한 한국보건개발원 세미나에서 1차 보건의료의 개념을 정의하였다.

1) 보건의료

치료, 예방, 재활 및 건강증진을 포함하는 포괄적 보건의료(Health Care)이다.

- 건강의 결정요소가 복합적이기에 건강 문제가 복잡화되어 해결에 있어 다변적 접근법이 시도되어야 하고 포괄적은 물론 복잡화 되어 가는 시대적 상황에 대한 요구이다.

2) 1차 보건의료의 필요성

포괄적 지역사회 보건사업에 있어서 가장 필수적인 건강요구를 충족시키기 위하여 필요한 사업이다.

- 1차 보건의료 : 주민건강 문제해결을 위하여 최초로 접하는 제도상 관문 역할을 하여(제도상) 예방과 진료기술(기술상)을 적용하여 건강보호를 위하여 1차적으로 관여한다.
- 1차 보건의료 : 지역사회 보건의료라는 포괄적 개념 배경이 필수적이기 때문에 1차 보건의료 개념을 실제 사업에 적용하는데, 가장 기본적인 전략은 지역사회 참여와 개입이 중심이 되어 지역사회 개발사업의 일환으로 통합되어 추진되어야 한다.

3) 우리나라

전국적인 보건의료전달체계가 확립되어 있지는 않으나 자유방임형의 전달체계를 갖고 있으며 그간 여러 가지 모형이 제시되어 왔으며, 1차 보건의료의 정의는 다음과 같다.

- 전 국민을 대상으로 하는 전체 보건의료 전달체계의 하부 기초 보건의료 단위 및 기능이다.
- 일정 지역사회(가정, 부락, 행정리 포함)내 에서 보건의료 요원과 주민의 적극적인 참여로 이루어지는 보건의료 활동이며, 지역사회의 자주적인 활동과 공공보건의료기관의 활동으로 구성된다.
- 지역사회의 기본적 보건의료 욕구를 충족시켜야 하므로 전체 보건의료 스펙트럼에서 예방측에 더욱 치중하고, 전체 지역사회개발계획의 일부로서 이루어짐이 바람직하다.
- 각종 보건의료 요원(의사, 간호사, 기타 보건 요원)의 협동과 주민의 협동으로 이루어지며 각 요원은 치료, 예방 및 기타 기능이 부여된다.

3. 1차 보건의료의 기본조건

1차 보건의료는 누구나 쉽게 이용할 수 있고 적절한 의료서비스를 받을 수 있어 건강한 삶을 영위하는데 도움이 되며, 1차 보건의료의 기본조건은 다음과 같다.

- 지역사회 주민들은 누구나 쉽게 이용할 수 있어야 한다.
- 주민들의 지불 능력에 맞는 의료수가가 제공되어야 한다.
- 건강은 인간의 기본권이며, 지역주민의 기본적인 건강요구에 기본을 두어야 한다.
- 1차 보건의료는 지역사회개발사업의 일환으로 이루어져야 한다.
- 주민과 보건 의료팀과의 접근성과 수용성이 필요하다.
- 더 높은 차원의 의료가 필요한 경우를 위한 후송의뢰체계가 잘 이루어져야 한다.
- 의사, 간호사뿐만 아니라, 보건 의료팀을 통한 접근이 이루어져야 한다.
- 기본적이고 보편적 · 포괄적인 지역사회 건강문제를 관리한다.
- 간호사와 주민과의 교량역할은 주민을 위해 봉사하고자 하는 활동적인 사람이 적합하다.
- 지역사회주민의 적극적인 참여가 필요하고, 1차 보건의료가 성공하기 위한 가장 중요한 요건이다.
- 지역사회에서 가장 흔한 질병관리를 우선시 하며 예방을 중요시 한다.
- 주민과 가장 가까운 거리에서 계속적인 건강관리를 해야 한다.

4. 1차 보건의료의 성과

1차 보건의료는 건강은 인간의 기본권으로 인식하여 기본 보건의료서비스에 대한 접근도와 이용도를 향상시켰으며, 건강은 소비하는 것이 아닌 생산하는 것이라는 개념을 사람들로 하여금 인지하는 성과를 가져왔다.

- 1차 보건의료에 대한 세계적 성과로는 1978년 1차 보건의료에 관한 알마아타 선언에서 2000년까지 세계 모든 인구를 건강하게 하자는 슬로건을 내걸고 세계의 많은 나라들이 이를 달성하기 위해 노력했으며, 1차 보건의료에 관한 알마아타 선언에 서명한 국가는 우리나라를 포함한 134국이었다.
- 국가들은 1차 보건의료 개념과 전략을 수용하고 각국의 실정에 맞게 최선을 다하여 2000년까지 전 인류를 건강하게란 슬로건을 실천에 옮기기로 하였다.
- 알마아타 선언이 완벽히 달성되었다고 할 수는 없지만 많은 성취를 이루었으며, 사회 · 경제 · 문화 · 의료적 상황의 변화를 고려해 1차 보건의료는 건강증진을 위한 방향으로 맞추어져야 할 것이다.

제3장
병원의 이해

01 병원의 역사
02 병원의 정의 및 분류
03 병원조직의 기능과 역할
04 병원업무의 특성

세계보건기구(WHO)는 병원의 정의를 지역사회 및 의료조직에서 불가결한 역할을 수행하는 기관으로서 질병의 치료와 예방, 진단, 재활 및 보건교육, 의학연구를 수행하는 기관이다. 기능적 정의는 환자를 진료 및 치료할 수 있는 시설과 인력을 갖추고 진단, 치료, 재활, 예방을 포함한 의료서비스를 제공하며, 의료 인력의 교육·훈련과 의학연구를 수행하는 하나의 공식적 사회조직이고 병원의 분류에는 영리추구 여부에 따른 분류, 교육기능에 따른 분류, 설립주체에 따른 분류, 입원기간에 따른 분류가 있다.

01 병원의 역사

우리나라의 근대병원은 19세기 말엽 조선이 외부세계에 문호를 개방하면서 서양의 의료제도를 도입하는 가운데 현재와 같은 보건의료체계의 구축에 핵심적인 역할을 하였는데, 그동안 경제발전을 비롯한 사회 각 부문의 변화와 함께 의학지식과 기술의 발전, 의료보험 제도와 같은 사회보장 체계의 도입 등 보건의료 부문의 획기적인 변화로 병원의 조직구조나 사회적 기능역할 등도 계속하여 변화를 요구하고 있다.

보건의료 전반에 대하여 향후의 나아갈 방향제시를 위하여 병원역사에 대한 종합적이고 체계적인 정리작업이 필요하다.

1. 병원의 발전

현대병원은 의학의 발달과 사회적 상황에 의하여 20세기 이후에 본격적으로 나타났고 병원은 고대 문명 때부터 존재하였고, 고대에는 신전이 병원의 역할을 겸하였으며 로마시대에는 나환자, 맹인, 빈민 환자, 신체장애자를 위한 수용시설이 있었다.

1) 중세기

의료는 귀족의 특권이었으며 병원은 환자를 진료하고 치료하기보다는 고아, 노인, 불구자, 빈민을 수용하는 시설에 불과하였고 불결하며 혼잡하고 비위생적인 곳이었다.

- 문예부흥과 종교개혁이 일어난 후에 자선병원이 많이 설립되었다.
- 병원에서 의사가 진료를 하면서부터 의료시설로서의 기능을 가지게 되었다.
- 18세기 시민혁명과 산업혁명 이후에 평민과 노동자를 위한 의료시설이 많이 설립되었다.
- 병원의 수가 급증함에 따라 환자의 간호를 잡역부가 담당하기도 하였다.

2) 19세기 중반

영국의 간호사 나이팅게일이 과학적 의료, 직업적 간호제도, 의료를 중심으로 한 병원관리, 인간적 간호 등을 주장한 계기로 근대적인 병원의 개념이 시작되었다.

- 소독, 마취법 등이 발견되어 외과적 수술법이 발전하여 부유계층도 병원을 이용하게 되었다.
- 19세기 말부터 20세기 과학의 발전은 의학의 발전에 크게 기여하였고 병원의 기능도 변하였다.
- 내과, 외과, 세균학, 병리학, 생리학 등의 발전으로 임상검사기능이 생겨나고 X-선의 발전은 방사선검사를 가능하게 하였으며, 의학이 발전함에 따라 병원이 의학과 의료의 중심지가 되었다.

2. 우리나라 병원의 발전

고려시대에 국립기관으로서 의약과 치료를 담당하는 태의감이 있었고, 조선 전기에는 의료시설로서 제생원, 혜민국, 동서활인원 등이 있어서 왕실과 서민의 의료도 담당하였고 이들은 한방 의료를 시행하는 시설이었다.

1) 한국 최초의 서양식 병원

1885년에 설치된 광혜원은 같은 해에 제중원으로 바뀌었고, 1904년에 세브란스병원으로 개편되었으며, 1899년 최초의 관립의학교인 내부병원이 설립되어 내부보시원, 광제원으로 불리다가 대한의원으로 이관되었다. 대한의원은 1910년에 총독부의원으로 개칭되었고, 1928년 경성제국대학 의학부 부속의원으로 개편되었다.

2) 일제강점기 시대

각 지방에 도립병원이 설립되었고 광복 이후에는 국립병원으로 국립의료원, 국립정신병원, 국립결핵병원, 국립나병원 등이 설립되었으며, 일반병원은 민간에 의하여 많이 설립되었다. 1909년 자혜의원이 운영되어 극빈자의 질병을 구제하였고, 처음에는 3개 지방에 설립되었고 다음해 10개 지방에 증설되었다. 그 뒤 시 · 도립 병원으로 발전하게 되었다.

02 병원의 정의 및 분류

미국병원협회는 병원의 정의를 최소한 6개 병상을 구비하고 조직화된 의사들이 환자를 진단·치료하며, 등록간호사의 지도·감독 하에 지속적인 간호서비스를 하도록 인증을 받은 기관이라고 하였다.

1. 우리나라 의료법

병원을 의료인이 공중 또는 특정 다수인을 위하여 의료·조산의 업을 행하는 곳이라 정의하고 있으며, 의료기관은 상급종합병원, 전문병원, 종합병원, 병원·치과병원·한방병원, 요양병원, 의원·치과의원·한의원, 조산원 등 일곱 가지로 분류하고 있다(「의료법」 제3조).

병원은 환자를 진단, 치료, 재활, 예방하기 위하여 필요한 시설과 인력을 갖춘 곳이며, 의료인을 교육시키고 의학연구를 수행하는 공식적인 사회조직이라고 할 수 있다.

2. 병원의 어원

병원의 어원은 Hosipital로 라틴어인 Hospes에서 기인하였다. Hospes는 방문객 혹은 방문객을 맞이하는 사람이라는 뜻이며, '손님을 맞기 위한 숙소' 의미인 Hospitalia는 프랑스에서 Hospital로 변하였다.

- 영국은 14~15세기경 노인과 허약하고 어려운 사람을 위해 머무르게 하였는데 아직도 병원을 Infirmary라고 한다.
- 16세기 이후에는 아프거나 다친 사람들에게 내과적, 외과적 치료를 하는 기관으로 정의하였다.
- Hospital은 Hospice, Hospitality, Host, Hostel, Hotel과 연관이 있다.

1) 우리나라

1885년에 서양 의료가 도입되어 광혜원, 광제원, 제중원 등 혜택을 베풀거나 구제하는 개념으로 하다가 20세기에 들어서 대한의원, 자혜의원 등이라고 하였고 이후에 병원(炳院)이라고 하였다.

2) 중국과 대만

중국과 대만은 병원을 의원(醫院)이라고 하고, 일본은 우리나라와 같이 병원이라고 하며, 현재는 의료와 병원의 기능이 다양해졌기에 의료조직(Health Care Organization)이라고도 한다.

3) 세계보건기구

최소한 1명 이상의 의사가 지속적으로 근무하면서 입원환자를 위한 시설을 구비하고 진료와 간호를 하는 것이라고 정의하고 있다.

- 과거에는 사회적 기능을 포함한 의료조직의 불가결한 역할을 수행하는 기관으로서, 지역사회주민들에게 치료와 예방을 통합하는 총괄적인 의료를 서비스하고, 외래진료 활동에 있어서는 가족의 건강증진은 물론 가정환경 개선의 노력까지를 범주에 넣어 의료종사자들의 훈련과 생물-사회학적인 연구의 중심기관이라고 정의 하였다.

3. 병원의 분류

병원은 영리추구 여부, 교육기능, 설립주체, 입원기간 등에 따라서 여러 가지로 분류된다.

1) 영리추구 여부 따른 분류

의료는 비영리적 성격(non profit motive)을 가지므로 부가가치세가 면제된다. 현재 우리나라에서 개인병원을 제외한 각급 병원(「의료법인과 의료법」 제33조 제2항 제4호에 따라 의료기관을 개설한 비영리법인)은 의료업을 할 때 영리를 추구하여서는 아니 된다(「의료법 시행령」 제20조).

① 영리병원(for Profit Hospital) : 이윤추구를 목적으로 개인 또는 법인이 설립 · 운영하는 병원이며, 개인 또는 법인이 이윤추구를 목적으로 운영하는 병원이다.

- 개인병원이나 영리법인이 개설한 병원에서 이익이 생기면 이를 가져갈 수 있다.
- 우리나라에서 영리법인을 허용하자는 주장이 일고 있으나 아직까지 허용되지 않고 있다.

② 비영리병원(Not for Profit Hospital) : 종교기관, 비영리기관, 국가 등이 설립하여 운영에 필요한 정도의 병원비를 받는 것을 목표로 설립한 병원이다.

- 교회 또는 다른 비영리기관에 의해 운영되는 병원이다.
- 재단법인, 사회복지법인, 학교법인 등이 병원을 개설 운영할 수 있다.

2) 교육기능에 따른 분류

병원의 주 기능은 진료이지만 의료인을 양성하기 위해서는 병원에서 직접 환자를 진료하면서 교육한다.

① 의과대학생, 간호대학생 등의 임상교육(臨床教育, Bedside Teaching)은 직접 환자를 진료하면서 교육하여야 한다.

- 의과대학생과 간호대학생 등의 임상교육과 전공의 수련을 위하여 병원은 필수불가결하다.
- 전공의 수련을 위한 장소로 병원은 필수적이다.

② 의학·한의학 및 치의학 등 의학계열이 있는 대학의 경우에는 부속시설 중 부속병원을 갖추어야 하지만 교육에 지장이 없는 범위 안에서 다른 병원에 위탁하여 실습할 수 있다(대학설립 운영규정 제4조).

③ 보건복지부장관의 지정을 받아 전공의를 수련시키는 의료기관으로 수련병원[9](Training Hospital)이 있다.

3) 설립주체에 따른 분류

병원설립의 주체가 누구냐에 따라 공공병원, 국공립병원, 사립병원으로 구분할 수 있다.

① 공공병원 : 정부투자기관, 특수법인 등 공공단체에서 설립·운영하는 병원이다.

- 특별법에 의한 특수법인병원, 한국보훈복지의료공단에서 운영하는 보훈병원 등이 있다.

② 국공립병원(Public Hospital) : 국민보건의 향상과 국민의료를 위하여 국가 또는 지방자치단체에서 설립, 운영하는 병원이다.

- 국립병원(국립의료원, 경찰병원 등), 시립병원, 도립병원, 보건의료원인 공립병원 등이 있다.

③ 사립병원(Private Hospital) : 민간이 설립·운영하는 병원이다.

- 학교법인, 재단법인, 사단법인, 사회복지법인, 의료법인 등 각종 법인이 설립·운영하는 법인병원과 의료인이 설립, 운영하는 개인병원으로 구분된다.

---

9) 수련병원(training hospital) : 전문의 수련 및 자격인정 등에 관한 규정 제2조 제4호에 의거하여 보건복지부장관의 지정을 받아 전공의를 수련한다.

4) 입원기간에 따른 분류

입원기간에 따라 단기병원과 장기요양병원으로 구분한다.

① 장기병원(Long Term Care Hospital) : 일반적으로 90일 이상의 진료가 필요한 만성적인 신체적 · 정신적 질환을 치료하기 위한 병원이다.

② 단기병원(Short Term General Hospital) : 일반적으로 30일에서 90일 이내의 중증의 급성질환이나 상해를 치료하기 위해 단기간의 진료를 하는 병원이다.

5) 의료법에 따른 분류

우리나라 의료법(제3조)에서는 병원을 크게 의원급 의료기관, 조산원, 병원급 의료기관, 종합병원, 상급종합병원, 전문병원, 요양병원 등으로 구분한다.

① 의원급 의료기관 : 의사, 치과의사 또는 한의사가 주로 외래환자를 대상으로 각각 그 의료행위를 하는 의료기관이다. 종류는 의원, 치과의원, 한의원이 있으며 진료에 지장이 없는 시설을 갖추고 외래진료 업무를 수행하는 의료기관이다.

② 조산원 : 조산사가 조산과 임부, 해산부, 산욕부 및 신생아를 대상으로 보건활동과 교육, 상담을 하고 보건과 양호지도를 행하는 곳으로서 조산에 지장이 없는 시설을 갖춘 의료기관이다.

③ 병원급 의료기관 : 의사, 치과의사 또는 한의사가 각각 의료를 행하는 곳으로서 입원환자 30인 이상을 수용할 수 있는 시설을 갖추고, 주로 입원환자에 대하여 의료를 행할 목적으로 신설하는 의료기관이다. 다만, 치과병원의 경우에는 입원환자의 제안을 받지 아니한다. 종류는 병원, 치과병원, 한방병원, 요양병원이다.

④ 종합병원 : 종합병원의 요건은 다음과 같다.

- 100개 이상의 병상을 갖춰야 한다.
- 100병상 이상 300병상 이하인 경우 : 내과, 외과, 소아청소년과, 산부인과 중 3개 진료과목, 영상의학과, 마취통증의학과와 진단검사의학과 또는 병리과를 포함한 7개 이상의 진료과목을 갖추고 각 진료과목마다 전속하는 전문의를 두어야 한다.
- 300병상을 초과하는 경우 : 내과, 외과, 소아청소년과, 산부인과, 영상의학과, 마취통증의학과, 진단검사의학과, 또는 병리과, 정신과 및 치과를 포함한 9개 이상의 진료과목을 갖추고 각 진료과목마다 전속하는 전문의를 두어야 한다.
- 종합병원 : 필수진료과목 외에 필요하면 추가로 진료과목을 설치 · 운영할 수 있으며, 필수진료과목 외에 진료과목에 대하여는 해당 의료기관에 전속하지 아니한 전문의를 둘 수 있다.

⑤ 상급종합병원 : 보건복지부 장관은 다음의 요건을 갖춘 종합병원 중에서 중증질환에 대하여 난이도가 높은 의료행위를 전문적으로 하는 종합병원은 상급종합병원으로 지정할 수 있다. 그 조건은 다음과 같다.

- 보건복지부령으로 정하는 20개 이상의 진료과목을 갖추고 각 진료과목마다 전속하는 전문의를 두어야 한다.
- 전문의가 되려는 자를 수련시키는 기관이어야 한다.
- 보건복지부령으로 정하는 인력 · 시설 · 장비 등을 갖춰야 한다.
- 질병군별 환자 구성비율이 보건복지부령으로 정하는 기준에 해당해야 한다.

⑥ 전문병원 : 보건복지부 장관은 병원급 의료기관 중에서 특정 진료과목이나 특정 질환 등에 대하여 난이도가 높은 의료행위를 하는 병원을 전문병원으로 지정할 수 있다. 그 조건은 다음과 같다.

- 특정 질환별 · 진료과목별 환자의 구성 비율 등이 보건복지부령으로 정하는 기준에 해당되어야 한다.
- 보건복지부령으로 정하는 수 이상의 진료과목을 갖추고 각 진료과목마다 전속하는 전문의를 두어야 한다.

⑦ 요양병원 : 의료법에서 의료기관 종별로 분류하는 의료기관이다. 주로 장기입원을 목적으로 운영되는 병원으로 입원료 체감제와 입원료 등을 일반병원과 달리하여 장기입원이 용이하게 운영되는 의료기관으로 현재 전국에 병상수가 과잉상태에 있다.

6) 건강보험 요양급여 절차에 따른 분류

국민건강보험의 가입자 또는 피부양자가 요양급여를 받고자 할 때 준수해야 할 제도적 절차에 따른 분류방법이다.

① 국민건강보험법에 따르면 요양급여는 1단계 요양급여와 2단계 요양급여로 구분한다.

- 1단계 요양급여 :「의료법」제3조의 4에 따른 상급종합병원(이하 '상급종합병원'이라 한다)을 제외한 요양기관에서 받는 요양급여(건강진단 또는 건강검진을 포함한다)이다.
- 2단계 요양급여 : 상급종합병원에서 받는 요양급여이다.

② 요양급여에 따라 상급종합병원과 요양기관으로 분류할 수 있다(「국민건강보험법」 제40조 제2항 「국민건강보험법 시행규칙」 제8조).

7) 제공되는 의료서비스 기준에 따른 분류

의료서비스 기능에 따라서 일반병원과 특수병원으로 구분한다.

① 일반병원(General Hospital) : 다양한 환자들을 진단, 치료, 외과적 수술을 하는 병원이며, 제한된 치료를 하는 경우는 제외된다.
② 종합병원 중의 특수병원(Specialty Hospital) : 특정질환(정신병원, 결핵병원, 나병원), 특정장기(안과병원), 특정집단(어린이병원, 여성병원, 산재병원, 노인병원)을 대상으로 특수 서비스를 하는 병원이다.
③ 병원의 역할과 기능에 따라서 2차 진료병원과 3차 병원으로 구분하기도 한다.

8) 노인복지법에 따른 노인전문병원

「노인복지법」 제34조에서 노인전문병원은 주로 노인을 대상으로 의료를 행하는 시설이다.

① 노인전문병원은 의료법에 의한 의료기관을 개설할 수 있는 자(치과의사와 조산사를 제외한)가 시 · 도지사의 허가를 받아 설치할 수 있다(제35조 제2항).
② 노인전문병원의 관리 · 운영은 의료법의 규정을 준용하되 「의료법」 제3조 제2항의 규정에 의한 의료기관 중 요양병원으로 본다(제35조 제4항).
③ 노인전문병원의 입소대상자는 노인성 질환으로 인하여 치료 및 요양을 필요한 자, 임종을 앞둔 환자이다.

9) 병원운영 형태에 따른 분류

우리나라는 병원에 근무하는 의사들은 대부분 봉급을 받는 전임의사들이나 미국에서는 개원하는 의사들에게도 개방하여 자기 환자를 입원시키거나 수술을 하도록 하고 있는데 이런 병원을 개방형 병원(open hospital)이라고 한다.

- 지역사회병원(Community Hospital) : 미국 연방정부에서 설립 · 운영하는 병원이 아니면서 단기간 일반 또는 전문 진료를 하는 공공병원이다.
- 전문진료 병원 : 어린이병원, 부인병원, 안과병원 등 전문 진료를 하고, 평균 재원기간이 30일 이내인 요양병원도 지역사회병원에 해당할 수 있다.

10) 의료기관 종류 구분 및 개정계획

현재 의료기관의 병상수를 기준으로 의원(30병상 미만), 병원(30병상 이상), 종합병원(100병상 이상)으로 구분하고, 종합병원 중 교육기능을 수행하는 대학 병원급을 종합전문요양기관으로 인정하는 4단계로 운영하고 있다.

- 정부는 앞으로 3단계(의원, 병원, 종합전문병원)로 조정하고 병원을 전문병원 · 요양병원 · 재활병원 등 다양한 기능을 중심으로 종별구분에 추가할 방침이다.
- 병원과 종합전문요양기관 사이에서 진료활동 기반이 위축되고 있는 종합병원을 기능 중심으로 재편성하여 경쟁력을 재고시키는 한편 의료서비스의 질적 수준도 향상시켜나갈 계획이다.

03 병원조직의 기능과 역할

병원은 의원과 달리 입원환자를 진단하고 치료하고, 의원이 의뢰한 환자를 주 대상으로 예방업무와 건강상담 등을 하며, 외래진료를 통한 입원진료이며 2차 진료와 3차 진료를 담당하고 있다.

- 현대적 병원은 의료센터기능, 즉 진단, 치료, 예방, 재활 등 여러 가지 활동을 종합적으로 하며, 재가진료, 호스피스케어, 장기진료, 요양병원, 통원수술 등 여러 가지 기능을 가지고 연구기능, 즉 임상의학적 연구, 새로 개발된 약품의 임상시험(clinical trial)과 같이 의학적 연구를 하며 동시에 교육기능(연수교육, 전공의수련, 학생교육, 의사의 평생교육 등을 총괄적으로 담당)과 지역사회봉사의 기능을 갖는다.
- 병원의 기능 중에서 특히 공익성이 강조되며, 근래에 유럽을 중심으로 건강증진병원(Health Promoting Hospital) 활동이 활발하다.
- 병원이 지역사회의 건강증진 활동의 중심이 되고자 하는 움직임이다.

1. 단계별 진료

병원의 진료에는 단계별로 1차, 2차, 3차 진료로 나누어지며 다음과 같다.

1) 1차 진료(Primary Care)

환자가 의료서비스를 받고자 할 때 처음으로 진료 받는 곳으로 개원을 하는 일반의, 가정의, 일반내과의사 또는 소아청소년과 의사 등이 담당하며 진료 후에 필요하다고 판단되면 전문의에게 의뢰(referral)하게 된다.

2) 2차 진료(Secondary Care)

1차 진료를 담당하는 의사로부터 의뢰 또는 이송되어 해당분야의 전문의(specialist)가 진료하는 것이며, 1차 진료보다 더 전문적인 지식과 기술 그리고 장비를 요구한다.

3) 3차 진료(Tertiary Care)

전문화된 의료시설에서 고도로 복잡한 시술이나 최신의 치료 등 전문화된 진료이며, 분과전문의 혹은 세부전문의(sub specialist)가 담당하게 된다.

2. 클리닉과 진료실

클리닉(Clinic)은 환자에게 육체적 또는 정신적 문제에 대한 의료상담이나 치료서비스를 제공하는 장소로 상담소, 진료소라고도 하지만 우리나라에서는 의원을 클리닉이라고 하고, 병원도 클리닉이라는 용어를 사용한다.

1) 서양에서 클리닉

소아청소년과, 외과, 정신과, 산부인과 등 의사의 지도감독 하에 외래환자를 대상으로 진료하는 병원의 행정단위이다. 우리나라는 의원 인 의료기관을 서양에서는 의사의 진료실이라는 의미로 Dr's Office이라고 하는데, 의사가 병원이나 요양병원 등과 같이 각급 의료기관이 아닌 다른 곳에서 외래진료하는 곳이다.

2) 우리나라에서 클리닉

진료실을 클리닉이라고 하는데 혼동하기 쉬우나 외래수술센터, 항암치료, 신장투석 등은 클리닉에 해당하지 않는다.

3. 입원진료와 외래진료

환자의 상태와 질병의 경중에 따라 응급을 요하지 않는 통원환자들은 입원을 하지 않고, 병원의 외래에서 하는 진료를 외래진료(Ambulatory Care)라 하며, 입원진료와 외래진료로 나누어지며 내용은 다음과 같다.

1) 입원진료

의학적 관찰, 진단, 수술, 치료, 간호 등을 위하여 병원에 입원서비스(Inpatient Care)를 받도록 환자(Inpatient)를 입원하여 진료한다.

2) 외래진료

병원의 외래(Out Patient Deparment : OPD)에서 하는 진료로 응급을 요하지 않는 통원환자들을 대상으로 진료한다.

4. 통원수술과 외래수술

1) 통원수술

병원 또는 통원수술센터의 수술실, 방광경실, 내시경실, 심장도자실, 레이저실 등에 내원하여 하는 예약된 수술 또는 비수술적 처치이며, 치과시술, 유산시술, 신경차단 등 가벼운 시술은 포함되지 않는다.

2) 외래수술

병원에서 경중에 관계없이 하룻밤을 보내지 않고 입원환자 수술실 또는 외래에서 하는 수술적 치료이며, 통원수술(Ambulatory Care)과 외래수술(Outpatient Surgery)을 같이 혼용하여 사용한다.

5. 응급진료

위급한 환자를 즉각적으로 진료하기 위하여 24시간 응급의료센터를 운영하고, 위급한 환자나 외래진료 시간 이후에 발생하는 환자를 대상으로 한다.

6. 단위기능별 업무

병원은 숙박업과 진료를 합해 놓은 것이며, 진료는 이를 지원하기 위한 행정업무, 간호업무 등이 필요하다.

1) 진료업무(Medical Care)

의사가 환자를 진찰하고 치료하는 업무이다.

2) 진료지원업무(Professional Service)

진료업무를 지원하는 영양, 약품, 의무기록, 약제, 사회사업, 의료공학 등의 서비스이다.

3) 간호(Nursing Care)

드레싱하기, 대소변과 배뇨, 관장, 목욕, 피하 · 근육 · 정맥주사, 세척, 경비영양법(코를 통한 영양공급), 산소호흡, 붕대감기, 주사, 체온이나 맥박 · 혈압측정 등의 업무로 환자의 시중, 건강 및 복지의 증진을 하는 간호서비스이다.

4) 행정업무(Administrative Services)

기획, 감사, 총무, 인사, 재무, 보험, 홍보, 시설, 영선, 구매, 원무 등 환자를 진료하는데 있어서 필요한 각종 행정업무(Administrative Services)이다.

7. 병원조직의 횡적 및 종적분류

병원조직은 과업기능과 관리통제기능에 따라 각각 횡적조직과 종적조직으로 분류될 수 있다.

- 횡적조직 : 과업기능에 따라 분화되는데 임상진료(각 진료과와 간호부), 중앙진료(약제, 방사선, 임상검사, 특수검사, 영양, 재활치료), 관리사무(인사, 원무, 구매, 보험, 재무, 관리, 시설), 교육연구이다.
- 종적조직 : 관리통제기능에 따라 분화되는데 최고경영자, 중간관리자, 감독자, 일선관리자 등이 해당한다.

8. 병원조직의 구성원

의료인, 의료기사, 행정사무 인력, 기술 인력, 기능 인력, 기타 전문 인력이 있다. 병원조직의 구성원은 〈표 3-1〉과 같다.

〈표 3-1〉 병원조직의 구성원

병원조직	구성원
의료인	의사, 간호사, 치과의사, 조산사, 한의사
의료기사 및 유사 인력	물리치료사, 치과위생사, 의무기록사, 영양사, 방사선사, 임상병리사, 작업치료사, 치과기공사, 언어치료사, 청각치료사, 사회복지사, 핵의학기사 등
행정사무 인력	사무원, 사무보조원, 병원행정사, 행정관리자 등
기술 인력	의공기사, 환경관리, 의료정보관리자, 기계 · 건축 · 전기, 통신기술자 등
기능 인력	간호조무사, 경비, 청소, 요리, 세탁, 운전, 배식, 영안, 교환, 목공, 보일러공, 원예공, 비서, 주차장관리 등 기능 · 노무인력 등을 하는 기능 인력
기타 전문 인력	물리학자, 심리학자, 법의학자 경영학자 등 특정 전문가

04 병원업무의 특성

서비스는 일반적으로 눈으로 확인이 가능하고 만질 수 있는 유형재 및 재화와 대비되는 개념이다. 서비스의 종류가 다양하고 같은 종류의 서비스 간에도 이질적인 요소가 있으며, 사회발전과 과학기술의 고도화로 인해 새로운 종류의 서비스가 계속 개발되고 있다.

1. 서비스를 정의하는 관점

학자들에 따라 다양한 의견을 제시하고 있으며, Kotler는 서비스는 어느 한쪽 편이 상대편에게 제공하는 행위나 편익으로써 한 집단에게 제공할 수 있으며, 본질적으로는 서비스는 무형성이기에 서비스의 생산은 제품과 연결될 수도 있고, 그렇지 않을 수도 있다.

1) 의료서비스 분야

일반서비스와 달리 고도의 전문교육 과정을 거쳐 일정한 자격 또는 면허를 취득한 전문가들이 행하는 진료행위 과정 및 시스템으로, 진료행위는 병을 치료하는 행위로서 예방적 처치 및 이미 걸린 질병을 치료하는 행위이다.

- Andreasen : 의료서비스는 질병으로 인한 치료뿐만 아니라 만성적인 질병에 대한 예방을 포함하는 예방적 의료서비스와 치료적 의료서비스를 모두 포함한다.

2) 병원의 의료서비스

의료의 본질적 행위인 진단, 진료(처방 및 투약)뿐만 아니라 의료행위로 인해 부가적으로 생성되는 의료외적 행위들을 개념화한 것이며, 사람을 수혜대상으로 하는 지적전문업이다.

- 병원 : 'Hosoital'의 어원이 'Hotel'과 동일한 어원에서 비롯된 것처럼 의료서비스도 고객의 욕구충족을 위한 유형, 무형의 활동을 제공하는 서비스 산업의 특징을 가지고 있다.

3) 병원에서 환자를 대상으로 하는 서비스

병원은 인간 중심적이기에 서비스 질이 전적으로 직원들의 손에 달려 있으며, 표준화가 힘들고 생산과 소비가 동시에 일어나며 소비자가 참여하는 상황에서 서비스 질을 직접적으로 통제하기는 매우 힘들므로 직원에게 자발적으로 서비스 질을 향상시키고 유지하는 의식을 심어주는 것이 절대 필요하다.

- 소비자 지향적인 서비스 문화가 병원내부에 정착하게 되면 직원들은 직위 고하를 막론하고 서비스 질의 향상에 대한 기대감과 책임감을 가지게 되며, 자기 자신이 병원의 경영자이고 병원을 대표하는 존재라는 인식을 갖게 되므로 소비자에게 더욱 친절해지며 맡은바 직무를 성실히 수행하게 된다.
- 예기치 못한 상황이 발생해도 자신이 자발적이며, 적극적으로 대응하여 문제를 해결하려고 애쓰는 것이 결국 서비스 병원의 수익성을 창출하게 되는 원동력이 된다.

2. 기능적 · 조직적 특성

병원업무의 특성은 기능적인 특성과 조직적인 특성으로 나누어지는데, 내용을 정리하면 다음과 같다.

1) 기능적 특성

의료서비스의 비영리 및 공공재적인 특성으로 의료기관은 일반기업 보다 사회적인 관심이 집중되고 규제의 대상이 된다.

- 의료서비스 : 특성상 대량생산이나 주문생산이 불가능하고 저장 · 기계화 또는 자동화가 어려우며 서비스에 대한 품질관리가 어렵다.
- 의료행위 : 고도의 전문성에 의한 판단과 인간적 행위를 통한 노동집약적 행위이며, 더불어 각종 재료나 시설, 장비 등이 매우 다양하고 복잡하다.
- 업무특성상 : 고도의 윤리성과 인간애를 필요로 하며, 업무수행 과정이 응급을 요하는 상황에서 신속한 판단과 즉각적인 처리를 해야 할 경우가 많다.
- 의료기관 : 1일 24시간, 그리고 1년 365일 지속적인 진료를 제공해야 한다.

2) 조직적 특성

의료기관은 고도로 자본집약적이면서 노동집약적인 특성을 가지고 있다.

- 의료서비스 : 특성상 대량생산이나 주문생산이 불가능하고 저장, 기계화 또는 자동화가 어려우며 서비스에 대한 품질관리가 어렵다.
- 의료행위 : 고도의 전문성에 의한 판단과 인간적 행위를 통한 노동집약적 행위이며, 더불어 각종 재료나 시설, 장비 등이 매우 다양하고 복잡하다.
- 업무특성상 : 고도의 윤리성과 인간애를 필요로 하며, 업무수행 과정이 응급을 요하는 상황에서 신속한 판단과 즉각적인 처리를 해야 할 경우가 많다.
- 의료기관 : 1일 24시간, 그리고 1년 365일 지속적인 진료를 제공해야 한다.

3. 병원의 서비스

의료서비스는 진단, 치료 등의 의료행위로 부가적으로 생겨나는 외적 행위들에 대한 것으로 사람을 대상으로 한다.

- 진료와 교육, 연구 등 다양한 운영목적을 가지고 있다.
- 사회봉사기관으로서의 공익성을 추구하는 반면 사업체로서 이윤추구를 해야 하므로 경영상 목적이 상충되는 측면이 있다.
- 의료기관의 인력은 다양한 교육배경을 가진 전문 인력들로 구성되어 있으며, 면허나 자격을 보유한 인력이 중심이고 여성인력의 구성비가 높다.
- 핵심구성원인 전문직들의 경우 상대적으로 자율성에 대한 요구가 크고 전문지식에 의거하여 판단하는 경향이 강하기 때문에 통제와 조정이 어려운 집단이다.
- 조직체계와 의사결정 과정이 행정관리체계와 진료체계로 이원화되어 있어 갈등의 소지가 있다.
- 다양한 직종들로 구성되어 있기 때문에 조직구조 간에 갈등요인이 상존하며, 업무의 긴급성과 낮은 대체성으로 업무수행에 따른 스트레스의 강도가 높다.
- 서비스 대상이 인간이고 사람에 따라 서비스 내용이 각기 다르기 때문에 서비스의 질을 평가하기가 용이하지 않아 조직구성원의 업적을 평가하기가 어렵다.

1) 서비스

사람에게 편리함을 제공하는 하나의 상품을 판매하는 것으로 일반적으로 유형재나 재화와는 내용면에서 대비되는 개념이다.

- 서비스의 종류 : 매우 다양하고 같은 종류의 서비스 간에도 이질적인 요소가 있다.
- 사회발전과 과학의 발달은 인간의 욕구를 다양화 시켜서 새로운 종류의 서비스가 계속 생겨나고 있다.

2) 서비스를 정의하는 관점

학자들에 따라 다르며 의료서비스 분야는 일반서비스와 달리 고도의 전문교육 과정을 거쳐 일정한 자격이나 면허를 취득한 전문가들이 행하는 예방이나 치료행위의 과정 및 시스템이다. 서비스 종류의 정의는 〈표 3-2〉와 같다.

① 병원에서 환자 또는 보호자들은 의료서비스에 대해 친절한 쪽 또는 친절하지 않은 쪽으로 극한 감정을 지니고 있는 경우가 많고, 육체적 · 정신적으로 힘들어 하며 불안해하는 환자나 보호자를 돕고자 하는 마인드가 중요하며, 의료서비스를 행하는데 있어서 매우 중요한 마음가짐이 될 것이다.

② 환자 혹은 보호자가 의료서비스를 만족하면 차후 병원에 내원할 경우 다른 병원으로 가지

않고 다시 방문할 것이며, 다른 사람에게 해당 병원에 대한 친절한 이야기로 환자를 추천하는 등의 행위로 병원의 이미지를 상승시킬 수 있는데 곧 병원의 수익창출로 이어지게 된다.

〈표 3-2〉 서비스 종류의 정의 설명

서비스 종류	서비스 종류의 정의 설명
Kotler의 서비스 정의	어느 한쪽이 상대에게 제공하는 행위나 편익으로 한 집단에게 제공할 수 있으며, 본질적으로 서비스는 무형성을 가지기에 서비스의 생산은 제품과 관련 있을 수도 있고 그렇지 않을 수도 있다.
Andreasen의 의료서비스 정의	질병으로 인한 치료뿐만 아니라 만성적인 질병에 대한 예방을 포함하고, 예방적 의료서비스와 치료적 의료서비스를 포함한다.

3) 병원서비스 질의 구성요소

병원서비스(Service Quality)의 질은 〈표 3-3〉과 같이 요소에 의하여 결정된다.

〈표 3-3〉 병원서비스 질의 구성요소

병원서비스 질	구성요소
유형물(Tangibles)	병원시설이나 장비, 인쇄물 등이다.
능력(Competence)	의료에 대한 고도의 서비스 제공에 필요한 지식과 기술의 확보 등이다.
예의(Courtesy)	친절함, 공손함과 사려깊음, 존경심 같은 예의 등이다.
안전성(Security)	위험이나 의구심으로부터의 해방 등이다.
접근성(Access)	장소, 시간 등 의료서비스를 이용하기 수월해야 한다.
신뢰성(Reliability)	약속된 의료서비스를 적절하고 믿을 수 있게 수행해야 한다.
반응성(Responsiveness)	소비자를 미루지 않고 즉시 돕고자 하는 자세를 가져야 한다.
믿음(Credibility)	솔직함과 진실성을 가져 믿음을 줄 수 있어야 한다.
커뮤니케이션(Communication)	소비자와 원활한 의사소통이 이루어지고 정보를 제공하여 소비자의 요구에 귀 기울여야 한다.
환자 중심의 마인드(Understanding The Ustomer)	소비자의 마음이나 요구를 이해하고, 들어주기 위하여 노력하는 자세가 필요하다.

4) 병원서비스 문화의 과제

병원서비스의 질을 향상시키기 위해서는 경영자가 직원을 지속적으로 교육시켜 환자를 위한 서비스의 중요성을 알리고 병원서비스에 대한 명확한 사고방식이 확립되어야 한다.

- 병원조직원 모두가 고객을 최우선시 해야 한다.
- 양질의 서비스를 제공한 조직원에게 적절한 보상을 하여 계속 양질의 서비스를 제공하게 하고 다른 사람은 본받는 문화가 병원전체에 정착하게 한다.

제4장
진료서비스 관리하기

01 진료서비스의 관리
02 진료비 및 보험관리
03 병원생활의 관리

01 진료서비스의 관리

1. 병원의 정의 및 분류

세계보건기구(WHO)는 병원을 '주민에게 치료와 예방을 포함하는 완전한 보건의료 서비스를 제공하는 기능을 가진 사회조직의 하나'라고 정의하였다.

병원은 보건의료의 중심기관으로 환자진료 · 의학연구 · 의료인 및 의료보조 인력의 교육과 공중보건 활동을 담당하며, 일반적으로 보다 많은 환자에게 양질의 저렴한 의료서비스를 제공하는 것이 운영 목표이다. 병원이 제공하는 의료의 내용, 설립, 운영 주체와 의학교육의 범위에 따라 분류할 수 있고, 병원이 제공하는 의료의 내용에 따라서 일반병원과 특수병원으로 구분한다.

1) 한국 의료법

의료법은 의료인이 공중 또는 특정 다수인을 위해 의료 · 조산의업(助産醫業)을 행하는 곳을 의료기관이라 하고, 의료기관은 종합병원 · 병원 · 치과병원 · 한방병원 · 한의원 · 치과의원 · 의원 · 조산소 등이다.

2) 병원의 분류

병원은 영리추구 여부, 교육기능, 설립주체, 입원기간 등에 따라서 여러 가지로 분류한다.

① 영리 측면에 따른 분류 : 한국에서 개인병원을 제외한 각급 병원(의료법인과 의료법 제33조 제2항 제4호에 따라 의료기관을 개설한 비영리법인)은 의료업을 할 때 영리를 추구하여서는 아니 된다. (의료법시행령 제20조)

- 영리병원(For Profit Hospital) : 이윤추구를 목적으로 개인 또는 법인이 설립, 운영하는 병원이다.
- 비영리병원(Not For Profit Hospital) : 종교기관, 비영리기관, 국가 등이 설립하여 운영에 필요한 정도의 병원비를 받는 것을 목표로 설립한 병원이다.
- 재단법인, 사회복지법인, 학교법인 등이 병원을 개설 운영할 수 있다.

② 교육기능에 따른 분류 : 의과대학생, 간호대학생 등의 임상교육(臨床教育 : Bedside Teaching)은 직접 환자를 진료하면서 교육, 전공의 수련을 위한 장소로 병원은 필수적이다.

- 의학 · 한의학 및 치의학 등 의학 계열이 있는 대학의 경우에는 부속시설 중 부속병원을 갖추어야 하지만 교육에

지장이 없는 범위 안에서 다른 병원에 위탁하여 실습할 수 있다(대학설립운영규정 제4조).
- 보건복지부 장관의 지정을 받아 전공의를 수련시키는 의료기관으로 수련병원(Training Hospital)이 있다.

③ 설립운영 주체에 따른 분류 : 병원을 설립한 주체가 누구냐에 따라 공공병원 · 국공립병원 · 사립병원으로 구분한다.

- 공공병원 : 정부투자기관 · 특수법인 등 공공단체에서 설립 · 운영하는 병원, 특별법에 의한 특수법인병원, 한국보훈복지의료공단에서 운영하는 보훈병원이다.
- 국공립병원(Public Hospital) : 국민보건의 향상과 국민의료를 위하여 국가 또는 지방자치단체에서 설립 · 운영하는 병원, 국립병원(국립의료원, 경찰병원 등), 시립병원, 도립병원, 보건의료원긴 공립병원이다.
- 사립병원(Private Hospital) : 민간이 설립 · 운영하는 병원, 학교법인 · 재단법인 · 사단법인 · 사회복지법인 · 의료법인 등 각종 법인이 설립 · 운영하는 법인병원과 의료인이 설립 · 운영하는 가인병원으로 구분된다.

④ 입원 기간에 따른 분류 : 입원 기간에 따라 급성 단기병원과 장기요양병원으로 구분한다.

- 장기병원(Long Term Care Hospital) : 일반적으로 90일 이상의 진료가 필요한 만성적인 신체적, 정신적 질환을 치료하기 위한 병원이다.
- 단기병원(Short Term General Hospital) : 일반적으로 30일에서 90일 이내의 중증의 급성질환이나 상해를 치료하기 위한 단기간의 진료를 하는 병원이다.

⑤ 의료법에 따른 분류 : 한국 의료법(제3조)은 병원을 크게 의원급 의료기관, 조산원, 병원급 의료기관, 종합병원, 상급종합병원, 전문병원, 요양병원 등으로 구분한다.

- 의원급 의료기관 : 의사, 치과의사, 한의사가 주로 외래 환자를 대상으로 각각 의료행위를 하는 의료기관으로서 종류로는 의원, 치과의원, 한의원이 있으며 진료에 지장이 없는 시설을 갖추고 외래진료 업무를 수행하는 의료기관이다.
- 조산원 : 조산사가 조산과 임부 · 해산부 · 산욕부 및 신생아를 대상으로 보건활동과 교육, 상담을 하고 보건과 양호지도를 수행하는 곳으로서, 조산에 지장이 없는 시설을 갖춘 의료기관이다.
- 병원급 의료기관 : 의사, 치과의사 또는 한의사가 각각 그 의료를 행하는 곳으로서 입원환자 30인 이상을 수용할 수 있는 시설을 갖추고, 주로 입원환자에 대하여 의료를 행할 목적으로 신설하는 의료기관이다.
  - 치과병원의 경우에는 그 입원환자의 제한을 받지 아니한다. 종류에는 병원, 치과병원, 한방병원, 요양병원이 있다.
- 종합병원 : 100개 이상의 병상을 갖춰야 한다. 100병상 이상 300병상 이하인 경우에는 내과, 외과, 소아청소년과, 산부인과 중 3개 진료과목, 영상의학과, 마취통증의학과와 진단검사의학과, 병리과를 포함한 7개 이상의 진료과목을 갖추고 각 진료 과목마다 전속하는 전문의를 둬야 한다.
  - 300병상을 초과하는 경우에는 내과, 외과, 소아청소년과, 산부인과, 영상의학과, 마취통증의학과, 진단검사의학과, 또는 병리과, 정신과 및 치과를 포함한 9개 이상의 진료과목을 갖추고 각 진료 과목마다 전속하는 전문의를 둬야 한다.
  - 종합병원은 필수진료과목 외에 필요하면 추가로 진료과목을 설치, 운영할 수 있다. 이 경우 필수진료과목 외에 진료과목에 대하여는 해당 의료기관에 전속하지 아니한 전문의를 둘 수 있다.
- 상급종합병원 : 보건복지부장관은 종합병원 중에서 중증질환에 대하여 난이도가 높은 의료 행위를 전문적으로 하는

종합병원은 상급종합병원으로 지정할 수 있다.
- 보건복지부령으로 정하는 20개 이상의 진료과목을 갖추고 각 진료 과목마다 전속하는 전문의를 둬야 한다.
- 전문의가 되려는 자를 수련시키는 기관, 보건복지부령으로 정하는 인력 · 시설 · 장비 등을 갖춰야 한다. 질병군별 환자구성 비율이 보건복지부령으로 정하는 기준에 해당해야 한다.

- 전문병원 : 보건복지부 장관은 병원급 의료기관 중에서 특정 진료과목이나 특정 질환 등에 대하여 난이도가 높은 의료행위를 하는 병원을 전문병원으로 지정, 특정 질환별 · 진료과목별 환자의 구성 비율 등이 보건복지부령으로 정하는 기준에 해당 되어야 한다.
  - 보건복지부령으로 정하는 수 이상의 진료과목을 갖추고 각 진료 과목마다 전속하는 전문의를 두어야 한다.
- 요양병원 : 요양환자 30명 이상을 수용 할 수 있는 시설, 주로 장기요양이 필요한 입원환자에 대하여 의료를 행할 목적으로 개설, 의료법에서 의료기관 종별로 분류하는 의료기관, 장기입원을 목적으로 운영되는 병원으로 입원료체감제와 입원료 등을 일반병원과 달리하여 장기입원이 용이하게 운영되는 의료기관이다.

⑥ 건강보험 요양급여 절차에 따른 분류 : 의료서비스 전문성에 따라 종합전문요양기관, 전문요양기관으로 구분하고, 국민건강보험의 가입자 또는 피부양자가 요양급여를 받고자 할 때 준수해야 할 제도적 절차에 따른 분류를 한다.

- 국민건강보험법에 따르면 요양급여는 1단계 요양급여와 2단계 요양급여로 구분한다.
  - 1단계 요양급여 : 「의료법」 제3조의 4에 따른 상급종합병원(이하 "상급종합병원"이라 한다)을 제외한 요양기관에서 받는 요양급여(건강진단 또는 건강검진을 포함)이다.
  - 2단계 요양급여 : 상급종합병원에서 받는 요양급여이고, 요양급여에 따라 상급종합병원과 요양기관으로 분류한다(국민건강보험법 제40조 제2항 국민건강보험법 시행규칙 제8조).

⑦ 의료서비스 기능에 따른 분류 : 일반병원과 특수병원으로 구분한다.

- 일반병원(General Hospital) : 다양한 환자들을 진단, 치료 외과적 수술을 하는 병원, 제한된 치료를 하는 경우는 제외한다.
- 종합병원인 특수병원(Specialty Hospital) : 특정질환(정신병원, 결핵병원, 나병원), 특정장기(안과병원), 특정집단(어린이병원, 여성병원, 산재병원, 노인병원)을 대상으로 특수 서비스를 하는 병원, 병원의 역할과 기능에 따라서 2차 진료병원과 3차병원으로 구분하기도 한다.

⑧ 노인복지법에 따른 분류 : 노인복지법 제34조에서 노인전문병원은 노인을 대상으로 의료를 행하는 시설이다.

- 노인전문병원 : 의료법에 의한 의료기관을 개설할 수 있는 자(치과의사와 조산사를 제외)가 시 · 도지사의 허가를 받아 설치한다(제35조 제2항).
- 노인전문병원의 관리 · 운영 : 의료법의 규정을 준용하되 의료법 제3조 제2항의 규정에 의한 의료기관 중 요양병원으로 본다고 규정하고 있다(제35조 제4항).
- 노인전문병원의 입소대상자 : 노인성 질환으로 인하여 치료 및 요양을 필요한 자, 임종을 앞둔 환자이다(노인복지법 시행규칙 제18조).

⑨ 병원운영 형태의 분류 : 한국에서는 병원에 근무하는 의사들이 거의 대부분 봉급을 받는 전임의사들이다.

- 개방형 병원(Open Hospital : attending system) : 미국에서는 개원하는 의사들에게도 개방하여 자기 환자를 입원시키거나 수술을 하도록 한다.
- 지역사회병원(Community Hospital) : 미국 연방정부에서 설립 · 운영하는 병원이 아니면서 단기간 일반 또는 전문 진료를 하는 공공병원이다.
- 전문 진료병원 : 어린이병원, 부인병원, 안과병원 등 전문 진료, 평균 재원기간이 30일 이내인 요양병원도 지역사회 병원에 해당할 수 있다.

⑩ IT 기술 적용에 따른 분류 : e-병원(e-Hospital), 유비쿼터스 병원 (U-병원, Ubiquitous Hospital)으로 의료를 행하는 시설이다.

- e-병원(e-Hospital) : 정보통신기술을 이용하여 의학지식과 환자정보를 제공함으로써 환자진료 및 개인 건강관리 시 효율적 · 합리적인 의사결정을 지원할 수 있는 정보체계를 e-Health라 한다. 인터넷을 통하여 병원 내, 병원 간, 병원과 환자 간 정보를 교류하고 양질의 환자를 확보하기 위해 병원 측에서 e-Health와 진료 및 병원 내부 제반 시스템을 통합 발전시킨 의료정보서비스를 e-병원이라고 한다.
- 유비쿼터스 병원(U-병원, Ubiquitous Hospital) : 병원 전체가 유 · 무선 네트워크와 유비쿼터스 솔루션으로 연동돼 의료진, 환자들이 언제 어디서나 병원정보시스템에 접속해 의료서비스를 주고받는 환경으로 병원의 업무 생산성을 극대화하고, 환자, 보호자, 의료진은 의료정보를 언제 어디서나 편리하게 제공 받을 수 있는 서비스이다.

⑫ 의료기관 종류의 개정계획 : 의료기관의 병상수를 기준으로 의원(30병상 미만), 병원(30병상 이상), 종합병원(100병상 이상)으로 구분하고, 종합병원 중 교육기능을 수행하는 대학병원급을 종합전문요양기관으로 인정하는 4단계로 운영하고 있다.

- 정부는 앞으로 3단계(의원, 병원, 종합전문병원)로 조정하고 병원을 전문병원 · 요양병원 · 재활병원 등 다양한 기능을 중심으로 종별구분에 추가할 방침이다.
- 병원과 종합전문요양기관 사이에서 진료활동 기반이 위축되고 있는 종합병원을 기능 중심으로 자편성하여 경쟁력을 재고시키는 한편 의료서비스의 질적 수준도 향상시켜나갈 계획이다.

2. 병원의 역사

병원은 의학의 발달과 사회적 상황에 의하여 20세기 이후에 본격적으로 나타났고, 고대문명 때부터 존재하였으며, 로마시대에는 나환자, 맹인, 빈민 환자, 신체장애자를 위한 수용시설이 었고, 중세기 의료는 귀족의 특권이었으며, 빈민을 수용하는 시설에 불과하였고, 불결하며 혼잡하고 비위생적인 곳이었으나, 18세기에 시민혁명과 산업혁명 이후에 평민과 노동자를 위한 의료시설과 병원의 수가 급증하였다.

1) 영국

간호사 나이팅게일은 과학적 의료, 직업적 간호제도, 의료를 중심으로 한 병원관리, 인간적 간호 등을 주장한 계기로 근대적인 병원의 개념이 시작되었다. 소독, 마취법 등이 발견되어 외과적 수술법이 발전하여 부유 계층도 병원을 이용하고, 19세기 말부터 20세기 과학의 발전은 의학의 발전에 기여하였고 병원의 기능 또한 변하였으며 내과, 외과, 세균학, 병리학, 생리학 등의 발전으로 임상 검사기능이 생겨나고 X-선의 발전은 방사선검사를 가능하게 하였다.

2) 한국의 경우

고려시대 국립기관으로서 의약과 치료를 담당하는 태의감이 있었고 조선 전기에는 의료시설로서 제생원, 혜민국, 동서활인원 등이 있어서 왕실과 서민의 의료를 담당하였으며, 한방의료를 시행하는 시설이었다.

- 한국 최초의 서양식 병원인 광혜원은 1885년 설치되어 같은 해에 제중원으로 개칭하였고, 1904년에 세브란스병원으로 개편하였다.
- 1899년 최초의 관립학교인 내부병원이 설립되어 내부보시원과 광제원으로 이후 다시 대한의원으로 이관되었으며, 1910년에 총독부의원으로 개칭되었고 1928년 경성제국대학 의학부 부속의원으로 개편되었다.
- 일제강점기에 각 지방에 도립병원이 설립되었고, 광복 이후에는 국립병원으로 국립의료원, 국립정신병원, 국립결핵병원 등이 설립되었으며, 일반병원은 민간자본에 의하여 많이 설립되었다.

3. 병원조직의 기능과 역할

병원은 의원과 달리 외래진료를 통한 입원진료와 2차·3차 진료를 담당하고, 현대는 의료센터 기능, 즉 진단, 치료, 예방, 재활 등 여러 가지 활동을 종합적으로 한다. 또한 재가진료, 호스피스 케어, 장기진료, 요양병원, 통원수술 등 여러 가지 기능을 가지며, 연구기능 즉, 임상의학적 연구와 동시에 교육기능과 지역 사회봉사의 기능을 갖고, 병원의 기능 중에서 특히 공익성이 강조된다.

1) 단계별 진료

병원의 진료는 단계별로 1차, 2차, 3차 진료로 나눈다.

① 1차 진료(Primary Care) : 개원을 하는 일반의, 가정의, 일반내과의사, 소아청소년과 의사 등이 담당하며, 진료 후에 필요하다고 판단되면 전문의에게 의뢰(Referral)한다.

② 2차 진료(Secondary Care) : 1차 진료를 담당하는 의사로부터 의뢰 또는 이송되어 1차 진료보다 더 전문적인 지식과 기술 그리고 장비를 요구한다.

③ 3차 진료(Tertiary Care) : 전문화된 의료시설에서 고도로 복잡한 시술이나 최신의 치료 등 전문화된 진료, 분과전문의 혹은 세부 전문의(Sub Specialist)가 담당하게 된다.

2) 입원진료와 외래진료

① 외래진료(Ambulatory Care) : 환자의 상태와 질병의 경중에 따라 응급을 요하지 않는 통원환자들을 위하여 입원을 하지 않고 병원의 외래에서 진료한다.

② 입원진료 : 의학적 관찰, 진단, 수술, 치료, 간호 등을 하기 위하여 병원에 입원서비스(Inpatient Care)를 받도록 환자를 입원시켜 진료한다.

3) 통원수술과 외래수술

통원수술과 외래수술을 같은 뜻으로 혼용하기도 한다.

① 통원수술(Ambulatory Care) : 병원 또는 통원수술센터의 수술실, 방광경실, 내시경실, 심장도자실, 레이저실 등에 내원하여 예약된 수술 또는 비수술적 처치이며, 치과시술, 유산시술, 신경차단 등 가벼운 시술은 포함되지 않는다.

② 외래수술(Outpatient Surgery) : 경중에 관계없이 병원에서 입원하지 않고 입원환자수술실 또는 외래에서 하는 수술적 치료이다.

4) 응급진료(Emergency Care)

응급환자의 진단과 치료로써 응급진료를 행하는 응급의료기관은 위급한 환자나 외래진료 시간 이후에 발생하는 환자를 대상으로 24시간 운영한다.

5) 단위 기능별 업무

병원은 진료와 이를 지원하는 업무들이 필요하다.

① 진료업무(Medical Care) : 의사가 환자를 진찰하고 치료한다.

② 진료지원업무(Professional Service) : 영양 · 약품 · 의무기록 · 약제 · 사회사업 · 의료공학 등의 서비스이다.

③ 간호업무(Nursing Care) : 환자의 시중, 건강 및 복지의 증진을 하는 간호서비스이다.

④ 행정업무(Administrative Services) : 기획, 감사, 총무, 인사, 재무, 보험, 홍보, 시설, 영선, 구매, 원무 등 환자를 진료하는데 필요한 업무이다.

6) 병원조직의 횡적, 종적 분류

병원조직은 과업기능과 관리통제기능에 따라 각각 횡적조직, 종적조직으로 분류한다.

① 횡적조직 : 과업 기능에 따라 분화되는데 임상진료(진료 각 과와 간호부), 중앙진료(약제, 방사선, 임상검사, 특수검사, 영양, 재활치료), 관리사무(인사, 원무, 구매, 보험, 재무, 관리, 시설), 교육연구이다.

② 종적조직 : 관리통제기능에 따라 분화되는데 최고경영자, 중간관리자, 감독자, 일선관리자 등이 해당한다.

7) 병원조직의 구성원

병원조직의 구성원은 〈표 4-1〉과 같다.

〈표 4-1〉 병원조직의 구성원

구분	구성원
의료인	의사, 간호사, 치과의사, 조산사, 한의사
의료기사 및 유사 인력	물리치료사, 치과위생사, 의무기록사, 영양사, 방사선사, 임상병리사, 작업치료사, 치과기공사, 언어치료사, 청각치료사, 사회복지사, 핵의학기사 등
행정사무인력	사무원, 사무보조원, 병원행정사, 행정관리자
기술인력	의공기사, 환경관리, 의료정보관리자, 기계 · 건축 · 전기, 통신기술자 등
기능인력	간호조무사, 경비, 청소, 요리, 세탁, 운전, 배식, 영안, 교환, 목공, 보일러공, 원예공, 비서, 주차장관리 등 기능 · 노무인력을 하는 기능인력
기타 전문인력	물리학자, 심리학자, 법의학자 경영학자 등 특정 전문가

4. 각 진료과의 주요 기능

① 내과(Internal Medicine) : 인체 전반에 나타나는 질환을 치료하는 과로서, 장기 및 계통별로 소화기, 순환기, 호흡기, 신장, 혈액종양, 내분비, 알레르기 및 면역, 류마티스, 감염내과의 9개 분과로 나누어져 있다.

> • 일반내과는 전반적으로 인체의 질환을 진단하고 치료하게 되며, 진단과정 중에 특별히 문제가 되는 영역의 경우 전문적인 진료를 받게 된다.

② 외과(General Surgery) : 외과적 처치 및 수술로서 환자의 질병을 치료하는 과이다.

③ 신경과(Neurology) : 인체의 뇌, 척수를 포함하는 신경계와 뇌신경, 척수신경부터 팔다리의

신경까지의 말초신경계, 근육에서 발생하는 질환을 진단, 치료, 예방하는 전문 진료과이다.

④ 산부인과(Obstetrics and Gynecology) : 임신, 분만 및 여성장기에 관계있는 질환을 치료한다.

⑤ 소아청소년과(Pediatrics) : 어린이가 성장하여 청소년기에 이르기까지 성장과 발달을 담당하고 성장하면서 생길 수 있는 각종 질환을 전문적으로 진단하고 치료한다.

⑥ 비뇨기과(Urology) : 소변이 만들어지고 지나며 저장되어 밖으로 배출되는데 관계하는 모든 장기를 치료한다. 소아의 선천성 비뇨기계 기형 및 음낭수종 치료 포함한다.

⑦ 흉부외과(Chest Surgery) : 심장의 후천성 성인 질환 및 소아의 선천성 질환 치료한다.

⑧ 신경외과(Neurosurgery) : 신경계통에 대한 진단과 보존적 · 수술적 치료한다.

⑨ 성형외과(Plastic Surgery) : 피부와 그 밑에 있는 근과 골격에 결손 또는 변형이 있을 때 그 형태는 물론이고 기능도 복원해 주는 특수화된 외과의 한 분야로서 크게 재건수술과 미용수술로 나눈다.

⑩ 정형외과(Orthopedic Surgery) : 사지와 척추에 있는 뼈와 관절 및 근육, 인대, 신경, 혈관 등 주위 조직에 대한 질환과 외상을 연구하고 진단하고 치료한다.

⑪ 안과(Ophthalmology) : 각막, 백내장, 망막, 녹내장, 안성형, 소아안과 분야로 구분하여 치료한다.

⑫ 이비인후과(Otolaryngology) : 귀, 코, 목과 관련된 질환에 대한 치료, 측두골 또는 상기도 치료, 음성장애, 난청 치료를 포함한다.

⑬ 피부과(Dermatology) : 피부질환 치료. 아토피, 피부노화 및 레이저 치료를 포함한다.

⑭ 정신과(Psychiatry) : 정신분열병, 우울증, 수면장애, 스트레스장애 등을 치료한다.

⑮ 재활의학과(Rehabilitation) : 소아재활, 통증클리닉, 운동치료 등 특수 치료한다.

⑯ 진단방사선과(Radiology) : CT, MRI, 초음파 등 검사와 진료(판독), 간암의 경동맥 색전술 등 비수술적 치료 등의 중재적 시술을 병행한다.

⑰ 방사선종양학과(Oncology) : 암에 대한 방사선 치료, 치료방사선과이다.

⑱ 핵의학과(Nuclear Medicine) : PET-CT, 감마카메라 등의 첨단 장비를 이용하여 영상검사 및 방사선동위원소를 이용한 치료를 병행한다.

⑲ 가정의학과(Family Medicine) : 1차 진료를 담당하는 전문진료과로 연령, 성별, 질병의 종류에 구애 받지 않고 가족 및 그 구성원을 대상으로 지속적이고 포괄적인 진료. 건강증진, 평생건강관리, 임상영양 포함한다.

⑳ 마취통증의학과(Anesthesiology) : 각종 마취와 수술 후의 통증조절, 통증치료실 포함한다.

㉑ 진단검사의학과(Clinical Pathology) : 혈액을 비롯한 소변, 뇌척수액, 체액 및 조직 등 인체에서 유래하는 각종검체들로 검사를 시행하여 판독 보고함으로써 질병의 진단, 예후 및 치료효과의 판정에 필수적인 정보를 제공한다.

㉒ 병리과(Pathology) : 병의 상태나 병체의 조직구조, 기관의 형태 및 기능의 변화 등을 연구, 질환의 원인, 예후 치료 방향에 대한 정보 제공, 병리학적인 최종 진단과 사인 규명을 진단한다.

㉓ 응급의학과(Emergency Medicine) : 응급환자를 포괄적으로 치료 · 관리하며, 해당 전문 진료과에서 치료 할 때까지 환자의 상태를 최대로 안정시킨다.

㉔ 치과(Dentistry) : 치아 및 잇몸의 유질환과 구강, 턱 및 턱관절 등 구강조직의 기능이상을 진단 치료, 구강악안면외과, 치과교정과, 치과보철과, 소아치과, 치주과로 구분하고 임플란트 치료를 포함한다.

5. 병원업무의 특성

의료는 비영리이며, 노동집약적인 특성이 있고, 병원은 하루 한시도 쉬지 않고 진료를 해야 한다. 연휴가 있어도 입원환자와 응급환자를 위한 근무는 계속하고, 환자는 누구나 자기의 병이 가장 중하고 빨리 진료받기를 원하니, 환자를 위하여 신속한 판단과 처리를 하며 결정할 시점이 지연되어 환자의 생명에 지장을 줄 수도 있어 이에 대한 대응이 필수적이다.

1) 병원의 업무

매우 세분화, 전문화 되어 있으며 서비스도 매우 다양하고, 시설과 장비, 진료재료와 기기 의약품과 소모품 등이 항상 구비하고, 생명과 직결되므로 환자와 의료인은 물론 각급 직원, 보호자와 방문자 등이 감염과 방사능 등에 노출되어 있어 감염관리와 안전관리 등이 필요하다.

2) 기능적 · 조직적 특성

병원 업무의 특성은 기능적인 특성과 조직적인 특성으로 나누어진다.

① 기능적 특성 : 의료서비스의 비영리 및 공공재적인 특성으로 의료행위는 고도의 전문성에 의한 판단과 인간적 행위를 통한 노동집약적 행위이며 각종 재료나 시설, 장비 등이 매우 다양하고 복잡하다.

② 조직적 특성 : 의료기관이 고도로 자본 집약적이면서 노동 집약적인 것이다.

- 의료기관의 인력은 다양한 교육배경을 가진 전문 인력들로 구성되어 있으며, 면허나 자격을 보유한 인력이 중심이고, 여성인력의 구성비가 높다.
- 조직체계와 의사결정 과정이 행정관리체계와 진료체계로 이원화되어 있어 갈등의 소지가 있다.

3) 병원의 서비스

의료서비스 분야는 일반서비스와 달리 고도의 전문교육 과정을 거쳐 일정한 자격 또는 면허를 취득한 전문가들이 행하는 진료행위 과정 및 시스템이다.

① 안드레아센(Andreasen) : 의료서비스는 질병으로 인한 치료뿐만 아니라 만성적인 질병에 대한 예방을 포함하며 예방적 의료서비스와 치료적 의료서비스를 모두 포함한다.
② 병원의 의료서비스(Health Care Service) : 의료 본질적 행의인 진단, 진료(처방 및 투약)뿐만 아니라 의료행위로 인해 부가적으로 생성되는 의료외적 행위들을 개념화 한 것이며, 사람을 수혜 대상으로 하는 지적 전문업이다.
③ 병원에서의 환자 대상 서비스 : 인간 중심적이기에 직원에게 자발적으로 서비스 질을 향상 시키고 유지하겠다는 의식을 심어주는 것이 필요하다.
④ 소비자 지향적인 서비스 문화 : 병원 내부에 정착하게 되면 직원들은 직위 고하를 막론하고 서비스 질의 향상에 대한 기대감과 책임감을 가지며, 예기치 못한 상황이 발생해도 자발적 · 적극적으로 문제를 해결하려고 한다.
⑤ 병원서비스 질의 구성요소는 〈표 4-2〉와 같다.

〈표 4-2〉 병원서비스 질의 구성요소

구성요소	내용
유형물(Tangibles)	병원 시설이나 장비, 인쇄물
능력(Competence)	의료에 대한 고도의 서비스 제공에 필요한 지식과 기술의 확보
예의(Courtesy)	친절함, 공손함과 사려 깊음, 존경심 같은 예의
안전성(Security)	위험이나 의구심으로부터의 해방
접근성(Access)	장소, 시간 등 의료서비스를 이용하기 수월
신뢰성(Reliability)	약속된 의료서비스를 적절하고 믿을 수 있게 수행
반응성(Responsiveness)	소비자를 미루지 않고 즉시 돕고자하는 자세
믿음(Credibility)	솔직함과 진실성을 가져 믿음
커뮤니케이션(Communication)	소비자와 원활한 의사소통이 이루어지고 정보를 제공하여, 소비자의 요구
환자 중심의 마인드 (Understanding the Ustomer)	소비자의 마음이나 요구를 이해하고, 들어주기 위하여 노력하는 자세가 필요

6. 원무관리의 이해

원무는 병원 사무이며, 관리는 일반적으로 조직의 유지발전을 위하여 목표를 설정하고 인적·물적 자원의 조달과 이의 활용을 통한 성과의 향상을 효율적으로 수행하려는 노력이다. 병원의 환자에 관한 사무관리이며, 병원의 목적 달성을 위해 합리적으로 수행할 수 있게 하는 활동이며 병원 내의 모든 기능 부문을 정보전달을 통해 결합함으로써 종합적인 기능이 발휘되도록 연결 기능을 수행하고, 각 기능의 업무를 합리적으로 수행하여 사무능률이 향상되도록 계획, 조절하고, 지휘, 조정, 통제하는 제반 활동으로 병원의 모든 사무를 포함하고 있다.

원무관리자는 병원 이용자인 환자에게는 시간과 노력을 절약하여 쉽고 편안하게 진료 받도록 제반 수속 등의 편의를 제공하고, 적정한 진료비를 받을 수 있도록 해야 한다.

병원 설립자에게는 적정이윤 확보, 의료진에게는 진료업무를 원활하게, 진료절차 시스템을 효율적으로 제공하며, 병원 내·외부 이해당사자끼리는 복잡한 이해관계가 발생되기 마련이므로 이용자는 저렴한 진료비를 부담하고 최고의 의료서비스와 충분한 진료를 편리하게 이용할 수 있기를 요구하고, 모두가 만족할 수 있는 방안을 모색해야 한다.

1) 원무관리의 개념

원무관리는 병원 행정사무 또는 병원 사무관리이며, 기록, 계산, 분류 및 정리 등을 수단으로 하여 정보원에서 발생한 사실 중에서 병원 활동에 필요한 자료를 수집, 처리, 분석, 전달하는 정보처리 활동이다. 병원의 사무 중 서무, 인사, 교육, 복지, 재무, 구매 및 시설관리를 제외한 부문으로 환자와 진료 및 진료비에 관한 병원만의 고유한 관리 업무라 정의할 수 있다.

① 광의의 개념 : 병원 내의 모든 기능부분을 정보처리, 정보전달을 통해서 결합하므로 종합적인 기능이 발휘되도록 연결기능을 수행하는 한편, 각 기능의 업무가 합리적으로 수행되어 사무능률이 향상되도록 계획하고 통제하는 활동이다.

② 협의의 개념 : 원무관리는 병원의 사무 활동 중 진료를 위한 환자들의 수속 절차상의 문제와 진료비 관리 및 진료지원 업무 등이다.

㉠ 통상 협의의 개념으로 원무관리 : 병원의 사무 활동 중 진료를 위한 환자들의 수속 절차상의 문제와 진료비 관리 및 진료 지원 업무 등이다.

㉡ 병원 행정기능의 업무가 합리적으로 수행되므로 사무능률이 향상되고 계획·통제하는 활동이다.

㉢ 원무관리 : 병원 사무관리 중 환자들이 진료를 받기 위한 수속절차, 진료비관리, 기타

진료지원 업무이다.

㉣ 입원 원무관리 : 입원진료를 받는 환자에게 신속하고 원활하게 진료가 수행될 수 있도록 조정 · 지원하고 적정한 진료수익을 확보하는 활동이다.

2) 원무관리의 분류

원무관리는 [그림 4-1]과 같이 분류할 수 있다.

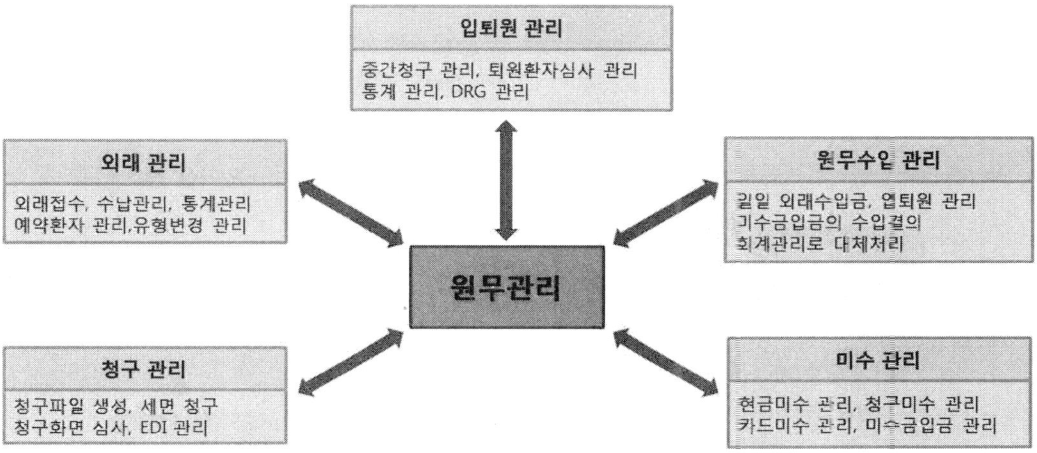

[그림 4-1] 원무관리

① 외래 또는 응급실 : 진료받은 환자가 입원진료가 필요하면 담당 의사는 입원진료를 권유하고, 환자가 동의하면 입원 결정서(전산입력 또는 입원결정서 발급)를 한다.

② 입원진료 결정을 받은 환자 : 입원수속 창구에서 입원수속 절차를 밟는다.

③ 입원수속 담당자 : 입원수속시 확인할 사항은 보험수급자격, 진료의뢰서 지참여부, 입원할 병실 등급, 선택진료 여부, 환자측이 작성한 입원약정서 상의 진료비 지불보증인에

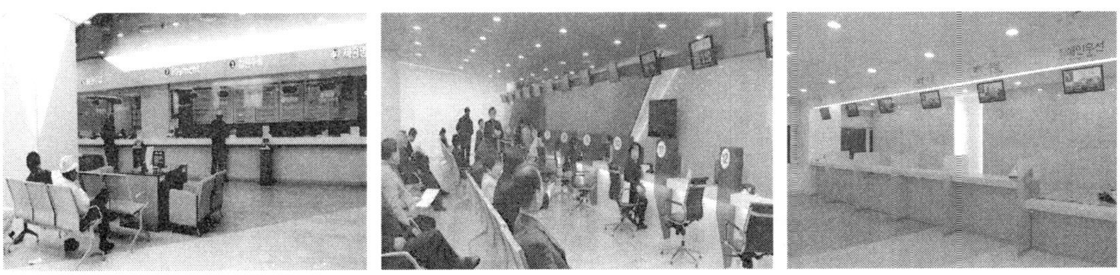

[그림 4-2] 서울대학교 원무과

대한 사실 여부 등을 확인한 후 전산 출력한 상급병실 신청서와 선택진료 신청서에 서명날인을 받아서 입원 · 퇴원기록지와 함께 지참하여 입원할 병동에 제출하도록 안내하고 배정받은 병실에 환자가 입실하면 이때부터 입원진료가 시작된다(그림 4-2).

④ 수술예정자 : 수술 일정이 도래하지 않았거나 환자 사정 또는 병실 사정으로 입원 결정 당일의 입원이 불가능한 경우, 입원 수속 창구에서 입원 예약을 하고 환자는 일단 귀가하였다가 입원 가능한 날에 환자에게 연락하여 [그림 4-3]과 같은 입원수속절차를 거치게 된다.

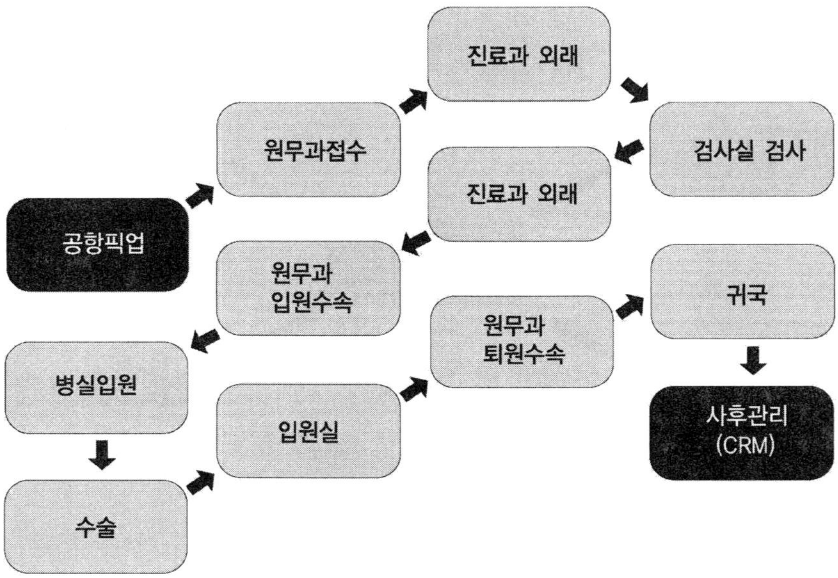

[그림 4-3] 입원수속절차

3) 원무관리의 역할

환자, 개설자 및 의료진 간에 병원의 주 업무인 진료업무가 신속하고 원활하게 수행될 수 있도록 조정 · 지원하는 역할을 담당한다. [그림 4-4]와 같이 환자 진료수속, 진료 수납 등의 사무 처리활동, 쾌적하고 편안한 진료환경지원, 고객만족도 증진 등의 서비스 활동, 마케팅에 따른 진료량, 진료 수입 증대와 관련되는 마케팅 활동 등으로 구분할 수 있다.

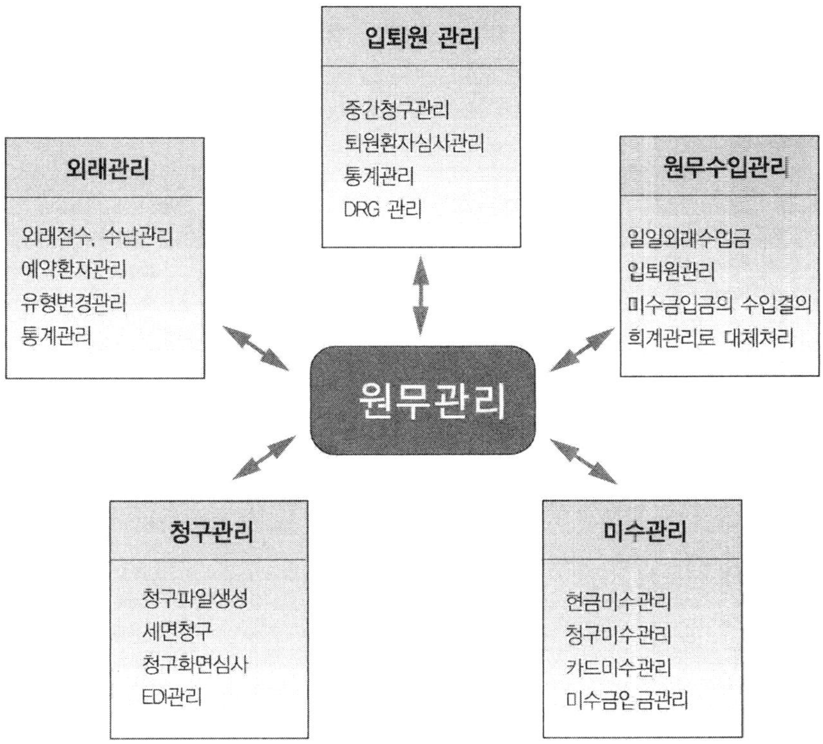

[그림 4-4] 원무관리

4) 원무관리의 분류

외래 원무관리와 입원 원무관리로 분류하며, 구체적인 관리업구로는 창구응대업무, 창구지원업무 및 전반 관리업무로 구분된다.

- 창구응대업무 : 초진 및 재진 접수, 진료비 계산 및 수납 등을 신속하게 처리하는 업무이다.
- 창구지원업무 : 창구응대업무가 원활하게 수행되도록 지원하며 미수금 및 보험청구 등 사후관리 업무이다.
- 전반 관리업무 : 원무행정 전반에 걸쳐 병원경영 목표에 맞도록 운영 · 조정하며, 진료수가 관리 및 자료분석을 통한 원무정책을 수립하는 업무이다.

5) 원무관리의 내역

원무관리는 초진, 재진 접수, 수납 및 예약, 수급 자격관리, 수탁관리, 환불, 안내 및 불편상담, 제증명서 발급, 응급실 업무, 입원수속, 퇴원수속, 재원환자관리 및 소송 · 외래 · 입원 수입관리, 계약기관관리, 통계 및 서무, 원무기획, 전화예약 센터 등이 포함된다(그림 4-5).

- 원무관리업무 : 외래진료실, 응급실, 입원실, 각종 검사실 등 환자가 직접 진료를 받는 현장과 원무부서를 연결하는 진료 지시를 확인하고, 진료비를 수납하는 행위가 기본적인 흐름이다. 그 과정에서 환자와 진료진의 만족도를 극대화하고 대내 · 외적인 행정서비스를 원활히 하는데 업무흐름의 개발 목적을 둔다.

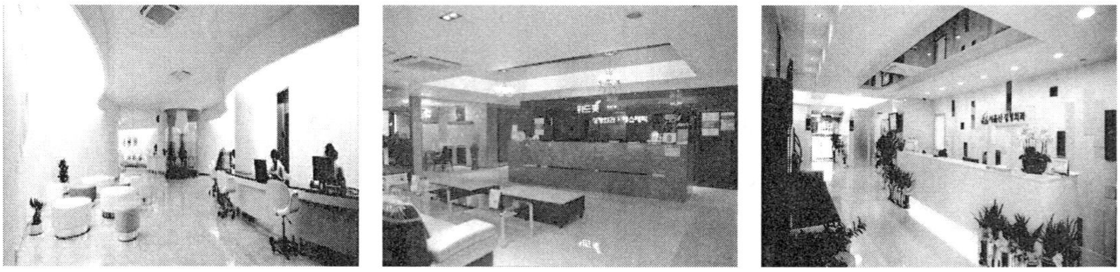

(a) 노원 다인치과 데스크 (b) 인천 위드미 병원 데스크 (c) 서울산 정형외과 데스크

[그림 4-5] 행정서비스(안내데스크)

6) 원무관리의 전문성

사회보장제도의 확대 실시에 원무부서의 업무분장이 복잡화 · 전문화되고, 각종 제도실시에 따른 법률 지식이 요구되었으며, 진료비 지불 방법의 세분화, 진료비 청구업무의 양적 증가, 보고사무의 다양화 및 복잡성 때문에 의료법, 건강보험법, 요양 급여기준 및 진료수가 기준, 유권해석, 행정지시사항 등에 대한 정확한 이해가 요구된다.

- 의학의 발전과 전문화에 따른 의료조직의 분화와 병원 규모의 대형화에 관리 단위의 대형화로 분업화 · 전문화 및 조직화에 대한 대응이 필요해졌다.
- 고객의 심리를 정확하게 이해하고 친절하게 서비스할 수 있는 인품을 소유하고, 언행과 태도에서 항상 병원을 대표할 수 있는 주인의식이 필요하며, 사무기능 및 정보보호 기능은 물론 의료보장제도에 대한 지식과 업무처리, 진료와 진료지원, 간호 등 병원조직 전반에 대한 지식, 질병, 약품, 수술 등 의학용어 지식의 습득은 물론 의료수가 체계와 병원경영에 대한 지식 및 국가 보건의료체계와 보건의료 법규의 정확한 이해를 통해 전문성을 가져야 한다.

7) 원무관리의 필요성

병원 내의 모든 기능 부문을 정보전달을 통해 결합함으로써 종합적인 기능이 발휘되도록 연결기능을 수행하고, 각 기능의 업무를 합리적으로 수행하여 사무능률이 향상되도록 계획, 조절하고, 지휘, 조정, 통제하는 제반활동이다. [그림 4-6]과 같이 원무관리의 발전요인은 크게 7가지이며, 사회보장제도의 확대, 병원 규모의 대형화, 의료기술의 발전, 병원경영의 효율화, 고객 욕구의 증대, 첨단 의료정보체계 구축, 경쟁력 강화로 나뉜다.

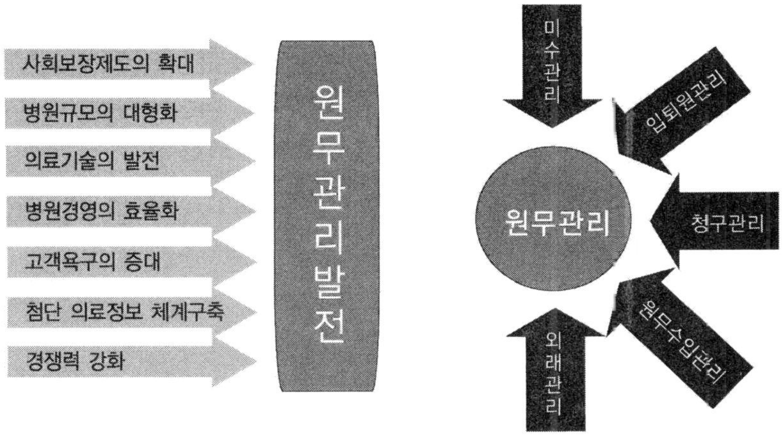

[그림 4-6] 원무관리의 발전요인

① 사회보장제도의 확대실시 : 원무부서의 업무가 복잡화 · 전문화되고 각종 제도실시에 따른 법률 지식이 요구되었으며, 진료비 지불 방법의 세분화, 진료비 청구업무의 양적 증가, 보고사무의 다양화 및 복잡성, 의료법 · 건강보험법, 요양 급여기준 및 진료수가기준, 유권해석, 행정 지시사항 등에 대한 정확한 이해와 전문성이 요구된다. 또한 환자의 증가 및 관리업무처리가 복잡해지고 업무량 또한 증가하여 의료사무에 관한 확대의 필요성이 대두되고 별도 전문 관리체계의 필요성이 중요시 되고 있다.

② 병원 규모의 대형화 : 입원진료 기능의 확대로 업무량과 인력이 증가하여, 업무의 분업화와 전문화로 조직적인 통제가 필요하게 되었다.

③ 의료기술의 발전 : 의료의 진료 능력이 고도로 발전되어 진료과목이 인체조직 부위별 · 진료 대상별로 다양화 되었고, 병원업무의 전문화로 간호 및 진료 지원 부문에서 병원사무가 분리 · 독립되었다.

④ 병원경영의 효율화 : 의료수가의 인상보다 제반 관리비용의 증가폭이 커지고, 직원들의 기대 수준도 높아지므로 조직에 대한 충성심 및 공동체 의식도 점차 약해지게 되었다. 또한 자본투자 및 인건비 등의 상승, 의료과오 및 분쟁의 증가 등으로 인해 병원경영이 날로 악화 되므로 병원을 효율적으로 경영할 수 있는 전략 마련이 절실하게 되었다.

⑤ 고객 욕구의 증대 : 소득수준의 향상으로 의료에 대한 높은 기대와 고급화 성향, 의료지식의 보편화와 사용자 권리의식의 향상에 따른 의료이용자들의 능동적 태도 변화는 병원에 있어서도 고객의 욕구에 부합하는 원무 서비스를 해야 하는 요소로 받아들여지고 있다.

⑥ 첨단 의료정보체계 구축 : 수작업으로 이루어졌던 체계에서 정보통신기술의 발달로 많은

병원에서 처방전달시스템(OCS), 의료영상저장전송시스템(PACS),전자의무기록(EMR) 등 첨단 의료정보체계가 구축되어 신속 · 정확한 관리체계로 업무 효율성이 향상되었다.

⑦ 경쟁력 강화 : 의료인력과 의료기관의 증가 · 성장으로 대형병원의 지속적 설립으로 인한 의료공급의 과잉현상은 환자들로 하여금 의료기관을 의료서비스에 따라 선택하게 하고, 의료서비스 분야에 대한 시장개방에 따른 외국 의료산업의 진입은 의료서비스 경쟁력 강화로 원무서비스의 질적 관리시스템 확립이 필요하게 하였다.

8) 환자관리

만성질환 발병률이 증가하고 질병예방에 대한 관심이 높아지고 있고, 임상의들이 환자의 건강과 복지를 위해 적극적으로 노력하고 있으나 여러 시스템에 고립되어 분산된 전자정보, 번거로운 서류 기록들로 인해 업무가 늘어나고 비용 절감으로 의료 IT 예산이 매우 부족하여 대부분의 의료기관에서 시스템 정비는 신경을 쓰지 못하고 있다. 앞으로 많은 의료 IT 전문가들은 기존 시스템을 통합하여 환자관리와 만족도를 개선할 수 있는 응용 프로그램을 개발하여야 한다.

① 고객관계관리의 필요성 : 최근 공공부문의 기업들은 고객관계관리(Customer Realtionship Management : CRM) 시스템의 구축이 장기적인 고객관리에 도움이 되고 있고, 사용자들은 필요한 사항을 기업들이 미리 파악하여 처리해 주는 것이 갈수록 익숙해져 있다.

- 서비스 공급업체들은 CRM 소프트웨어 응용 프로그램을 사용하여 환자의 질환 발병 후 치료서비스를 제공하는 수준을 넘어 선행적인 관리서비스를 제공할 수 있다.

② CRM 응용 프로그램의 기능 및 혜택 : 질환 예방에 기여하고 의사는 환자를 모든 각도에서 검사하여 현재의 증상과 향후 질환 가능성 간의 관계를 쉽게 파악한다.

- 의료의 질과 일관성이 향상되고 중요 안전 절차의 이행과 개인정보보호 및 기타 규정정책의 준수를 확실히 할 수 있는 자동화된 프로세스를 구성할 수 있다.
- 입원 및 퇴원과 타 병원 소개 등의 일상적 수속 과정이 빨라지며 일상적 수속을 장기적으로 분석하여 불필요한 절차를 없애고 환자의 만족도를 높이는 개선이 가능하다.
- 정보 액세스에 낭비되는 시간을 줄이고 치료계획, 증상과 진단의 관계, 참고자료 등의 문서를 색인처리하여 전자시스템에 저장하므로 우수한 의료서비스에 필요한 정보를 찾는 데 소요되는 시간이 줄어든다.
- 선행적 커뮤니케이션이 자동으로 처리되고 환자 데이터를 특성에 따라 정렬하여 조회할 수 있으므로 특정 환자군을 선행적 커뮤니케이션을 쉽게 처리할 수 있다.

㉠ 수년간에 공공부문의 기업들은 CRM 시스템의 구축이 장기적인 고객관리에 도움이 되고 있고, 사용자들은 필요한 사항을 기업들이 미리 파악하여 처리해 주는 것이 갈수록 익숙해져 있다.

㉡ Microsoft Dynamics CRM은 PRM(환자 관계관리) 관련 요구사항들은 원활하게 처리할 수 있고, 의료서비스 공급업체들은 PRM 소프트웨어 응용 프로그램을 사용하여 환자의 질환 발병 후 치료서비스를 제공하는 수준을 넘어 선행적인 관리서비스를 제공할 수 있다.

㉢ PRM 응용 프로그램의 기능 및 혜택은 6가지로 나눌 수 있다.

- 추가 질환예방에 기여한다.
  의사는 환자를 모든 각도에서 검사하여 현재의 증상과 향후 질환 가능성 간의 관계를 더욱 쉽게 파악할 수 있다.
- 의료의 질과 일관성이 향상 된다.
  중요 안전 절차의 이행과 개인정보보호 및 기타 규정 정책의 준수를 확실히 할 수 있는 자동화된 프로세스를 구성할 수 있다.
- 입원, 타 병원 소개, 퇴원 등의 일상적 수속과정이 빨라진다.
  일상적 수속을 장기적으로 분석하여 불필요한 절차를 없애고 환자의 만족도를 높이는 개선이 가능하다.
- 정보 액세스에 낭비되는 시간이 사라진다.
  치료계획, 증상과 진단의 관계, 참고자료 등의 문서를 색인 처리하여 전자시스템에 저장하므로 우수한 의료서비스에 필요한 정보를 찾는 데 소요되는 시간이 줄어든다.
- 선행적 커뮤니케이션이 자동으로 처리된다.
  환자 데이터를 특성에 따라 정렬해 조회할 수 있어서 특정 환자군을 선행적 커뮤니케이션으로 쉽게 처리할 수 있다.
  ㉄ 당뇨병 환자에게 메일을 발송하여 새로운 정보, 치료방법 또는 교육적 정보를 제공할 수 있다.
- 예약 불이행을 줄일 수 있다.
  진료예약 알림전화 업무를 능률적으로 처리할 수 있도록 작업을 쉽게 구성할 수 있으며, 예약이 이행되지 않은 경우에는 후속조치 및 일정 변경을 자동으로 처리하는 프로세스를 구성할 수 있다.

㉣ 환자의 인구통계학적 정보조회의 일원화와 프로세스의 표준화 및 합리화, 그리고 선행적 커뮤니케이션을 통해 PRM 시스템은 의사가 환자의 전반적인 건강 상태를 개선시킬 수 있다.

㉤ 환자가 자신이 받는 서비스에 더욱 만족하게 되므로 정기적이고 예방적인 진료를 계속해서 우선시할 가능성이 높아진다.

9) 외래관리 / 예약관리

병원 환자의 진료 형태는 입원환자, 외래환자로 구분하고, 내원 경험에 따라 신환 · 구환이며, 질병 양상에 따라 초진 · 재진이며, 진료 희망의사에 따라 지정 진료환자, 일반환자로, 내원 형태에 따라 응급환자, 의뢰환자, 일반 환자로 구분하고, 외래환자는 급여기준에 따라 일반환자, 건강보험환자, 의료급여환자, 산재 보험환자, 공무상 요양환자, 자동차 보험환자 등으로 구분한다.

① 외래진료 : 입원실에 입원하지 않고 통원 치료를 하며, 병원급은 의원급과는 달리 진료과의 전문의에 의한 진료와 전문의 간 협력진료로 실시된다.

- 외래진료는 입원환자의 전 단계이며, 인력, 장비, 공간의 효율적인 활용으로 진료기능의 채산성을 높일 수 있다.
- 입원진료 대기환자가 많은 경우에 외래에서 입원 부문을 담당하게 하고, 입원 중 외과적 수술에 필요한 검사를 외래에서 담당하며, 수술 후의 처치의 일부도 외래로 유도하는 등의 외래진료와 입원진료의 적절한 조화로 입원진료비의 상대적 절약을 줄일 수 있다.

② 외래관리 : 진료를 받기 위해 내원한 외래환자가 대상이며, 주요 업무는 초·재진 환자접수 및 변경, 수급자격관리, 수탁관리, 환불업무, 안내 및 관리업무 등이다. 의사의 주요 업무는 의사별 진료일정 등록 및 수정, 진료 휴진 및 일정관리, 의사별 환자수 관리업무 등이며, 외래 수속절차는 [그림 4-7]과 같다.

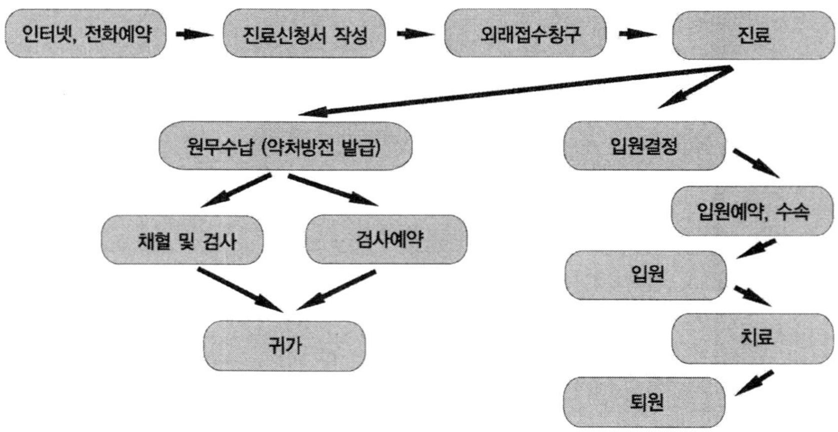

[그림 4-7] 외래 수속절차

③ 초·재진 예약접수 및 변경 업무 : 건강보험을 확인할 수 있는 건강보험증, 본인 여부 확인을 위한 주민등록증, 2차 진료를 하는 기관에서는 1차 진료를 한 의료기관 담당의사의 진료소견서인 진료의뢰서 또는 건강진단서 등을 확인한다.

㉠ 초·재진 환자 진료예약, 확인 및 변경 업무, 진료 전달체계에 의한 구비서류 확인 및 접수업무, 외래환자 정보 변경사항 수정 업무, 진료카드 및 스마트카드 발급 업무 등이다.

㉡ 긴급진료로 건강보험증을 안가지고 온 경우에는 요양기관에 비치된 '건강보험증 미지참신고서'를 작성하고, 진료개시일로부터 7일 이내에 건강보험증을 제시하면 소급하여 건강보험 급여가 인정됨을 안내하여야 한다.

㉢ 환자가 건강보험증 분실 등의 사유로 보험증을 제시하지 못할 경우, 다른 신분증에 의해 확인된 환자 정보에 대해 국민건강보험공단에 문의하거나, 홈페이지를 이용하면 보험정보를 확인하고, 확인이 되면 환자가 건강보험증을 제시한 것으로 인정한다.

㉣ 건강보험 자격 여부는 국민건강보험공단 홈페이지(http://www.nhic.or.kr, 그림 4-8)에 요양기관 회원으로 가입(요양기관 기호, 사업자등록번호, 보험청구액 지급 계좌번호 등의 정보입력 필수)하면 인터넷을 통해 실시간으로 조회하고, 바로 이용할 수 있는 기능을 제공하는 의료정보시스템도 많이 배포되어 있다.

㉤ 인터넷을 통해 실시간으로 조회할 수 있으며, 최근 이 서비스를 바로 이용할 수 있는 기능을 제공하는 의료정보시스템도 많이 배포되어 있다.

㉥ 초진 · 재진 환자의 예약접수 방법은 4가지가 있다.

- 초진 · 재진 환자 진료예약, 확인 및 변경업무
- 진료 전달체계에 의한 구비서류 확인 및 접수업무
- 외래환자 정보 변경사항을 수정업무
- 진료카드 및 스마트카드 발급업무

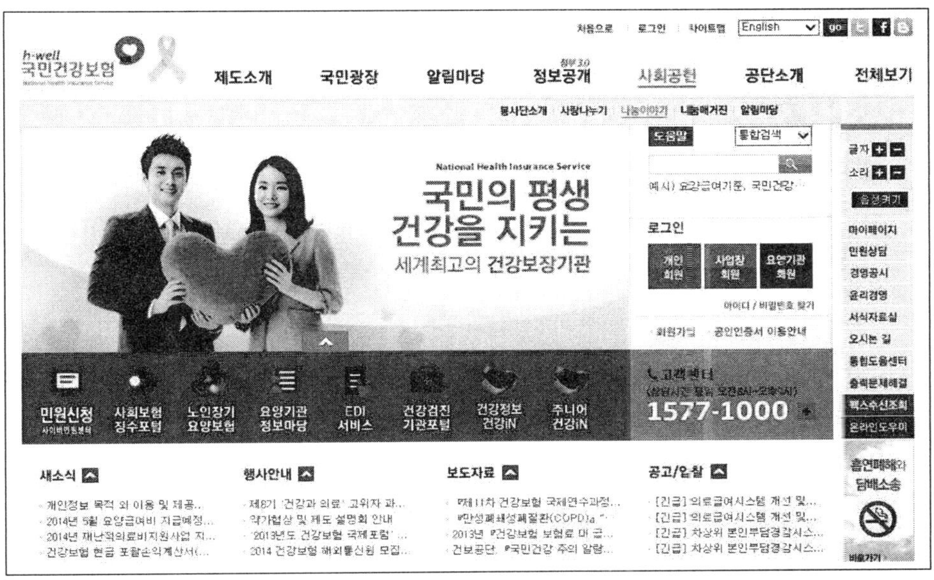

[그림 4-8] 국민건강보험공단

④ 수납 및 환불 : 진찰료 및 진료비를 수납, 진료비 후불 처리 및 미수금 수납, 진료비계산서를 (재)발급, 유형변경 및 처방변경에 따른 진료비 환불, 외래 총 수익관리 및 계약처 미수금 관리 등이다. 수납 및 환불의 종류는 5가지가 있다.

- 진찰료 및 진료비를 수납해야 한다.
- 진료비 후불처리 및 미수금 수납을 해야 한다.
- 진료비계산서를 (재)발급해야 한다.
- 유형변경 및 처방변경에 따른 진료비 환불을 해야 한다.
- 외래 총수익관리 및 계약처 미수금 관리를 해야 한다.

⑤ 수급 자격관리, 수탁 검사관리 : 진료 전달체계에 따른 수급 자격관리 및 그에 따른 서류관리, 보험카드 미지참 및 보험자격 미비 환자에 대한 자격 확인 업무, 수탁 검사에 따른 진료비 관리, 의무기록 사본 및 방사선 필름 복사비 수납, 진단서 등 증명서 발급이 있다. 수급 자격관리 · 수탁 검사관리에는 5가지가 있다.

- 진료 전달체계에 따른 수급 자격관리 및 그에 따른 서류관리가 있다.
- 보험카드 미지참 및 보험 자격 미비 환자에 대한 자격 확인업무가 있다.
- 수탁 검사에 따른 진료비 관리가 있다.
- 의무기록 사본 및 방사선 필름 복사비 수납이 있다.
- 진단서 등 제 증명서 발급이 있다.

⑥ 예약관리 : 의료수요의 증가 및 진료체계의 불완전성으로 환자들이 집중되는 것은 피할 수 없으며, 결국 환자가 장시간 기다리는 것은 의료기관이 해결할 문제이다.

㉠ 환자의 기다리는 시간을 줄이는 일은 환자의 개인적인 생활을 보호해 줄 뿐 아니라, 결국 시간을 절약하기 때문에 사회 · 경제적으로 매우 중요하다.

㉡ 일시적으로 병원 공간에 체류 인원의 증가로 의료인력, 의료장비, 공간 및 각종 후생시설의 효율성이 떨어져 결국 관리비용도 그만큼 소요된다.

⑦ 진료 예약제도 : 환자와 약속한 시간과 장소에서 진료를 받는 제도이며, 의료기관이나 환자 측면에서 필요한 제도이고, 의료기관이나 환자가 예약시간을 준수하지 아니하면 오히려 문제가 된다.

㉠ 예약제도의 중요한 요소 : 시간을 잘 지키도록 제도화하는 것이다.

㉡ 진료예약 : 전화예약과 방문예약, 인터넷예약으로 나눌 수 있는데 그 과정은 다음과 같다.

ⓐ 전화예약 : 전화예약의 절차는 3가지가 있다.

- 전화예약 센터의 상담원과 통화하여 환자 질병에 적합한 진료과 및 주치의, 예약일시를 결정한다.
- 예약 당일 30분 전에 병원에 도착하여 외래원무과에 접수한다.
- 예약일 외래내원시 건강보험증, 요양급여 의뢰서(초진의 경우)를 지참하여 원구과에 제시한다.

ⓑ 방문예약 : 방문예약의 절차는 다음 3가지가 있다.

- 환자 또는 보호자가 진료과로 직접 방문하여 진료과및 주치의, 예약일시를 결정한다.
- 외래 원무과 수납창구에서 진찰료 수납 후 예약일에 내원한다.
- 예약일 내원시 건강보험증, 요양급여 의뢰서를 지참한다(초진의 경우).

ⓒ 인터넷예약 : 최근 인터넷 보급의 확대로 중소병원 이상은 대부분 병원 자체 홈페이지를 구축하고 있다. 일부 유명 의원에서도 홈페이지 구축이 확대되고 있고 접속자 수도 상당히 많다.

- 의료기관의 홈페이지는 주로 병원 진료과목이나 시설을 홍보하는 목적으로 사용하고 있지만, 일부는 실시간 예약기능을 갖추고 있는 곳이 있다.
- 인터넷 예약의 가장 이상적인 모델은 인터넷을 통해 접수된 내역이 병원의 의료정보시스템 데이터와 실시간으로 연동되어 예약과 관련된 업무를 최소화하는 것이다. 이처럼 인터넷 예약은 환자의 인적사항 및 여약정보 입력 없이 짧은 시간에 처리할 수 있는 장점이 있다.
- 인터넷 예약 절차는 5가지가 있다.
  - 해당 병원의 홈페이지에 접속한다.
  - 진료예약 화면을 선택한 후 접속한다.
  - 환자 본인의 정보를 입력, 회원에 가입한 후 정해진 절차에 따라 진료예약을 한다.
  - 예약 당일 30분 전에 병원에 도착하여 외래 원무과에 접수한다.
  - 외래내원시 건강보험증, 요양급여의뢰서(초진의 경우)를 지참한다.

ⓒ 예약변경 : 예약을 변경하는 경우 보통 예약일 2~3일 전까지 전화예약 센터 또는 진료과로 전화하여 예약을 변경(인터넷 예약 환자의 경우, 인터넷을 통한 예약변경 및 취소가 가능), 예약기간 중 환자의 상태가 악화 되어 응급진료 시 응급실로 내원한다.

ⓡ 예약통보 : 초진 · 재진 예약환자의 편의를 도모하고 예약부도율을 감소시키며, 진료환자의 적정수를 확보하기 위하여 예약일시 및 내원여부를 알리는 메시지를 송출한다. 예약취소된 환자의 예약일에 우선 진료를 받기 원하는 환자에게 연락을 취하여 예약을 한다.

ⓜ FAX 예약 : 환자 또는 보호자가 진료일정표를 보고 외러 안내 센터 및 창구에 비치된 FAX 진료예약신청서를 작성하여 원무과 예약 전용 FAX로 예약신청을 한다.

직원은 FAX 진료예약신청서 수령 후, 내용을 확인하고 예약화면에 예약 등록한다. 이후 절차는 전화예약과 동일하다.

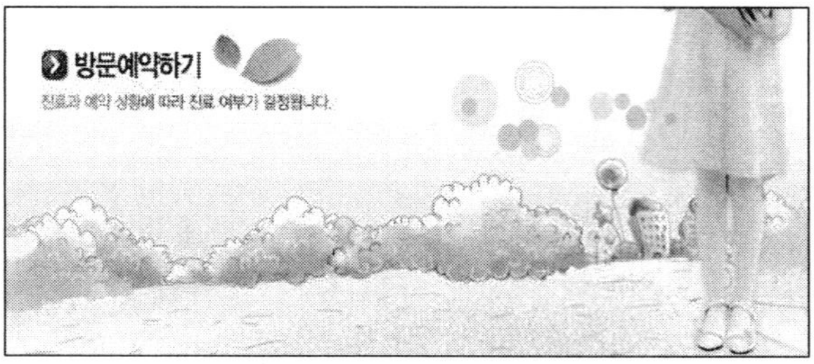
방문예약하기
진료과 예약 상황에 따라 진료 여부가 결정됩니다.

(a) 예약상황에 따라 진료여부가 결정된다

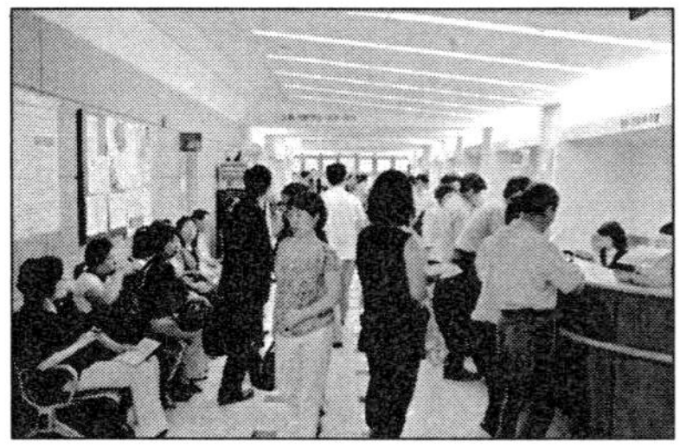

(b) 병원에 직접 예약하는 사람들

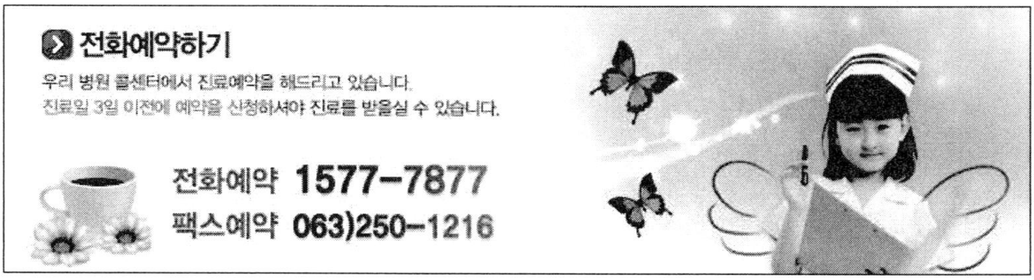
전화예약하기
우리 병원 콜센터에서 진료예약을 해드리고 있습니다.
진료일 3일 이전에 예약을 신청하셔야 진료를 받을실 수 있습니다.
전화예약 1577-7877
팩스예약 063)250-1216

(c) 우리들병원 전화예약

[그림 4-9] 병원예약

⑧ 외래수속의 업무 흐름 : 외래환자 등록 및 접수업무는 외래환자로 부터 기본 인적사항을 확인하고, 회계나 의무기록 등 다른 업무부서에 신속히 제공하고, 환자의 기다리는 시간을 줄이고 외래진료가 원활하게 진행하는데 목적이 있다.

㉠ 환자 유형에 따라 초진과 재진등록 및 접수업무를 보험별 환자에 따라 각각 수행한다.

- 초진환자 : 의료기관에서 고유번호를 부여하여, 진료시에 진료기록부가 여러 개로 분산되는 것을 방지하고, 진료내용이 하나의 등록번호(차트번호)로 관리한다.
  - 고유번호 : 환자의 성명, 주민등록번호, 피보험자와의 관계, 주소 및 전화번호 등의 인적사항과 피보험자 성명, 사업장기호, 사업장명, 건강보험증 번호, 보험 유효기간, 연락전화 등의 보험관련 사항을 기재, 전산시스템을 사용하는 경우 환자 관련 정보를 시스템에 입력해서, 진료기록부로 출력해 보관하거나, 전자인증을 통해 전자문서로 보관하며, 환자에게 고유번호를 알려주고, 다음 내원 시에 환자정보를 확인을 쉽게 하기 위해 진찰등록증이나 진찰카드를 사용한다.
- 재진환자 : 발급 받은 진찰등록번호 등을 확인해서 변경사항이 있을 때에는 수정해 준다.
  - 건강보험환자의 경우 : 보험증의 보험정보(조합기호, 증번호 등)을 정확하게 확인하며 보험사항에 대한 오류는 진료비 청구 및 회수에 영향을 주어 반송으로 인한 재청구 등 행정력이 소모된다.

㉡ 외래수속 흐름도에서 외래수속 과정이 9가지가 있다(그림 4-10).

- 진료예약[초진 · 재진(전화, 인터넷), 재진예약]을 한다.
  전화예약, 방문예약, 인터넷 예약 등이 있으며 예약 변경은 보통 예약일 2~3일 전까지 전화예약 센터 또는 진료과로 전화하여 예약을 변경하면 된다.
- 외래 원무과 접수(초진 · 재진)를 한다.
- 진료과 접수(예약접수)를 한다.
  진료접수 중 초진 내원접수는 소정 양식의 초진 진료신청서를 작성, 접수 후 등록하고, 당일 진료가 안되는 환자는 진료예약증을 발급하며, 재진 내원접수는 예약접수를 원칙으로 하며 진찰료 수납 후 해당 진료과로 안내한다.
- 진료 및 예약을 한다.
- 외래 원무과에 접수를 한다.
- 진료비 수납
  창구 일원화제(One Stop Service) 운영으로 모든 수납창구에서 진료신청 수납 예약업무가 가능하고, 수납 후 원외처방 대상자는 원외처방을 발급 받아 원외약국에서 투약하도록 안내한다.
- 처방전 발행(외래 · 원내)받는다.
- 원외 약국 검사 및 촬영(원내처방)을 한다.
- 병원 약국에서 약을 조제 받는다.

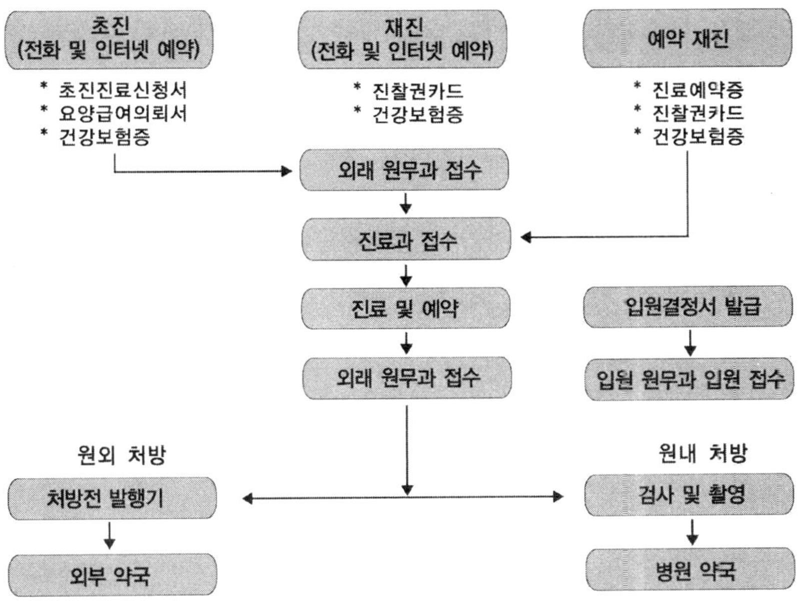

[그림 4-10] 외래수속 업무흐름도

출처 : 병원경영

10) 입 · 퇴원관리

입원진료를 받은 환자에게 신속하고 원활하게 진료가 수행될 수 있도록 조정 · 지원하고 적정한 진료수익을 확보하는 활동이며, 병원에 입원하면 누구나 불안 및 불편을 느낄 수 있다. 특히 치매 환자의 경우 집보다는 익숙하지 않은 환경변화는 다른 진료 및 통증으로 인한 추가적인 스트레스로 환자는 평소보다 더욱 혼란스럽고 당황스럽게 만들며 불쾌할 수 있다.

환자가 앞으로의 치료과정을 예상할 수 있다면 이러한 변화를 이해하는 데 도움이 될 수 있다. 미리 계획을 알면 입원이 덜 힘들 수 있다는 것이다.

많은 환자들이 심장병 또는 각종 질병으로 심각한 의학적 치료를 하여야 하므로 병원 진료가 필요하다.

다른 환자들은 각종 병에 관련된 증상들 때문에 병원 진료가 필요한 경우도 있다.

퇴원할 환자는 간호사로부터 퇴원안내문을 받아보고 수납 완료를 확인하고 병동에서 외래 통원예약 여부와 퇴원 후 주의사항을 듣고 퇴원 약을 수령하여 퇴원한다.

(1) 입원관리

입원진료를 받는 환자에게 신속하고 원활하게 진료가 수행될 수 있도록 조정·지원하고 적정한 진료수익을 확보하는 활동이다. 외래 또는 응급실에서 진료 받은 환자가 입원진료가 필요하면 담당 주치의사는 입원진료를 권유하고 환자가 동의하면 입원결정(전산입력 또는 입원결정서 발급)을 하고, 입원진료 결정을 받은 환자는 입원수속 창구에서 수속을 하며, 입원수속

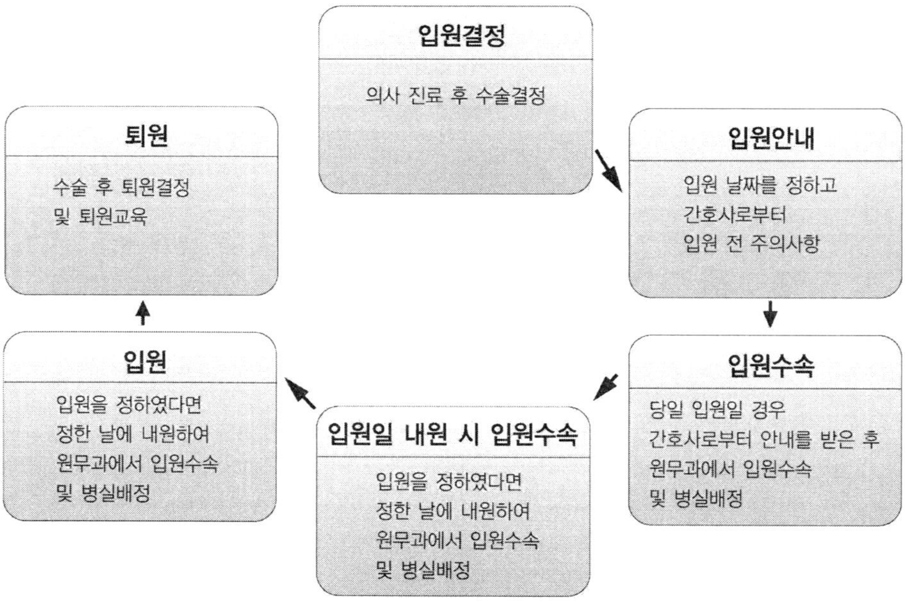

[그림 4-11] 입원절차

담당자는 입원수속시 확인할 서류의 사실 여부 등을 확인한 후, 전산 출력과 병실 신청서에 서명날인을 받아서 입 · 퇴원 기록지와 함께 지참하여 입원할 병동에 제출하면 배정받은 병실에 환자가 입실하면 입원진료가 시작된다. 의료기관은 환자진료를 성실히 담당하고 환자 측은 진료비를 부담하겠다고 약정하는 일종의 진료계약서이다(그림 4-11).

① 입원 수속 : 입원약정서는 환자가 입원 수속시 필수적으로 작성해야 하는 서식으로 환자가 입원 생활 등 지켜야 할 의무사항 또는 협조 사항을 확인하고 서명날인 하도록 구성된 서식이다. 또한 의료기관은 환자진료를 성실히 담당하고 환자 측은 진료비를 부담하겠다고 약정하는 일종의 진료 계약서이다. 입원 수속시 필요한 절차들은 [그림 4-12]와 같다.

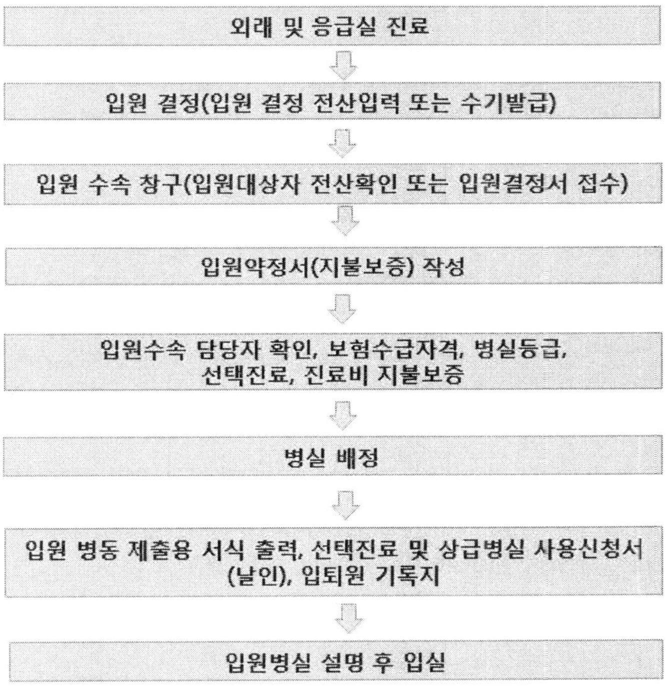

출처 : 병원경영

[그림 4-12] 입원수속 업무 흐름도

㉠ 입원 약정서 작성 : 인쇄된 서식에 약정내용이 열거되어 있고 환자의 난과 약정인 및 연대보증인 난에 해당 인적사항을 기재하고 서명날인 하도록 구성되어 있고, 약정 내용에 일반적으로 포함시킬 사항은 5가지이다.

- 진료비 납부 책임
- 입원 생활 중 귀중품 소지 금지 및 분실시 책임소재
- 진료진의 의학적 판단에 따른 정당한 지시에 협조
- 의료분쟁시 우선적으로 의료 심사 조정위원회에 조정신청 협조
- 소송시 관할 법원 동의 등으로 당해 의료기관 설정에 맞게 필요한 약정내용을 가감하여 구성할 수 있다.

㉡ 선택진료 신청서 작성 : 일부 의료기관에서 시행하던 지정 진료 제도의 운영 근거인(지정진료에 관한 규칙)이 의료법에 근거없이 하위법령인 보건복지부령에 의해 운영됨에 따라 지정 진료제도를 폐지하고 선택진료제도를 도입하게 되어 있다.

㉢ 선택진료 : 의료법의 규정에 의거 환자 및 보호자가 병원급 이상 의료기관에서 선택진료 의사 등을 지정하여 진료를 받는 것이다.

- 선택진료제도의 주요내용 : 선택진료 의료기관의 장이 추가 비용을 청구할 수 있는 진료항목을 진찰, 의학 관리 및 마취 등 11개 항목으로 진찰의 경우 추가 비용 금액을 국민건강 보험법에 의하여, 보건복지부 장관이 고시하는 요양 급여비용의 내역 중 진찰료의 55[%] 이내의 범위 안에서 의료기관의 장이 정하는 금액으로 추가 비용의 진료항목 및 산정기준을 정한다.
- 환자가 병원급 이상 의료기관 : 의사를 선택하여 진료를 받거나 이를 변경 또는 해지하고자 하는 경우에는 신청서를 해당 의료기관의 장에게 제출하거나 통신매체를 이용하여 신청할 수 있도록 한다.
- 의료기관 : 선택진료비 산정의 근거를 확보하기 위하여 입원 수속시 소정의 선택진료신청서를 받아서 환자 편에 입원 병동에 제출하도록 한다.
- 제원 중 : 전과 및 특수검사 등 추가할 사항이 있으면 추가 기재하고 동의를 받아서 퇴원서, 선택진료비 산정의 근거로 진료비계산 카드에 첨부하여 보관한다.

㉣ 입원 수속시 확인사항 : 입원 수속시 환자 종별(건강보험 · 의료급여 · 산업재해 보상보험 · 공무상요양급여 · 자동차 손해배상보험 · 일반 등)로 해당 보험증을 제출받아 수급 자격을 철저히 확인한다.

- 해당보험종별 : 급여 할 수 없는 사항이거나 비급여 상병을 진료 하는 경우에는 해당 진료비 전액을 환자가 부담하는 것을 설명한다.
- 확인사항 : 진료비 지불보증인에 대한 사실관계 확인이 중요하고, 경제적 사정으로 진료비 부담 능력도 없이 입원하는 경우가 있기 때문에 채권확보를 위해 보호자가 진료비 부담능력이 없으면 제3자의 연대보증을 요구한다.

㉤ 보험 수급자격 확인 : 환자 종별에 따라 건강보험환자는 건강보험증, 의료급여환자는 의료급여증, 자동차보험 사고환자는 해당 보험회사의 지불보증[10], 산업재해[11]환자

10) 지불보증 : 수표의 지급인이 제시기간 내에 수표가 제시될 것을 조건으로 금액을 지급할 것을 약정하는 부속적 수표행위이다.

11) 산업재해 : 노동과정에서 작업환경 또는 작업행동 등 업무상의 사유로 발생하는 노동자의 신체적 · 정신적 피해이다.

는 요양급여 신청서를 제출받아 해당 사항을 확인한 후 외래나 응급실에서 입력된 사항과 차이가 없는지 확인하고, 변경사항이 있으면 전산에 수정 입력을 한다.

- 이기 사항을 착오로 입력하면 보험진료비 청구시 반송되어 재청구해야 하고, 진료비 회수 지연과 불필요한 행정력이 낭비되므로 정확하게 입력해야 한다.
- 건강보험환자와 의료급여환자는 진료의뢰서를 외래 또는 응급실에 제출하였는지를 확인하고, 제출하지 않은 환자는 의료전달체계의 취지에 합당하게 진료받도록 안내한다.

ⓑ 비급여 대상의 상병 확인 : 건강보험환자는 「국민건강보험법」 제29조 제3항의 규정에 의하여 업무 또는 일상생활에 지장이 없는 질환이나 기타 보건복지부령이 정하는 사항은 요양급여의 대상에서 다음과 같이 제외되는 사항이 있다.

- 외래진료나 응급실에서 담당 주치 의사가 비급여 대상을 진료하게 되면 환자 측에 알려주고, 입원결정시에 비급여 대상을 표기해야 한다.
- 착오로 환자 측이 비급여 대상 진료를 인지하지 못할 수도 있기 때문에 입원 수속 후에 열거한 상병은 비급여 대상임을 설명하고, 비급여 대상 진료는 일반 수가로 진료비를 환자가 부담해야 함을 알려준다

ⓢ 상급 병실 사용신청서 : 의료기관은 의료 법령에 의하여 허가를 받거나 신고한 병상 중 기본입원료만을 산정 하는 병상을 50[%] 이상 확보하여 운영한다.

- 일반병상보다 시설 및 비품이 현저히 우수한 병상을 상급 병상이라 하는데 환자가 상급 병상에 입원하기를 원하는 경우에는 상급병실 산정의 근거를 확보하기 위하여 반드시 환자 측으로부터 당해 의료기관이 정한 상급 병실료와 해당 보험종별 일반병상에 대한 기준 병실료의 1일 차액을 확인, 날인한 상급 병실 사용신청서를 받아야 한다.

ⓞ 연대 지불보증 : 입원약정서 작성시 환자 당사자가 진료비 부담 능력이 있으며, 환자편의를 위해 가급적 연대 지불보증을 생략하고 환자 보호자의 지불보증만 받아야 하나, 진료비 부담능력이 없는 경우에는 진료비에 대한 채권행사를 용이하게 하기 위해 연대 지불보증을 요구하게 된다.

- 진료의 특성상 연대지불 보증이 없어도 진료를 거부할 수 없기 때문에 진료 시에 긴급 입원이 필요하면 우선 입원 조치 후 재원 중에 연대 지불보증을 보완해야 한다.
- 악성 미수금의 발생을 최소화하고 진료비 회수를 원활하게 하는 적극적인 수단이다.

② 병실 배정 : 크게 입원예약, 병상배정, 입원대기환자 관리, 병실이동으로 나뉜다.

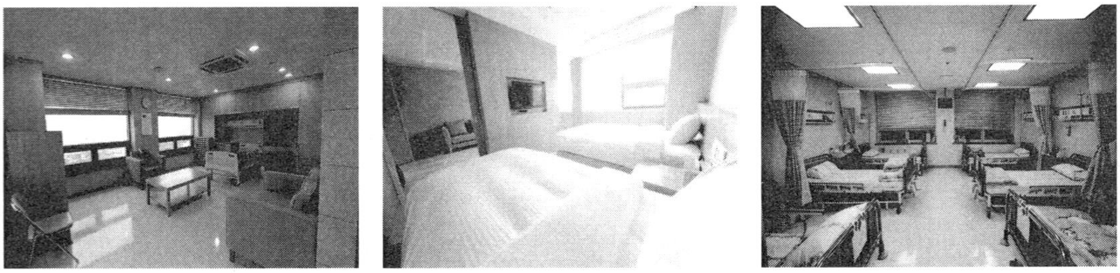

(a) 1인 병실 (b) 2인 병실 (c) 일반병실

[그림 4-13] 병실내부

㉠ 입원예약 : 환자들은 대부분 경제적 사정으로 상급 병실보다 일반병실에 입원하기를 원한다.

- 의료기관 병실의 등급별 분포 : 일반병실이 50[%]를 겨우 초과하고 병상 가동률도 높은 실정이므로 상급 병실에 입원을 원하는 환자만 입원 예약하고 일반병실에 입원을 원하는 환자는 입원예약을 하지 못하는 실정이다.
- 대부분 의료기관은 입원 당일에 병실을 배정하고 전화 등으로 환자에게 내원하도록 통지하는 실정이다.

㉡ 병상 배정 : 환자의 병상은 환자의 상병 상태 및 경중증도, 격리여부, 진료과별 병상할당, 성별, 나이 등을 고려하여 배정한다.

- 병상운영 : 진료의 효율성을 높이기 위해 진료과별 병동 및 병상할당제, 병동전담제 등을 운영하기 때문에 진료의 효율성을 너무 강조하면 병상 가동률이 저조하고 병상 가동률의 향상을 강조하면 환자가 여러 병동에 배정되어 담당 주치의사 회진 동선이 길어지고 전문 간호사가 어렵게 된다.
- 환자의 상태를 충분히 파악하고 병동간호사와 공동의 목표로 긴밀한 업무협조를 받으면서 병상을 배정해야 한다.

㉢ 입원대기환자 관리 : 2가지를 관리한다.

- 의사 지시에 따라 진료 스케줄에 의한 수술, 특수검사, 정기적인 약물 치료 등을 목적으로 입원예정일자가 미리 정해진 경우와 대기 환자를 입원 예정 일자별로 관리한다.
- 입원 예정일자가 미리 정해지지 않고 병실 사정에 따라 입원을 기다리는 경우에 진료과별, 입원 결정 일자별로 관리하는 것이 바람직하다.

㉣ 병실이동 : 환자의 상병 상태에 따라 격리 또는 중환자실로 이동하거나 반대로 격리실 또는 중환자실에서 상태가 호전되어 일반병실로 이동해야 하는 환자도 있다.

- 병실이동 : 병동 간호사실에서 병실이동 신청을 입력하고, 병실 배정담당자는 당일 퇴원환자의 빈 병상과 당일 입원할 환자를 함께 고려하여 이동 병상을 배정하여 입력하고, 병동에서는 병상이동화면을 보고 병실이 배정되었으면 환자를 이동시키고 그 병상에 새로운 환자를 입실시킬 준비를 한다.

- 병상관리 : 병상은 사용 대상자에 따라 크기와 모양이 비교적 표준화되어 있는 성인용 병상, 안전을 위한 보호 장치가 있는 소아용 병상, 영아를 위한 배시 넷 등과 노인용 병상, 산모용 병상, 특수 환자용 병상 등이 있다.
- 병실의 크기와 구조 : 1인용 병상과 다인용 병상으로 구분하여 수용하는 환자의 특성에 따라 일반병실, 중환자실 병실, 격리병실, 재활병실, 미숙아 보육기 등이 있다.
- 병상 운영방법 : 각 의료기관의 실정에 따라 여러 가지 방법을 절충하여 적용할 수 있으나 통합 운영방법과 진료과별 분리 운영방법을 근간으로 하고 있고, 통합 운영은 진료과별 상병을 고려하지 않고 모든 병상에 어떠한 환자도 제한 없이 입원할 수 있다.
  - 장점 : 병상을 이용하기 편리하여 병상 가동률을 높일 수 있다.
  - 단점 : 담당의사가 진료하기 위한 동선이 길어지고 간호사의 전문적인 간호가 어렵다.

③ 회진 · 소독 · 투약 및 처치 : 담당 주치의사의 회진이나 상처 소독은 병원마다 치료하는 시간이 정해져 있으며 응급상황으로 시간이 변경될 수 있다.

- 의문점은 회진시 의료진을 통해 물어보거나 응급한 일은 병동 간호사에게 알려 해결하도록 한다.
- 입원 기간 중에 처방은 의사와 간호사의 지시에 따르며 환자의 개인적인 약물복용은 반드시 의사와 상의하여 복용한다.

④ 취사실 · 냉장고 이용과 침대 시트 및 환의 교환 : 음식을 데울 때에는 각 층에 설치되어 있는 취사실을 이용하고, 음식물은 별도로 개인/병동 냉장고에 보관하며 병원 규정에 따른다.

- 침대시트 및 환의는 정해진 시간에 공급하여, 더러워진 경우에는 해당 병동 간호사실에 알려서 바로 교환이 가능하도록 한다.

⑤ 식사시간 : 환자의 식사는 질환에 따라 병원 급식을 실시, 식사 시간은 병원마다 차이가 있으나 아침 7시30분, 점심 12시 30분, 저녁 5시 30분 정도로 이루어지며 보호자의 식사가 추가로 신청하기도 한다.

- 감염 및 식중독 예방을 위하여 외부 음식물 반입을 통제하는 병원도 있으며, 보호자의 식사 준비를 위한 배식실이 따로 마련되어 있는 병원도 있다.

⑥ 외출 · 외박 : 외출은 외출신청서(병동 간호사실)를 작성하여 해당 간호사에게 사인을 받고 진료과로 가서 의료진의 사인을 받은 후 원무과에 제출하고, 귀가시 원무과에서 보관 중인 외출신청서를 받아 해당 병동 간호사실에 제출하고, 외박은 진료상의 문제로 금지한다.

⑦ 수술실, 면회 및 문병 : 중환자실은 원활하고 효과적인 진료를 위하여 환자 1인당 보호자 1인으로 출입을 제한한다.

> • 중환자실을 제외하면 자유롭게 면회를 허용하고 있으나 코로나19로 통제하는 곳도 있으나 보통 여러 사람이 이용하는 병실의 경우 다른 환자에게 방해가 되지 않도록 아침8시 이전, 밤10시 이후에는 면회를 금지하는 경우가 있다.
> • 면역에 약한 어린이의 경우 특별히 감염에 신경써야 하며, 감염 및 알레르기 질환을 유발할 수 있는 꽃의 반입을 자제한다. 수술실은 감염방지를 위해 관계자 외에는 출입을 통제한다,

⑧ 진단서 및 입원 확인서 발급 : 입원 중 진단서가 필요할 경우 간호사실에 신청한 후 원무과에 수납하면 발급 가능하다(담당주치의사 진료시간 및 결과에 따라 발급시간이 지연될 수 있다).

⑨ 구급차 이용 : 병동 간호사와 미리 상의하고, 구급차를 이용할 경우, 항공 탑승과 연계하여 공항에 사전 통지하고, 항공사의 협조를 득한 후 항공 이용시간 2~3시간 전에 수속 및 절차를 완료하고 정해진 입구 또는 출구를 이용한다. 또한 필요한 공문서를 발송하고, 유선상으로 접수 및 이용 절차를 재확인하고, 구급차기사, 항공사의 컨택포인트 정보를 외국인 코디네이터와 공유한다.

> • 외국인 환자에게는 구급차 및 휠체어 이용 절차에 대해 충분히 고지하고, 동의를 구하고, 구급차 사용비용에 대해서도 사전안내를 하고, 필요시 지자체 또는 관련기관이나 협의체 등의 무료 이용에 대해서 사전정보를 확인하며 컨택포인트를 확보해 두어야 한다.

⑩ 퇴원환자 전화 F/U(Follow Up)와 엽서 발송 : 퇴원한 환자에게 집으로 전화를 하여 환자의 상태를 점검하고 문의사항에 답하며, 퇴원시에 환자에게 교육한 사항들이 제대로 시행되고 있는지를 점검한다.

⑪ 고객의 소리함 운영 : 병실 생활에서의 불편 사항을 해결하기 위하여 간호사실어 건의함을 설치하여 운영하며 병원 내의 건의 사항에 대하여 의견을 제시한다.

⑫ 구내전화 이용 : 외부에서 병원으로 전화를 걸 때는 교환에게 호실을 이야기한다.

> • 병실 전화는 수신자부담으로 사용하며 공중전화는 각층에 마련되어 있다.
> • 외국인 환자의 침상 머리에 통역 코디네이터의 비상 연락 전화번호를 매달아 둔다.
> • 입원 병동에도 외국어 통역 코디네이터 비상연락망을 비치하고, 외국인 환자에게 옵션 사항으로 개별 전화기를 지급하여 불편 사항 및 문제해결이 즉시 되도록 지원해야 한다.

⑬ 현금지급기와 매점 : 병원 내 현금 자동지급기가 설치되어 있으며, 외국어 통역코디네이터는 외국인 환자의 현금 입·출금과 외국에서 송금할 통장의 개설을 도와주기도 한다.

- 통장 개설시 외국환 송금, 한화 송금의 두 종류의 통장을 개설할 수 있으므로 개설시 서류 구비에 대한 안내와 제반절차를 지원하고, 한국에서 진료비 및 체류비용의 지불에 차질이 없도록 협조한다.
- 매점이나 편의점은 병원 내에 위치하며 간단한 생활용품 및 음료 · 과자류가 있으며, 병원 내 음주 흡연은 불가능하여 판매하지 않는다.

⑭ 입원 생활시 주의사항 : 기본적인 입원 생활 안내서는 병원마다 한국어로 쓰여 있는 경우가 많아 외국인 환자나 보호자가 이해하기 어려워 통역사가 안내서를 보고 알려줄 수도 있지만 환자나 보호자가 이해 가능한 언어로 번역하여 제공하고, 하루에 두 번 이상 정규 방문으로 환자의 요구사항을 파악하고 환자 혹은 보호자와 의료진 간의 중재 역할을 한다.

〈표 4-3〉 입원안내

- 입원시 준비물품 : 입원기간에 필요한 물품은 가져오고, 구입을 원하시면 간호사실로 문의한다(특실은 병실에 기본 물품이 준비되어 있다).
- 면회시간 : 오전0시~오전0시, 오후0시~오후0시 2회에 한하여 면회를 제한하고 이외에는 보호자 출입증을 가지고 계신 분만 병실 출입이 가능하다(영 · 유아의 동반은 삼가고 면회 시간은 짧게 한다).
- 식사시간 및 복약 안내 : 식사 시간과 복약에 대한 안내를 한다.
  - 식사시간 : 조식 07 : 00~08 : 00, 중식 12 : 00~13 : 00, 석식 18 : 00~19 : 00이다.
  - 복약시간 : 간호사의 지시를 따르도록 한다(식전, 식후, 식후30분 등).
  - 식사 후 식판 : 배선 카에 넣어 둔다(특실이나 움직임이 힘든 환자 것은 직접 수거해 간다).
  - 메뉴 : 변경이나 요구사항이 있으면 간호 스테이션에 이야기한다.
  - 침상 식탁 : 침대에 부착되어 있으며, 식사 후 식판은 배식 카(0층복도)에 내놓아 준다(배달하는 음식은 병원 에 들어 올 수 없다).
  - 보호자도 식사를 원할 경우 : 영양과(000-0000)로 연락하면 된다.)
- 주치의 회진 시간 : 오전 0시~0시경이다(수술 및 분만으로 시간은 변경될 수 있다.)
- 간병인, 귀중품 관리 : 개인 사물함에는 귀중품이나 현금을 두지 않는다.
  - 귀중품이나 현금은 병원에 맡기고, 개인이 보관하다 분실한 귀중품이나 현금에 대한 책임은 병원에 없다.
  - 환자 옆에 보호자가 항상 함께 있는다.
  - 잠자는 동안에는 낙상을 방지하기 위하여 침대 옆 보조난간을 올리고 잔다.
  - 간병인이 필요한 경우는 휴게실에 비치된 연락처를 참고한다.
- 간호사 호출(응급호출) : 간호사의 도움이 필요하실 때나, 응급상황 발생시 비상벨 버튼을 눌러준다.
  - 비상벨 위치 : 침대위에 호출 버튼이나 화장실 벽면에 설치 되어 있는 빨간색 단추를 누른다.
  - 응급상황이 아닌 경우에는 자제한다.
- 전화사용 : 외부에서 병실로 전화할 경우 000-000-0000로 전화 후 내신번호(병실번호)를 누르면 된다(병실 전화는 수신만 된다).
- 입원기간 동안 무단으로 외출하거나 병실을 비우는 것은 환자의 안전과 진찰, 투약에 지장을 줄 수 있으므로 자제하고, 부득이 한 경우 간호사실에 꼭 알려 준다.
- 금연 : 병원 내에서는 흡연할 수 없으며, 환자의 건강과 쾌적한 환경을 위하여 지키며, 금연 지정건물이며 환자와

보호자는 필히 금연을 원하고, 지정된 흡연 장소는 매점 옆에 있다.

- 병원 내 편의 시설 안내 : 환자와 보호자가 입원 생활을 하면서 불편함을 느끼지 않고 지루함을 해소할 수 있는 시설을 구비하도록 하며 안내한다.
  - 종교집회장소 : 본관 지하 1층에는 종교실이 있다. (기독교, 천주교, 불교, 이슬람, 기타)

종교집회 일시(예) : 천주교(카톨릭) : 매주 월요일 오후 2시. 기독교 : 매주 일요일 오후 2시. 불교 : 매주 토요일 오후 2시.

  - 본관 지하 2층 : PC실이 구비되어 있다.
  - 본관 1층 : 병원 은행이 있으며 업무시간은 09 : 30~16 : 30까지이며 현금인출기는 24시간 이용 가능하다.
  - 우편, 소포 발송 : 본관 2층 행정사무실에 문의하기 바란다.
  - 본관 지하 3층 영화실 : 매주 화요일, 목요일, 토요일에 영화상영을 한다. (상영영화와 상영시간은 게시판을 참고).
  - 본관 지하 2층 : 매주 일요일 14 : 00시에 음악회를 연다.
  - 관광 안내 및 렌터카에 대한 문의 : 본관 1층 인포메이션에 문의한다.
  - 병실 문 : 안에서 잠구거나 병실에 들어오지 못하게 막는 행동을 금한다.
  - 본 병원 : 입원환자의 안전과 보안상의 문제로 밤 12시 이후로는 무인경비시스템이 작동되고 있으며, 무인경비시스템이 작동되는 시간에 병원 출입을 원하실 경우 지하의 출입문을 이용한다.
  - 침대의 위치 : 임의로 변경할 수 없으며, 꼭 필요하면 간호사에게 알린다.
  - 환자의 안정에 저해되는(음주, 취사, 고성방가, 취침방해 등) 행동은 금지한다.
  - 통역사, 코디네이터가 퇴근후에 통역이 필요하면 전화로 연결해 준다.
- 배선실 : 3층 402호에 위치해 있다.
  - 배선실 내 : 공용 냉장고, 전자레인지가 있으며 공동으로 사용하는 것이기 때문에 깨끗이 사용해 주시기 바란다.
  - 냉장고 : 음식을 보관 할경우 뚜껑이 있는 용기를 사용하고 너무 많은 공간을 차지하지 않는다.
  - 전자레인지 : 음식을 데우는 용도로만 사용한다.
- 공용화장실, 탕비실(세척실), 오물실 : 각 층 간호사실 옆에 위치되어 있으며, 화장실이나 샤워실에서 세탁은 금하며, 바닥이 미끄러울 수 있으니 주의한다.
- 공용샤워실 : 본관0층(남자전용), 본관0층(여자전용)에 있다(사용시간 : 오전0시~오전0시, 오후0시~오후0시).
- 편의점 위치 : 본관 2층에는 매점이 있으며 병원 생활에 필요한 물품과 식료품을 판매하고 있다 (영업시간 : 오전0시~오후0시). 00층에는 휴게실이 있다.
- 비상시 대피방법 : 병실 문에 제시되어 있으며 각 병실에 방연 마스크가 준비되어 있고, 휠체어는 사용 후 꼭 복도로 내놓아 다른 환자가 사용 하는데 불편함이 없도록 한다.
- 화재예방 및 주의사항 : 병실에서 화재방지를 위하여 전열기구와 취사기구 및 개인 가전제품은 절대 사용할 수 없으며, 전기장판 및 전기찜질팩 등의 전열 기구는 화재의 위험이 있으므로 사용하실 수 없다.
- 이불 : 한 장씩 제공되며 더 필요하시거나 교환을 원하시는 경우 담당 간호사에게 이야기한다.
- 세탁물 : 0.0요일에 교환하며, 더러워진 환의나 침대 시트는 00층, 00층 엘리베이터앞 세착물 모으는 곳에 갖다 준다.(세탁물은 꼭 바구니에 담는다.)
- 쓰레기 분리수거 : 병원 내 청결과 감염예방을 위하여 분리수거에 협조하고, 사용한 시트와 옷은 오물처리실에 있는 세탁물 통에 일반세탁물과 오염세탁물(혈액, 대소변 등)로 구분하여 넣고 사용한 패드나 기저귀 등 오염된 쓰레기는 오물처리실에 따로 마련된 쓰레기통에 버린다.
  - 사용한 알코올 스펀지 : 환자가 사용한 침, 솜, 거즈, 기저귀 등은 절대 일반쓰레기통에 버리지 마시고, 의료폐기물

박스 안에 버리고, 고무포는 빨래통에 넣지 말고 항상 빨아서 사용하고, 퇴원시 꼭 간호사실에 반납한다
- 주차장 이용수칙 : 주차장에서는 차량의 정비, 세차, 화기 및 경음기 사용을 금하며, 주차 차량 내 귀중품을 보관하지 말고, 물품 및 차량 도난에 대해서는 책임을 지지 않는다.
  - 주차장 내 제한속도 : 10[km/h]이다. 사고예방을 위하여 주차요원의 안내에 협조한다.
- 주차료 : 입차시 기본 30분, 2000원/초과 10분당 500원(장애인, 유공차차량 50[%] 감면)
  - 무료주차(출차시 진료비 영수증 또는 진료카드 제시).
  - 입. 퇴원 및 응급실환자 : 당일 2회 무료
  - 외래환자 및 수술, 검사, 촬영 : 당일 2회 무료
  - 종합검진 : 당일 8시간 1회
  - 장기 주차권 : 입원환자 1일 최대 10000원
- 진단서(소견서) : 필요한 경우 용도 및 몇 통이 필요한지를 간호사실에 알린다.
  (단, 입원 확인서는 원무과에 신청)
- 퇴원 안내 : 퇴원하기 하루 전날 결정되며, 퇴원 당일 아침, 점심 식사 여부를 알려 준다.
- 빠른 쾌유를 빈다.

(2) 퇴원관리

전산에 진찰등록증 번호(차트 번호)를 입력하여 출력된 환자의 보험정보사항, 건강보험증 사항이 일치 하는지 여부와 의사가 입력한 처방 내역을 확인, 진료차트에 따라 처방내역을 입력해서 환자유형별 수가 산정기준에 따른 본인부담금을 수납한다.

① 수납 시에는 진료비 계산서 · 영수증을 반드시 환자에게 발급해 주어야 한다.

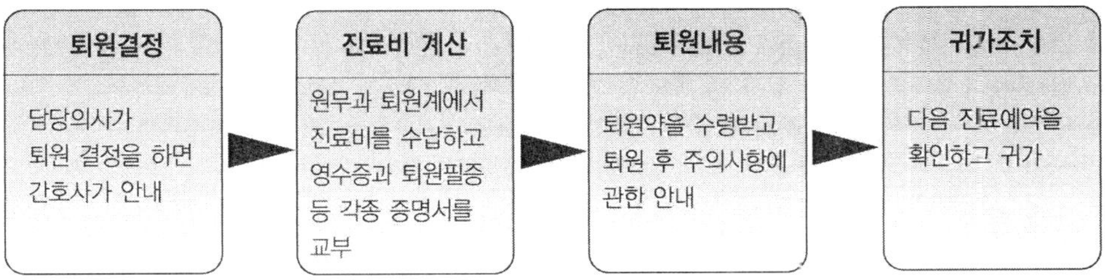

[그림 4-14] 퇴원절차

② 수납 후에는 의료기관 내에 다른 진료지원실이 있는 경우 OCS나 EMR 시스템을 사용하지 않는 의료기관에서는 진료지원실 처방 내역 및 환자 인적사항이 기록된 원내용 처방전을 발행하고, 처방과 관련된 위치 및 장소를 안내하여야 한다.

③ 원외 조제내역이 있는 경우 원외처방전도 발급해 주어야 한다.

㉠ 원외처방전과 관련해서 최근 인터넷이나 카드 등을 통해 처방 내역을 저장해 약국에 전송하는 시스템에 대한 연구가 다양하게 진행되고 있지만, 아직 일반적인 실용화

수준까지는 좀 더 많은 시간이 필요할 것이다.

㉡ 퇴원절차 : 퇴원결정은 환자 상병이 치유되었거나 외래 통원진료가 가능할 때, 다른 의료기관으로 이송 또는 사망하였을 때 진료 담당의사가 결정한다.

㉢ 퇴원이 결정되면 병동에서 각종 처방의 입력 누락이나 실행 확인이 되었는지 점검하여 처방을 마감하고, 보험심사부서에서 자체 진료비 심사를 거친 후 원무부서에서 진료비 계산을 하게 된다.

㉣ 퇴원진료비 계산이 확정되면 병동의 전산 화면에 계산완료가 표기되어 퇴원안내문을 출력한다.

㉤ 퇴원안내문 : 퇴원시 납부해야 할 진료비 총액과 퇴원절차가 표시되어 있다.

- 퇴원할 환자 : 간호사로부터 퇴원안내문을 받아보고 수납 완료를 확인할 수 있다. 병동에서 외래통원 예약 여부와 퇴원 후 주의사항을 듣고 퇴원 약을 수령하여 퇴원한다. 이와 같이 일반적으로 이루어지는 퇴원절차가 정상 퇴원절차이고, 공휴일이나 야간에 소수의 당직 근무자가 근무할 때, 환자 상태의 변화나 환자의 요구에 따라 갑자기 퇴원을 결정할 때가 있다. 이러한 경우 퇴원수속은 비정상퇴원(가퇴원)의 절차를 밟아야 한다.
- 퇴원 : 퇴원 전 발생한 처방이 실시간으로 입력되지 않았거나 입력된 처방이 실행 확인이 되지 않아서 최종진료비를 확정할 수 없는 경우, 퇴원진료비는 이미 발생한 진료비와 그 이후 발생한 진료비를 추정하여 집계한 것으로 합산하여 계산한다.
- 퇴원진료비를 수납 : 환자 측에 충분한 설명과 양해를 구해야 하고 퇴원한 다음날에 실제 진료비의 과부족 금액을 정산하도록 안내한다.
- 가퇴원진료비를 수납할 때 부족한 금액이 발생할 것을 염려하여 퇴원비를 많은 금액을 수납하도록 하면 안되고, 환자의 편의와 신뢰 확보를 위해 실제 진료비와 비슷하게 계산하도록 노력해야 한다.
- 퇴원 절차에서 중요한 관심사는 퇴원 시간대이다.
- 퇴원 수속 : 오후 시간대에 집중되면 퇴원한 병상에 입원시간이 늦어져 입원 당일 진료 서비스는 받지 못하게 되므로 재원 일수가 길어지고 병상 회전율도 나쁘다. 병상 가동률을 높이고 입원환자 편의를 위해 조기 퇴원, 조기 입원이 되어야 하는데 그렇게 하기 위해서 전일 퇴원 예고제를 시행하는 의료기관이 증가하고 있다.
- 전일 퇴원 예고제 : 퇴원일 하루 전에 퇴원 결정을 하여 퇴원당일 오전 일찍 퇴원 수속을 할 수 있도록 환자 및 진료 관련 부서원들이 환자 퇴원에 필요한 사항을 미리 준비하고 조치하도록 하는 것이다. 그러나 퇴원 예고제를 모든 퇴원환자에게 적용하는 것은 대단히 어려운 일이다.
- 퇴원 당일에 퇴원 결정을 한 경우 : 퇴원 약 등 처방 마감을 너무 늦지 않게 오후 일찍 수행하게 되면 입원 병상의 진료효율을 높일 수 있다(표 4-4).

〈표 4-4〉 퇴원절차

퇴원결정	의료진으로부터 퇴원이 결정되고, 진료비 심사가 완료되면 원무 매니저 및 코디네이터를 통해 병실로 퇴원 여부를 전달
퇴원진료비납부	퇴원 진료비는 원무창구에서 납부
퇴원수속	환자 및 보호자는 진료비 납부 후 퇴원 수속 완료증을 병동 간호사에게 제출하며 퇴원 시 지급되는 약을 확인

ⓑ 퇴원진료비 계산 : 담당 의사의 퇴원결정 이후 병동에서 퇴원약 등 각종 처방을 마감하고 자체 진료비 심사를 해야 퇴원 계산을 할 수 있다.

ⓢ 병동에서 각종 처방을 정확하고 신속하게 마감하는 것이 중요한데, 전산시스템의 구축 수준과 실행수준에 따라 많은 영향을 받는다.

④ 진료비계산서(영수증) : 반드시 환자에게 발급해 주고, 진료비 수납 후에는 의료기관 내에 다른 진료지원실이 있는 경우 처방전달 시스템이나 전자의무기록 시스템을 사용하지 않는 의료기관에서는 진료지원실 처방 내역 및 환자 인적사항이 기록된 원내용 처방전을 발행하고, 처방과 관련된 위치 및 장소를 안내하여야 한다.

- 병동 : 진료처방을 입력하고 진료지원 부서에서 실행확인을 하는데 진료비가 산정되어 계산하는 과정에서 실행확인이 되지 않아 진료비 산정이 누락되는 경우가 있다.
  ㉠ 수술, 처치, 특수검사 등은 진료행위를 먼저 시행하고 입력(실행확인)하는데 여러 가지 사정으로 입력이 늦거나 누락되는 경우가 있다.
- 병리조직 검사 : 검체를 너무 늦게 보내거나 검사과정의 특성상 1차 검사 이후 2단계 검사시행여부를 결정하기 때문에 2단계 검사는 퇴원시점 이후에 시행하게 되어 비록 실행확인을 실시간으로 진행하여도 퇴원진료비에 산정되지 않는 사례가 있다.
- 병동에서 처방을 마감해야 하고 자체 진료비 심사과정이나 진료비 관리담당자도 진료비 상세내역을 점검하여 계산 누락이 없도록 노력해야 한다.
- 퇴원진료비 계산이 확정된 이후, 추가 처방이나 반환 및 변경처방이 발생하면 계산서를 수정하고, 수정된 최종 계산서를 출력하여 이미 발급된 계산서와 교환하고 수정하게 된 사유를 환자에게 충분히 설명해야 한다.
- 퇴원진료비를 최종 확정하기 전에 또 확인해야 할 사항은 진료비 감액(할인) 대상의 여부를 점검해야 한다.
- 진료비 감액 대상 : 결정된 감액률이나 감면금액을 입력하여 발생진료비에서 차감하고 최종 납부는 금액을 확정하여 청구한다.
- 감액결정 : 의료기관의 자체 감액규정이나 기관장의 승인 또는 지시에 따라 결정된다. 즉, 자체 임원 · 직원 및 그 가족에 대하여 예우하는 임원 · 직원 감액이나 사회복지시설의 수용자 등에 대한 계약기관 감액은 감액규정에 따라 감액이 결정된다.
- 환자의 병증이 학술적 연구가치가 있어 시행한 행위료에 대한 감액(학술시료)과 진료비 회수목적상 일정부분감액이 필요한 극빈환자에 대한 감액(자선시료)은 임상부서 및 원무부서의 품의서에 의거 기관장의 승인을 받아 감액이 결정되며, 경영목적상 예우가 필요한 감액(예우감액, 유관기관감액)은 기관장의 지시에 따라 감액이 결정된다.
- 지역사회에 대한 의료시혜 차원에서 극빈환자에게 진료비를 지원하는 것은 사회사업부에서 그 대상자를 선정하고 품의하여 기관장의 승인으로 지원액을 결정한다.
- 의료사고 및 분쟁 : 귀책 사유가 있으면 주관부서(적정진료관리실, 법무 또는 원무부서)의 품의서에 기관장의 승인으로 감액(의료분쟁 감액)이 결정된다.
- 진료비계산서 : 항목별로 금액이 집계된 것이기 때문에 진료비를 납부할 때에는 진료비의 세부내역을 확인하려는 경향이 많다.
- 진료비에 대한 의문사항 : 언제든지 전산 화면을 보고 진료비 상세내역을 설명할 수 있고, 필요시에 출력도 할 수 있도록 전산시스템이 구축되어야 한다.

⑤ 진료비 후납 : 중간진료비 체납환자에 대한 진료비 납부를 독려하여 퇴원시 완납하고

퇴원하면 다행이지만, 환자 및 보증인의 능력으로 진료비를 퇴원 시까지 납부할 수 없는 형편이면 퇴원 이후에 진료비를 갚도록 후납 조치할 수밖에 없다.

- 영리기업 : 거래상대의 지불능력, 신용도 등을 판단하여 외상매출을 하는 것이 일반적이지만, 의료기관은 의료법에 의거 진료거부를 할 수 없기 때문에 입원환자의 지불능력과 상관없이 진료하여야 하고, 그 결과 환자부담 진료비에 대한 불량 미수금이 발생할 가능성이 많으나 진료비 관리담당자는 악성미수금 발생이 최소화되도록 중간진료비 체납환자의 관리를 철저히 해야 한다.
- 체납환자를 관리 : 후납할 수밖에 없는 환자는 미리 예측이 가능하므로, 그 환자의 경제적 이유로 후납요건, 즉 채권확보를 미리 준비하여 퇴원결정이 되었는데도 진료비 문제로 퇴원이 지체되는 일이 없도록 해야 한다.
- 진료미수금 발생 : 개인사정으로 후불하는 환자부담 미수금 외에 계약기관미수금, 각종 보험제도에 의한 보험자부담 미수금이 있다.
- 미수금 종류 중에 보험자부담 미수금은 입원수속시 자격확인에 의해 자동으로 미수금이 발생하지만 계약기관 미수금은 계약내용에 따라 후납요건을 확인하고 후납 처리해야 하고, 특히 환자부담 개인미수금은 후납요건(채권확보)을 갖추어 후납 품의를 하여 승인 후에 후납 처리하고 퇴원시켜야 한다.

02 진료비 및 보험관리

1. 진료비 관리

의료공급자에 관한 것(의사 등)과 의료기관에 관한 것으로 구분하는데 일반적으로 의료공급자에 대한 보수 지불은 주로 의료행위에 대한 보상을 목표로 하고, 의료기관에 대한 보수 지불은 시설, 장비, 물자, 운영비용 등 투입(Input) 비용에 대한 보상이고, 한 나라의 지불제도는 나라의 실정에 맞게 변형된 것이나 혼합형태로 존재한다.

1) 퇴원 진료비

담당 주치의사의 퇴원 결정 이후 병동에서 퇴원약 등 각종 처방을 마감하고 자체 진료비 심사를 해야 퇴원 계산을 할 수 있고, 퇴원 전 발생한 처방이 입력되지 않았거나 입력된 처방이 실행 확인이 되지 않아서 최종진료비를 확정할 수 없는 경우, 퇴원 진료비는 발생한 진료비와 그 이후 발생할 진료비를 추정하여 집계 한 것으로 합산하여 계산한다.

(1) 퇴원 진료비를 수납할 때

부족한 금액이 발생할 것을 염려하여 퇴원비를 많은 금액을 수납하도록 하면 안 되고, 환자의 편의와 신뢰 확보를 위해 실제 진료비와 비슷하게 계산하고, 퇴원진료비계산이 확정된 이후 추가 처방이나 반환 및 변경 처방이 발생하면 계산서를 수정하고 수정된 최종계산서를 출력하여 이미 발급된 계산서와 교환하고 수정하게 된 사유를 환자에게 이야기한다.

- 퇴원 진료비를 최종 확정하기 전에 또 확인해야 할 사항은 진료비 감액 대상의 여부를 점검해야 한다.
- 진료비계산서는 항목별로 금액이 집계된 것이기 때문에 진료비를 납부할 때 진료비의 세부내역을 확인한다.

(2) 고액 진료비 발생 전 채권확보

재원 환자 진료비관리담당자는 입원 환자카드(입원약정서 및 그 부속서류)를 인계받는 즉시 진료비 지불보증내용과 병명을 점검하여 고액 진료비 발생 및 체납 문제의 소지가 있는 경우 진료비 지불보증을 보완하거나 연대보증을 추가 확보하도록 준비한다.

- 진료비 지불보증은 가장 기본적인 채권확보의 수단이므로 부동산담보나 다른 채권확보 방법이 있는지 환자 보호자와 긴밀한 면담을 통해 파악해야 한다.

(3) 중간 진료비

중간 진료비 계산서는 재원 중인 환자에게 1주일 간격으로 정기적으로 발급하고 환자 종별, 진단명, 기타 사정 등을 감안하여 발급 간격을 조정 할 수 있다.

- 중간 진료비 계산서의 환자 본인부담금 : 전액 또는 분할하여 납부 할 수 있으나 특별한 사유 없이 체납하지 않도록 독려한다.
- 중간 진료비 회수 : 운영자금을 확보하는 목적뿐만 아니라 진료비가 체납되지 않도록 하여 진료비 문제로 퇴원이 지연되는 일이 없도록 하는 목적도 있으므로 회수 노력이 필요하며 특히 장기재원 환자는 재원 진료미수금이 누적되지 않도록 중간 진료비 납부를 독려한다.
- 영리기업 : 거래 상대의 지불능력, 신용도 등을 판단하여 외상 매출을 하는 것이 일반적이지만 의료기관은 의료법에 진료 거부를 할 수 없기에 입원환자의 지불능력과 상관없이 진료하여야 하고, 진료비 관리 담당자는 악성 미수금발생이 최소화되도록 중간 진료비 체납환자의 관리를 철저히 한다.

(4) 진료비 체납 환자관리

- 중간 진료비 청구서 : 2회 이상 발급시 납부하지 않으면 보호자 및 지불보증인에게 납부를 독촉한다.
- 납부 독촉방법 : 전화, 면담, 서면, 가정방문을 통하여 담당자로서 적극적인 업무수행 태도를 가지고 환자측의 형편에 맞게 독촉한다.

(5) 채권확보를 위한 법적절차

채권확보의 법적 절차에는 채무명의(현존하는 채무를 변제 할 의무가 있음을 기재한 공문서, 법률상 강제력을 발동시킬 수 없다, 공증증서, 판결문, 지급명령, 화해조서 등)로 동산은 집달관에게 경매의뢰, 부동산은 법원에 경매의뢰, 강제경매나 강제집행에는 채무 명의가 필요하나 임의 경매는 채무명의가 필요하지 않다.

- 근저당권 : 경매하고자 할 때에는 근저당권설정 계약서, 근저당권에 의해 담보된 채권을 가지고 있는 채권증서, 근저당설정 등 등기된 등기부등본, 담보물에 부과된 재산세과세증명서 등을 첨부하여 경매를 신청한다.
- 가압류 : 금전채권 또는 금전으로 환산 할 수 있는 청구권의 집행보전을 위해서 채무자의 재산을 이동 또는 소비 제한 조치를 취하여 법의 보호를 받는 것이다.
  - 필요한 서류 : 채권증서(지불각서, 지불보증 등)이며 대상물권은 부동산, 동산, 유체동산(전세권, 주식 등)에 한하여 가능하다.
  - 절차 : 가압류신청서를 작성하여 소정의 공탁금을 납부한 후 관할 법원 민사과에 제출한다.
    법원 판사의 가압류 결정서를 받아 집달관 사무실에 가압류 신청을 한다.
- 지급명령 : 본 소송을 하기 전 금전, 기타 대체물이나 유가증권의 일정한 수량의 지급을 목적으로 하는 청구권에 대하여 법원에 신청하여 법원이 즉시 채무자에게 지급명령을 한다.
- 본안소송 : 지급명령을 거치지 않고 직접 청구소를 제기하는 것이다.
- 강제집행 : 채권자의 신청에 의하여 국가기관이 채무 명의에 표시된 사법상의 청구권을 국가권력에 의하여 강제적으로 실현하는 법적 절차이다.
  - 집행 청구권의 전제인 채무명의, 집행청구권 행사의 전제인 발행력 있는 정본, 집행개시의 요건인 채무명의, 집행문, 증명서 등의 송달, 이행기일의 도래, 담보(공탁금) 제공의 증명서 제출과 그 등본의 송달, 반대급부(급여)의 제공 등이 있어야 한다.

2) 진료비 청구관리

① 진료비 심사 : 요양기관에서 환자를 진료하는 경우 총 진료비 중 일부를 환자가 부담하고 나머지는 보험사(심평원 등)에 청구하여 진료비를 받는다.

- 보험사는 청구한 진료비에 대하여 그 내용이 기준(지불보증 내용)과 원칙에 맞게 진료 했는지 심사하고, 진료의 적정성을 평가하고, 심사 결과로 진료비를 조정할 수 도 있다.

② 요양기관 자체 심사 : 보험사의 자체 업무규정에 근거한 삭감을 최소화하기 위하여 삭감 또는 조정 대상의 유무를 점검하여 보완하며, 환자에게 시행한 의료서비스가 진료비로 제대로 산정되었는가를 검토한다.

③ 사전심사 : 환자에게 진료비계산서를 발행하기 전에 심사하는 것이다.

- 입원 기간과 퇴원 전에 실시함으로 환자 퇴원 후에 발견되는 진료비 누락을 방지하고, 입원 시점부터 입원 기간 내에 사전에 검토함으로 진료비 삭감을 방지함은 물론 적정진료를 유도할 수 있어 진료 후에 발생 할 수 있는 진료비와 관련한 민원을 줄일 수 있다.

④ 청구전 심사(사후심사) : 환자가 일정한 진료비 산정기준에 의하여 계산된 진료비를 수납한 후에 심사하는 것을 사후 심사 또는 청구 전 심사라 한다.

• 주로 외래나 응급실 환자에게 적용되는 심사방법이다.

⑤ 진료비 심사후 이의신청까지의 절차 : 진료비 심사결과 통보서 접수 → 진료비 심사 청구 담당자에게 분배 → 챠트 대출 및 확인 → 삭감 내역 분석 및 분석보고서 작성 → 삭감 내역 및 통계를 임상과에 통보 → 의사 소견서 회수 → 이의신청서 작성 → 첨부자료 준비 → 이의신청서 취합(여러 건일 경우) → 문서 검토 및 발송 → 이의신청 통계 정리 → 이의 신청결과 통보서 접수 및 회수현황 보고서 작성 → 회수결과 보고 → 심사청구 여부를 임상과와 협의한다.

3) 수가관리

수가는 행위에 보수로 주는 금전이며, 대표적으로 의료수가가 있고, 행위별 수가제(Fee-for-Service)와 일부 질환 및 수술에 대하여 서비스 묶음(Bundle of Service)의 일종인 DRG(Diagnosis Related Group) 지불체계로 진료비를 지불하며, 수가의 유형은 급여, 100/100(전액 본인부담), 비급여 등으로 분류된다.

〈표 4-5〉 수가유형

구분	용어 해설	가격책정방법
급여	고시에 의하여 가격 및 수가의 유형이 결정된 행위, 치료재료, 약재	고시
전액부담(100/100)	고시에 의하여 가격 및 수가의 유형이 결정된 행위, 치료재료, 약재	고시
비급여	고시에 의하여 가격 및 수가의 유형이 결정된 행위, 치료재료, 약재	요양기관 결정
비결비급여	결정되어지지 않는 신의료 기술 치료 재료 약재로 현재 보건복지부에 결정 신청서가 접수된 항목	요양기관 결정
비산정	산정 지침상 해당 행위료에 포함되어 별도 산정이 불가능한 행위료, 치료재료, 약재	0원
비보험	고시 내용과는 별도로 요양기관의 결정에 따라 임의 적용하는 형위료, 치료재료, 재료	요양기관 결정

출처 : 병원경영

4) 퇴원수속

퇴원결정은 환자의 병이 치유되었거나 외래 통원진료로 전환해도 될 때, 다른 의료기관으로 전원 또는 사망하였을 때 진료담당 주치의사가 결정한다.

① 무단외출 주의사항 : 입원 기간 중 환자복을 입은 채 임의로 병원 밖으로 나가는 일은 절대 금하며, 이로 인해 발생하는 사고에 대해서는 본인이 책임져야 한다.
② 퇴원이 결정되면 병동에서 각종 처방의 입력 누락이나 실행 확인이 되었는지 점검하여 처방을 마감하고, 보험심사부에서 자체 진료비 심사를 거친 후 원무부에서 진료비 계산을 하게 된다.
③ 퇴원 진료비 계산이 확정되면 병동의 전산화면에 계산완료가 표기되어 퇴원 안내문을 출력한다.
④ 병동에서 외래 통원예약 여부와 퇴원 후 주의사항을 듣고 퇴원 약을 수령하여 귀가한다.

5) 의무기록 사본 발급 구비서류

① 동의서, 위임장, 위조시 법률 처리 : 사문서위조(형법 제231조 위반 : 5년 이하의 징역 또는 1천만원 이하의 벌금)
② 서명위조 : 형법 제239조 위반(3년 이하의 징역)
③ 퇴원 후 진단서, 소견서 필요시 의무기록 사본 발급 구비서류와 동일하다(표 4-6).

〈표 4-6〉 의무기록 사본 발급 구비서류

구분	환자나이	구비서류
본인	만 17세 이상	신청인(본인) 신분증
신청자	**필요서류**	**비고**
환자 본인	신분증	14세 미만 법정대리인 신청 (만14세이상~만17세 미만 학생인 경우 학생증
친족 1. 배우자 2. 직계존속(부모, 조부모, 외조부모) 3. 직계비속(자녀, 손자녀, 외손자녀) 4. 배우자의 직계존속(시부모, 장인, 장모)	• 환자의 신분증 사본	만14세미만 제외 (단, 만14세이상~만17세미만 학생인 경우 학생증)
	• 신청자의 신분증사본	
	• 환자가 자필 서명한 동의서	
	• 가족관계증명서(주민등록등본)	친족관계 확인 서류
제3자(대리인) 형제, 자매, 며느리, 사위, 사촌, 삼촌, 고모, 이모, 직장동료, 친구, 보험회사직원	• 환자의 신분증사본	만14세미만제외 (단, 만14세 이상~만17세 미만학생인 경우 학생증)
	• 신청자의 신분증사본	
	• 환자가 자필 서명한 동의서	
	• 환자가 자필 서명한 위임	만14세 미만은 법정대리인이 동의서와 위임장작성

④ 서류 신청 : 진단서, 입·퇴원확인서, 의무기록 및 필름 복사 등 필요한 서류는 퇴원 전날까지 주치의나 담당 간호사에게 신청한다.

2. 병원정보시스템

환자는 스마트카드 하나만으로 당일 진료 및 검사를 할 수 있고, 환자가 진료할 곳을 안내하고 환자들은 처방전 발생 및 수납 등을 원내에서 자유롭게 하고, 환자가 진료 접수 후 진료를 받기 위해 진찰실로 들어서면 환자의 의무기록은 의사의 책상 위에 놓인 컴퓨터로 바로 확인이 가능하며, 진료 후 발생한 검사 처방은 검사실, 방사선실에서 컴퓨터로 확인하고, 환자가 도착하면 바로 검사할 수 있다.

1) 병원정보 시스템(Hospital Information System)

진료비 계산이나 업무의 효율화 차원을 벗어나 경영통계, 의사결정, 전략 수립 및 연구용 정보를 제공하는 단계이고 나아가 시간과 공간을 초월한 원격진료 및 진료정보의 공유로 전국민 의료서비스 증대를 위해 활용하는 문제가 대두된다. 병원 경영진은 통합적인 경영관을 가지고 다양한 요구에 부응할 수 있는 정보시스템으로 거듭나게 하고, 병원전략이 다양한 전문가 집단에서 수용되고 공유될 수 있도록 한다.

2) 처방전달시스템(OCS)

OCS(Order Communication System)는 환자에 대한 처방정보를 효율적이고, 정확하고 실시간으로 입력·수정·취소하고, 처방은 각 진료지원 부분에 실시간으로 전달하고, 검사, 촬영 및 처방 수행 등이 환자의 대기시간 없이 이루어지게 한다. 사용자의 필요에 따라 정보를 조회하고 출력하는 시스템이며, 디지털 병원의 중요한 역할을 하고 있으며, 진료 중에 활용하고 의료진이 작성하는 진료기록을 전산에 입력하는 전자의무기록으로 발전되어 가고 있다.

3) 의료영상저장 전송시스템(PACS)

PACS(Picture Archiving & Communication System)는 기존 필름을 가지고 진단하고 판독하던 병원의 업무를 컴퓨터와 네트워으로 병원의 업무를 처리한다. 영상의학과 의료영상 장비에 주로 활용되며, 핵의학과 장비, 초음파 장비, 내시경, 현미경 등 다양한 분야의 장비에서 활용되고 있는 시스템이다.

4) 전자의무기록(EMR)

EMR(Electnonic Medical Record)은 디지털 병원의 목표인 진료, 원무, 통계에 걸친 전 병원의 업무를 자동화하고, 영상장비 및 전송시스템과의 자동연계로 병원경영의 효율성을 극대화 시킬 수 있는 진료체계이다.

• 2002년 개정의료법(법률 6686호) 제21조 2(전자의무기록)에서 "의료인 또는 의료기관의 개설자는 의무기록부 등을 전자 서명법에 의한 전자서명이 기재된 전자문서로 작성, 보관할 수 있다"고 명시하고 있다.

3. 전문지원서비스

1) 간호관리

조직의 목표를 달성하기 위해서 인적 · 물적 자원을 효율적으로 활용하고 돕는 사회적 · 기술적 상호작용이다. 또한 간호조직 구성원 간의 협동의 행위 과정이며, 의사소통과 정보체계, 동기부여, 지도성, 스트레스와 시간 관리, 의사결정, 비판적 사고, 집단관리 등이 있다.

(1) 간호

개인, 가족, 지역사회를 대상으로 하여 건강의 유지와 증진, 회복, 질병의 예방뿐만 아니라 고통을 경감하는 목적을 두며 체계적이고 과학적인 간호과정으로, 환자들이 건강을 회복하고 건강한 생활을 영위하는데 필요한 지식과 기력, 의지와 자원을 갖추도록 직접적으로 도와주는 활동이다.

(2) 간호단위의 구조

간호단위는 환자들이 입원하여 간호와 치료를 받을 수 있는 쾌적하고 안전한 공간으로, 간호사는 간호활동이 효율적으로 이루어질 수 있도록 조성 되어야 된다. 환자를 위한 간접적인 간호활동(환자관리)과 직접적인 간호를 더욱 효과적이고 능률적으로 실천하기 위한 지원활동(운영관리, 인적자원관리 등)으로 기능한다.

(3) 외래 간호관리

향후 진료 형태는 입원보다는 통원치료의 형태가 점차 확대될 것으로 예상하므로 외래 간호관리의 중요성이 부각되고 있다.

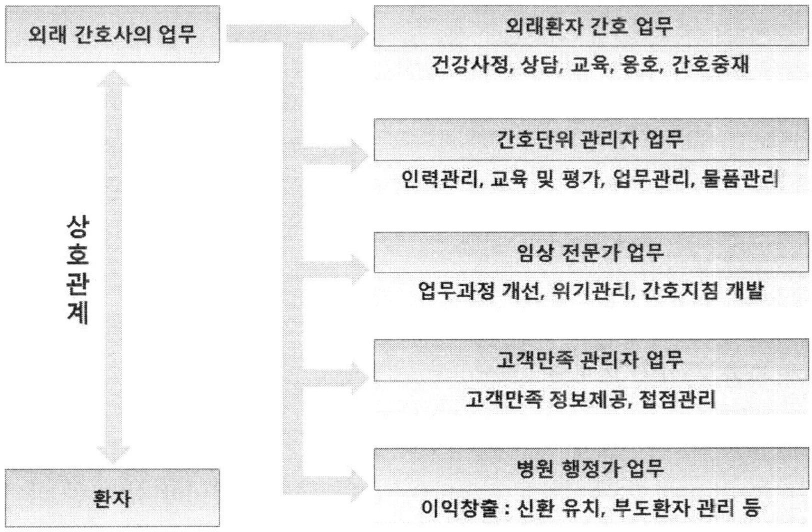

출처 : 병원경영

[그림 4-15] 외래간호 업무

(4) 입원환자관리

① 병동간호 : 입원부터 퇴원까지 직접적인 간호활동으로 환자 사정, 간호 진단, 계획 및 수행, 평가에 이르는 일체의 활동과 이를 위한 모든 업무이다.

- 입원환자관리, 전동 · 전과와 관련된 환자관리, 퇴원환자관리로 구분할 수 있다.

② 운영관리 : 직접적인 간호를 제외한 간호단위를 관리하기 위한 모든 활동이다.

- 환경관리, 물품관리, 약품관리, 기록관리와 보고 등이 포함된다.

2) 약무관리

병원약국의 업무는 우수한 품질의 약품을 구입하고 적절하게 관리하여 필요한 때에 원활하게 보급하는 약품 관리와 같은 사무적인 기능과, 약품을 조제하고 필요한 약을 제제하고 실험에 의한 품질을 확보하는 기술적인 기능, 의약 정보를 제공하고 의약품의 자문인 역할과 영양요법과 종양약학, 임상약동학 자문업무의 지도적인 기능이 있으며 이 기능의 업무가 유기적으로 연결되어 운영된다.

- 구체적인 업무 : 의약품관리(약품의 구매, 조달, 재고 및 품질관리), 조제업무(일반조제업무 : 병실조제, 외래조제), 정맥주사제 무균조제업무(정맥주사 조제, 고영양수액제 조제, 주사용 항암제 조제), 조제실제제업무, 원외처방전 관리업무, 마약류 관리업무, 임상시험약 관리업무, 의약품 정보업무(의약품 정보제공, 이상반응 모니터링 업무), 복약지도 업무(일반 복약지도 및 특정 약물, 특정질환 복약지도 업무), 임상약제업무(임상약동학, 영양요법 업무), 병원 약학교육 및 연구활동 등이 있다.

3) 의무기록정보관리

의무기록은 환자 진료와 관련된 모든 사항과 병원이 환자에게 시행한 각종 검사, 치료 내용 및 결과에 관한 사항이 기록된 자료이다.

① 의무기록은 환자진료에 필요한 정보의 조회가 가능하여야 한다.

② 진단 및 처치에 도움이 되고 치료방법을 결정 할 수 있어야 할 뿐만 아니라 주의사항 환기 및 위험성의 평가가 가능한 정보들이 보관되고 관리되어야 한다.

③ 의무기록정보를 서식에 기록한 것을 챠트(Paper-based Patient Record)라 하며, 컴퓨터를 이용하여 저장한 것을 전자의무기록(Electronic Medical Record)이라 한다.

④ 의무기록의 용도

- 일관성 있고 지속적인 진료를 할 수 있는 근거, 진료에 참여하는 구성원 간의 의사전달의 도구이다.
- 의학 연구 및 교육을 위한 임상자료, 법적 문제가 발생했을 경우 증거 자료이다.
- 의료의 질을 검토 평가하는 데 기본 자료, 병원 통계를 생산하여 병원행정 및 국가 보건행정에 기여, 진료비 산정의 기본 자료가 된다.

⑤ 의무기록 서식과 내용

〈표 4-7〉 의무기록 서식과 내용

서 식	주 요 내 용
입 · 퇴원 기록지 (Admission & Discharge Record)	환자의 인적사항, 입 · 퇴원사항, 진료사항(진단 및 수술명) 진료과 및 주치의, 서명, 의무기록 완성실
퇴원 요약 (Discharge Summary)	인적사항, 입 · 퇴원사항, 진료사항, 진단사항, 치료 내용 및 결과, 진료과 사항
병력 및 신체 조사기록 (History & Physical Examination)	인적사항, 진료사항, 계등문진, 신체조사, 진단사항, 작성자 사항
경과기록 (Progress Note)	인적사항, 입원기록, 경과기록, 수술기록, 전과기록, 교대근무기록, 특수검사 및 진료에 관한 기록, 최종경과 기록, 사망기록, 전둔의 경과기록, 작성자

서 식	주 요 내 용
마취기록(Anesthesia Record)	인적사항. 마취 전 기록, 마취기록, 마취 후 신체조사 기록, 서명
수술기록(Operation Record)	인적사항, 수술사항(수술전 · 후진단명, 수술명, 마취방법, 발견사항, 수술과정, 조직제거 여부, 수술일, 수술과, 집도의 및 참가자), 환자상태, 의사서명
회복실기록(Recovery Room Record)	인적사항, 진료사항, 환자상태 및 처치, 서명
의사지시기록(Doctor' Order)	인적사항, 지시내용(지시일시, 환자의 진단과 치료에 필요한 검사, 처지, 투약 등), 담당 주치의사명 및 서명
협의진료기록(Consultation Record)	인적사항, 의뢰사항, 회신사항
수술(마취, 수술)신청서, 승낙서, 서약서 및 동의서(Authorization for Operation)	인적사항, 진료사항, 동의서 내용, 담당주치의사명 및 서명, 환자명 또는 보호자명 및 서명
응급실기록 (Emergency Room Record)	인적사항, 내원정보, 내원경위, 도착시간, 동반자사항, 진료사항, 환자의 향방
간호기록(Nursing Record)	인적사항, 간호기록, 투약내용, 임상관찰 내용, 작성자 서명
검사결과지(방사선, 임상, 조직병리 등)	인적사항, 검사명, 검사실시일자, 검사결과보고일자, 검사시행자의 서명
문제목록지(Problem List)	문제번호, 문제 발생일, 문제내용, 해결문제 및 해결일자

출처 : 병원경영

4) 영양관리 업무

환자에게 치료목적에 맞는 영양의 필요양이 충족되고, 위생적인 식사를 공급함으로써 치료를 돕고, 환자의 질환 및 영양 상태에 적합한 영양치료 방안을 모색하여 환자의 전반적인 영양 상태를 개선함으로써 질병의 치료 및 효과를 증진시키는 데 목적이 있다.

① 환자 식사는 인간의 기본 욕구를 충족시켜 주는 차원을 넘어, 치료 향상을 위한 영양공급, 위생적 관리, 안전성 및 경제성 등 다차원적 관심이 요구된다. 의료기관은 환자 급식에 대해 질적 향상을 위한 전문성과 다양성을 확립해 나아가야 한다.

② 입원시설(30병상 이상 규모)을 갖춘 종합병원, 병원, 치과병원 또는 한방병원에 있어서 1인 이상의 영양사를 배치하도록 규정하고 있다.

5) 진단검사 의학관리 기능 및 실무

환자의 진단 및 치료에 필요한 500여종에 이르는 광범위한 검사를 실시하고, 진단혈액학,

임상화학, 임상미생물학, 진단면역학, 혈액은행 및 진단분자유전의 각 분야로 나누어 실시하고 지속적으로 정도관리 체제를 운영하여 검사 결과의 질을 높여 환자의 진단과 치료에 기여하며, 응급검사실 운영, 혈액원 운영, 채혈실 운영 등의 업무도 수행한다.

6) 방사선 진료 관리기능 및 업무

① 영상의학과 : X-선, 초음파, CT, MRI, PET-CT 등의 다양한 검사방법으로 환자의 질병을 찾아내고 정확한 진단을 내림으로써 환자의 치료 및 수술에 도움을 주고, 추적검사를 통해 질병의 상태를 정확히 판단 할 수 있도록 지원한다.

- 최근에는 기술의 발달로 인해 조직생검, 농양 배액술, 혈관 출혈의 지혈, 혈관기형 치료, 조양색 전술, 혈관확장술 등 비수술적인 중재적 시술을 시행하고 있다.

② 핵의학과 : 방사성 및 안정된 핵종의 특이한 성질을 이용하여 신체의 해부학적 또는 생리학적 상태를 진단, 평가하고 개봉된 방사성 선원으로 치료하는 의학의 전문 분야이다.

③ 방사선종양학과 : 각종 종양에 관련된 연구와 진료를 담당하는 과로서 주로 고에너지 방사선을 이용하여 종양을 치료하는 임상 전문분야이다.

- 방사선 치료 : 외부 방사선 치료(코발트 원격치료기, 선형가속장치, 베타트론, 마이크로트론, 사이크로트론 등)와 내부 방사선 치료로 구분한다.

7) 재활의학 관리기능 및 업무

일반적으로 장애가 있는 사람이 주어진 조건하에서 신체적, 정신적, 사회적 능력과 취미, 직업, 교육 등의 잠재적 능력을 최대한 발달시켜 가능한 한 정상에 가까운 생활을 할 수 있게 해주는 기능을 한다.

8) 외국인 진료소(국제진료센터) 기능 및 업무

외국인 진료소(국제진료센터)는 외국인 환자에 대한 일관성 있고 효율적인 의료서비스 제공과 외국인 환자 유치를 위한 홍보 강화 및 마케팅 경쟁력 확보 및 외국인 전용 의료기관 운영을 위하여 운영되고 있다.

(1) 대학병원 국제진료센터 구축

병원 3층에 총 227[m^2] (68평)의 외국인 환자를 위한 전용공간에 4개의 진료실에 국제진료센터 소장과 간호사 2명, 코디네이터 2명, 원무 수납 1명 등의 인력이 글로벌 스탠더드에 맞는 양질의 의료서비스를 제공하고 있다.

- 영어, 러시아어, 중국어, 일어에 대한 전문 코디네이터 인력 운영으로 현지 언어 서비스가 제공되어 외국인 진료에 불편이 없도록 운영하고 있다.

(2) 외국인 환자진료 통합 운영시스템

외국인의 일반진료와 분산진료에 따라 언어, 문화 등의 차이로 발생하는 의료서비스의 질 저하 및 신속하고 편안한 적기 진료 미제공으로 인한 불편 반복발생, 진료과의 직접 진료에 따라 외국인에게 적용할 수 있는 별도의 Doctor Fee 미부과, 국제진료센터 실적 활성화 등이다.

- 목적 : 최적의 국제 진료서비스 제공, 국내외 의료수요 시너지를 창출하며 국제(화)병원 이미지를 확보
- 운영방침 : 외국인 환자(유학생 포함)의 일반진료는 국제진료센터에서 우선 진료함을 원칙
- 국제진료센터에서 접수한 외래환자 : 타과 진료를 포함, IH에서 일괄 수납함을 원칙
  → 외국인 유치환자는 국제수가 적용, 일반 외국인 환자는 일반수가 적용
- 외국인 환자 입원시 : 입원 초기(1일~2일)에 IH로 협진 의뢰하는 것을 원칙
  → 입원기간동안 IH는 해당환 자에 대하여 진료과와 동시회진 및 언어 서비스 제공
- 진료과 입원환자 : 퇴원 2일전 IH로 전과함을 원칙
  [단, 해당 진료과 전공의는 2일간 (퇴원시점까지) 국제진료센터를 지원]
  → 상기 원칙은, 가능한 진료과별로 단계별 실시
- 병원 내 외국인(주재원 가족) / 비자발급(원어민) 신체검사는 국제진료센터에서 통합실시
- 국제진료센터의 인력 : 진료, 수납, 신검 등 통합 운영에 따른 필수인력으로 초기 운영토록 하며, 환자의 증가 정도에 따라 단계별로 충원

(3) 외래진료비 수납 원칙

국제진료센터로 접수하는 외국인 환자는 귀가 시점에 일괄 수납한다.

- 국제진료센터 접수 및 진료 시행 후 타과 접수 필요시
  → 해당 진료과 접수료 산정, 국제진료센터 접수료 감면(Doctor Fee는 부과)
- 국제진료센터 접수 및 진료, 제반 검사 시행 후 타과 접수 필요시
  → 해당 진료과 접수료 산정, 국제진료센터 접수료 산정(Doctor Fee는 부과)

9) 국제업무지원팀(국제협력팀 / 국제업무팀) 기능 및 업무

① 국제화 활동 관련 업무절차(Global Healthcare Service Activities in The Department) 수립

② 병원 국제화 정책 추진에 대한 우선순위를 선정

- 국제진료 인프라 구축 우선순위 선정
  - 국제화 인력(의사, 간호사, 코디네이터, 통역봉사자 Set-up)
  - 국제진료 시스템 구축 : 외국 고객위한 통합진료시스템 운영 지원
- JCI 인증 기준 이행을 통한 국제진료시스템의 질과 안전 향상

③ 환자 안전관리 부문 : 원내 QI 안전 향상 활동 지침에 의하여 우선순위를 선정하여 개선 활동

4. 의료서비스 윤리

의료마케팅은 공공적인 면과 상업적인 면의 양면성이 있어 상충관계를 조화롭게 유지하는 어려움이 있다.

① 윤리적 치료 철학으로 병원경영 원칙이나 치료 원칙이 분명하여야 하고, 세부 고객으로 분류된 모든 고객에 대한 이해가 매우 중요하다.
② 모든 의료기관이 충분히 훌륭한 윤리 감각을 지닌 것은 아니므로, 모든 사람이 반드시 따라야 하는 광범위한 지침인 의료마케팅 윤리방침(Medical Marketing Ethics Policies)을 개발할 필요가 있다.
③ 의료서비스 마케팅 관리자가 각 상황에서 윤리적인 중요성을 파악하는데 몇 가지 원칙을 정하고, 양심상 떳떳하게 할 수 있는 일을 결정할 필요가 있다.
④ 자유시장과 법제도 안에서 결정되어야 하며, 책임은 제도에 있는 것이 아니라 개별 의료기관과 관리자의 손에 있다.
⑤ 각 의료기관의 의료서비스 마케팅 관리자는 사회적으로 책임감 있고 윤리적인 행위를 한다.

5. 의료보험

의료보험제도는 예상할 수 없는 질병, 부상, 분만 또는 사망 등에 대비해 평소에 소정의 보험료를 납부하여 적립해 두었다가 질병 및 사고, 건강, 예방사항이 발생시 급여를 통해 규정된 의료비를 제공하는 사회보장제도이다.

의료보험제도는 일정한 기금을 축적하며, 의료비 발생시, 개인의 책임이 아닌 사회 공동의 연대책임을 통하여 소득재분배[12)]와 위험을 분산시키는 효과가 있고, 사회적 연대와 국민통합에 기여하고자 한다.

1) 의료보험의 목적

국민보건을 향상시키고 사회보장을 증진시키며, 질병치료의 목적에서 치료목적과 함께 건강 증진기능을 부가하여 의료보험의 성격을 확대 개편하는데 있다.

2) 의료보험의 개념과 의의

의료보험은 교육보험이나 생명보험과 같은 일반 민간보험과는 달리 정부가 법에 의하여 국민 복지를 증진 시키고자 실시하는 제도이기에 법률이 정하는 일정한 요건에 해당하는 사람은 누구나 의무적으로 가입하여야 한다.

① 보험료 : 모든 사람이 똑같이 부담하는 것이 아니라, 부담 능력에 따라 차등 부담하고, 얼마나 부담했느냐 와는 상관없이 질병이나 부상 등이 발생할 때, 누구나 똑같이 의료보험에서 규정된 사항에 따라 획일적인 보험급여를 받는다.

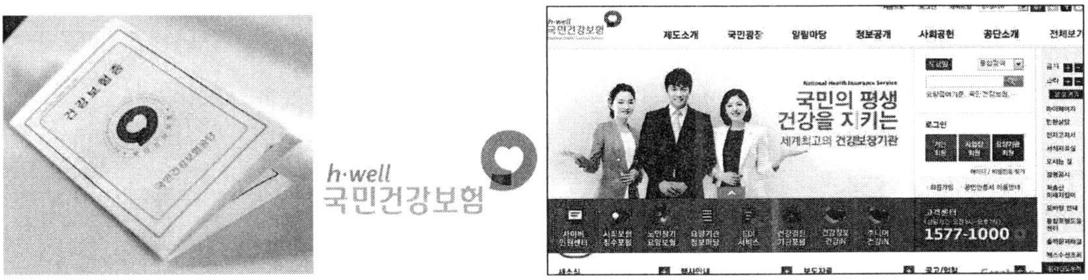

[그림 4-16] 의료보험

② 의료보험의 개념 : 질병과 부상의 발생을 보험사고로 하는 보험제도로 국민의 건강권을 보호하기 위하여 국가나 지방자치단체가 보건의료서비스를 국민에게 제공하고 의료비용과 상실 소득으로 나눌 수 있다.

- 산재보험 : 상실 소득을 보상하고, 건강보험은 상실 소득을 보상하지 않는다.
  국민 누구나 필요 할때에 보건의료서비스를 보장하고 재원조달을 하는 제도이다.
- 국민건강보험법 : 치료비 보상을 위주로 하는 의료보험에서 건강증진, 질병예방, 재활을 모두 포괄하는 보험이다.

③ 의료보험 : 법에 의무적으로 적용하는 것이므로 보험료는 매월 납부하며, 보험료를 일정

---

12) 소득재분배 : 자본주의 경제체제 하에서 상품교환을 매개로 하는 재화의 유통은 당사자의 자유로운 교환으로 이루어진다. 소득분배 면에서 항상 불평등이 생길 수도 있기에 국가는 정책으로 소득분배의 불평등을 시정하기 의하여 각종의 정책적 조치를 취한다.

기간 납부하지 않을 경우 법에 의하여 보험료를 강제 징수한다.

④ 의료에 관한 욕구를 보험으로 충족시키려는 것으로서 산업재해보상보험 · 공무원연금 · 국민연금 등과 같이 사회보장 분야의 사회보험제도에 속한다.

⑤ 의료보험의 특징 : 법률에 6가지로, 강제성, 보험료 부담 형평성, 보험급여의 균등성, 수익자 부담 원칙, 보험료 징수 강제성, 단기보험 등이다.

3) 우리나라 의료보험의 역사

의료보험은 1883년 러시아에서 사회보험으로 처음실시 되었고, 이후에 오스트리아와 영국에서 실시하였고, 이어 소련 · 일본 등에 파급되었다. 1930년의 세계공황 후에는 미국 · 캐나다를 비롯하여 라틴아메리카로 확산 되었다.

① 한국은 의료보험 실시로 상병의 특성, 의료기술의 급속한 발달, 개개인의 특징, 의료의 수요와 욕구의 한계가 불명확, 제3자(의료인)에 의한 급여제공 문제 등의 어려움이 있지만 의료의 필요가 개인과 그 가족의 생활에 미치는 영향을 감안, 1963년 12월 6일 국가재건최고회의에서 의료보험법의 제정이 그 시초이다.

② 임의 적용을 원칙으로 하여 개인 사업장 근로자의 의료 보험조합이 설립되었다.

③ 구체적으로 실시되기 시작한 것은 1968년 장기려(張起呂)가 청십자운동(青十字運動)을 전개 하면서 부터이다(그림 4-17).

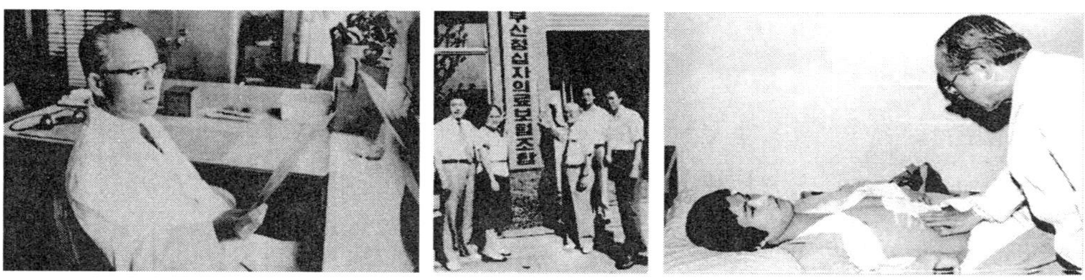

[그림 4-17] 청십자운동과 장기려 박사

④ 몇 차례의 경제개발계획 수행의 결과로 경제력의 성장, 분배정책의 필요성 증대, 사회보장 분야의 세계적 발전추세, 국민의 욕구 변화 등, 정치 · 사회 · 경제적 여건의 변화에 따라 1976년 12월, 이 법이 전면 개정되어 강제성을 전제로 한 당연 적용제도가 도입되었다.

⑤ 국가계획의 일환으로 시행된 것은 1977년 7월 1일, 생활 보호대상자와 상시 500인 이상 근무하는 사업장의 근로자와 그 부양가족을 대상으로 한 제I종 의료보험조합이

설립된 후이다.

⑥ 급여의 재원은 의료보험료에 의하되 사업장에서는 사용자와 근로자가 2분의 1씩 부담하며 개별의료보험조합이 몇 개의 의료기관과 계약을 통하여 요양 취급기관으로 지정, 급여가 실시되었다.

⑦ 1978년 12월 공무원 및 사립학교 교직원 의료보험법이 제정되고 1979년 1월 1일부터 시행되어 단일보험자 관리체계를 채택, 전국 의료기관을 요양 취급기관으로 일괄 지정하여 이용의 편익을 증대시켰다.

⑧ 1979년 7월 1일 대통령의 개정으로 공무원 및 사립학교 교직원과 300인 이상 사업장근로자로 의료보험의 적용이 확대되고, 보험자단체인 전국의료보험협의회에 급여 심사업무와 요양 취급기관 지정업무를 위탁하여 전국 보건의료기관의 요양 취급기관 일괄 지정이 가능하였으며, 보험자의 통합 근거도 마련되었다.

⑨ 1980년 1월 1일부터 공무원및 사립학교 교직원 의료보험에 군인이 포함되었고, 1981년 1월 1일부터 100인 이상 사업장이 적용되었으며, 같은 해 7월 1일 시범사업으로 3개 군에 지역 의료시험(제II종)이 실시되었고, 10월 1일에는 사단법인 전국의료보험협의회가 해산되고 의료보험법에 의한 의료보험연합회가 발족 되었으며, 같은 해 11월에는 동일 직종 자영업자를 대상으로 한 직종 의료보험이 실시되었고, 군인연금 수급자도 공무원 및 사립학교 교직원 의료보험에 적용 되었다.

⑩ 1982년 7월 1일 추가 3개 지역에 자영업자 시범 의료보험이 실시되었고, 1983년에는 16인 이상 사업장이 적용되게 되었으며 농어촌지역 의료보험이 실시되었고, 1988년에는 5명 이상의 사업장에까지 확대되었다.

⑪ 1989년부터 실시된 도시지역 자영업자 의료보험은 1979년 관리체계 문제로 입법부가 개정한 법률안을 행정부가 반송하는 등의 우여곡절도 1989년부터 7월 1일부터 시 · 군 단위로 조합을 설립 · 운영하는 방식으로 실시되어서 타 법령 적용자를 포함한 모든 국민이 의료보장의 영역에 들게 되어 전 국민 의료보장이 실현되었다.

⑫ 의료보험의 적용 대상은 모든 국민이고, 1989년 7월 현재 특별법의 적용을 받는 자 이외의 모든 국민이 적용되고 있고, 1987년에 한방 의료보험이, 1989년에는 약국 의료보험이 실시되었다.

4) 한국 건강보험의 법적 근거

① 헌법 : 제34조는 '모든 국민은 인간다운 생활을 할 권리를 가지며, 국가는 사회보장 · 사회

복지의 증진에 노력할 의무를 진다'라고 규정하고 있고 생존권은 본래 국가의 간섭을 받음 없이 자기의 생활을 유지할 수 있는 자연권, 즉 자유권적 기본권으로 17~18세기에 주장되었다.

② 법률 : 국민건강보험법 제1조에 보험급여를 실시함으로써 국민보건을 향상시키고 사회보장을 증진하는 것이라고 명시하고 있다.

③ 명령 : 대통령령으로 '국민건강보험법시행령' 및 보건복지부령으로 '국민건강보험법 시행규칙', '국민건강 보험요양 급여기준에 관한 규칙' 및 '요양급여 비용중 약제비 지급규칙' 등을 규정하고 있다.

④ 기타 : 행정규칙으로 '피부양자인증기준', '보험료경감 고시', '장기체류외국인 및 재외국민에 대한 지역가입자 적용 기준' 등의 규정을 두고 있다.

5) 의료보험의 사회보장 기능

위험 분산과 소득재 분배 및 상호부조의 효과가 있고 정부 주도에 의한 강제가입으로 사회보장적 기능을 수행한다. 소득에 비례한 보험료를 책정하여 부의 재분배 기능을 가지므로, 경제적 부담은 보험원리에 의하여 완화함으로써 위험분산의 기능을 갖는다.

6) 의료보험 체계의 구성

사회체계는 교육, 보건, 경제, 정치, 기타 체계로 구성되어 있으며, 사회의 목적은 교육, 건강, 소비(Consumption), 참여, 기타, 기대에 대한 반응성(Responsiveness to Expectations), 재원조달의 공정성 등이 있다.

① 각 사회체계의 목적 : 다른 체계에 영향을 받고 있고, 기대에 대한 반응성 및 재원조달의 공정성은 다른 사회체계와 공통된 목적이므로 사회체계의 목표로 설정할 수 있다.

② 의료자원의 개발 : 의료인력이나 의료시설은 각 나라의 사회 및 정치체계, 보건의료 체계에 따라 서로 다른 구조를 가질 수 있다.

㉥ 우리나라에는 고유한 의료인력으로 한의사가 있고, 선진 외국에는 현재 우리나라에는 없는 의료시설인 요양원(nursing home)이 매우 다양하게 분포했다.

③ 자원의 조직화 : 여러 가지 자원을 보건의료 활동으로 전환시키고 적절하고 가능하게 하려면 사회적인 조직이 필요하다.

- 조직화 : 의료자원들이 서로 효과적인 관계를 맺고, 개인이나 지역사회가 의료 제공으로 자원과 접촉할 수 있도록 한다.
- 조직화의 공식성과 상호관계 : 나라에 따라 매우 다르고, 한국은 보건복지부가 보건의료를 담당하는 국가 보건당국이며, 다른 정부 부처로는 고용노동부, 문교부, 행정자치부 등이 보건 의료체계와 직접 관련 되어있다.

④ 의료서비스의 제공 : 의료서비스의 목적에 따른 분류로서, 의료서비스를 건강증진, 예방, 치료, 재활, 심한 불구나 치료 불가능 환자에 대한 사회의학적 서비스 등으로 나눈다.

- 국가 의료제도 : 의료서비스를 흔히 복잡성(Complexity)의 정도나 인구집단의 의료 필요(Need)의 순차성에 따라 분류한다.
- 보건의료 서비스 : 1차(Primary), 2차(Secondary), 3차(Tertiary) 의료로 나누고, 현재 한국의 의료전달체계도 개념적으로 1, 2, 3차로 나누어져 있으나, 실제로는 3차 의료와 1, 2차 의료의 두 단계로 나누어져 있다.

⑤ 재정적 지원 : 보건의료자원과 의료서비스의 제공이 가능하기 위해서는 경제적인 지원이 필요하다.

- 보건의료 이용을 개인의 능력에만 맡겨두면, 소득에 따라 불평등이 생기므로, 많은 국가는 보건의료에 대한 재정지원은 순수경쟁시장의 원리를 따르지 않고 해결하려는 경향이 강하다.
- 한국은 상대적으로 국가가 부담하는 재정적 지원의 비중이 매우 작고, 민간부문이 부담하는 재정의 비중이 압도적으로 크다.
- 치료 부문의 경우 일부 국가 부담을 제외하면 대부분의 재원은 건강보험을 통하여 조달된다.
- 전통의료나 민간의료, 건강보험에서 제외된 의료서비스에 대한 지출은 직접 가계에서 지출된다.

⑥ 정책 및 관리 : 보건의료 체계 전체가 조직과 운영상으로 원활하게 가능하기 위해서는 정책과 관리기능이 가장 중요하다.

- 한나라의 보건의료 체계에서 정책과 관리는 역사적 경험, 문화, 사회의 가치체계 등에 의해 영향을 받고 있고, 중앙과 지방의 각급 정부구조도 영향을 미친다.
- 한국의 경우 전반적인 정부의 정책 및 관리 측면에서 보건의료의 우선순위가 매우 낮고, 정책 결정과정에서의 합리성(Rationality) 수준도 상대적으로 미흡하다.

7) 보험자(국민건강보험공단)

보험자는 보험계약의 당사자로서 보험사고, 즉 질병 등으로 보험적용 사례 발생시 보험금액의 지급의무를 지는 자이다.

① 보험자는 가입자및 피부양자의 건강보험업무를 관리 · 운영하는 단체로 우리나라는 국민건강보험공단이 독점적 지위를 가지고 있다.

② 국민건강보험공단의 업무는 다음과 같다.

- 가입자 및 피부양자의 자격관리업무와 보험료 및 기타 법에 의한 징수금의 부과 및 징수 보험급여의 관리
- 가입자 및 피부양자의 건강의유지 · 증진을 위하여 필요한 예방사업
- 보험급여비용의 지급 및 자산의 관리 · 운영 및 증식사업
- 의료시설의 운영 및 의료보험에 관한 교육훈련 및 홍보
- 의료보험에 관한 조사연구 및 국제협력
- 이 법 또는 다른 법령에 의하여 위탁받은 업무
- 기타 의료보험과 관련하여 보건복지부장관이 필요하다고 인정한 업무
- 보험사업을 영위하는 자

③ 보험계약에서 피보험자에 상대되는 개념으로 보험업자(Insurer) · 보험회사라고하며, 일부의 업무는 개인보험업자인 언더라이터(Underwriter)와도 유사하고, 대개 보험 모집인과 보험대리점 · 보험중개인 등을 두고 있으며, 피보험자에게 보험금을 지급할 것을 계약하고 그 보수로서 피보험자로부터 보험료를 지급받는다.

④ 보험사고로 인하여 손해가 발생하였을 때 보험금 지급의무를 진다.

⑤ 공공이익[13]과 밀접하므로 국가마다 자격제도를 두고 있는데, 한국의 경우 보험업법에 따라 기획재정부 장관의 허가를 받도록 하고 있다.

⑥ 주식회사와 상호회사 · 외국보험회사로 자격을 한정하므로 언더라이터는 허용되지 않으며, 300억 원 이상의 자본금이나 기금을 납입해야 한다.

⑦ 대통령령이 정하는 범위 안에서 보험계약자를 보호하기 위한 보호예탁금을 금융감독원에 예탁하도록 규정하고 있다.

8) 보험료(국민건강보험공단)

보험료는 보험재정의 기초를 이루는 것으로 보험자인 공단이 행하는 보험급여 및 관리비 등에 필요한 재원을 가입자로부터 충당하기 위한 금액이다.

① 보험료 : 보험급여에 대한 반대급부로서 보험지출 사유가 발생한 때에 보험자가 지급하여야 할 총비용과의 균형을 고려하여 산정된 금액을 가입자 개인에게 그 경제적 수준에 따라 각각 배분한 금액이다.

---

13) 공공이익 : 개인, 조직 등의 이익이 아닌 사회 전체의 이익이며, 폭넓은 개념으로 정확하게 합의된 정의가 아직 없으나, 최근 각 사회정책에 큰 영향을 미치는 개념으로 등장하고 있다.

㉠ 일반 사보험에서처럼 계약자의 의사에 따라 결정되는 것이 아니라, 법령이 정한 규정에 강제적으로 부담시키고 납부되고, 평소 일정한 금액을 각출하여 보험 지급 사유발생시 각출된 재원에서 보험급여를 실시하는 의료보험제도의 공 보험성에 비추어 보험료의 강제 부담 및 강제 징수제도는 필연적이다.

㉡ 보험료 : 보험급여와의 등가성이 없는 일방적 급여이며, 개인의 보험 급여의 크기에 따라 개인이 부담하는 보험료의 크기가 달라지지는 않는데, 보험료는 수수료 및 사용료와는 다른 것이다.

② 직장가입자의 보험료 : 보험료율제로 표준보수월액에 일정한 요율을 곱하여 산정된다.

③ 지역가입자의 보험료 : 당해 세대의 부관 표준 소득에 따라 등급별로 정하여진 금액으로 한다.

④ 보험료 종류 : 순보험료[14]와 부가보험료[15]로 이루어진다.

⑤ 보험료의 산출 : 보험금액을 기준으로 하며 위험률에 따라 보험료 기간을 단위로 하여 정해진다.

⑥ 보험료의 지급 방법 : 손해보험과 같이 전액을 납입하는 경우와 생명보험과 같이 각 보험료 기간으로 분납하는 경우가 있다.

- 분납의 경우는 매년 평균화한 일정액, 즉 평균보험료를 납입 하는 것이 원칙이다.
- 사망생잔표에 따라 후년일수록 늘어나는 사망률에 의하여 산출된 이른바 자연보험료[16]로 정한다면 실제의 수요에 맞지 아니하므로, 그 전체를 평균하여 후년 부분의 고액의 보험료 중 그 일부를 미리 적립해 둔다(보험료 적립금).
- 특별위험의 소멸 또는 초과보험의 경우에는 보험료의 감액을 청구할 수 있고(「상법」 제647조 · 제669조), 계약이 무효인 일정한 경우에는 보험료의 반환을 청구할 수 있다.

9) 급여와 비급여

현행 건강보험 급여체계는 급여와 비급여로 나뉘고, 병원에서 진료후 진료비를 납부하는데 진료비 중 건강보험이 적용되는 것이 급여항목이다. 전액을 보장하는 것은 아니고 암 환자는 5[%], 입원환자는 20[%], 외래환자는 30[%]의 비용을 본인이 부담하고, 본인이 부담하는 금액이 법정 본인부담금이며, 진료비 계산서를 보면 '요양급여'라는 항목으로 표시된다.

---

14) 순(純)보험료 : 보험금의 지급에 충당된다.
15) 부가(附加)보험료 : 인건비 · 물건비 등의 영업비에 충당된다.
16) 자연보험료 : 생명보험에 있어서 피보험자가 매년 갱신 조건부로 1년 정기보험을 계약할 경우에 각 연도의 순보험료이다.

(1) 급여

종업원의 회사에 대한 공헌(貢獻)의 대가로서 종업원 개인에게 배분 지급되는 화폐적 유인(誘因)의 모든 것이다.

- 회사에 대한 공헌을 유도해 내기 위한 유인에는 비경제적 유인(승진, 인간관계, 일에 대한 보람 등)과 경제적 유인이 있는데 급여는 경제적 유인이다.
- 성과나 이윤에 따라 배분되는 분배금, 정규봉급 이외의 프린지 베니핏(fringe benefit : 부가급부)이라 하는 퇴직일시금이나 퇴직연금도 급여의 일부이다.
  - 현물급여 : 요양급여와 건강 검진시의 급여가 있다.

요양급여	건강검진
의료보험에서 지급하는 보험급여 중 가장 기본적인 급여로서 진찰, 약제, 치료 재료의 지급, 처치, 수술, 간호, 이송, 입원에 따른 비용 등에 지급된다.	가입자·피부양자에 대한 질병의 조기 발견을 위한 건강검진과 그에 따른 요양급여이다.

  - 현금 급여 : 요양비는 가입자 또는 피부양자가 긴급·기타 부득이한 사유로 인하여 요양기관과 유사한 기능을 수행하는 기관에서 질병·부상·출산 등에 대하여 요양을 받은 경우, 요양급여에 상당하는 금액을 지급하고, 그 외에 장애인 보장구에 대한 보험급여, 본인부담액 보상금, 장제비 등이 있다.
    - ▸연금제도 : 어떠한 상태에 놓인 공무원이나 근로자에게 돈이나 물품을 주는 일로 공무원이나 근로자에게 근무의 대가로 주는 봉급, 수당까지 포함하는 것을 보수(compensation) 또는 임금(wage)이라 하고, 급여라 하면 주로 연금제도에 의해 금품을 지급한다.
    - ▸급여 : 근무 의욕과 사기를 고취시킴에 있어 중요한 경제적 유인이 되며, 충분하지 못한 급여는 생계유지를 불안하게 할 뿐 아니라 생산성과 능률성을 저하시키고 인간관계를 나쁘게 하는 직접적인 요인으로 작용한다.
    - ▸ 급여는 지급기간에 따라 장기급여와 단기급여로 구분한다.

단기급여	장기급여			
	퇴직연금	장애연금	유족연금[17]	퇴직수당
공무원 또는 근로자가 퇴직·폐질 및 사망에 대하여 지급하는 급여이고, 공무원연금법상의 급여에는 단기급여로 공무상요양비·공무상요양일시금·재해부조금·사망위로금이 있다.	퇴직연금일시금·퇴직연금공제일시금·퇴직일시금 등의 퇴직급여이다.	장해보상금의 장해급여이다.	유족연금부가금·유족연금특별부가금·유족연금일시금·유족일시금·유족보상금 등의 유족급여이다.	퇴직수당이 있다.

(2) 비급여

「국민건강보험법」 제39조 제3항에 근거한 의료보험 요양 급여기준 및 진료수가 기준에

17) 유족연금 : 생계의 중심자였던 자가 사망한 경우, 유족의 생활을 보장하기 위해 지급되는 연금이다.

의하면 요양급여는 질병 · 부상의 치료목적이 아니거나 업무 또는 일상생활에 지장이 없는 질환, 기타 보험급여의 원리에 부합되지 아니하는 다음 사항은 보험급여 대상에서 제외한다. 급여 대상에게 제외된 비급여 대상 13가지를 규정하고 있고, 법정 비급여 대상 이외의 사항(임의 비급여)에 대해서는 일체 인정하지 않고 있다. 인정된 비급여 항목은 상급 병실료 차액, 식대, 지정 진료비순이며, 이들 항목이 비급여 본인부담액의 78[%]를 차지하고 있다.

① 요양급여 기준에 명시된 비급여 대상 이외에 의료기관에서 환자의 요구 및 진료 특성상의 이유로 시행되는 임의 비급여의 주된 내용은 다음과 같다.

- 실제 진료에 소요된 일부 약제, 검사, 수술 및 처치, 재료대 등에 대하여도 요양 급여기준 및 진료수가 산정방법에 의거 소정의 진료수가에 포함되어 별도 징수할 수 없도록 규정되어 있어 이에 대한 보상을 위하여 비급여 처리되는 경우가 있다.
- 의료기술의 발달로 인한 특수 또는 새로운 개념의 진료행위, 재료대 및 미협약 동위 원소검사 등에 대해 보건복지부 장관 승인절차가 정기적으로 신속하게 이루어지지 않고 있어 승인 이전에 비급여 처리되는 경우가 있다.
- 의료보험 진료수가 기준 및 보건복지부 유권해석에 의거 심사삭감이 우려되어 비급여 처리되는 경우 등이 있다.

② 현재 급여 제한으로 인하여 의료서비스 범위가 축소되고 진료시 환자의 직접 부담률이 너무 높다는 비판이 계속되고 있다.

- 새로운 의료기술에 따른 발전된 의학적진단 · 치료방법 및 약제, 진료재료 등 의료환경의 변화에 탄력적 대응을 못하고 있는 실정이나 급여범위의 확대는 의료보험료의 증가로 이어지므로 이에 대한 건강보험의 대처가 요구되고 있다.

③ 비급여는 건강보험에서 보험적용을 해주지 않는 것으로 비용의 100[%]를 모두 환자가 부담해야 한다.

- 선택진료비가 대표적이며 MRI, CT 등은 진료 후 해당 질병이 확인되면 급여로 인정되며, 이상 없을 경우 비급여로 산정된다.
- 현재 전체 진료비 중 비급여 항목이 차지하는 비중이 30~40[%]를 차지한다.
- 비급여를 급여 화해 건강보험에서 책임지는 비중이 커지는 것이 건강 및 보험의 보장성을 높인다.

10) 의료보험의 적용

적용 대상은 고용관계에 있는 자와 자영업자로 대별하고 고용관계에 있는 자와 생계가 유지되는 피부양자가 포함되고, 근로소득을 기준으로 사용자와 2분의 1씩 보험료를 부담하며 자영업자는 재산 · 소득, 가구원 수에 따라 부담하되 정부가 2분의 1의 보험료를 부담한다.

• 의료보험의 급여는 적용 대상에 관계없이 유사한 급여를 받는다.
- 보험자 관리체계에 의한 보험자(조합) 구성요소의 특성에 따라 보험자별로 부가급여 등에는 다소의 차이가 있으나 질병 · 부상 · 분만 · 사망에 대한 요양급여는 거의 동일하다.
- 보험자(또는 단체)가 요양 취급기관으로 지정한 병원 · 의원 · 약국 · 보건소 · 조산소 등 보건의료기관에서 입원 · 진료 · 약제 등의 급여를 받게 되고, 부득이 비지정의료기관 등에서 진료를 받아 부담한 경우나 사망에 따른 장제비, 본인 부담의 과중에 대한 보상 등의 현금 급여도있다.
- 진료권을 설정하여 진료권 내의 요양 취급기관 이용을 원칙으로 하고, 필요한 경우 위탁(후송)체계에 따라 타 진료권의 요양 취급기관에서 급여를 받을 수 있다.

11) 의료기관 이용절차

의료기관은 단계별(1단계 요양급여를 받은 후, 2단계 요양급여)로 이용하여야 한다.

① 1단계 진료 : 종합전문요양기관을 제외한 요양기관에서 받는 요양급여이다

② 2단계 진료 : 종합 전문기관에서 받는 요양급여이고, 2단계 요양급여를 받고자 할 때에는 종합전문 요양기관에서의 요양급여가 필요하다는 의사 소견이 기재된 건강진단, 건강검진 결과서 또는 요양급여의뢰서를 건강보험증과 함께 제출해야 한다.

③ 의료보험의 범위 : 급여의 범위는 통증이 있거나 일상생활에 지장이 있는 경우로 한정하고 수급의 조절을 위하여 연간 180일까지 진료를 받도록 기간을 정하고 있어서 주로 치료적인 질병보험의 범위로 운영되고 있지만 개별 보험자의 여건에 따라 제한된 범위 내에서의 예방적 접근도 모색되고 있다. 국가와 사회를 유지하기 위한 여러 제도 중의 한 분야이지만, 전 국민에게 적용되는 의료보험은 전체사회의 가치체계, 생활상태 등에 유관 분야와 연계되어 큰 영향을 미치므로, 자유와 형평 간에 위치한 적정한 이념 정립과 그 이념의 현실화를 위한 지속적 노력이 필요하다.

6. 보험사

의료관광 생태계를 구성하는 주체로 보험사가 있고, 의료관광시장에서 보험사의 역할과 다양한 보험상품을 소개하고, 보험의 대상이 여행객이냐, 의료서비스 제공자이냐, 의료관광에 이전시이냐에 따라서 보험상품의 내용이 다르며, 여러 나라의 의료관광보험시장은 의료관광보험과 관련해서 의료기관과의 협약 과정 그리고 업무처리 과정이 있다(그림 4-18).

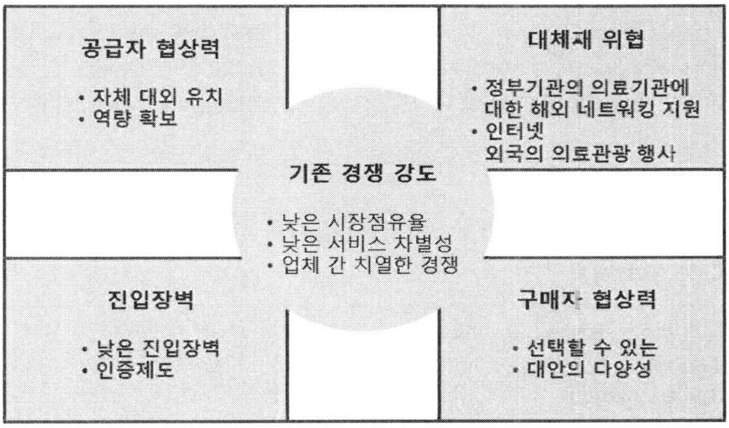

[그림 4-18] 한국 의료관광에이전시의 경쟁력분석

7. 나라별 보험사

1) 미국

미국인의 26[%]가 공적 보험인 메디케어와 메디케이드에 가입되어 있고, 외국의 의료서비스는 특별한 경우를 제외하고는 보장하고 있지 않으나, 보험가입자가 국경지대에 살면서 인접국의 의료기관이 가까울 경우에만 예외로 인정된다. 군인과 그 가족이 가입하는 트라이 게이는 보험가입자가 해외에 근무할 경우에는 모든 경우의 의료서비스를 보장해주고 있으며, 60[%]의 미국 시민이 직장보험의 혜택을 받고 있는데. 대부분의 보험은 해외에서의 의료서비스를 보장하고 있지 않다(Matto & Rathindran).

① 의료관광보험시장 : 초기 단계에 머물러 있고, 대부분의 보험회사는 의료관광보험상품과 관련해서는 지켜보는 태도를 갖고 관망하는 추세이다. 블루크로스 블루쉴드, 시그나와 애트나 등이 해외에서의 의료서비스에 대해서 보장하기 시작하였다.

- 회사 직원들에 대한 건강보험료 지원에 부담을 느끼고 있던 고용주들은 외국의 의료기관에서 의료서비스를 받게 하는 상대적으로 저렴한 보험상품에 관심을 갖고, 여러 의료관광 상품이 등장하고 있다.
- 의료관광시장의 확장 추세에 맞추어, 이 보험 시작은 확대될 전망이다(Mueller).
- 미국의 대표적인 민간의료 보험회사들과 이들의 의료관광상품이다.

② 블루크로스 블루쉴드 연합(Blue Cross Blue Shield Associationdms Alrnrdml) : 38개 건강보험조직과 회사의 연맹으로 세워진 회사이다.

- 연합에 가입한 회사는 독자적으로 운영되지만, 연합이 제시한 기준을 충족해야 한다.
- 보험에 가입한 미국인 수는 거의 1억명에 가깝다.
- 보험회사는 주정부와 연방정부의 공무원들에 대한 보험서비스를 제공하며 미국 여러 주의 메디케어[18] 보험업무를 주관하고 있다.

③ 세븐코너스(Seven Corners) : 국제적인 보험전문가 집단으로 이루어진 그룹으로서 1993년에 설립되었다.

- 전 세계 여행자에게 의료보험을 제공하는 보험사는 여행보험업계에 뒤늦게 등장하였기 때문에, 초반에는 많은 상품군을 갖추고 있지 못했으나 90년대에 끊임없이 혁신을 거듭하면서, 상품군을 넓혀갔고 회사는 전략적으로 회사의 이름을 세븐 코너스로 바꾸었다.
- 의료관광보험상품을 출시하였는데, 외국에서 치료를 받은 후 발생할 수 있는 합병증에 대한 비용을 귀국 전후에 걸쳐서 보장하고 있다.

④ 시그나(CIGNA) : 미국에서 가장 큰 보험회사 중 하나이며, 전 세계 25개국에서 운영되고 있고, 7천만 명이 가입되어 있다.

1792년에 설립되었으며, 건강보험상품과 제약, 생명, 장애, 상해 등의 폭넓은 분야에서 활동하고 있으며, 해외 거주 직원들을 위한 국제건강보험상품을 출시하였다.

⑤ 헬스네트(Health Net Inc) : 코네티컷 주 하트퍼드에 있는 건강보험회사로서 1853년에 설립되었고, 가입자들에게 건강하고 높은 질의 의료서비스를 제공하고 비용 효과적인 접근성을 높여줌으로써 재정적 안정을 도와주는 것이 보험사의 미션이다.

- 건강보험상품과 의료, 제약, 건강행태, 장애자 플랜 등과 관련한 서비스들을 제공하고 있다.
- 가입자는 고용자 단체, 개인, 대학생, 파트타임 그리고 시간직 노동자, 정부기관 등 다양하다.
- 의료관광에 대한 실험적인 상품을 시도하고 있다.

⑥ 아메리칸 인터내셔설 그룹(American International Group : AIG) : 1919년에 미국인에 의해 중국 상하이에 설립된 손해보험사에서 출발했다.

- 1949년 중국에서 철수하여, 미국 뉴욕에 본사를 두게 되었다.
- AIG는 130개국에 보험가입자를 가진 다국적기업이며, 신용등급이 낮아지면서 재정적인 위기를 경험하였고 회생을 위한 자구 노력 중에 있다.

18) 메디케어 ; 미국에서 시행하는 노인 의료보험제도로서, 사회보장세를 20년 이상 납부한 65세 이상 노인과 장애인에게 연방정부가 의료비의 50[%]를 지원한다.

2) 영국

영국의 건강보험은 일반적으로 해외에서의 의료서비스를 보장하지 않으며, 최근에 영국에서도 의료관광보험상품이 출시되기 시작하고, 의료관광을 지원하는 일부 보험회사는 일정액의 적은 액수만 지원하고 있다. 또한 영수증 처리 등의 절차가 까다롭고, 여행 관련 일정에 대한 서비스도 제공하지 않고 환자 개인에게 맡기고 있으며, 중소기업을 타켓으로 합리적인 가격에 의료관광을 할 수 있는 상품이 등장하였으며, 영국의 민간 의료보험회사의 의료관광상품이 있다.

① 패스포트 헬스(Passport Health) : 영국에서의 진단 서비스와 해외의 의료서비스를 보장하는 의료관광상품을 만들었다.

- 환자와 동반자를 위한 여행 숙박 서비스, 치료 후 관리 여행자 보험 등을 포함한다.
- 상품은 벨지움, 시프러스, 프랑스, 독일, 이스라엘, 포르투칼, 스페인, 터키 등 국가의 의료기관 이용을 지원하고 있다.

② 메디컬 트레블 쉴드(Medical Travel Shield) : 영국 런던에 기반을 둔 여행보험 회사인데, 의료관광에 특화된 상품을 다루고 있다.

- 영국인이 유럽 내의 의료기관으로 치과치료, 성형수술, 선택적 수술을 위해 갈 경우 발생할 수 있는 비용을 보장하는 의료관광보험상품을 출시하였다.
- 외국에서 계약서상에 명시된 치료를 받고 나서 회복기간이 예상보다 길어질 경우 숙박과 기타 경비를 보장한다.
- 수술 후 12개월 내에 동일한 의료기관으로 재수술을 위해 방문해야 할 경우의 비용이나 퇴원 후 영국으로 귀국 전 필요한 의료상담 비용을 보장한다.

③ 피제이 헤이맨 앤 컴퍼니(PJ Hayman) : 영국 햄프셔에 있는 보험회사로 1990년에 설립되었고, 유럽 각국에 나가 있는 영국인 장기체류자를 목표로 건강보험상품을 개발하였다.

- 의료관광 중 발생할 수 있는 합병증과 같은 문제를 보장하는 의료관광보험상품, 프리 스피트를 출시하였다.
- 상품은 성형수술, 스파치료 등의 150가지 서비스를 받을 때 발생할 수 있는 피해에 따른 비용을 보장하고, 24시간 응급연락망을 구축하고 있다.

④ 올클리어 트리트먼트 어브로드(AllClear Treatmenr Abroad) : 영국의 의료관광 보험회사이다.

- 해외에서 치료 및 선택적인 수술을 받기 위해 여행하는 환자를 위한 전문 여행보험을 제공한다.
- 여행보험 : 추가적인 숙박 또는 치료 후 회복 외에 뜻하지 않게 연장에 대한 여행경비 등을 보장한다.

⑤ 마커스 헌(Marcus Hearn) : 영국의 보험 중개인으로서 수십 년간 여행 무역화 관광산업에 관련한 일을 하고 있다.

• 의료관광객을 위한 상품인 헬스 트레블러를 출시하였는데, 이는 의료관광 중 발생할 수 있는 의료사고 관련 비용을 보장하는 보험이다.

3) 싱가포르

싱가포르의 보험회사인 럭톤 싱가포르는 전 세계 고객을 대상으로 300여 개의 JCI 인증 의료기관에서의 의료서비스와 관련하여 발생할 수 있는 리스크를 보상하는 보험상품인 스코프를 출시하였고, 상품은 21~69세 사이 연령대의 고객을 대상으로 하고, 100가지의 수술에 대한 리스크를 보장하고 있다.

4) 일본

의료관광객을 위한 보험시장이 형성되어 있지 않으며, 단지 해외에서의 사고나 응급상황으로 인한 의료서비스를 이용을 보장하는 보험시장만이 존재한다.

① 한국에 오는 일본 여행객 중 비의도적인 의료서비스 이용으로 인해서 자국의 보험회사에 비용을 청구하게 되는 경우가 있다.
② 한국의 의료기관과 많은 업무 관계가 있는 회사가 동경해상화재보험이며, 1879년에 설립된 보험사로 145년 이상의 역사를 가지고 있고, 2004년 동경해상과 일동 화재가 합병하여 만들어졌는데 일본 현지 영업망으로 46,932개소가 있다.
③ 일본 보험업계 선두 그룹에 속하고, 보험사들의 지원센터의 역할을 하고 있으며, 계약된 보험사의 업무를 대행하여 업무처리하고 있다.

8. 의료관광보험 관련 업무

해외 의료서비스 지원회사는 다국적기업, 보험회사 등에 의료 및 응급 지원서비스를 제공하고, 다국적기업은 해외 사업장에 많은 직원을 거느리고 있으며, 직원들의 국제적인 교류가 많다. 또한 해외에서의 의료서비스나 응급의료서비스에 대한 수요가 생겨났고, 이를 지원하는 회사가 등장하게 되었다.

1) 해외 의료서비스 지원회사

대표적인 해외 의료서비스 지원회사로 International SOS가 있고, 전 세계 70개국에서 다양한 지원 서비스를 제공하고 있다. 제공되는 서비스는 고객 회사 직원들에 더한 백신접종과 같은 예방 서비스, 전 세계의 의료서비스 제공자 네트워크를 통한 의료서비스, 응급후송 서비스, 보험회사의 업무 대행 등 다양하고, 보험회사와 의료기관 간에 접촉을 하여 협약을 맺게 되는 과정은 다음 4단계로 나눈다.

- 1단계 : 보험회사가 자사의 의뢰 네트워크에 포함시킬 만한 기관인지를 파악하기 위하여, 의료기관 평가에 필요한 자료를 요청하면, 다음과 같은 자료를 일반적으로 요청한다.
  - JCI인증 여부
  - 미국 의사면허 소지자 비율
  - 치료 시술별 가격
  - 병원의 규모
  - 의료기관의 배상책임 보험 가입 여부
- 2단계 : 의료기관은 보험회사가 요청한 자료를 제출한다.
- 3단계 : 의료기관과 보험회사가 세부 협약사항에 대해서 협상을 하고, 2단계에서 할인율이나 분쟁발생시의 해결방안에 대한 논의가 이루어지기도 한다.
- 4단계 : 의료기관과 보험회사는 제출된 자료의 평가와 협상결과에 준하여 협약을 맺는다.

2) 보험회사와 의료기관 간의 업무과정

외국인 환자의 의료기관 이용 상황은 크게 두 가지로 나누고, 한국도 의도하지 않은 의료서비스 이용자를 조건에 따라서 의료관광객으로 분류하기 때문에 상황에 대해서 다룰 필요가 있다. 이 두 가지 상황의 경우, 보험업무의 프로세서가 다르다.

① 의도된 의료서비스 이용 상황 : 외국 의료기관이 보험사의 네트워크에 포함되어 있을 경우, 환자는 의도를 가지고 외국의 의료기관을 이용하게 된다.

- 계획된 의료서비스 이용의 경우 보험업무 프로세스 : 보험회사와 의료기관 간의 업무 흐름은 상황에 따라서 업무 흐름에 다소 차이가 있으나, 일반적으로 [그림 4-19]와 같이 진행된다.
- 1단계 : 의료관광 보험상품을 가진 외국의 보험회사는 자사의 가입자가 외국의 의료기관에서 치료를 요할 때, 환자에 대한 정보를 여러 나라의 의료기관에 보낸다.
- 보험회사 : 지불보증에 대한 사전 승인을 하고 의료기관에 공식적인 치료 관련 견적서나 보험회사의 서식 자성을 요청한다.
- 보험회사가 여러 의료기관에 요청을 하기에, 여러 의료기관 간에 경쟁상황이 된다.
- 의료기관 : 빠른시간 내에 답변을 해야 한다.
- 의료기관이 요청받은 서류 : 보험회사에 보내면, 보험회사는 그 서류를 검토하고 자체의 정책을 통해 승인 후 환자

의 진료계획을 짜고 예약을 하게 된다.
- 환자가 의료기관을 방문 : 의료서비스를 받게 되면, 의료기관은 보험회사에 진료비를 요청한다.
- 의료기관 : 보험회사와의 원활한 업무진행을 위해 영문 진료기록지와 함께 항목이 모두 나열된 영문 영수증을 준비해야 한다.

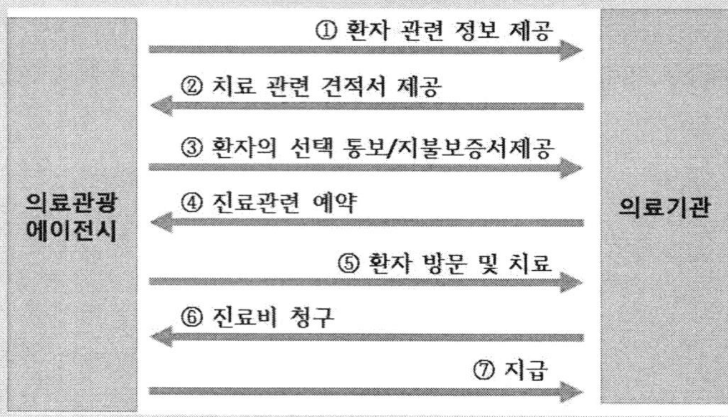

[그림 4-19] 보험회사와 의료기관 간의 업무 흐름(출처 진기남)

② 의도하지 않은 의료서비스 이용 상황 : 대부분의 여행 보험상품은 외국인 환자가 외국 여행 중 갑작스런 이유로 의료기관을 이용하게 되는 경우 이를 보장한다.

- 계획되지 않은 의료서비스 이용의 경우 보험업무 프로세스 : 일본의 경우, 의료관광보험상품이 없기 때문에 일본의 보험회사가 사전에 환자의 정보를 한국의 의료기관에 보내고 치료 관련 견적서를 요청하지 않는다.
- 일본인 환자는 단지 외국에서의 비의도적 의료서비스를 보장하는 의료보험회사의 보험증서를 갖고 온다.
- 환자가 의도된 선택적 의료서비스를 원한다면 자신이 직접 진료비를 지급한다.
- 일본의 인터내셔널 SOS는 무현금 의료지원 서비스를 제공하고, 환자가 진료비를 지급하고 나서 나중에 보험회사로부터 환급받는 형식과 다르다.
- 환자는 치료를 받고 지불보증이 확인되면, 치료비용을 납부하지 않고 퇴원하면 된다.
- 지불보증 후, 보험회사가 의료기관에 치료비용을 납부하는 방식이다.
- 무현금 의료지원서비스의 업무 흐름은 [그림 4-20]과 같다.

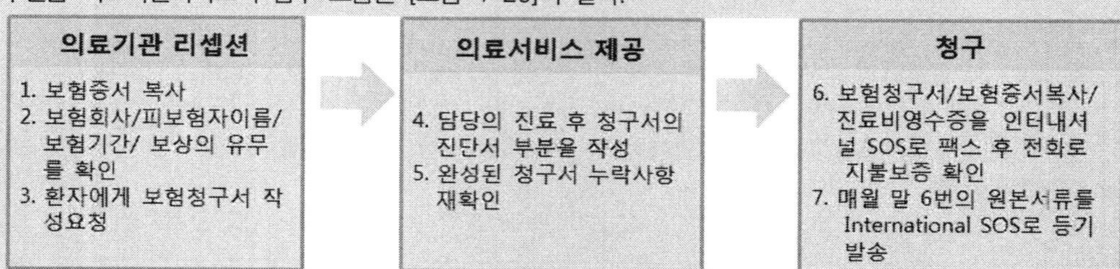

[그림 4-20] 인터내셔널 에스오에스(SOS)의 무현금 의료지원서비스의 업무 흐름

9. 의료관광 에이전시를 대상으로 하는 보험

의료관광 에이전시가 고객으로부터 소송을 당했을 때 비용을 보장하는 보험상품도 있다.

① 미국 컴파스 베니피트그룹은 의료관광에이전시나 고용주를 위해서 의료관광 관련 소송에 대비한 보험상품을 내놓았는데, 1천만 달러까지 보장한다.

② 한국은 의료관광에이전시가 한국보건산업진흥원에 등록신청 하기 전에 법령에서 정한 금액을 보장하는 보증보험에 가입한다. 보증보험 중에는 '인허가보증보험'이 있는데, 인가 · 허가 · 면허 · 승인 · 특허 · 등록 등의 출원자가 허가 관청에 예치하여야 할 각종 예치금을 대신하여 활용하는 보험이며, 인가 · 허가 등을 받은 자(보험계약자)가 인가 · 허가 · 면허 · 승인 등의 행정행위에 따른 제반 조건을 이행하지 아니함으로써 허가 관청(피보험자) 또는 제3자가 입은 재산상의 손해를 보상한다.

- 의료법 제27조의 제2항 및 같은 법 시행규칙 제 19조의4 제1항 제3호에 의거 보증보험의 가입금액은 1억원 이상이고, 보험기간은 1년 이상이다.
- 보증보험 가입시 의료관광 에이전시가 보험료를 납입할 의무를 지닌 보험계약자가 되며, 이용자에 대한 손해배상 책임자가 된다.
- 피보험자는 보험금 청구권자인데, 현재 등록 및 사업 실적 보고업무의 위탁을 맡고 있는 한국보건산업진흥원으로 설정한다.

③ 의료관광보험시장은 외국의 의료기관으로부터 특정한 의료서비스를 받기 위해 방문하는 의료관광을 지원하는 보험상품은 아직 많지 않고, 최근에 미국, 영국과 같은 선진국에서 의료관광을 보장하는 보험상품이 있다.

- 보험상품은 해외 의료서비스 자체를 보장하는 것과 의료서비스로 인한 합병증과 같은 리스크 발생시 보상하는 것으로 구분할 수 있는데, 각 유형별로 상품들이 출시되고 있다.

10. 의료기관 · 의료인을 대상으로 하는 보험

의료서비스 제공자인 의료기관이나 의료인을 대상으로 하는 보험상픔에는 의사 및 병원배상책임보험이 있고, 의사및 병원배상책임보험은 의료전문서비스 제공으로 인해 일어나는 제3자의 신체 장해나 사망에 피보험자가 법률적인 손해배상책임을 부담함으로써 입게 되는 손해를 보상하는 보험이며, 피보험자가 지출하는 비용은 다음과 같다.

- 손해방지의 방법을 강구하기 위해 지급된 필요액, 유익했던 비용
- 피보험자가 미리 보험회사의 동의를 받아 지급한 소송비용, 변호사비용, 중재, 화해 또는 조정에 관한 비용

- 보험 증권상 보상한도액 내의 금액에 대한 공탁 보증 보험료
- 손해배상청구에 보험회사가 대응하는 과정에서 피보험자가 보험회사의 요구에 협조하기 위하여 지급한 비용

11. 보험청구 업무

1998년 말에 국회를 통과한 국민건강보험법은 2000년 7월부터 한국 건강보험체계의 건강보험심사평가원(이하 심평원)을 독립기구로 만들어 보험자와 보건 의료제공자 · 피브험자 모두를 모니터링하고, 보건의료 제공자인 요양기관은 환자에게 서비스한 진료방법, 사용한 약제 및 진료재료 등에 대하여 진료비심사기구인 심평원에 진료비를 청구하고, 심사결과를 받는 등의 진료비 흐름이 발생하고 있으며, 진료비 전액 회수를 위하여 이의신청, 요양 급여기준 등에 대한 의견제출, 수가관리, 교육업무 등을 하고 있다.

1) 건강보험심사평가원의 진료비심사

요양기관은 총진료비 중 일부를 환자가 부담하고 나머지는 심평원에 청구한다. 심평원은 청구한 진료비에 대하여 요양급여 비용심사 업무처리 기준에 근거하여, 내용이 기준과 원칙에 맞게 진료했는지 심사하고 진료의 적정성을 평가한 후 결정된 항목에 대해 건강보험공단은 가입자에게 진료비를 지급하게 된다.

(1) 심평원 심사의 의의

요양급여 비용심사는 관계 법령에서 정한 기준과 원칙에 근거하여 의학적으로, 경제적으로는 비용 효과적인 방법으로 요양급여의 청구 여부를 공정하고 객관적이며 타당하게 심사함으로써 의료보장 취지에 합당한 적정진료를 보장하여 요양급여에 대한 사회적 책임과 국민에 대한 의학적 보호기능을 실제화한다.

(2) 심사의 단계

청구된 진료의 내역은 심사기준이외 전문적이며 사례별로 검토해야 할 심사건 및 내역이 있으므로, 단계로 나누어 심사한다.

① 1단계 심사 : 간호사, 약사, 의료기사로 구성된 심사 요원들은 1차로 환자의 인적사항 등 일반 기재사항 등을 점검하고, 적용착오, 산정착오, 기재누락 등을 대조 검토하고, 일반 심사기준에 위배 되었는지의 여부를 확인하고 의문이 있는 사항이나 의학적이며 전문적인 판단을 요하는 사안은 심사요원 소견서를 첨부하여 상근심사위원 또는 비상근 심사위원에게 심의를 의뢰하고, 주요 점검의 내용이다.

- 비급여 대상에 대해 청구하고 있는지의 여부
- 진료비명세서 작성시 기재 사항의 정확성 여부
- 상병명에 따라 진료 내역을 규격화하여 일률적인 처방을 했는지의 여부
- 동병상병의 진료일수가 종래에 비하여 현저히 증가 되었는지의 여부
- 재진 횟수가 종래에 비해 현저히 증가 되었는가의 여부와 진찰료 산정이 정확 한지의 여부
- 검사, 방사선 촬영, 치료 등의 필요성이 인정되는지의 여부, 특히 연구목적 여부
- 상병명, 진료일수 등에 비하여 필요 이상으로 과다한 약제의 투여가 있었는지의 여부
- 물리치료는 인정기준에 맞추어 실시했는지의 여부
- 처지 및 수술에 있어서 진단명과 일치하는지 또는 적절한 재료를 쓰는지의 여부

② 2단계 심사 : 의사, 치과의사로 구성된 상근심사위원 또는 비상근심사위원들이 심사요원들로부터 심사의뢰된 건 및 고액, 특수 장기진료의 타당성 여부를 판단 심사한다.

③ 3단계 심사 : 상근심사위원의 재량으로 처리 못하는 고도의 전문적 판단 및 결정을 요하는 사항에 대하여는 진료과목별로 구성되어 있는 분과위원회에 회부 하여 심의 처리한다.

2) 요양기관의 자체 심사

심평원의 설립목적은 진료비심사와 평가로 의료서비스의 질을 향상시키고, 국민의 보험료와 세금으로 조성된 건강보험재정을 보다 생산적으로 사용할 수 있도록 한다.

- 의료는 동일한 질병이라도 환자의 연령 · 건강상태 · 진료담당 주치의사의 의료지식 · 기술 또는 경험에 따라 발생하는 의료서비스의 양 및 진료비용의 차이가 발생하고, 현재 건강보험 제도하의 요양 급여기준 및 산정지침 등의 최소한의 진료기준으로는 치료할 수 없는 질병 사례 및 진료내역 등이 발생되고 있다.
  - 원가 이하의 행위 수가 : 적절한 치료는 물론 수술 및 처치시의 필수적인 장비및 재료 등의 사용을 제한하고 있다.
  - 요양기관의 자체 심사 : 심평원의 업무규정에 근거한 삭감을 최소화하기 위하여 삭감 또는 조정 대상의 유무를 점검하여 보완하며, 환자에게 진료한 의료서비스가 진료비로 제대로 산정되었는가를 검토한다.

(1) 사전심사

환자에게 진료비계산서를 발행하기 전에 심사하는 것으로, 주로 입원기간과 퇴원 전에 실시함으로 환자 퇴원 후에 발견되는 진료비 누락을 방지한다. 입원 시점부터 입원기간 내에 사전에 검토함으로 진료비 삭감을 방지함은 물론 요양급여에 따르는 적정진료를 유도할 수 있어 진료 후에 발생할 수 있는 진료비와 관련한 민원을 줄일 수 있다.

① 사전심사는 퇴원 전에 진료기록부에 근거하여 심사하므로 진료기록부의 이동시간, 심사시간 등으로 퇴원 지연의 사유가 되기도 하지만, 최근에는 재원 심사, 퇴원 예고제, 전자의무기록 등을 통해 진료비 심사시간 단축에 노력하고 있다.

② 사전심사의 주요 내용

- 환자의 보험사항(건강보험/의료급여/일반 등)
- 진단명 및 진단에 따른 주요 내역 및 본인부담률 등
- 입원료 및 장기 입원 사유 및 식대, 특진여부 등
- 수술 및 마취 유무 및 가산상황(실시간, 주수술 · 부수술 · 재수술, 선택진료비) 등
- 약제 및 진료재료의 사용, 누락 반납사항 등
- 요양급여 세부 사항에 따른 급여와 비급여 구분, 고가의 약제 및 진료재료, 검사 시행 여부 및 관련자료 점검으로 나뉘게 된다.

③ 사전심사의 절차

- 입원 시 심사자 배분, 진료기록에 의한 상병 및 코드를 대조
- 진료기록에 의한 요양급여 적정 여부를 판별
- 진료과별 주요 시술항목의 조정 및 추가 보완
- 고가의 진료 재료대, 요양급여 적용 범위이외 재료대 사용 및 인정개수 검토
- 최근에 공개된 요양 급여기준, 심사지침 및 사례 등의 반영 여부를 검토
- 발견된 문제점에 대한 의사별 · 과별 주요 내역에 대한 업무 연락 및 결정으로 나뉜다.

(2) 청구 전 심사(사후심사)

환자가 일정한 진료비 산정기준에 의하여 계산된 진료비를 수납한 후에 심사하는 것을 사후심사 또는 청구 전 심사라 하고, 입원의 경우 퇴원 전에 사전심사를 통하여 진료비를 확정하지만, 외래나 응급실의 경우에는 사전심사가 수납 지연으로 인한 불편을 증대시키므로 대부분의 요양기관에서는 사후심사를 하고 있다.

- 심사자료의 생성 : 각 요양 기관별로 주 단위 또는 월 단위 청구방법을 선택하여 청구명세서를 전산적으로 생성하여 심사한다.
  - 전산적인 청구명세서 생성방법 : 각 요양기관의 처방 및 수납환경과 심사청구서 · 청구명세서 작성 요령을 맞추는 작업으로 심사청구서 작성 요령, 요양 급여비용 명세서 작성 요령, 특정 내역 구분 코드 작성요령 등을 반영하여 진료비 심사화면을 구성한다.
  - 병원정보 시스템내의 많은 정보를 이용하여 조회하고 심사환경에 반영하므로 정확하고 신속한 심사를 할 수 있도록 기획한다.
- 청구 전 심사의 주요 내용 : 사전심사의 주요 내용과 동일 하나 진료비 계산 후에 실시하므로 처방누락, 보험급여 착오 산정 등의 진료비 심사차액의 관리방안이 주요 문제점을 보완하기 위하여 병동 및 외래의 처방시 보험정보 안내, 직원교육 등의 중요성이 부각되고 있다.

(3) 보완, 추가(누락)심사

청구 전 심사를 통해 발생하는 일반적인 청구와는 다른 사유로 발생하는 청구서이며, 그 종류 및 청구시 보완방법은 다음과 같다.

- 보완 청구 : 요양기관에서 요양 급여비용을 청구하였으나, 심평원에서 심사불능 처리가 되면 해당 사유를 보완하여 명세서를 재작성하고, 심사청구서에 첨부하여 다시 청구한다.
  - 재청구시 명세서의 청구 구분 란에 이미 통보된 심사 결과통보서에 기재된 접수번호, 명세서 일련번호, 심사불능 사유코드를 기재한다.
- 추가 청구 : 요양기관이 요양급여 비용을 지급 받은 명세서 중 진료 내역의 일부가 누락된 진료내역만을 추가로 청구한다.
  - 추가 청구시 청구 구분 란에 추가 청구 구분 코드와 함께 이미 통보된 원 청구의 접수번호, 명세서 일련번호를 기재하고 반드시 진료기록부 사본을 첨부한다.

3) 진료비심사 결과분석 및 이의신청

건강보험심사평가원은 요양기관에 제공하는 진료비심사(이의신청) 결과 통보내용이 명확하게 전달될 수 있도록 '심사조정코드'를 신설 및 세분화하고, 쉽게 이해할 수 있도록 설명을 상세히 추가하는 등 결과 통보내용을 개선한다.

- 건강보험심사평가원은 "심사 결과로 통보했던 심사조정 코드 가운데 일부를 조정 사유를 명확히 이해하기 어려웠던 점에 대한 요양기관의 불편을 해소하기 위해 개선하게 됐다"고 밝혔다.
  - 주요 내용 : 금기 의약품을 처방 · 조제해 조정되는 경우 그동안 'C(금기 의약품 청구 비용 조정)'로만 통보했던 사항이 'CP(임부 금기 의약품 청구비용 조정), CR(연령 금기 의약품 청구비용 조정), CU(병용금기 의약품 청구비용 조정)'로 세분화하고, 부적합 의료장비 사용으로 조정되는 경우 'RB' 등 코드를 신설해 통보하고, 변경사항은 2010년 2월 심사분부터 적용해 진료비 심사(이의신청)결과 통보 내역서에 반영하고, 자세한 내용은 건강보험심사평가원 홈페이지(hira.or.kr)를 통해 확인할 수 있다.
- 건강보험심사평가원은 심사조정 사유의 투명성을 높이고, 진료비심사 결과를 명확하게 전달하며, 요양기관은 심사결과분석 때 조정의 원인을 쉽게 파악하는 등 의사소통의 도구로 심사조정 코드에 대한 이해도가 높아질 것이다.

(1) 진료비심사 결과분석의 개요

건강보험심사평가원에서 심사결과는 심사결과 통보서로 요양기관에 접수되고, 요양기관은 심평원의 심사결과에 대한 삭감의 요인 및 유형 등을 분석한다(그림 4-21).

① 심사결과 통보서의 요양, 급여, 비용 심사 내역 사유별 코드에 따라 해결방안이 다양하다.
② 정부의 기능을 위탁받아 요양급여의 심사와 적정성 평가 업무를 수행하는 준정부기관이다.
③ 주요 사유에 따른 해결방법은 다음과 같다.

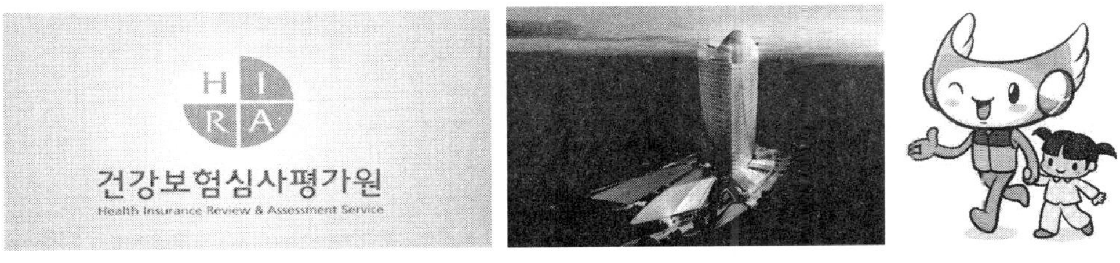

[그림 4-21] 건강보험심사평가원의 로고와 건물

- 금액산정 착오 : 보건복지부에서 고시 또는 신고한 단가와 청구한 단가에 차액이 발생하면, 해당하는 구입 단가확인, 해당 코드의 매칭 여부 확인, 상한금액 비교, 수가 마스터의 금액 이력, 계산방법 등을 점검하여 수정한다.
- 산정기준 적용 착오 : 요양기관 내 의료의 서비스 시행 여부 및 사유와 경향을 파악하고 공개된 요양 급여기준 및 심사지침과 사례 등을 검토하여 추후 동일한 사례에 대해 반영하거나 이의신청 여부를 해당 진료과와 협의하여 결정한다.
- 요양 급여기준 범위초과 : 요양 급여기준 범위초과 진료의 경우 해당 의료서비스의 적정성을 검토하고, 초과하더라도 필수적이고 연구 결과에 반드시 필요한 진료인 경우 기준 확대를 위한 이의신청 및 질의서를 작성한다.

(2) 기 타

계산 착오 · 중복청구 · 소멸시효 기간 경과 등의 경우, 해당 사유가 발생하지 않도록 그 원인을 분석하고 관련 부서인 원무 및 전산담당 부서와 협의한다.

착오로 청구된 비급여 대상 100/100 본인 부담항목의 청구로 분류된 경우는 해당 삭감사례를 추후 진료비 심사에 반영한다.

(3) 이의신청

건강보험심사평가원에 대한 의료기관의 진료비 이의신청이 지속적으로 증가하고 있지만 처리가 늦어 대책이 필요하다. 국회 보건복지위원회 의원이 건강보험심사평가원으로부터 제출받은 이의신청 접수 및 처리현황'을 분석한 결과 건강보험심사평가원의 이의신청 접수가 해마다 증가하고 있지만 처리 건수는 오히려 줄어드는 것으로 나타났다.

① 권리구제인 심평원의 이의신청 건수가 늘어나는 것은 해당 의료기관들이 심평원의 심사에 불복하고 있는데, 문제는 법정 처리 기한인 90일을 초과하는 이의신청 처리 건수가 폭증하고 있다. 건강보험심사평가원의 이의신청에 대한 법정기한 초과 처리가 해마다 심각해지고 있는 것이다.

- 2만 3천 336건에 불과하던 기한 외 처리건수는 11만 4천 320건으로 무려 5배 가까이 증가했다.
- 법정기한 90일 넘게 처리된 이의신청은 전체의 38[%]에 이른다. 100~200일 이내 처리 건수는 8천 778건에서 8만 3천 348건으로 10배 가까이 증가했고, 200일 이상 걸린 초장기 처리도 57건에서 6천373건으로 111배 증가했다.
- 8월까지 200일 이상 걸려 처리된 건수는 5만 2천 989건으로 8배 이상 늘었다.

② 심평원의 이의신청에 대한 법정기한이 초과 처리가 지연되고 있다.

- 46만 124건이었던 재심사 청구 신청건수는 51만 7천 384건으로 늘었고, 8월까지 39만 1천 480건이 신청되어 있다.
- 재심사 건수도 2만 1천 327건에서 2만 4천772건으로 증가했고 불인정 대비 재심사 비율도 8.6[%]에서 10.8[%]로 지속적으로 증가하고 있다.
- 해마다 늘어가는 건강보험심사평가원의 이의신청 건수와 건강보험분쟁위원회에 재심사 청구를 하는 건수 및 재심사 처분의 비율을 보면 단순히 의료기관의 권리구제에 대한 의식이 높아져서가 아니다.

③ 심평원의 이의신청에 대한 처분에도 불복해 건강보험 분쟁위원회에 재심사 청구를 신청하는 건수도 해마다 늘고 있다.

> • 이의신청의 법적 근거 : 국민건강보험법 제7장 제76조(이의신청) 가입자 및 피부양자의 자격 · 노험료 등 · 보험급여 및 보험 급여비용에 관한 공단의 처분에 이의가 있는 자는 공단에 이의신청을 할 수 있다.
> - 요양 급여비용 및 요양급여의 적정성에 대한 평가 등에 관한 심평원의 처분에 이의가 있는 공단 요양기관 기타의 자는 심평원에 이의신청을 할 수 있고, 기한은 처분일로부터 90일 이내에 문서로 한다.
>
> • 이의신청의 의의 : 삭감의 유형에서 진단 또는 관련 자료 미첨부로 인해 삭감된 건은 이를 보완하여 이의신청을 실시하고 요양 급여기준을 초과한 진료는 해당 진료부서와 협의하여 진료에 반영 또는 기준을 변경하는 등의 추가적인 자료 제출이 반드시 필요하다.
> - 이의신청은 삭감된 진료비의 정당성을 입증하고 진료비를 추가 회수하는 절차뿐 아니라 불합리한 요양급여 기준 및 심사 방법을 변경할 수 있는 요양기관의 구제 절차이다.

④ 진료비 심사 후 이의신청까지의 절차 현황은 [그림 4-22]와 같다.

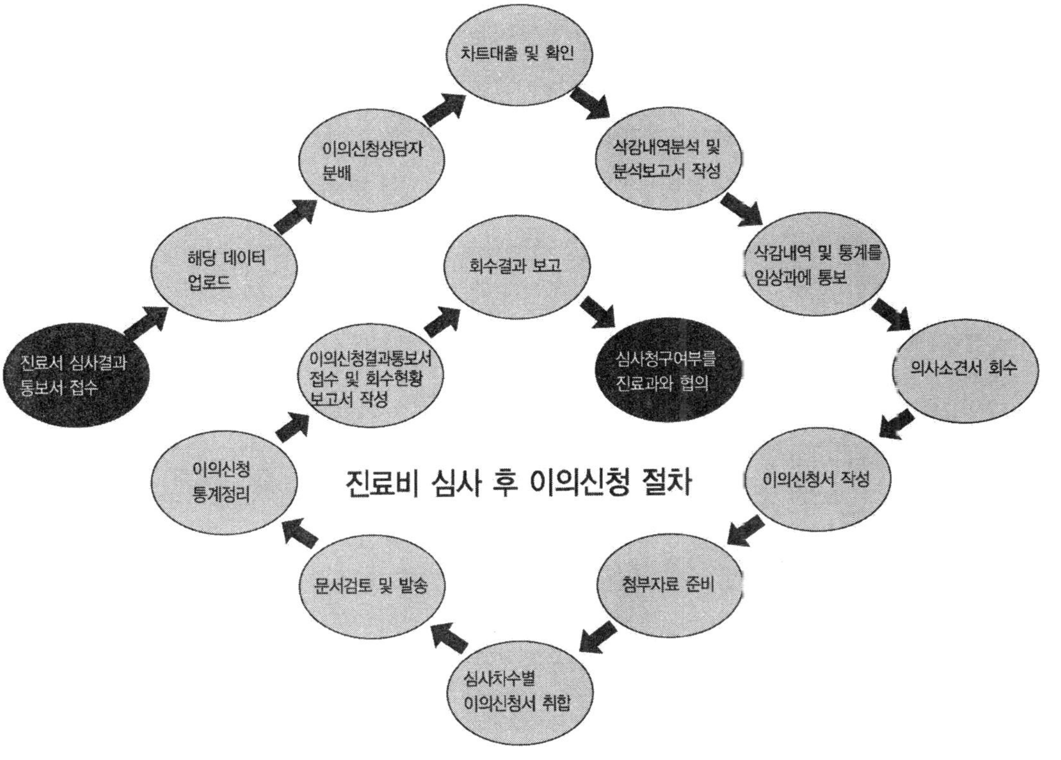

[그림 4-22] 진료비 심사 후 이의신청절차 현황

12. 보험청구 방식 및 준비사항

① 환자 관련 정보를 제공하고, 환자의 의료비 지불 여부 확인

② 의료기록물[진단서, 퇴원확인서, 의료기록지(OP note), 기타]

③ 공제금액(Cost Share, 회사-개인), Coverage Limitations(공제 범위 제한), Authorized Diagnosis; In Case No Benefit on Pre-existing Dianosis, Time Limit for The Claim (해당 시간동안의 청구서), 팩스 또는 사용가능한 이메일로 원본을 요청한다.

〈보건의료 체계 주의사항〉
- 사전진료비 결정 시스템의 인두제, 포괄수가제, 총괄계약제
- 사후진료비 청구액이 결정되는 행위별 수가제
- 보험청구시 비보험 진료에 대한 내용을 확인

〈표 4-8〉 진단서

진 단 서

진 료 과 :
작 성 자 :
일 자 : 2025년 1월 일

환자의 성명		성별		생년월일		연령	
환자의 주소							
전화번호							
병명 ☐ 임상척주정 ☐ 최종진단					한국질병 분류번호		
발생일	2025년 1월 일		진 단 일	2024년 월 일			
향후치료의견							
비고			용도				

위와 같이 진단함

2025년 1월 일

주소 및 명칭 :
전화 및 Fax :
면 허 번 호 제000000호 담당 주치의사 : 인

00대학교 의과대학 부속 00병원

13. 국제 의료보험 청구사례 및 실무

의료관광과 관련하여 보험사는 보호 역할을 하며, 의료관광객, 의료서비스 제공자나 의료관광에이전시는 의료관광과 관련하여 임상적 리스크나 비즈니스 리스크에 노출되고, 리스크에 수반되는 손실을 보장하는 다양한 보험상품들이 등장하였고, 손해로부터 가입자들을 보호하는 역할을 한다.

1) 해외여행객을 대상으로 하는 보험

해외여행 건강보험은 여행객이 외국 여행 중 의도적 혹은 비의도적으로 받게 되는 의료서비스로부터 발생하는 경제적 손실을 보장하는 보험이며, 해외 여행 건강보험상품은 주로 가입자가 해외여행 중 사고와 같이 비의도적인 이유로 받게 된 의료서비스를 보호하고, 기존 보험상품 가입자는 해외에서의 의도된 의료서비스의 비용을 개인적으로 지불해 왔다.

① 의료관광은 무보험자가 혹은 과소보험가입자만 이용하는 것이 아니고, 다양한 동기를 가진 사용자층이 이용한다. 외국의 의료서비스를 보험사가 보장하면, 의료 사용자의 입장에서는 선택 폭이 넓어 의료관광시장이 빠르게 성장하는 원동력이 된다.

② 해외여행 건강보험상품의 유형은 다음과 같다.

㉠ 여행 취소 & 중단 보험(Trip Cancellation & Interruption Insurance)
여행보험 중에서 주로 여행경비에 대한 안전을 걱정하는 사람들이 가입하고, 여행 취소, 응급후송, 보조원 서비스 등을 포함한 의료보장의 범위에 따라 보험료가 지급된다.

㉡ 여행 의료보험(Travel Medical Insurance)
해외여행자들을 위한 일반적인 보험 중에 하나이며, 보험가입자가 해외여행 중에 응급상황이나 사고에 대해서 경증부터 중증에 이르기까지 보장한다.

㉢ 학생 의료보험(Student Medical Insurance)
기본적으로 유학을 목적으로 외국에 가는 학생들을 위한 보험이나 학생들 외에 교사나 강사 등 전문적인 교육자들도 이 보험에 가입할 수 있다.

㉣ 국제 의료보험(Worldwide Medical Insurance)
장기간 외국에 체류하는 사람들을 위해 만들어진 보험이며, 의학적으로 합의된 프로그램들까지 포괄하는데, 국외 거주자(대상자의 가족 포함)처럼, 국외에서 일이나 거주하고자 하는 사람들이 이 보험에 가입할 수 있다.

ⓜ 의료관광보험(Medical Tourism Insurance)

의료관광보험을 전면적으로 시행하고 있는 보험회사는 많지 않으나, 의료관광산업의 발전에 따라 그 수요가 증가하며, 치료를 목적으로 하는 의료관광자들의 요구에 따라 만들어진 보험으로, 보강하는 내용은 다음과 같다.

- 출국부터 귀국까지의 기간중에 발생하는 의료적인 합병증
- 보험가입자 및 보험가입자의 일행에 대한 국외에서의 급성질환 및 손상
- 여행 취소 : 환자와 동행인의 숙박, 선금, 의료시설에 대한 비금전적인 지불 등을 보상
- 치료를 목적으로 하는 후송

2) 외국 의료보험의 종류

해외에서 발생할 수 있는 사고와 건강에 대한 보험으로 AIG의 International Accident and Health Division을 통해 개인, 가족, 고령인 학생, 여행자, 직장인들은 전 세계 130개국을 걸쳐 AIG의 관할 하에 보험서비스를 이용할 수 있다. [그림 4-23]과 같이 보험상품에는 의사 및 병원배상책임보험이 있다.

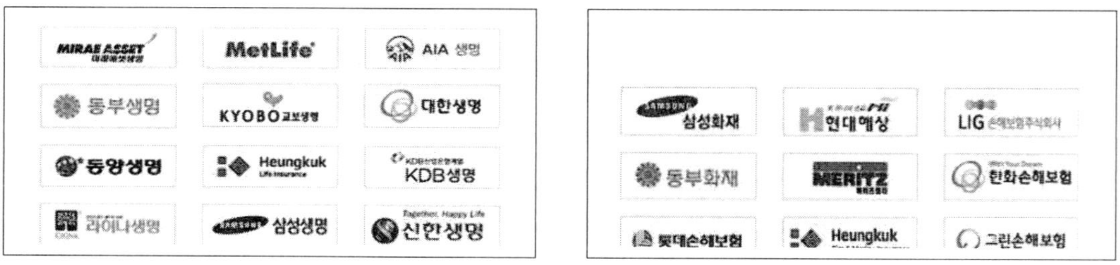

(a) 생명보험사 (b) 손해보험사

[그림 4-23] 보험사

① 보험상품은 의사 및 병원 배상책임보험이 있다.
의사 및 병원 배상 책임보험은 의료전문 서비스 제공으로 인해 일어나는 제3자의 신체장애나 사망에 대하여 피보험자가 법률적인 손해배상책임을 부담함으로써 입게 되는 손해를 보상하는 보험이다.

② 외국인 환자가 증가하고 있는 현실에서 의료사고 발생 가능성도 높아지고 있다.
선진국에서는 징벌적 배상을 인정하고, 외국인 환자에 대한 배상 비용은 국내 환자에 비해서 높으므로, 의료서비스 제공자가 부담해야 하는 배상 비용이 높아지고 있다.

③ 외국인 환자도 의료기관이나 의료진이 배상책임보험에 가입 했다면 의료사고 시 배상받을 수 있으므로 의료기관에 대한 신뢰감을 준다.

- 개인적인 사고에 대한 보상 : 외국에서 발생하는 사고에 대한 손실을 24시간 보상하고, 사고에 의한 사망, 사지절단, 부분적 불능, 영구적 장애, 영구적인 불능 혹은 단기적 장애에 대해 보상을 해 준다.

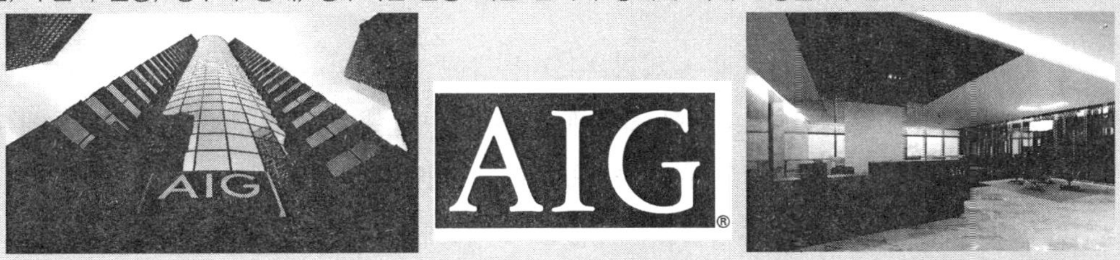

[그림 4-24] AIG 보험사

- 여행 보험 : 기존의 여행 혹은 추가 여행일정으로 인한 사고나 신체적 손실(해외에 있는 동안의 사고에 의한 사망이나 사지절단, 질병도 포함)에 대해 보상해 준다. 보상은 기간과 이동수단의 형태에 따라서 재구성 할 수 있다.
- 여행 보조 서비스 : 여권발급, 통역서비스, 의사 참조문 서비스, 응급 의료수송, 송환서비스와 같은 여행과 관련되어 발생 할 수 있는 일에 대한 서비스를 위탁한다.
- 추가 건강보험 : 특정한 건강상태 혹은 병원의 체류를 커버하는 보험이다. 주요 의료보험은 아니지만, 대부분의 의료 정책에 의해 보상받지 못하는 전형적인 비용에 대한 지불을 도와주는 보호책이다.

④ 배상책임보험[19]은 가입이 의무화되어 있는지 여부에 따라서 임의배상책임보험과 의무배상책임보험으로 구분된다. 한국보건산업진흥원과 재보험사가 공동으로 내국인과 선진국 환자 모두를 담보하는 '내외국인 통합담보 의료사고 배상보험' 상품을 개발하였으나, 아직 가입자가 많지 않고 미국의 일부 주, 영국, 프랑스, 스페인, 스웨덴, 체코 등에서는 배상책임보험의 가입이 의무화되어 있다. 따라서 배상책임보험 가입의 법적 의무화의 필요성을 제기하고 있다.

3) 국내 주재 외국인 보험

한국에 거주하고 있는 외국인에게 상해, 사망, 상해치료, 질병치료 등에 대비할 수 있는 보험이며, 국내 주재 외국인 보험을 제공하는 보험회사가 다양하게 있으므로 보장내용과 보험요율 등에도 조금씩 차이가 있다.

일반적으로 한국 내 외국인의 경우 불법체류만 아니라면 외국인 등록 번호나 여권번호로 3년 이상의 장기보험에 가입할 수 있고, 내국인들이 가입하는 1년 이내의 단기 소멸성 보통상해 보험에 가입할 수도 있으며, 국내 보험회사에서 제공하는 보험 서비스의 내용은 다음과 같다.

19) 배상책임보험 : 다른 사람의 신체나 재물에 손해를 끼침으로써 법률상의 책임을 졌을 때 입은 손해를 배상하는 보험이다.

(1) 상해 위험 담보

보험사는 보험 가입자의 직업에 따라 위험도를 1등급부터 5등급까지 분류한다.

① 상해보험상품은 보험료와 보험금은 그 등급에 따라 달라진다.

㉠ 오토바이 배달 같은 고위험 직종에 근무하는 사람은 사고가능성이 높기 때문에 1등급으로 분류하고 일반인에 비해 보험료를 10[%]쯤 더 받는다.

② 위험등급이 높으면 보험계약금 가입한도도 제한한다. 그래서 위험직종 종사자는 보험계약금을 많이 들고 싶어도 보험회사가 받아주지 않는다.

㉠ OO보험회사는 위험성이 없는 직업을 가진 가입자에게는 재해 사망보험금을 최고 10억원까지 가입하게 하고, 1급위험 직종에 근무하는 가입자에게는 1억원까지 가입할 수 있다.

③ 보험회사에서 일반적으로 분류하는 1급 상해위험 직종을 보면 강력계 형사, 일반군인, 개인택시운전자, 소방대원, 종군기자 등이 있다. 위험등급이 가장 낮은 등급인 5등급은 아나운서, 기자, 초중고 학생, 소령 이상의 군인, 경위 이상의 경찰 등이다.

④ 보험료와 보험금 가입한도가 다르기 때문에 보험계약시 계약자는 자신의 직업을 보험회사에 정확하게 알려야 한다. 직업을 정확히 알리지 않는 경우 고지의무 위반이 되어 나중에 보험계약을 해지당할 수 있으며 사고가 나도 보험금을 받지 못한다.

⑤ 보험계약기간 중에라도 가입자 직업이 바뀌면 위험등급이 달라질 수 있으므로 직업변경 사실 또한 보험회사에 통보해야 된다.

㉠ 계약 당시에는 학생이였으나 졸업 후 강력계 형사로 취업을 한 경우에는 이를 통보해야 한다.

⑥ 직업을 잘못 알렸거나 계약기간 중에 직업이 위험직종으로 바뀌었는데도 이를 통보하지 않고 있다가 직업과 관계없는 사고를 당했어도 보험금을 지급해야 한다는 것이 법원 판결이다. 고지의무 위반과 결과발생 사이에 인간관계가 없기 때문이다.

㉠ 소방대원이 보험가입시 회사원으로 가입했어도 공휴일에 가족과 함께 영화를 보러 가다가 교통사고를 당했어도 직업과 전혀 관련이 없는 사고이므로 보험사는 당연히 보험금을 지급해야 한다.

- 보험료와 보험금 가입 한도가 다르기 때문에 보험계약시 계약자는 자신의 직업을 보험회사에 정확하게 알리고, 직업을 정확히 알리지 않은 경우 고지의무위반이 되어 사고가 나도 보험금을 받지 못한다.
- 사망 후유장애보험금 : 사고로 인한 사망시 전액을 지급하고, 신체의 일부분을 상실하거나 그 기능이 마비되었을 때, 후유장애 보험금을 지급하나 사고일로부터 1년 이내에 발생한 경우에 한해서 지급한다.

- 의료실비 보험금 : 보험 가입 외국인이 일상생활 중 사고를 입고, 직접적인 상해로 의사의 치료를 요할 경우 진찰비, 수술비, 간호원비, 입원비 등의 의료실비(병원비 전액)를 지급한다.
  - 의료실비 표준화 : 입원은 5천만원(365일) 한도로 보장하고, 본인 부담 상환제도가 신설되어 연간 본인부담금을 가입일로부터 연간200~400만원을 초과하지 않도록 하여 부담을 줄였다.
  - 365일이 넘을 경우 : 면책기간 90일 이후 새로운 질병으로 간주되어 365일 한도로 추가 지급된다.
  - 통원의 경우 : 365일(180회)한도로 보장되는데, 외래와 처방 조제로 구분되어 보장된다.

(2) 질병 치료실비 보험

중증 급성 호흡 증후군SARS[20], 돼지독감SI[21], 조류독감 등을 포함한 일상생활 중에 발생한 질병들을 대상으로 보험금을 지급하고, 사고일로부터 180일 이내에 발생한 치료비와 보험기간 만료 후 30일 이내에 발생한 질병 치료비에 대해서 한도 내 전액 지급한다.

(3) 특별비용 담보 특별약관

탑승한 항공기나 선박이 행방불명 또는 조난된 경우, 산악 등반 중에 조난된 경우 등에 대하여 수색구조비용, 구원자의 항공운임 등 교통비 및 숙박비, 유해이송비용 제잡비 등에 대해 피보험자 또는 피보험자의 법정 상속인이 부담하는 비용을 보상한다.

(4) 보상하지 않는 경우

일반적으로, 보험회사들이 보험금을 지급하지 않는 경우는 다음과 같다.

---

20) SARS(Severe Acute Respiratory Syndrome) : 2003년 3월 동남아시아에서 발생해 아시아 · 유럽 · 북아메리카 등으로 확산된 호흡기 계통의 질환이다.
① 16일 정도의 잠복기를 거쳐 갑자기 38[℃] 이상의 고열이 나면서 기침과 호흡곤란 증세를 보인다.
② 감염자의 90[%]는 1주일 안에 쉽게 회복되지만, 노인이나 만성질환자와 같은 허약자의 경우에는 중증으로 진전되어 약 3.5[%]가 사망한다.
③ 조기에 치료할 경우 완치가 가능하고, 실제로 동남아시아를 여행한 미국 · 유럽 등의 여행객 중 이 질환에 감염되어 조기 발견한 경우에는 2차 전파도 없었고, 사망자도 발생하지 않았다.
④ 감염경로는 아직 정확하게 밝혀지지 않았으나 이 질병에 감염된 사람의 치료나 간호 또는 함께 생활하는 사람 등 환자와 밀접한 접촉을 하는 사람들에게 주로 일어나며, 호흡기 분비물이나 체액의 직접적인 접촉을 통해 전파되는 것으로 알려져 있다.

21) SI(Swine Influenza : 돼지독감) : 전염병이니 가족이나 이웃에 전염된다. 주의사항은 4가지로 나눈다.
① 손을 자주 씻고 손으로 눈, 코, 입을 만지지 않는다.
② 재채기를 할 경우에는 화장지로 입과 코를 가린다.
③ 다음에 해당되는 경우 검역소나 가까운 보건소에 신고한다.
㉠ 미국 : 귀국 7일 이내 캘리포니아주, 텍사스주, 뉴욕시, 오하이주, 캔사스주를 방문한 후 급성호흡기증상(콧물 또는 코막힘, 인후통, 기침, 발열) 중 2가지 이상의 증상이 발생한 경우
㉡ 멕시코 : 귀국 7일 이내 멕시코(전지역)를 방문한 후 급성호흡기증상(콧물 또는 코막힘, 인후통, 기침, 발열) 중 2가지 이상의 증상이 발생한 경우
④ SI 바이러스는 식품으로 전파되지 않기 때문에, 돼지고기나 돼지 육가공품을 섭취하는 것만으로는 돼지 인플루엔자에 감염되지 않는다. 또한, 돼지 인플루엔자는 바이러스는 70[℃] 이상 가열하면 사멸된다.

- 계약자나 피보험자의 고의일 때는 보상받을 수 없다.
- 피보험자의 자해, 자살, 자살미수, 범죄행위일 때는 보상받을 수 없다.
- 피보험자의 의수, 의족, 의치 등 신체 보조장구에 입은 손해일 때는 보상받을 수 없다.
- 핵연료물질, 방사선 조사 또는 방사능 오염일 때는 보상받을 수 없다.
- 기왕증[22], 상해로 인한 치과질환일 때는 보상받을 수 없다.
- 일반적인 검사나 예방접종일 때는 보상받을 수 없다.
- 한약처방 : 허가받은 한의원의 경우 치료를 위한 침시술은 보상이 가능하다.
- 피보험자의 임신, 출산, 유산일 때는 보상받을 수 없다.

(5) 보험 관련 업무

인명과 재산을 보호하기 위해 보험에 가입하는 것은 보안관리의 일종이다. 공동주택은 여럿이 모여 사는 곳이므로 혼자만 아무리 주의해도 이웃의 부주의로 피해를 입게 되는 수가 많으므로 공동주택은 특별한 관리가 필요하게 된다. 화재로 인한 인명과 재산상의 손실을 예방하고, 신속한 화재복구와 인명 피해에 대한 적정한 보상을 하도록 하기 위하여 보험가입이 의무화되어 있다.

- 「주택법시행령」 제2조 제1항의 규정에 의한 공동주택으로서 16층 이상의 아파트 및 부속건물은 특수건물로써, 또 그 건물의 화재로 인하여 타인이 사망하거나 부상한 때에는 과실이 없는 경우에도 그 손해를 배상할 책임이 있어서, 손해보험회사가 영위하는 신체손해배상 특약부 화재보험(화재로 인한 건물의 손해와 타인의 사망 등에 대한 손해배상책임을 담보하는 보험)에 가입하여야 한다. 근거는 주택법과 동법 시행령이다.

① 보험회사와 접촉방법 : 마케팅팀(협력팀)의 컨퍼런스나 박람회와 같은 외부 활동을 통해 의료기관과 보험회사가 연결하는 경우이며, 의료기관이 필요에 따라 보험회사의 웹사이트나 사전조사와 같은 스터디를 통해 먼저 접근하는 방법, 환자를 통해 최초로 접촉하게 하고, 의료기관과 보험회사가 몇 차례의 업무절차를 거친 후 의료기관 혹은 보험회사가 협약을 제의하는 경우이다.

② 보험회사와 협약과정 : 보험회사와 협약과정은 크게 3가지로 나뉜다.

- 1단계 : 보험회사가 병원평가에 필요한 자료 5가지를 요청하기도 한다.
  - 의료기관의 배상책임보험 가입 여부
  - JCI 인증여부

22) 기왕증(anamnesis : 旣往症, 기왕력(旣往歷)) : 지금까지 걸렸던 질병이나 외상(外傷) 등 진찰을 받는 현재에 이르기까지의 병력(病歷)이다.
① 현재의 질병을 진단하고 치료하는 데 중요한 참고 자료이므로, 의사가 진찰할 때 환자와 보호자에게 묻는 것이 관례이다.
② 가족의 기왕증, 즉 가족력(家族歷)도 유전성 또는 전염성질환 발견, 진단에 필요하므로 자신의 기왕증과 함께 기록한 병력서를 미리 준비하면 편리하다.
③ 의사에게 기왕증을 정확하게 알리는 일은 진단과 치료에 큰 도움이 된다.

- 미국의사면허 소지자 비율
- 의료기관의 Price List
- 병원의 규모
- 2단계 : 병원은 보험회사에 자료를 제출한다.
- 3단계 : 최종 협약을 맺는다.

(6) 외국 의료보험회사와 협약시 고려사항

선별목록 구성의 기준은 임상적 효능(Clinical Efficacy), 임상적 효과성(Clinical Effectiveness), 상대적인 효과성(The Relative Effectiveness of), 다른 나라에서의 가격, 비용효과성, 예산에의 영향, 산업정책 등이며, 이 중 다수의 기준을 채택하여 심의하여야 한다.

- Positive List 제도의 원칙 : 효과가 없거나 동일 효능의 약 중에서 값이 비싼 약은 처방하여서는 안된다는 것이다.
- 유럽 : 상환되는 의약품을 설정하는 Positive List Approach가 일반적이고, 독일은 이런 경향의 주요 예외로서 과거(1995년, 2003년) 선별등재방식(Positive List System)을 도입하려다 실패한 바 있으나 수년 내 Positive List를 도입하려고 모색하고 있다.
- 수가 : 한국은 행위별 수가제이며, 외국은 정액 수가제를 많이 이용하기 때문에 수가 책정에 이견이 있다.
- 할인율 : 외국 의료보험회사에서 환자를 보낼 때, 일정 할인율을 요청한다.
  환자수별 할인율에 대한 사전검토가 되어 있어야 한다.
- 적용법률 : 협약을 맺을 경우 보험사 자국의 법을 적용할 것인지에 대해 결정해야 한다.
- 분쟁해결 : 세브란스 병원의 경우 Blue Cross-blue Shield의 해외 의료서비스 대행을 맡은 CGH(Companion Global Healthcare, Inc.)사와 환자진료에 관한 협약체결시 분쟁해결에 대한 이견이 있었는데, 서로 논의를 거쳐 제3국인 홍콩 국제 중재센터로 원만하게 합의하게 되었다.

(7) 보험업무

1980, 1990년대, 2000년대로 한국, 미국, 일본, 영국은 다음과 같다.

① 한국 : 보험업법상 보험사업의 범위에 포함하고 있다(보험업법 제5조).

- 매매, 고용, 도급 기타의 계약에 의한 채무 또는 법령에 의한 의무 이행에 관하여 발생할 채권자 기타 권리자의 손해를 보상할 것을 채무자 기타 의무자에게 약정하고, 채무자 기타 의무자로부터 그 보수를 수수 하는 것을 포함하고 있다.
- 부수업무는 다른 보험사업자를 위한 보험거래의 중개 또는 대리업무 및 보험사의 인력 · 자산 · 설비 등을 활용하는 보험수리업무, 기업의 인수 · 합병 중개업무, 대여 금고업무 등이 있다(보험업법 제9조).

② 미국 : 뉴욕주법의 경우 생명보험 사업은 생명보험, 연금보험, 건강 및 상해보험, 재보험, Funding Agreement, 분리 계정을 조건으로 한 투자 자문업무 및 투자관리업무가 있고, 손해보험, 화재보험, 도난보험, 유리보험, 보일러 · 기계보험, 승강기보험, 동물보험, 대인

배상책임보험, 대물배상책임보험, 근재보험[23] 및 사용자 배상책임보험, 보증보험, 신용보험, 해상보험, 선주배상책임보험, 건강 및 상해보험, 비해약 취업불능보험, 기타 재산보험, 누수보험, 충돌보험, 자동차 항공기 기체보험, 잔존가액보험, 권원보험(Title Insurance), 저당보증보험, 뉴욕 및 캘리포니아주 보험법에서는 법적으로 허용되는 타 업무에 관한 규정이 없다.

- 금융서비스 현대화법(Gramm-Leach Bliley Act) : 보험에 대한 정의를 두고 있으며, 1999년 1월 1일 현재 관련 주 보험법에 의거 보험으로 규제되는 상품, 1999년 1월 1일 이후 주 보험 감독기관이 보험으로 규제되고 판단하는 상품과 연금 계약을 보험으로 규정하고 있고, 보험으로 규제되어야 하는 상품으로는 보증보험, 생명보험, 건강보험, 권원보험, 재산보험, 기타 손해보험상품이 있다.

③ 일본 : 보험사업만 인정하고 있으며, 예외적으로 보험금 신탁업무(생명보험회사) 및 다른 손해보험회사를 위하여 거래에 속하는 손해보험사업의 중개 및 대리업무(손해보험회사) 보험사업의 정의 및 정부에 의해 감독을 받는 보험사업의 범위에 관한 규정은 없다.

- 구 보험업법의 개정(1996년 4월) 및 1998년 12월 보험업법 개정으로 업무 범위를 확대하였다.
- 고유 업무(헌법 제 97조)이며, 보험의 인수 및 자산의 운용으로 부수업무, 다른 보험회사 업무의 대리및 대행 채무의 보증 국채 · 지방채 · 행정 보증채의 인수 및 모집 금전채권의 취득및 양도유가증권의 사모 취급 특정 목적회사가 발행하는 특정 사채의 인수 및 모집이 있고, 금융선물거래로는 파생상품 거래, 매개 중개를 대리할 수 있다.
- 국공채 매매업무 : 증권투자신탁, 수익증권 등의 판매, 업무, 사채 등의 모집 및 관리수탁 담보가 있는 사채에 관련된 신탁업무는 1996년 11월부터 금융 빅뱅이 이루어졌고 동년 12월 미 · 일 보험 합의로 규제하였으나, 완화가 단행되어 1998년 12월부터 금융시스템 개혁법이 시행되었다.

④ 영국 : 생명보험 사업은 생명 및 연금보험, 결혼 및 출산보험, 변액보험, 종신 건강보험, 톤틴연금[24], 자금보상보험(Capital Redemption), 연기금 관리와 고유 업두에 부수되는 업무(생명보험에서도 질병 및 상해보험 취급 가능) 손해보험사업으로 운송 관련보험, 재산 관련보험, 신용 · 보증보험, 소송 비용보험, 책임보험, 질병 및 상해보험, 보험사업

23) 근재보험(근로자 재해배상 책임보험) : 작업 현장에서 근로자가 다쳤을시 산재보험 초과 손해에 대하여 보상하여 주는 민영보험이다.
① 주로 건설현장이나, 산업현장에서 특히 위험직종의 사업장에서 많이 가입하고 있다.
② 건설현장에서는 원청에서 1차 하청에 공사 계약시 근재보험 가입후 보험증권을 첨부하라고 한다.
③ 산재사고시 원청에서 민사적 책임을 회피하기 위한 하나의 수단이다.
④ 근재보험은 하청 업체에서 주로 가입한다.

24) 톤틴연금 : 이탈리아인 톤틴(Lorenzo Tonti)이 고안한 연금제도이다.
① 응모자로부터 납입된 원금총액에서 생기는 일정 이자를 응모자의 전원이 죽을 때까지 지급한다.
② 이자 : 생존자끼리 분배받기 때문에 최후까지 생존한 사람에게는 고액이 지급된다.
③ 원금 : 일체 상환되지 않고, 응모자 전원이 사망하였을 때에는 연금사업 주최자의 것이 된다.
④ 프랑스 정부가 공채(公債)모집의 한 수단으로 개발한 것이다.

이외의 업무에 대해서는 생명보험의 경우 1982년 보험회사법(Insurance Companies Act 1982)에 구체적인 규정이 없으며, 손해보험의 경우는 보험사업과 관련된 업무이외에는 허가되지 않는다. 2000년대 한국, 미국, 일본, 영국의 보험업무는 네 나라 모두 제도의 변화가 없어서 동일하다.

- 업무 흐름 : 보험회사는 환자 관련 정보를 의료기관에 보내고, 지불보증에 대한 사전승인을 한다.
- 의료기관에 공식적인 치료 관련 견적서나 보험회사의 Claim From 작성을 요청한다.
- 의료기관 : 사전 승인을 받은 단계에서 협약된 보험회사가 아니라면 반드시 신뢰할 수 있는 보험회사인지 확인해야 한다.
- 의료기관이 요청받은 서류들을 보험회사에 보내게 되면 보험회사는 그 서류를 검토하고 자체의 정책을 통해 승인 후 의료기관에 지불 보증서를 보낸다.
- 지불보증서 : Coverage에 대한 내용을 포함하며 의료기관이 지불 보증서를 받게 되면 환자의 진료를 진행한다.
- 외국 의료보험 : 의료비에 대해 제3자인 보험회사가 돈을 지불하는 형태이므로, 업무 자체에 대해 신중해질 필요가 있다.
- 병원 : 보험회사와 원활한 업무진행을 위해 영문 진료기록지와 함께 항목이 모두 나열된 영문 영수증을 반드시 제공해야 한다.
- 의료보험처리와 관련한 대부분의 문제 : 보험 자체에 대한 지식과 심각성을 인지하지 못하여 발생한다.
- 보험적용이 되지 않는 부분(치과, 피부과, 성형외과, 비만 등)에 대한 진료과별 적용 범위에 대해 명확히 알아야 한다(그림 4-25).

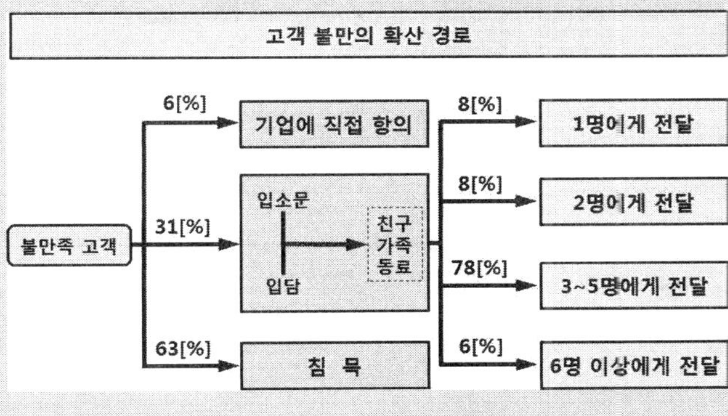

[그림 4-25] Claim From작성 경로

⑤ 사례 : N환자의 사전 진단명은 편도선염에 의한 편도선 수술이었지만 환자의 동의하에 코골이 수술과 성형수술을 동시에 진행하기로 하였다. 이런 문제의 경우 보험사의 사전승인 진단명과 실제 수술이 다르므로 의료기관은 즉각 보험사와 재절차를 밟아 추가수술에 대한 지불여부를 확인해야 한다.

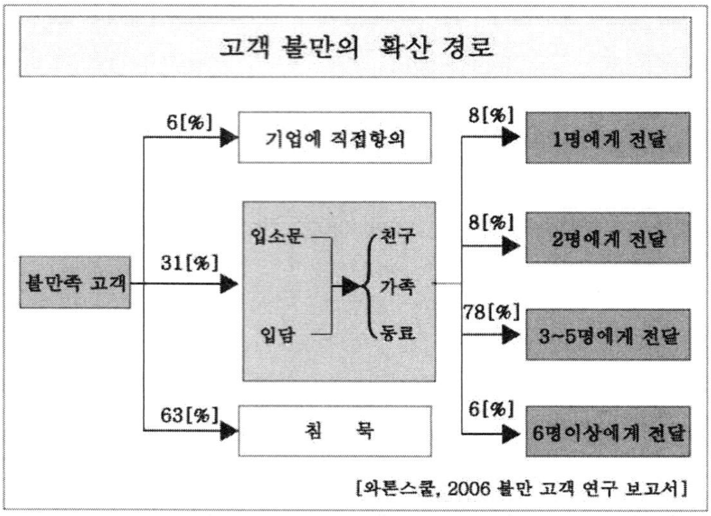

(a) 고객불만의 확산경로

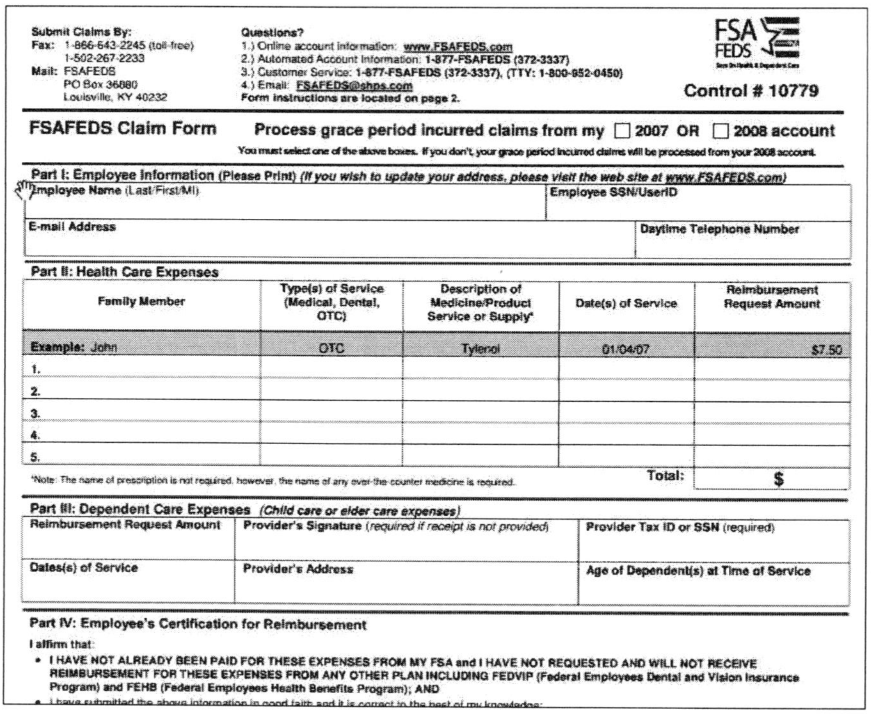

Submit Claims By:
Fax: 1-866-643-2245 (toll-free)
1-502-267-2233
Mail: FSAFEDS
PO Box 36880
Louisville, KY 40232

Questions?
1.) Online account information: www.FSAFEDS.com
2.) Automated Account Information: 1-877-FSAFEDS (372-3337)
3.) Customer Service: 1-877-FSAFEDS (372-3337), (TTY: 1-800-952-0450)
4.) Email: FSAFEDS@shps.com
Form instructions are located on page 2.

FSA FEDS

Control # 10779

FSAFEDS Claim Form **Process grace period incurred claims from my ☐ 2007 OR ☐ 2008 account**

You must select one of the above boxes. If you don't, your grace period incurred claims will be processed from your 2008 account.

Part I: Employee Information (Please Print) *(If you wish to update your address, please visit the web site at www.FSAFEDS.com)*

Employee Name (Last/First/MI)	Employee SSN/UserID
E-mail Address	Daytime Telephone Number

Part II: Health Care Expenses

Family Member	Type(s) of Service (Medical, Dental, OTC)	Description of Medicine/Product Service or Supply*	Date(s) of Service	Reimbursement Request Amount
Example: John	OTC	Tylenol	01/04/07	$7.50
1.				
2.				
3.				
4.				
5.				
			Total:	$

*Note: The name of prescription is not required, however, the name of any over-the-counter medicine is required.

Part III: Dependent Care Expenses *(Child care or elder care expenses)*

Reimbursement Request Amount	Provider's Signature *(required if receipt is not provided)*	Provider Tax ID or SSN (required)
Dates(s) of Service	Provider's Address	Age of Dependent(s) at Time of Service

Part IV: Employee's Certification for Reimbursement

I affirm that:

- I HAVE NOT ALREADY BEEN PAID FOR THESE EXPENSES FROM MY FSA and I HAVE NOT REQUESTED AND WILL NOT RECEIVE REIMBURSEMENT FOR THESE EXPENSES FROM ANY OTHER PLAN INCLUDING FEDVIP (Federal Employees Dental and Vision Insurance Program) and FEHB (Federal Employees Health Benefits Program); AND
- I have submitted the above information in good faith and it is correct to the best of my knowledge;

(b) Claim From 양식

[그림 4-26] Claim From 양식 작성과 경로

(8) 보험사

의료관광을 구성하는 주체로 보험사가 있고, 의료관광시장에서 보험사의 역할을 설명하고, 다양한 보험상품을 소개한다. 보험의 대상은 여행객, 의료서비스 제공자, 의료관광에이전시, 등으로 구분하고 보험상품 내용은 다르며, 여러 나라의 의료관광보험시장, 의료관광 보험과 관련해서 의료기관과의 협약 과정, 업무처리 과정은 〈표 4-9〉와 같다.

〈표 4-9〉 의료관광시장의 보험사의 역할과 보험상품

대상	여행객	의료서비스 제공자	의료관광에이전시	나라별 보험사
상품	해외여행 건강보험			의료관광보험시장
	• 해외여행 취소 & 중단보험 • 여행 의료보험 • 학생 의료보험 • 국제 의료보험 • 의료 관광보험	의사 및 병원 배상책임보험	• 배상 책임보험 • 허가 보증보험	• 미국 • 영국 • 싱가포르 • 일본 해외의료서비스 지원회사

(9) 보험사의 역할

의료관광과 관련하여 보험사는 안전 역할을 수행하고, 의료관광객, 의료서비스 제공자나 [그림 4-27]과 같이 의료관광에이전시는 의료관광과 관련하여 임상적 리스크나 비즈니스 리스크에 노출된다. 리스크는 수반되는 손실을 보장하는 다양한 보험 상품들이 등장하였고, 이들은 손해로부터 가입자들을 보호하는 역할을 한다.

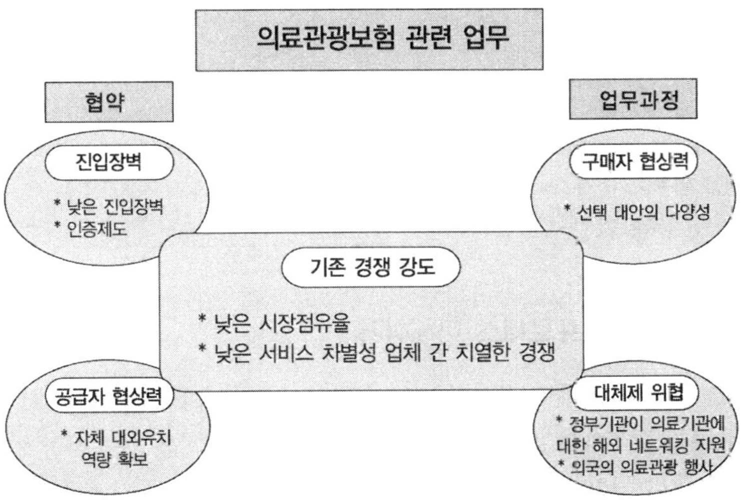

[그림 4-27] 한국 의료관광 에이전시의 경쟁력분석

03 병원생활의 관리

1. 병원생활관리

의료코디네이터는 해외환자에게 적합하고 의료서비스 제공을 돕기 위하여 의료기관에서 이루어지는 치료과정에 대한 충분한 이해가 필요하고, 접수부터 퇴원까지의 일련의 과정을 보며 유의할 점과 환자의 편익을 높이는 방법에 대하여 살펴본다.

① 해외환자의 국내 의료서비스 이용 형태는 경증환자 또는 미용성형 환자에 국한하여 개별적으로 의료기관에 접근할 수 있으며, 중증질환 환자의 경우 해외 의료기관으로부터 소견서나 진단서를 갖고 한국의 의료기관을 이용하는 형태로 외국 보험사 또는 의료관광 전문 에이전시, 해외의료기관 전담부서가 중개인으로 개입되어 있을 수 있다.

② 한국 의료관광 코디네이터 또한 의료기관 소속이거나 의료관광 문의를 받은 전문 에이전시의 소속이 있고, 의료기관 소속 전담 코디네이터가 하는 환자의 병원생활관리에 대하여 알아본다.

- 외국인 환자의 외래 병원 이용 시 : 한국 종합병원의 수납 프로세스 간소화 서비스 제공
  국제진료센터에서 접수 → 진료과 초진(초진료 정산) → 검사(검사비 정산) → 진료비정산(국제진료센터 원스톱 정산이 가능하도록 시스템을 개선한 병원이 다수 있음)
- 입원의 경우 : 개인 소지품과 금품의 보관과 분실 관련 사항에 대해 규칙 준수사항을 명시한 입원생활 안내서에 대해 통역을 수반하여 설명하고, 보호자 또는 환자의 서명을 득하며 식사 메뉴와 개인별 특이사항 정보를 정리하여 기록부에 첨부하고, 당직자들이 공유
  - 입원 상담 → 입원 접수 → 입원 결정 → 입원
- 퇴원의 경우 : 시술 및 수술 경과 및 결과에 대해 수시로 확인 설명하고, 비용 정산에 대해 사전에 고지하고, 특별 입원실료 외 옵션 비용에 대해 상세하게 설명하고 확인하며, 퇴원 후 상비약 복용 및 사용과 출국 시 반입에 대한 정보제공 및 확인 필수
  - 퇴원상담 → 퇴원 결정 → 퇴원진료비 납부 → 퇴원소속

2. 진료서비스 제공 프로세스 이해하기

'진료서비스 관리'는 실제 진료서비스가 이뤄지는 병원 내 [접수(예약) - 진료 - 검사 - 수술 - 퇴원] 등 전 과정을 이해하고, 이를 기반으로 실제 진료현장의 애로사항에 대하여 상담 및 문제해결이 가능하고, 병원의 진료서비스를 이해한다. 최근 병원의 진료서비스는 전산 서비스를 토대로 이뤄지고, 실제 화면을 이해하고 발생할 수 있는 노하우를 축적하여 문제해결에 적용한다.

1) 접수 및 예약 관리시스템

진료서비스 제공은 통합된 모든 정보에 의해 이뤄지므로 여기에 기반하지 않는 경우엔 서비스 제공이 불가능하고, 5가지 순서를 익히고 대강의 진료 프로세스를 이해한다.

• 환자정보 • 검사조회 • 외래진료예약 및 접수 • 검사실 예약현황 • 스케줄 현황조회

2) 진료환자 조회

환자 조회와 관련된 정보를 숙지하고, 병원에서 환자에 대한 정보공유는 비교적 광범위하게 이뤄지며, 외국인 환자에 대한 것도 별반 다르지 않으며, 모든 정보는 통합되어 관리되고 있다.

3) 검사실 예약

한국을 방문하는 외국인 환자의 경우 자국에서 오랜 대기시간의 불편함 때문에 한국의 의료관광을 선호하는 경우가 있고, 한국도 대학 병원급의 검사실 예약이 어려우나 이해를 바탕으로 병원 선택에 신중을 기하고, 거래가 있는 병원의 경우 우선 예약제도를 이용하여 외국인 환자의 편의를 도모한다.

4) 검사 지시사항 검토

검사 오더를 받아든 외국인 환자의 경우 처음 방문하는 병원 지리에 익숙하지 않고 대부분의 병원의 검사실 표기가 외국어와 혼용된 경우가 드물어 사전 숙지가 필요하고, 검사방식과 문화충돌, 언어혼선 등 검사에 앞서서 여러 가지 문제점이 노출되는 경우가 있기에 안내자의 사전 숙지는 필수사항이다.

5) 수 술

외국인 입원환자의 경우 수술이나 시술을 받는 경우가 많아 경과보고는 추후 보험청구에서 중요한 자료이다.

① 의료코디네이터의 주요 역할 중 하나가 외국인 환자의 보험 청구업무를 보조하거나 대행하는 역할이고, 작은 규모의 병원은 해외보험 청구시스템이 전무 하기에 수술전후로 임상 차트와 수술 기록지 등 관련 서류를 꼼꼼히 챙겨야 한다.

② 수술환자의 언어소통은 외국인 환자가 수술실에 들어가면 통역 코디네이터는 마취가

될 때까지 수술실에서 통역 임무를 수행한다.

③ 외국인 환자의 수술이 시작되면 통역 코디네이터는 가능한 한 보호자 대기실에서 대기하여야 한다.

④ 비상 대기조를 짜서 당직근무를 하거나, 다른 업무를 동료 코디네이터에게 위임한다.

⑤ 모든 스케줄을 환자의 수술 스케줄에 맞춰야 하며, 이는 외국인 환자의 심리적 안정을 위함이다.

⑥ 외국인 환자의 리스크를 예방하고, 보호자가 동반한 경우 언어의 소통이 원활하지 않을 시에는 동일하다.

⑦ 수술과 관련한 각종 동의서를 고지하고, 환자 또는 보호자의 사인을 득하고, 퇴원관리를 한다.

〈표 4-10〉 수면검사 안내서

서울대학교병원 수면의학센터 1989 Year Begiming

진료안내 - 수면다원검사

〈수면의 구조와 기능〉

- 수면 중 발생한 사건 등을 객관적으로 평가하는 수면다원검사는 한국에 도입된 지 30여년이 지났고, 서울대학교병원 수면 의학센터의 역사도 같으며, 매우 정밀한 검사로서 수면 8시간 동안 뇌파, 안구운동, 하악 근전도, 심전도, 코골이, 혈압, 호흡, 호흡운동, 산소포화도 등을 종합적으로 측정하여, 종이로 출력했을 때 1000페이지에 달하는 방대한 기록이 나오고 동시에 비디오로 환자의 수면 중 행동 이상이 기록된다.
- 밤새 수면검사를 시행한 수면검사 전문기사와 수면의학 전문의가 수 시간에 걸쳐서 판독하면 어떠한 이유로 잠을 이루지 못하는가, 수면 중에 어떠한 문제가 발생하는가, 정산인의 수면과 어떤 점에서 틀린가 등에 관한 포괄적인 결과를 얻고, 결과와 임상소견을 근거로 진단을 내리는데 검사의 진단율이나 유용성은 아주 높은 것으로 정평있다.
- 서울대학교병원 수면 의학센터는 검사 시 쾌적하고 아늑한 수면환경을 제공하고자 만전을 기하고 있다.

〈검사시 유의사항〉

- 검사시간은 검사일 저녁에 잠든 후부터 다음날 아침(기본 8시간)까지이다.
- 식사는 따로 제공하지 않으니 저녁식사를 하고 온다.
- 야간 수면다원검사 후 주간검사(MSLT)까지 받는 경우에는 다음 날 오후 5시까지 검사가 계속된다.
- 식사는 제공하지 않으니 식사를 따로 준비하거나, 본원 식당을 이용한다.
- 잠옷과 간단한 세면도구(치약, 칫솔, 샴푸 등)를 지참한다(수건과 비누는 비치되어 있다).
- 검사일에는 되도록 낮잠을 피하고, 커피와 같은 카페인 음료와 술은 삼가한다.
- 평소에 복용하는 항고혈압제나 검사에 영향을 주지 않는 기타 치료제들은 복용하여도 되지만, 신경안정제나 수면제 등 검사에 영향을 줄 수 있는 약들은 담당 주치의사의 허락 하에 복용한다.

〈표 4-11〉 수술 동의서[25)]

수술(검사 마취)동의서

병명 : 폐암
수술/검사명 : 암 제거
주치의(설명의사) : 홍 길동 인
입회간호사 : 심 순해 인

본인은 본인(또는 환자)에 대한 수술 및 마취(또는 검사)의 필요성, 내용, 예상되는 합병증과 후유증에 대하여 설명을 의사로부터 들었으며, 본 수술 및 마취(또는 검사)로서 불가항력적으로 발생할 수 있는 합병증 또는 환자의 특이체질로 우발적 사고가 일어날 수도 있는 것을 사전에 설명으로 충분이 이하하며, 수술 및 마취(또는 검사)에 협력할 것을 서약하고 다음 사항을 성실히 고지하며 의학적 처리를 주치의 판단에 위임하여 수술 및 마취(또는 검사)를 하는데 동의한다.

기왕력	정상	알레르기	정상
특이체질	정상	당뇨병	정상
고저혈압	정상	출혈소인	정상
심장병	정상	마약사고	없음
약으로 인한 사고 : 없음			

2025년 1월 ××일

환자 또는 대리인(환자의 부인) : 이 기욱 인 전화번호 02) 554-6666
주소 : 서울시 강남구 역삼로길 37
보증인 : 이 순 례 인 전화번호 02) 554-9999
주민등록번호 : 200229-1111111
주소 : 부산시 동래구 수안동 길 111

- 상기 의사의 상세한 설명은 이면지 또는 별지를 사용하며, 환자가 본 동의서 사본을 원하면 교부할 수 있다.
- 본 동의서는 본인의 서명이나 날인으로 유효하나 본인이 서명하기 어려운 신체적, 정신적 지장이 있거나 또는 미성년자일 경우에는 보호자 또는 대리인이 이를 대행한다.

서 울 회 기 병 원 장 귀하

25) http://www.bizforms.co.kr/ 예시이다.

(1) 퇴원관리

〈표 4-12〉 퇴원안내서 양식[26)]

입 · 퇴원약정서

□ 건강보험 □ 의료급여 □ 일반 및 기타

* 굵은 선내에만 기재 하십시오

	환자성명		
	주민등록번호		-
	전화번호	자택	
		휴대폰	
	주소		

*** 상급병실 사용신청서**

등급	입원병실	신청인	관계
	과 병동 호실	인	환자의

* 이와 같이 상급 병실을 사용할 것을 신청하며, 입원료 차액은 본인이 전부 부담한다.

* 약정내용
- 귀 의료기관에서 제시한 제반 규칙을 준수하고, 치료와 퇴원 등 의사 및 간호사(또는 직원)의 정당한 지시에 따르겠다.
- 환자가 의료기관의 정당한 진료지침이나 교육에 반하는 무단외출, 외박으로 인하여 발생하는 환자의 손해에 대한 책임은 원칙적으로 환자에게 있다.
- 입원료 기타 입원 기간 동안 발생하는 진료비는 귀 의료기관에서 정하는 납부 기한 내에 환자와 연대보증인이 연대하여 납부하겠으며, 정당한 이유 없이 체납 될 때에는 채권확보를 위한 법적조치에 이의가 없으며, 만일 본건 의료분쟁 등으로 인하여 소송을 제기할 경우 관할 법원은 민사소송법에 따른다.
- 입원 기간 중에 환자 및 보호자가 귀 의료기관의 비품 또는 기물을 고의 또는 과실로 망실, 훼손한 때에는 이를 변상한다.
- 입원 기간 중 환자 또는 보호자 등이 소지 중인 현금 기타 귀중품은 귀 의료기관이 지정한 보관 장소가 있는 경우에는 귀 의료기관에 지정한 직원에게 보관을 의뢰한다. 이를 이행치 아니하여 현금 기타 귀중품 등이 분실 및 훼손되어 발생한 손해에 대하여는 의료기관은 책임이 없다.
- 진료상 발생하는 문제와 수술 또는 수술 후에 일어나는 문제에 분쟁이 생겼을 때에는 의료법에 따라 원인이 발생한 날부터 1년 이내에 시 도지사에게 의료 심사 조정위원회의 조정을 신청할 수 있다.
- 특실 입원시에 특별식을 제공 받겠으며, 동 식대는 본인이 부담하겠다.
- 선택진료 의사를 선택하였을 경우 해당 선택진료 의사인 선택진료료와 타과로 의뢰한 선택진료 의사의 직접적인 의료행위의 선택진료료는 별도로 본인이 부담하겠다.

* 연대지불 보증인

위 내용을 확인하고 연대보증인 서명 날인한다.
보증인 보호를 위한 특별법 제정으로 진료비에 대한 보증인 채무 최고액을 특정하게 되어 있는바, 연대보증인의 보증채무 최고액을 금 50,000,000원(오천만원)으로 특정 하는데 동의한다. (단, 부득이한 경우 별도의 보증계약서를 작성할 수 있다.

성명	인	주민등록번호		관계	환자의
근무처(직업)		직책		직장전화	( ) -
주소				자택전화	( ) -
				휴대전화	( ) -

2025년 1월 ××일

위약정인	인

서울대학교병원장 귀하

2025. 1

---

26) 서울대학교병원

환자의 병세가 호전되면서 기존 병원 내 모든 처방기록이 종료되고, 외국인 환자의 향후일정에 방해가 되지 않도록 보험청구 서류와 퇴원기록지, 처방전, 의무기록 사본 등 관련 서류를 빠짐없이 구비하고 이를 최종적으로 환자나 보호자에게 인지시켜야 한다. 간혹 누락된 서류요청이 의료 코디네이터에게 재요청되는 경우가 발생하는데, 위임장 등 여러 가지 서류를 병원에 제출한 뒤에 심사를 거쳐 받아야 하므로 불편한 점이 많다(표 4-12).

6) 의무기록 등 진료 관계 서류발급 절차

의료법 제21조 제2항에 따라 환자 본인이 아닌 경우에는 환자와의 관계 확인 및 환자 동의 여부 확인을 위해 〈표 4-13〉, 〈표 4-14〉와 같은 구비서류가 필요하다.

〈표 4-13〉 환자의 동의가 가능한 경우

<table>
<tr><th colspan="2">수령지</th><th>제출서류</th><th>비고</th></tr>
<tr><td>환자</td><td>본인</td><td>본인 신분증</td><td>사진 있는 신분증</td></tr>
<tr><td rowspan="4">친족</td><td rowspan="4">• 배우자
• 직계존속
• 직계비속
• 배우자의 직계존속</td><td>신청자의 신분증(제시)</td><td>사진 있는 신분증(17세 미만은 제외)</td></tr>
<tr><td>환자의 자필 동의서</td><td>만 14세 미만은 법정대리인이 작성</td></tr>
<tr><td>가족관계증명서 또는 확인 가능 서류</td><td></td></tr>
<tr><td>신청자의 신분증(제시)</td><td></td></tr>
<tr><td rowspan="4">대리인</td><td rowspan="4">친족 이외의 지정대리인(형제, 보험회사 등)</td><td>신청자의 신분증(제시)</td><td></td></tr>
<tr><td>환자의 신분증 사본</td><td>사진 있는 신분증(17세 미만은 제외)</td></tr>
<tr><td>환자의 자필 동의서</td><td rowspan="2">만 14세 미만은 법정대리인이 작성
(가족관계증명서첨부)</td></tr>
<tr><td>환자의 자필 위임장</td></tr>
</table>

〈표 4-14〉 환자의 동의를 받을 수 없는 경우

<table>
<tr><th>구분</th><th>구비서류</th><th>수령자</th></tr>
<tr><td rowspan="3">• 환자 사망
• 의식불명
• 행방불명
• 의사무능력자</td><td>신청자의 신분증 사본</td><td rowspan="3">환자 친족만 가능하며 친족이 위임할 수 없음(형제, 자매, 자부, 사위, 보험회사 등 수령불가)</td></tr>
<tr><td>가족 관계 증명서 등 친족관계를 확인할 수 있는 서류</td></tr>
<tr><td>• 사망확인 서류
• 의식불명 확인 진단서
• 행방불명 확인서류
• 의사무능력자 확인 진단서</td></tr>
</table>

※ 신분증 또는 신분증 사본은 반드시 사진이 있는 것이어야 함

※ 만 14세 이상, 만 17세 미만의 경우는 학생증 등을 통해 본인 확인을 할 수 있음

※ 친족관계 증명서는 환자 본인과의 관계가 명시된 것이어야 함(의료보험 카드 해당 안됨)

※ 동의서 및 위임장의 자필서명은 도장및 지장은 인정되지 않음

제5장
의료 리스크 관리의 개념

01 환자관리서비스
02 진료서비스
03 진료지원서비스
04 종합검진서비스

01 환자관리서비스

병원이 환자에게 제공하는 서비스는 외래환자 관리서비스, 입원환자 관리서비스, 응급환자 관리서비스, 선택진료 서비스, 의무기록발급 서비스 등이 있다. 외래환자는 병원에 입원하지 않고 방문하여 진료하는 환자이며, 입원환자는 병원에 입원하여 진료받는 환자이고, 응급의료 조치가 필요한 환자, 저명한 의사에게 진료를 예약하고 진료받는 선택진료 그 밖에 행정관리 문서를 발급받는 서비스 등 그 요청방식에 따라 병원은 환자를 관리 및 특화된 서비스를 구성하여 제공하고 있다.

1. 외래환자 관리서비스

외래환자가 병원을 방문하여 진료를 마치고 귀가시까지 환자를 위해 제공하는 서비스이며, 외래환자를 위한 업무의 개념, 외래진료의 절차, 외래환자의 유형 및 환자를 대하는 임무와 자격 등을 살펴본다.

1) 외래 업무의 개념

외래환자의 진료와 관련된 진료수속과 진료절차에 대한 업무인 환자접수, 진료비 계산과 수납 및 환불, 안내 등에 관한 업무를 포함하며 일반외래, 특수외래, 건강검진 등이 있다.

의료보험 적용을 받기 위해서는 1단계 진료기관인 병원 또는 의원에서 발급한 요양급여의뢰서나 건강진단, 건강검진 결과서를 제출해야 하고, 진료를 받기 위해 내원한 외래환자를 대상으로 하는 업무의 주요 내용은 초진 · 재진환자 접수 및 변경, 수급자격관리, 수탁관리, 수납 및 환불업무, 안내 및 관리업무 등이다.

2) 외래진료의 절차

의료전달시스템에 의해 종합전문요양기관은 1단계 진료기관(병원 · 의원)에서 발급한 요양급여의뢰서(진료의뢰서)나 건강검진, 건강진단 결과서를 제출해야 의료보험적용을 받을 수 있다. 외래진료의 절차는 [그림 5-1]과 같이 우선 진료신청서를 작성하고 제출하여 접수를 하고 해당하는 진료과에서 진료를 받은 뒤 그 대가로 진료비를 지불하는 것이다.

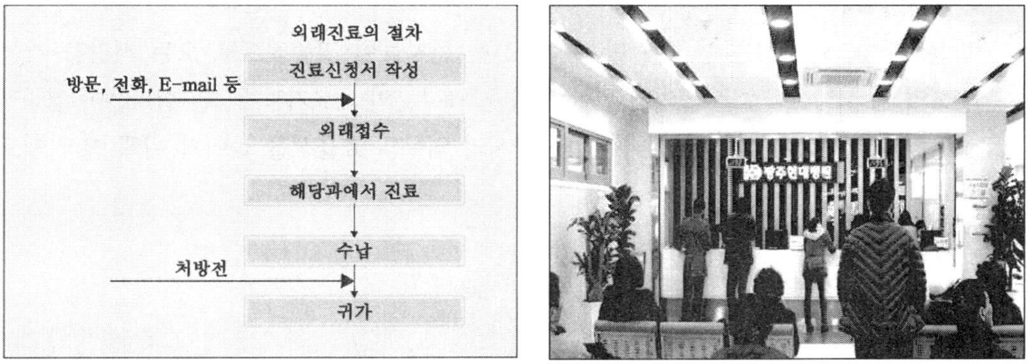

[그림 5-1] 외래진료의 절차

(1) 진료접수

진료를 받기 위해 접수를 하는데 초진내원인지 재진내원인지에 따라 다르고, 환자가 희망하는 진료과와 담당의사를 신청하면 진료신청에 따라서 진료과 및 의사, 진료일시를 정하고 진료에 필요한 수속을 한다.

① 초진내원(진료과에 처음 진료받으러 온 환자)

- 창구직원 : 진료수속방법 및 접수장소에 대하여 자세히 설명한다.
- 정해진 양식 : 초진 진료신청서를 작성한다.
- 초진 진료신청서, 건강보험증, 진료전달체계에 관련된 서류를 받아둔다.
- 환자의 정보와 보험내역 등을 등록하고, 진찰비 수납과 함께 진료예약증, 계산서, 진료카드, 스마트카드 등을 교부한다.
- 당일 진료가 힘들 때 : 초진환자에게 진료예약증을 발급한다.
- 환자등록정보를 통해 의무기록과에서는 의무기록차트를 발급해 각 진료과로 보낸다.
- 진료접수가 끝난 환자 : 진료과 외래대기실에서 대기하고, 환자안내 전광판에 접수예약번호가 켜지면 각 진료실별 중간 대기실로 이동 후 안내에 따라 진료를 받는다.

② 재진내원(진료과에 한번 이상 진료를 받은 환자)

- 일반적으로 재진환자 : 예약접수를 하고 담당의사는 날짜를 정한다.
- 당일 접수할 시 : 진료카드, 건강보험증을 접수창구에 제출해야 한다.
- 보험자격사항을 확인하고 진찰료를 수납하고 진료예약증(진료비계산서 포함)을 교부한다.
- 의무기록과 : 접수정보를 각 진료과로 의무기록차트를 보낸다.
- 수납을 완료하면 : 환자는 외래진료 대기실에서 대기 후 접수예약번호에 따라 진료를 받는다.

(2) 진료예약

방문, 전화, 인터넷을 통하여 할 수 있으며, 환자들이 집중적으로 오는 시간을 가능한 분산시켜 업무의 효율성을 높이기 위한 것이다. 대부분의 의료기관에서는 환자들이 집중적으로 오는 시간대를 가능한 범위 내에서 분산시켜 업무의 효율성을 높이기 위해 예약 제도를 실시한다.

- 방문예약 : 환자 혹은 보호자가 진료과로 방문하여 진료과, 의사, 날짜 및 시간을 정한다.
  - 외래원무과 수납창구 : 진찰료를 수납하고 예약일에 내원한다.
  - 예약일 내원 시 : 건강보험증, 요양급여의뢰서(초진의 경우)를 지참한다.
- 전화예약 : 전화예약 센터에 전화하여 상담원과 환자질병에 적합한 진료과 및 주치의, 날짜 및 시간을 정한다.
  - 예약 당일 30분 이전에 도착하여 외래원무과에 접수하고 외래내원 시 건강보험증, 요양급여의뢰서(초진의 경우)를 지참하여 원무과에 제시한다.
- 인터넷 예약 : 해당하는 병원의 홈페이지에 접속하여 환자 본인의 정보를 입력하여 회원 가입한 후 진료예약 화면을 선택하여 진료를 예약한다.
  - 진료예약 화면을 선택한 후 접속하고, 예약 당일 30분 이전에 도착하여 외래원무과에 접수하고 외래 내원시 건강보험증, 요양급여의뢰서(초진의 경우)를 지참한다.

(3) 진료

진찰 후 의사처방에 따라 검사, 투약, 시술 등이 시행되며 입원치료가 필요한 경우는 해당 기관의 입원절차에 따른다.

(4) 진료비 수납

원칙상 모든 수납창구에서 진료신청, 수납, 예약업무가 가능하도록 하고 전자의무기록에 의한 무서류(無書類 : on-slip)제로 운영한다.

- 진료 후 담당의 : 환자의 처방과 예약에 관련된 정보를 입력한다.
- 진료 후 환자 : 수납창구에 진료카드를 제시하면 직원은 담당의가 처방한 정보를 토대로 진료비 내역을 환자에게 알려준다.
- 진료비 수납 후 진료비 계산서를 교부하고 약처방전을 발급하여 투약하도록 안내한다.
- 국민건강보험의 수가산정에 근거하여 초진, 재진에 따라 일정비용을 계산하여 수납한다.
- 기본원칙 : 창구 일원화제(one stop service) 운영으로 모든 수납창구에서 진료신청 · 수납 · 예약업무가 가능하도록 하며, 전자의무기록(EMR)에 의한 무서류(無書類, on-slip)제로 운영한다.
- 예약접수 후 환자 : 지정된 진료일시 예약번호에 따라 진료를 받고, 진료 후 담당의사는 환자의 각종 처방과 예약 관련 정보를 입력한다.
- 진료 후 환자 : 수납창구에서 진료카드를 제시하고, 수납직원은 의사의 처방입력정보를 토대로 한 진료비 내역을 환자에게 알려준다.
- 진료비 수납 후 진료비 계산서(약 교환권, 진료예약증)를 교부한다.
- 약 처방전을 발행하여 원내처방 대상자는 병원약국을 통하여 원외처방 대상자는 원외처방전발행기(무인수납 겸용)로 약제처방전 2부를 발급 후 원외약국에서 투약하도록 안내한다.

3) 외래환자의 유형

병원을 내원하는 환자는 진료형태에 따라 외래환자, 입원환자, 응급환자로 나뉘고 내원유형에 따라 초진환자와 재진환자로 나누어지고 보험급여의 적용에 따라서 일반환자, 산재보험환자, 공무상 요양환자, 의료급여환자, 건강보험환자, 자동차보험환자 등으로 구분된다.

① 일반환자 : 건강보험에 가입하지 않은 내국인, 외국인 또는 비급여대상자와 급여가 제한된 환자[27]이다.

② 산재보험, 공무상 요양자 : 교직원 · 근로자 · 공무원이 사업장에서 공무 · 직무 · 업무수행 중 공무수행에 있어서 발생한 재해 또는 부상을 입은 환자로 군인연금법, 공무원연금법, 사립학교 교직원 연금법이 적용될 시 공무상 요양환자로 보고 산업재해보상보험법 적용 대상 업체일 경우는 산재보험환자가 된다.

③ 의료급여 환자 : 다음의 내용에 해당하는 환자이다.

- 국민기초 생활보장법 : 수급자여야 한다.
- 재해 구호법 : 이재민이어야 한다.
- 의사상자 예우에 관한 법률 : 의상자 및 의사자의 유족이어야 한다.
- 입양촉진 및 절차에 관한 특례법 : 국내에 입양된 18세 미만의 아동이어야 한다.
- 독립유공자 예우에 관한 법률 및 국가유공자 등 예우 및 지원에 관한 법률 : 적용을 받고 있는 자와 그 가족으로서 국가보훈처장이 의료급여가 필요하다고 요청한 자 중 보건복지부장관이 의료급여가 필요하다고 인정한 자여야 한다.
- 문화재보호법 : 지정된 중요무형문화재의 보유자(명예보유자를 포함한다) 및 그 가족으로서 문화재청장이 의료급여가 필요하다고 요청한 자 중 보건복지부장관이 의료급여가 필요하다고 인정한 자여야 한다.
- 북한이탈주민의 보호 및 정착지원에 관한 법률 : 적용을 받고 있는 자와 그 가족으로서 보건복지부장관이 의료급여가 필요하다고 인정한 자여야 한다.
- 광주민주화운동 관련자 보상 등에 관한 법률 : 제8조의 규정에 의하여 보상금 등을 받은 자와 그 가족으로서 보건복지부장관이 의료급여가 필요하다고 인정하는 자여야 한다.
- 그 밖에 생활유지의 능력이 없거나 생활이 어려운 자로서 대통령령이 정하는 자여야 한다.

④ 건강보험 환자 : 국민건강보험에 가입한 자 또는 피부양자로서 건강보험급여 대상인 환자이다.

⑤ 자동차 보험환자 : 자동차 손해배상보장법에 의한 책임보험 또는 종합보험에 가입된 차량 또는 여객자동차 운수사업법에 의한 공제조합에 등록된 차량으로 인하여 부상을 당한 환자로서 자동차 보험회사에서 지불보증을 한 환자이다.

---

27) 급여가 제한된 환자 : 「국민건강보험법」 제39조 제1항에 의한 요양급여를 함에 있어 업무 또는 일상생활에 지장이 없는 질환 등 「국민건강보험법」 제48조에 의하여 급여가 제한된 환자이다.

4) 외래창구직원의 임무와 자격

외래창구직원은 병원을 찾는 외래환자들을 위해 다음과 같이 올바른 임무와 자격이 필요하다.

① 외래창구 직원의 임무 : 외래는 내원객들과 맨 처음 접하는 곳이므로 병원의 창구직원은 병원의 첫인상을 좌우하는 중요한 위치로 볼 수 있다.

- 창구직원 : 인상이 좋고 밝은 얼굴로 내원객을 맞아야 한다.
- 진료접수 및 수납 등의 업무 : 신속하고 원활하게 처리해야 한다.
- 병원의 전반적인 구조나 위치 등을 파악하여 내원객들에게 알려줄 수 있어야 하고, 고객의 요구를 파악하고 고충처리나 상담 등의 능력도 중요한 임무 중 하나라고 할 수 있다.
- 접점지역 민원발생시 : 부서 중심의 신속한 처리가 필요함에 따라 환자의 고충과 불만을 최소화할 수 있도록 고충처리 등 환자상담 능력을 배양하는 것도 창구직원의 중요한 역할 중 하나이다.

② 외래창구 직원의 자격 : 성실, 밝은 성격과 표정, 서비스마인드, 보험사무능력, 전산처리능력이 있어 접수예약 및 수납 등의 업무를 원활하게 수행할 수 있어야 한다.

- 몸과 마음이 불편한 환자와 보호자를 직접 응대하는 중요한 역할을 담당하기 때문에 원만한 대인관계는 물론 서비스마인드 함양을 통해 이를 적극 실천함으로써 기관의 고객만족 경영에 이바지할 수 있는 직원이어야 한다.

2. 입원환자 관리서비스

입원진료는 외래 또는 응급실에서 진료를 받은 환자가 입원이 필요하다고 의사가 진단하면 환자나 보호자에게 환자를 입원시킬 것을 권유하고 환자나 보호자가 동의하면 입원하게 되며, 입원진료 결정을 받은 환자는 입원수속을 하고 배정받은 병실에 입원하여 진료를 받게 된다.

1) 입원절차

입원수속에서 병상진료, 퇴원수속까지 일련의 과정이며, 외래 또는 응급실에서 진료를 받은 환자가 입원진료가 필요하면 담당의사는 입원진료를 권유하고 환자가 동의하면 입원결정(전산입력 또는 입원결정서 발급)을 한다.

① 입원진료 결정 : 환자는 입원수속창구에서 입원수속절차를 밟은 후 배정받은 병실에 환자가 입실하면 이때부터 입원진료가 시작되고, 입원절차는 [그림 5-2]와 같이 입원예약수속에서부터 입원하기까지 과정이다.

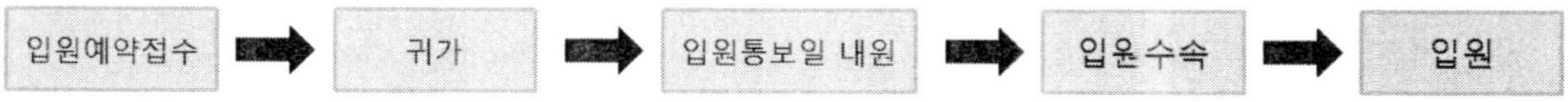
입원예약접수
귀가
입원통보일 내원
입원수속
입원

[그림 5-2] 병원입원시 절차

② 입원결정 : 환자진료 후에 의사가 입원이 필요하다고 진단되면 환자의 동의하에 입원이 결정되고 입원결정서를 작성한다.

③ 입원예약 : 의사가 환자에 대해서 입원치료가 필요하다고 인정한 경우 병원측은 환자의 입원가능 일시를 미리 결정하는 것이다.

④ 입원수속 : 입원 통보일에 병원을 방문하여 건강보험증, 진료카드를 제시하고 입원약정서를 작성하면 병실배정을 받는다.

⑤ 입원 : 입원 수속을 마치면 배정된 병실에서 입원치료를 받게 된다.

⑥ 퇴원 : 의료기관을 떠나는 것이며, 퇴원지시를 받거나 환자의 희망에 의하여 퇴원을 할 수 있으며 퇴원이 결정되면 치료비를 수납하고 조제약과 주의사항을 확인한 후 귀가한다.

2) 입원수속

입원수속은 입원약정서 작성 및 선택진료 신청서를 작성한다.

① 입원약정서 작성 : 입원 약정서는 환자가 입원 수속시에 꼭 작성하는 서식이다.

- 환자가 입원하여 생활하면서 지켜야 할 의무사항이나 협조사항을 확인하고 서명하도록 구성되어 있다.
- 의료기관 : 환자를 성실히 진료, 관리할 것을 약속하고 환자측은 진료비를 부담하겠다고 약속하는 일종의 진료계약서이다.
- 입원약정서 : 약정내용이 열거되어 있고 환자, 보호자, 연대보증인 난으로 각각 나누어져 있고 해당하는 인적사항을 기재하여 서명하도록 구성되어 있다.
- 약정내용 : 보통 진료비 납부의 의무, 입원생활 중 귀중품 소지금지와 분실시 책임문제, 의료진의 의학적 판단에 의한 정당한 지시에 협조하고 의료분쟁 발생시에 의료심사조정위원회에 조정신청협조, 소송시에 관할 법원 등이 포함되고 해당하는 의료기관의 상황에 맞게 필요한 약정내용을 가감할 수 있다.

② 선택진료 신청서 작성 : 일부 의료기관에서 시행하던 지정 진료제도의 운영근거인 [지정진료에 관한 규칙]이 의료법에 근거 없이 하위법령인 보건복지부령(제867호 1991.3.29)에 의해 운영됨에 따라 지정 진료제도를 폐지하고 선택진료 제도를 도입하게 되었다.

- 선택진료 : 의료법(법률 6157호 2000.01.12) 제37조 2의 규정에 의거 환자 및 그 보호자가 병원급 이상 의료기관에서 선택진료 의사 등을 지정하여 진료를 받는 것이다.
  - 규칙은 선택진료의 요청에 대해 추가 비용을 징수할 수 있는 의사, 치과의사, 한의사의 자격요건 및 범위, 진료항

목, 추가비용의 산정기준가, 기타 선택진료 실시에 관한 필요한 사항을 규정하고 있다.
- 선택진료제도의 주요골자는 다음과 같다.
  - 선택진료 의료기관의 장 : 전문의 자격취득 후 10년이 경과한 의사, 면허취득 후 15년이 경과한 치과의사, 한의사, 대학병원의 조교수 이상인 의사 등이 80[%]의 범위 안에서 추가비용을 징수할 수 있는 의사 등을 지정하도록 한다(규칙 제4조).
  - 선택진료 의료기관의 장 : 추가 비용을 징수할 수 있는 진료항목을 진찰 · 의학 관리 및 마취 등 11개 항목으로 하고, 진찰의 경우 추가 비용 금액을 국민건강보험법에 의하여 보건복지부장관이 고시하는 요양급여비용의 내역 중 진찰료의 55[%] 이내의 범위 안에서 의료기관의 장이 정하는 금액으로 추가 비용의 진료항목 및 산정기준을 정한다(규칙 제5조 제3항).
  - 선택진료 의료기관의 장 : 추가 비용을 징수하는 선택진료를 담당하는 의사 등의 명단 및 경력, 추가 비용금액 등을 환자측이 쉽게 볼 수 있는 장소에 게시 또는 비치하도록 한다(규칙 제6조).
- 환자측이 병원급 이상 의료기관에서 〈표 5-1〉에 해당하는 대상 의사를 선택하여 진료를 받거나 이를 변경 또는 해지하고자 하는 경우에는 신청서를 해당 의료기관의 장에게 제출하거나 통신매체를 이용하여 신청할 수 있도록 한다(규칙 제2조).

〈표 5-1〉 선택진료 대상 의사(보건복지부령 제174호)

① 전문의 자격취득 후 10년이 경과한 의사 또는 전문의로서 의사면허취득 후 15년이 경과한 의사
② 대학병원 또는 대학부속 한방병원의 조교수 이상자
③ 면허취득 후 15년이 경과한 치과의사 및 한의사
④ 선택 대상 의사 진료비는 보건복지부의 추가비용항목과 산정기준에 따라 환자가 전액 본인이 부담한다.

- 위와 같이 환자가 선택진료를 원하면 의료기관에서는 선택진료비 산정의 근거를 확보하기 위하여 입원수속시 소정의 선택진료 신청서를 받아서 환자 편에 입원병동에 제출하도록 한다.

③ 입원수속시 확인사항 : 입원수속시 건강보험의료급여, 산업재해보상보험, 자동차손해배상법, 공무상요양급여 등의 대상자에 맞게 해당되는 보험증을 발급받아 수급자격을 확인해야 한다.

- 해당 보험종별에 따라 급여할 수 없는 사항 혹은 비급여 상병을 진료하는 경우에는 해당 진료비의 전액을 환자가 부담한다.
- 진료비 지불보증인과 사실관계인지 확인을 해야 한다.
- 경제적 사정에 의하여 환자와 보호자가 진료비를 납부할 대책이 없지만 반드시 입원을 해야 하는 경우가 있기 때문에 채권확보를 위하여 제3자의 연대보증을 요구할 수 있다.
  - 연대 지불보증 : 입원 약정서 작성 시 환자 혹은 보호자가 진료비를 부담할 능력이 있으면 가급적 연대지불보증을 생략하고 지불보증을 받아야 한다.
  - 진료비의 부담할 능력이 없는 경우 진료비의 채권행사를 위해서 연대지불보증을 요구하게 된다.
  - 사람의 생명과 건강을 다루는 진료의 특성상 연대지불보증이 없다고 하여 진료를 거부할 수 없기 때문에 속히 입원이 필요할 경우 우선 입원시키고, 입원 중에 연대지불보증을 보완하게 하면 진료비 회수를 원활하게 하고 악성미수금의 발생을 최소화할 수 있으며 진료비 회수를 원활하게 하는 적극적인 수단이다.
- 상급병실 사용 신청서 : 의료기관은 의료법령에 의하여 기본 입원료만을 받는 병실(일반병상)을 50[%] 이상을 운영

하여야 한다.
- 일반병실(기준병상)보다 시설이나 비품 등이 우수한 병상을 상급병실이라고 한다.
- 환자가 상급병실에 입원하기를 원할 경우 의료기관은 상급 병실료의 산정 근거를 위하여 해당하는 보험종별 일반 병실료와 해당 의료기관이 정한 상급 병실료의 차액을 확인하고 서명한 상급병실 사용신청서를 받아야 한다.

- 보험 수급자격확인 : 환자의 보험종별에 따라 건강보험환자는 건강보험증, 의료급여환자는 의료급여증, 자동차보험 사고환자는 해당 보험회사의 지불보증, 산업재해환자는 요양급여신청서를 제출받아 해당 사항을 확인 후에 외래나 응급실에서 입력된 사항과 차이가 없는지 확인한다.
  - 변경할 사항이 있을 경우 전산에 수정하여 입력한다.
  - 건강보험환자나 의료급여환자는 진료의뢰서를 외래 혹은 응급실에 제출하였는지를 확인하여 제출하지 않았을 경우 의료전달체계의 취지에 맞게 진료를 받도록 안내해야 한다.
- 비급여 대상의 상병 확인 : 건강보험 환자는 「국민건강보험법」 제29조 제3항의 규정에 의하면 업무 또는 일상생활에 지장이 없는 질환이나 기타 보건복지병령에서 정하는 사항은 요양급여의 대상에서 제외되는 사항(비급여 대상)이 있다.
  - 외래나 응급실에서 의사가 비급여 대상을 진료하게 된다면 이를 환자 측에 알려주고 입원결정 시에 비급여 대상을 표기해야 한다.
  - 착오로 환자 측이 비급여 대상 진료를 인지하지 못할 수도 있기 때문에 입원수속시 다음에 열거한 상병은 비급여 대상임을 설명하고 비급여 대상 진료는 일반(관형)수가로 진료비를 환자가 부담해야 됨을 알려주어야 한다.
  - 비급여 대상은 생활을 하는데 지장이 없는 질환은 주근깨, 쌍거풀 수술 등인데 상세한 내역은 국민건강보험 요양급여의 기준에 관한 규칙 제9조 제1항을 참조하면 된다.

3) 병실배정

병원은 입원환자가 발생하게 되면 다음과 같이 입원예약, 병실배정, 입원대기 환자의 관리, 병실이동, 병실관리를 통해 최종적으로 환자에게 병실을 배정하게 된다.

① 입원예약 : 대부분의 환자들은 경제적인 사정으로 인하여 상급병실(1~2인실)보다 일반병실(기준 병상)에 입원하기를 원한다.

- 의료기관의 병실 중 일반병실은 50[%]를 조금 넘는 정도의 수준이고 병실가동률도 높은 실정이기 때문에 상급병실에 입원을 원하는 환자만 입원예약이 가능하고 일반병실에 입원을 원하는 환자는 입원예약을 하지 못하는 실정이다.
- 대부분의 의료기관은 입원당일에 병실을 배정하고 환자에게 연락하여 내원하도록 통지하는 실정이다.
- 환자는 입원날짜를 알지 못하고 통지가 올 때까지 기다려야 하는 불편함이 있다.
- 입원예약이 전산화 되면 내과계 환자는 접수순서별로, 외과계 환자는 수술일정의 전일에 환자가 원하는 등급의 병실에 예약이 가능할 것이다.

② 병실배정 : 병실을 배정하는데 있어서 고려할 사항은 환자의 상태, 경중정도, 격리여부, 남녀노소, 진료과별 병실할당 등이 있다.

- 병실을 운영하는데 있어서 진료의 효율성을 높이기 위하여 진료과별 병동 및 병실할당제, 병동전담제 등을 운영하기 때문에 진료의 효율성을 지나치게 강조하면 병상의 가동률이 저조하고, 반대로 병상의 가동률을 지나치게 강조하면 환자를 여러 병동에 분산하여 배정하게 되므로 담당의사의 회진과 간호사의 관리가 어려워진다.
- 환자를 진료하는데 있어서의 효율성과 병상의 가동률을 생각하여 여러 요인들을 충분히 파악하고 업무협조와 병동간호사와 공동의 목표로 긴밀한 업무협조를 받으면서 병상을 배정하여야 한다.

③ 입원대기 환자의 관리 : 입원을 기다리는 환자의 입원약정서, 입원결정내용 중 필요한 부분을 전산에 입력하여 관리한다.

- 입원대기 상황을 진료과별, 입원결정일자별, 담당의사별로 열람이 가능하도록 관리하여야 한다.
- 진료과 담당의사에게 매일 대기상황을 알려주어 환자가 입원예상일자 문의 등에 대비하여 참고자료로 쓰인다.
- 입원을 기다리는 환자는 의사의 지시에 따라 진료 스케줄에 의한 수술, 정기적인 약물치료, 특수검사 등을 목적으로 입원예정일자가 미리 정해진 경우와 예정일자가 미리 정해지지 않고 병실의 사정에 의하여 입원을 기다리는 경우가 있다.
- 입원예정일자가 정해진 환자의 경우 예정 일자별로 관리하고 예정일자가 정해지지 않은 환자의 경우 진료과별, 입원결정 일자별로 관리하는 것이 바람직하다.

④ 병실이동 : 입원진료 중인 환자의 상태 등의 변화로 다른 진료과의 병동으로 이동하거나 입원수속시에 병실의 사정으로 인하여 환자가 원하지 않는 등급의 병실에 입원하였다면 그 후 병실사정이 해결되어 본래의 원하는 등급의 병실로 이동시켜야 한다.

- 환자의 상병상태에 따라 격리 또는 중환자실로 이동해야 하거나 그 반대로 격리실 또는 중환자실에서 환자의 상태가 호전되어 일반병실로 이동해야 하는 경우도 있다.
- 병실을 옮겨야 하는 사유가 발생하면 병동의 간호사실에서 병실이동 신청을 입력하고, 병실배정을 담당하는 자는 당일 퇴원환자의 빈 병상과 당일 입원할 환자를 고려하여 병상을 배정하고 입력한다.
- 병동에서는 병상이동 화면을 보고 병실이 배정되면 바로 환자를 이동시키고 환자가 있던 병실에 다른 환자를 입원시킬 준비를 해야 한다.

⑤ 병실관리 : 입원환자에 맞도록 병실을 구분하여 관리 및 운영하는 것이 중요한데, 내용은 다음과 같다.

- 병실의 구분 : 대부분의 의료기관은 국가 및 지방자치단체로부터 인가받은 허가병실과 실제 사용하고 있는 가동병실이 일치하지 않기 때문에 병실수는 흔히 허가병실수와 가동병실수로 구분하여 표시한다.
  - 병실은 그 병실을 사용할 환자에 따라 크기나 모양, 장비 등이 다르다.
  - 성인용 병상은 크기와 모양이 비교적으로 표준화되어 있고, 안전을 위한 보호장치가 구비된 소아용 병상, 노인용 병상, 산모용 병상, 영아를 위한 배시넷 등이 있다.
  - 환자의 질환에 따라 일반병실, 격리병실, 정신과병실, 재활병실, 중환자병실, 인큐베이터(미숙아 보육기) 등이 있고 1인용 병실과 다인용 병실로도 나누어진다.

- 병실의 운영 : 각 의료기관의 상황에 따라 여러 가지 방법이 적용될 수 있지만 보통 진료과별 분리운영방법과 통합 운영방법 또는 이 두 가지 방법을 혼합하여 운영하는 방법이 있다.
- 병실관리는 〈표 5-2〉와 같다.

〈표 5-2〉 병실관리

전동 및 전실	• 여러 가지 이유로 환자가 동일기관 내에서 이동하게 되는 경우 병동 간의 이동을 전동이라 한다(예 외과 병동에서 정형외과 병동으로 이동). • 같은 병동 내에서 병실만을 옮기는 경우를(예 같은 외과 병동 내에서 1인실에서 다인실로 이동) 전실이라 한다.
전원	대상자가 한 건강기관에서 다른 건강기관으로 옮기는 것으로 일단 해당 기관에서 퇴원절차를 밟은 후 다른 병원으로 이동하게 되며 이때 환자의 의무기록이나 영상치료(X-ray, 초음파, 컴퓨터촬영 등)도 함께 보내진다.
가 퇴원	휴일퇴원, 응급상황 발생 등 어떤 이유로 퇴원시점에 정확한 진료비 계산이 불가능한 경우 입원비, 진료비, 투약비, 검사비, 촬영비 등을 감안하여 보증금 형태로 일시 보관금을 내고 퇴원 후 다시 정산하는 것이다.

- 진료과별분리 운영방법 : 진료과별 상병군에 따라 병동별로 병실수를 할당하는 것이다.
  - 전문 간호사를 배치하고 필요한 설치를 갖추어 전문적인 진료서비스 제공과 의사의 회진도 용이하여, 진료의 효율성을 증진시킬 수 있는 장점이 있지만 진료과별로 입원대기환자의 수가 균형을 이루지 않고 치우쳐져 있을 경우 병상가동률이 저하될 수 있다.
- 통합 운영방법 : 진료과별 상병을 고려하지 않고 모든 병실에 환자의 제한을 두지 않고 입원하게 하는 방법이다.
  - 병실을 이용하기 편리하고 병실가동률을 높일 수 있지만 담당의사의 동선이 길어지고 간호사의 전문적인 간호가 어려울 수 있다.
- 진료과별 분리 운영방법과 통합 운영방법의 혼합 운영방법 : 각각 방법의 단점을 보완하기 위해서 진료과별로 병실을 배정할 때는 진료과별로 재원 환자수 분포, 진료 환자수, 외래 환자수, 진료수입 등의 진료실적을 고려하여 과별로 병실수를 할당해야 한다.
  - 진료과별 분리운영을 기본으로 빈 병실이 생길 경우와 진료상에 특별한 문제가 발생하지 않을 경우에 통합 운영방법을 병행하여 다른 진료과의 환자도 입원시키면 병실가동률의 저하를 막을 수 있다.
  - 내과계, 외과계로 구분하여 병동을 할당, 운영하기도 하고, 일부특정 진료과만 구분하여 병동을 할당하고 나머지 진료과는 병상을 혼합하여 운영하는 방법이 있다.

⑥ 퇴원 : 대상자가 하나의 관리단위에서 동일한 건강기관 내 또는 외부의 다른 단위로 이동하는 것인데 일반적으로는 의료기관을 떠나 집으로 가는 것이다.

- 담당의사가 퇴원을 결정하면 간호사 · 직원의 안내에 따라 퇴원절차(퇴원비를 수납)를 하고 퇴원약과 주의사항을 확인하고 퇴원수속 후 귀가한다.

3. 응급환자 관리서비스

급성질환, 사고 등에 의하여 신속한 응급처치를 행하여 생명을 보존하고 환자의 상태를 최단 시간 내에 회복시켜 치료나 수술, 재활의 효과를 높이는 목적을 두고, 응급의료통신망을 포함한 관련 기관과 유기적 협조체제를 갖추고 각종 응급상황에 신속히 대응하고, 응급실 내원환자는 응급진료 외의 목적으로 장시간 체류하여서는 안된다.

1) 응급환자

응급의료에 관한 법률 제2조에 의하면 응급환자는 질병, 분만, 각종 사고 및 재해로 인한 부상이나 그 밖의 위급한 상태로 인하여 즉시 필요한 응급처치를 받지 아니하면 생명을 보존할 수 없거나, 심신에 중대한 위해(危害)가 발생할 가능성이 있는 환자 또는 이에 준하는 사람으로 보건복지부령으로 정하고, 응급증상 및 이에 준하는 증상은 〈표 5-3〉과 같다.

〈표 5-3〉 응급증상 및 이에 준하는 증상

구분	항목	내용
응급증상	신경학적 응급증상	급성의식장애, 급성신경학적 이상, 구토, 의식장애 등의 증상이 있는 두부 손상이다.
	심혈관계 응급증상	심폐소생술이 필요한 증상, 급성 호흡곤란, 심장질환으로 인한 급성 흉통, 심계항진, 박동이상 및 쇼크이다.
	중독 및 대사장애	심한 탈수, 약물, 알콜 또는 기타 물질의 과다복용이나 중독, 급성대사장애(간부전, 신부전, 당뇨병 등)이다.
	외과적 응급증상	개복술을 요하는 급성복증(급성복막염, 장폐색증, 급성췌장염 등 중한 경우에 한함), 광범위한 화상(외부신체 표면적의 18[%] 이상), 관통상, 개방성, 다발성 골절 또는 대퇴부 척추의 골절, 사지를 절단할 우려가 있는 혈관손상, 지혈이 안되는 출혈, 급성 위장관 출혈이다.
	출혈	계속되는 각혈, 지혈이 안되는 출혈, 급성 위장관 출혈이다.
응급증상	안과적 응급증상	화학물질에 의한 눈의 손상, 급성 시력손실이다.
	알러지	얼굴 부종을 동반한 알러지 반응이다.
	소아과적 응급증상	소아 경련성 장애이다.
	정신과적 응급증상	자신 또는 다른 사람을 해할 우려가 있는 정신장애이다.
응급증상에 준하는 증상	신경학적 응급증상	의식장애, 현훈(어지럼증)이다.
	심혈관계 응급증상	호흡곤란, 과호흡이다.
	외과적 응급증상	화상, 급성복증 포함한 배의 전반적인 이상증상, 골절, 외상 또는 탈글, 그 밖에 응급수술을 요하는 증상, 배뇨장애이다.
	출혈	혈관손상이다.
	소아과적 응급증상	소아 경련, 38[°C] 이상인 소아 고열(공휴일, 야간 등 의료서비스가 제공되기 어려운 때에 8세 이하의 소아에게 나타나는 증상이다.
	산부인과적 응급증상	분만 또는 성폭력으로 인하여 산부인과적 검사 또는 처치가 필요한 증상이다.
	이물에 의한 응급증상	귀, 눈, 코, 항문 등에 이물이 들어가 제거술이 필요한 환자이다.

2) 응급진료절차

응급실에 내원하는 환자는 응급실 접수를 하고 응급실 치료가 필요한지 여부에 대하여 먼저 진찰을 받고, 진찰 및 검사결과에 따라 필요할 경우 다른 과의 의사에게 협진을 의뢰하고, 진찰결과 응급진료가 불필요하다고 판단되면 외래진료를 예약하거나 협진의 결과에 따라 귀가 혹은 다른 적절한 방법을 안내하고, 응급진료의 절차는 [그림 5-3]과 같다.

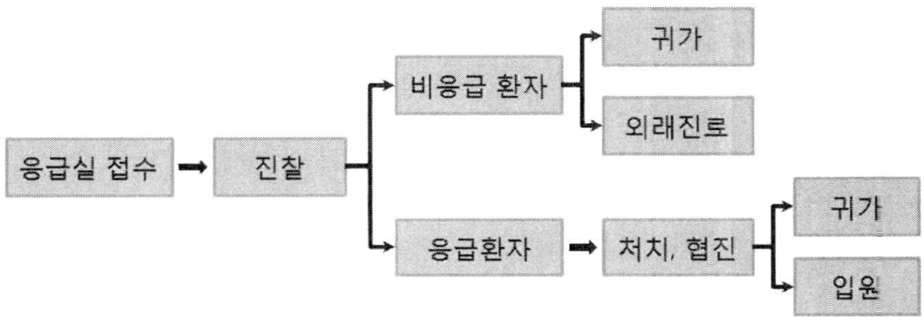

[그림 5-3] 응급진료절차

3) 진료원칙

응급진료의 방식은 다음 11가지 순으로 진료를 원칙으로 하고 있다.

① 환자가 내원하면 접수직원은 인적사항을 입력하고 진료카드를 배부한다.
② 입실 후 간호사에게 의무기록차트와 다른 병원에서 발행한 진료소견서 등을 제출하고 진료자는 환자의 상태를 체크하여 기록하고 당직의사에게 알린다.
③ 당직의사는 해당 환자를 진료하고, 필요할 경우 각종 검사와 투약, 처치를 하고 상급전공의나 전문의에게 의뢰한다.
④ 응급진료가 완료시나 응급하지 않은 환자, 외래진료가 가능한 환자는 귀가시킨다.
⑤ 의료진은 환자의 모든 진료기록을 양식에 맞추어 작성하며, 정보화면데 해당 사항을 입력하고, 당직의사 혹은 의뢰받은 의사는 진료내용을 의무기록차트에 기록한다.
⑥ 응급의료 관리료 산정대상에 해당하는 응급증상은 응급의료에 관한 법률시행규칙 응급증상 및 이에 준하는 증상에 따른다.
⑦ 진료비 수납은 퇴원시점에 응급실 원무과에 수납하고 퇴원수속을 한다.
⑧ 응급수술시에는 입원수속 후에 시행하고 보호자가 없는 경우 당직의사와 원무직원이 협의하여 결정한다.

⑨ 진료 중 다른 병원으로 후송할 필요가 있는 경우 당직의사 혹은 원무직원은 이송 예정 병원에 사전에 연락하여 수용 약속을 받는다.

⑩ 당직의사가 입원진료가 필요하면 입원의뢰서를 발부하여 등록하고 입원시킨다.

⑪ 환자가 해당 의료기관에 도착 전 사망한 경우에 당직의사는 사망을 확인하여 보호자에게 알리고 사체검안서를 작성하며, 원무과에서는 사체를 영안실로 옮긴다.

- 치료 중에 사망한 경우가 발생할 수 있는데, 당직의사는 사망을 확인하고 보호자에게 설명한 후에 사망진단서를 발행하고, 원무과에서는 사체를 영안실로 옮긴다.
- 법적인 문제가 발생할 수 있는 경우에는 응급실장에게 보고한다.

4. 선택진료서비스

선택진료는 환자 혹은 그 보호자가 특정한 의사를 선택하고 진료를 받을 수 있게 하는 제도이다. 일부 의료기관에서 시행하던 지정 진료제도의 운영근거인 '지정 진료에 관한 규칙'이 의료법의 근거 없이 하위법령인 보건복지부령에 의하여 운영됨에 따라서 지정 진료제도를 폐지하고 선택진료제도를 도입하였다.

1) 선택진료 대상 의사

선택진료 대상이 되는 의사는 선택진료에 관한 규칙의 제4조에 의한다(표 5-4).

〈표 5-4〉 선택진료 대상 의사

- 면허취득 후 15년이 경과한 치과의사 및 한의사
- 전문의 자격인정을 받은 후 10년이 경과한 의사
- 전문의 자격인정을 받은 후 5년이 경과하고 대학병원, 대학부속 치과병원 또는 대학부속 한방병원의 조교수 이상인 의사 등
- 면허취득 후 10년이 경과하고 대학병원 또는 대학부속 치과병원의 조교수 이상인 치과의사
- 진료는 하지 아니하고 교육, 연구에만 종사한 자와 6개월 이상의 연수 또는 유학 등으로 부재 중인 자는 제외로 한다.

2) 선택진료의 요청

「의료법」 제46조 제1항 및 제2항에 환자 또는 보호자가 종합병원 · 병원 · 치과병원 · 한방병원(국립병원 한방진료부를 포함한다) 또는 요양병원의 특정한 의사 · 치과의사 또는 한의사를 선택하여 진료를 요청하거나 그 변경 또는 해지를 요청하는 경우에는 신청서를 선택진료 의료

기관의 장에게 제출하거나 전화 등 통신매체를 이용하여 그 신청을 하여야 한다.

3) 선택진료 의료기관의 의무

선택진료 의료기관의 장은 〈표 5-5〉와 같은 사항을 기재한 안내문을 선택진료 신청서와 접수창구 등 환자 또는 보호자가 쉽게 볼 수 있는 장소에 게시 또는 비치한다.

〈표 5-5〉 안내문에 기재할 사항

- 진료 과목별로 추가 비용을 징수할 수 있는 선택진료를 담당하는 의사 등과 추가 비용을 징수하지 아니하는 의사 등의 명단 및 진료시간표를 기재해야 한다.
- 추가 비용을 징수할 수 있는 선택진료를 담당하는 의사 등의 경력 · 세부 전문분야 등 환자 또는 보호자가 특정한 의사 등을 선택할 수 있는 정보가 필요하다.
- 추가 비용을 징수하고자 하는 선택진료의 항목과 추가 비용의 산정기준에 의하여 산출된 금액이 필요하다.
- 환자나 보호자가 제2조 제1호 및 제2호에 따라 제출한 신청서의 사본을 요청하는 경우에는 선택진료 의료기관의 장은 사본을 발급해 주어야 한다.

5. 의무기록사본발급

의무기록사본발급 요청자는 「의료법」 제21조와 보건복지부 진료기록사본발급지침에 의거하여 의료인의 상담이 추가로 필요하지 않은 경우 별도의 진찰료를 납부하지 아니하고, 사본발급비용의 실비만을 부담하여 의무기록사본을 발급받을 수 있다.

1) 사본발급에 필요한 서류

사본발급에 필요한 서류는 사진이 부착되고 신분을 증명할 수 있는 운전면허증 또는 주민등록증이나 그 사본, 친족관계증명서, 자필서명이 있는 동의서나 위임장이 있다.

① 친족관계증명서는 친족관계를 입증하고 관계가 명시되어 있어야 하므로 건강보험증은 해당되지 않고 3개월 이내에 발급받은 것만 인정한다.

② 동의서와 위임장은 사본을 발급받는 범위를 구체적으로 명기하고, 도장이나 지장은 인정되지 않으므로 자필서명을 하여야 한다.

③ 사본발급은 신청자에 따라 필요한 서류는 〈표 5-6〉과 같다.

〈표 5-6〉 신청자별 필요 서류

신청자	필요한 서류
환자 본인	사진이 있는 신분증
친족 (배우자, 직계존속, 직계비속, 배우자의 직계존속)	• 신청자의 신분증 또는 사본 • 친족관계증명서(가족 관계서류, 주민등록등본 등 친족임을 입증할 수 있는 서류) • 환자가 자필서명한 동의서 • 환자의 신분증 사본 • 형제 · 자매는 환자의 대리인 기준으로만 발급 가능(친족 기준에 해당 안됨)
환자 대리인 (형제 · 자매 · 보험회사 등)	• 신청자의 신분증 또는 사본 • 환자가 자필서명한 동의서 • 환자가 자필 서명한 위임장 • 환자의 신분증 사본

④ 사망, 의식불명 등 환자의 동의를 받을 수 없거나 미성년자인 경우는 〈표 5-7〉과 같다.

〈표 5-7〉 환자의 동의를 받을 수 없거나 미성년자인 경우

구 분	필요한 서류
환자가 사망한 경우	• 신청자의 신분증 또는 사본 • 가족관계증명서, 주민등록등본 등 친족관계를 확인할 수 있는 서류 • 가족관계증명서, 제적등본, 사망진단서 등 사망사실을 확인할 수 있는 서류
환자가 의식불명 또는 의식불명은 아니지만 중증의 질환 · 부상으로 자필서명을 할 수 없는 경우	• 신청자의 신분증 또는 사본 • 가족관계증명서, 주민등록등본 등 친족관계를 확인할 수 있는 서류 • 환자가 의식불명 또는 중증의 질환 · 부상으로 자필서명을 할 수 없음을 확인 할 수 있는 진단서
환자가 행방불명인 경우	• 신청자의 신분증 또는 사본 • 가족관계증명서, 주민등록등본 등 친족관계를 확인할 수 있는 서류 • 주민등록등본, 법원의 실종선고결정문 사본 등 행방불명 사실을 확인할 수 있는 서류
환자가 의사무능력자인 경우	• 신청자의 신분증 또는 사본 • 가족관계증명서, 주민등록등본 등 친족관계를 확인할 수 있는 서류 • 법원의 금치산선고결정문 사본 또는 의사무능력자임을 증명하는 정신과 전문의의 진단서

⑤ 미성년자인 경우에는 법정 대리인이 대신할 수 있다(표 5-8).

〈표 5-8〉 미성년자인 경우

<table>
<tr><th>신청인</th><th>환자 연령</th><th>구비서류</th></tr>
<tr><td rowspan="3">환자 본인</td><td>만 17세 이상
(주민등록증 발급자)</td><td>본인의 신분증 또는 사본</td></tr>
<tr><td>만 14세 이상~만 17세 미만
(주민등록증 미발급자)</td><td>학생증(강제규정은 아님)</td></tr>
<tr><td>만 14세 미만</td><td>• 부모님 신분증 또는 사본
• 가족 관계서류</td></tr>
<tr><td rowspan="3">환자 친족
(배우자,
직계존속,
직계비속,
배우자의
직계존속)</td><td>만 17세 이상
(주민등록증 발급자)</td><td>• 환자의 신분증 또는 사본
• 신청자의 신분증 또는 사본
• 환자가 자필서명한 동의서
• 친족관계증명서</td></tr>
<tr><td>만 14세 이상~만 17세 미만
(주민등록증 미발급자)</td><td>• 환자 본인의 학생증(강제 규정 아님)
• 신청자의 신분증 또는 사본
• 환자가 자필서명한 동의서
• 친족관계증명서</td></tr>
<tr><td>만 14세 미만</td><td>• 부모님 신분증 또는 사본
• 가족 관계서류</td></tr>
<tr><td rowspan="3">환자 대리인
(형제 · 자매,
보험회사 등)</td><td>만 17세 이상
(주민등록증 발급자)</td><td>• 환자 본인의 신분증 또는 사본
• 신청자의 신분증 또는 사본
• 환자가 자필서명한 동의서
• 환자가 자필서명한 위임장</td></tr>
<tr><td>만 14세 이상~만 17세 미만
(주민등록증 미발급자)</td><td>• 환자 본인의 학생증(강제 규정은 아님)
• 신청자의 신분증 또는 사본
• 환자가 자필서명한 동의서
• 환자가 자필서명한 위임장</td></tr>
<tr><td>만 14세 미만</td><td>• 부모님 신분증 또는 사본
• 신청자의 신분증 또는 사본
• 부모님이 자필서명한 동의서
• 부모님이 자필서명한 위임장
• 가족관계서류(부모임을 확인할 수 있는 서류)</td></tr>
</table>

02 진료서비스

일반적으로 여러 분야의 전문의를 만나 진단 및 처방을 하는 진료서비스이며, 현대에는 그 종류가 세분화되어 내과, 외과, 비뇨기과, 산부인과, 피부과, 신경과, 이비인후과, 재활의학과,

소아청소년과, 정신건강의학과, 치과 등이 있다.

1. 내과

장의 기관에 생긴 병을 외과적 수술 없이 치료하는 의술의 한 부문이며, 편의상 현재 대한내과학회에서는 9개의 분과로 영역을 나누고 있으며, 소화기내과, 순환기내과, 호흡기내과, 내분비내과(내분비내사내과), 신장내과, 혈액종양내과, 감염내과, 알레르기내과, 류마티스내과이고, 대학병원, 종합병원 등에서는 이 구분을 더 세분화하여 진료하고 있다.

내과에서는 소화기 내시경이나 심도자술 같은 기술도 있지만 주로 약물치료를 하고, 흔히 외과에 비교되어 수술적 요법을 사용하지 않고 약물치료와 질환을 진단·치료하는 것이지만 오늘날에는 내과에서도 수술적인 치료를 직접 수행함으로써 구분이 다소 퇴색되었다. 내과는 의료영역에서 가장 근간이 되고 범위가 넓으며 과거로부터 이어져 왔던 분야이다. 내과가 담당하는 신체부위는 머리부터 발끝까지로 그 영역을 정확히 나누는 것은 불가능하다.

1) 소화기내과

소화기는 음식물의 소화와 흡수, 체내에 저장 및 주요 생체활성물질을 합성하고 독소제거, 배설 등 생명유지에 필수적인 역할을 담당한다. 소화기내과는 소화기질환을 간 클리닉, 변비 클리닉, 위암 클리닉, 장 클리닉, 췌담도 클리닉 및 치료내시경 클리닉으로 소화불량증, 과민성 장증후군, 변비 등의 소화관의 기능성 질환 또한, 간 클리닉은 간염간경변증과 간암 등의 만성 간질환 환자를 치료한다(그림 5-4).

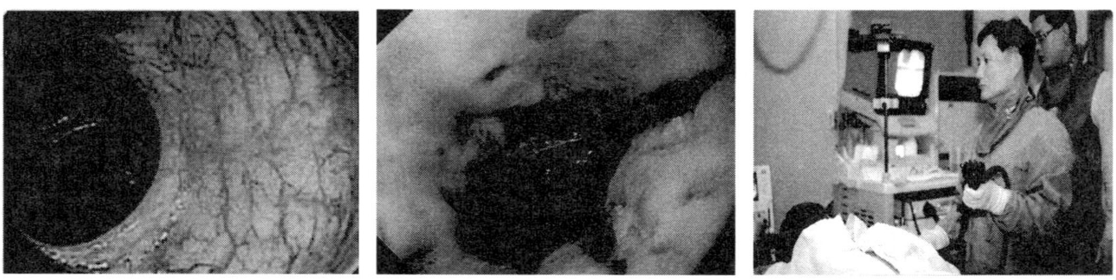

(a) 내시경 사진 (b) 역류성 식도염 (c) 내시경

[그림 5-4] 소화기내과

소화기내과에서는 〈표 5-9〉와 같이 식도, 위, 소장, 대장질환, 간질환, 췌장 및 담낭 질환 등 각종 소화기질환에 대해 전문적인 진료 및 치료를 담당하고 있다.

〈표 5-9〉 소화기내과에서 진료하는 질병

기능성 위장장애, 가막성대장염, 간의 양성 신생물, 간염, 간암, 간경화, 간경변, 간성 뇌병증, 간신증후군, 간디스토마, 간 이식 후 상태, 간농양,간문부 담관암, 간내 담석, 간세포성 암종, 과민성장증후군, 과민성 대장증후군, 게실염, 급성위장염, 급성 충수염, 급성 담낭염, 급성 A형 간염, 급성 바이러스성 간염, 급성 B형 간염, 급성 C형 간염, 구토, 급성췌장염, 경화성 담관염, 궤양성 대장염, 담석, 담관담석, 담관염, 담관암, 담낭염, 담낭암, 담낭용종, 담낭선근종증, 담낭결석, 대장게실, 대장용종, 대장염, 대장암, 대장의 양성 종양, 대장용종, 덤핑증후군, 단장증후군, 담도폐쇄, 독성 간염, 만성췌장염, 만성담낭염, 말로리바이스증후군, 만성위염, 만성 B형 간염, 만성 C형 간염, 메켈게실, 문맥색전증, 변비, 변실금, 복막염, 바이러스성 장염, 복수, 반티증후군, 바렛식도, 바터 팽대부 암, 버드-키아리 증후군, 복부통증, 비장암, 복강내 출혈, 설사, 소장암, 소화불량, 소화성궤양, 소장의 혈관장애, 십이지장염, 십이지장궤양, 식도의 평활근종, 석회화 담낭, 식도정맥류, 식도염, 식도암, 식도이완불능증, 셀리악병, 염증성장질환, 위배출장애, 위염, 위암, 위궤양, 위장관 기질적 종양, 위식도 역류성 질환, 위유암종, 알코올성간질환, 역류성식도협착, 위용종, 위림프종, 양성담관협착, 아메바성 간농양, 일차성 담즙성 간경화증, 위정맥류, 위장관출혈, 위선종, 위장관 결핵, 위말트 림프종, 이소성 췌장, 이질 아메바증, 지방간, 직장용종, 장염, 장폐쇄, 장결핵, 직장암, 전이성 간암, 전격성간염, 장유착, 진행된 위암, 자가면역성 간염, 조기위암, 직장의 양성 종양, 직장 유암종, 장출혈, 장중첩증, 장출혈성대장균감염증, 토혈, 췌장염, 췌장암, 췌장 전이암, 항문누공, 화농성 간농양, 항문소양증, 항문암, 항문 및 직장의 궤양, 항문 열구, 항문주위 농양, 카롤리병, 핵황달, 크론병, 총담관낭, 총담관 결석, 치핵, 충수암, 파라티푸스, 흡수장애 증후군, 헬리코박터균 감염, 혈관종(간)등

2) 순환기내과(심장내과)

Cardio는 심장으로, 심장 및 혈관에 관계된 질환 모두를 아울러 진료하는 특성화된 내과의 한 분야이다. 심근경색, 심실성 부정맥 등의 질환에 대하여 일차적 진료를 하며, 심장이식 환자의 수술 후 관리를 포함하여 심장과 주요 혈관과 관련된 질환(관상동맥질환, 동맥경화, 고혈압, 심부전, 심근증, 심낭염, 감염성 심내막염, 판막질환, 부정맥, 폐동맥 고혈압, 고지혈증, 성인 선천성 심질환, 혈관질환)을 전반적으로 다루고 있다. 여러 심혈관 질환과 관련된 증상의 원인이 발견될 경우 약물치료, 식생활의 변화, 운동요법 및 중재시술을 직접 시행하여 질환을 치료한다.

① 소화기내과는 기능성 위장장애, 소화성 궤양, 췌장염 및 담석, 간염, 위암, 대장암, 직장암, 간암 등 한국인에게 가장 많은 질환인 소화기 계통의 질환이 치료대상이다.

- 상부 위장관내시경, 대장내시경, 췌담관조영술 등을 시행하고 각종 병리검사, 초음파검사, CT, MRI 등의 첨단장비를 활용하여 소화기질환 여부를 진단할 뿐 아니라, 위 · 십이지장궤양 출혈, 위 · 식도정맥류 출혈 등에서의 지혈술, 용종과 조기암의 절제술, 췌담관결석 제거 및 배액술 등 고도의 전문적 치료 내시경술도 시행하고 있다.
- B형 또는 C형 간염, 알콜성간질환, 간경변 등의 만성간질환과 간암의 조기진단에 역점을 두고 있으며, 간암치료로 간동맥색전술, 에타놀주입법, 고주파치료법 등 최신 치료기법을 활용하여 우수한 치료성적을 올리고 있다.

② 순환기내과(Cardiology : C)는 관동맥질환, 심장판막질환, 부정맥, 심부전, 소화성궤양, 위궤양, 십이지장궤양, 과민성장증후군 대장용종, 식도운동 이상질환 등이 있다.

• 순환기내과는 심장 및 혈관질환에 대한 질병을 진단하고 치료하는 내과로 외래 및 입원환자 진료 외에 심장중환자실, 심도자실, 운동부하검사실, 24시간 생활심전도 검사실, 심전도실, 심초음파 검사실을 운영하고 있다.

③ 최근 생활양식의 서구화와 고령인구의 증가로 인해 심혈관계 질환이 급증하는 추세이며, 눈부신 의학의 발전에 힘입어 심혈관계질환의 진단 및 치료법이 보다 다양해지고 빠르게 세분화되어 가고 있다(그림 5-5).

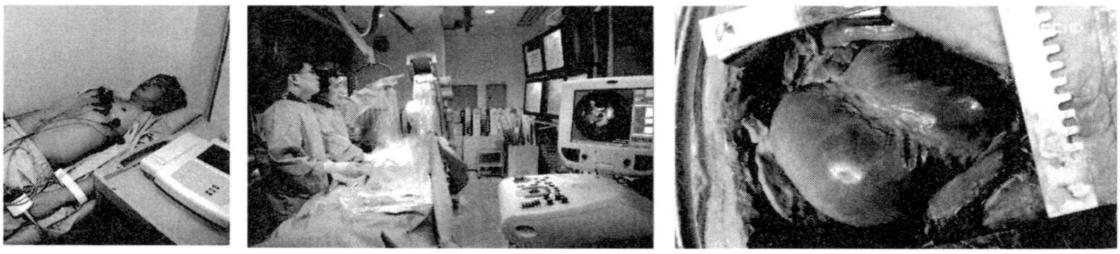

(a) 심전도 검사 (b) 심도자 검사 (c) 심장

[그림 5-5] 순환기내과

④ 순환기내과는 심장과 혈관에 관계된 질환을 진료하는 분야이며, 질병은 관상동맥질환, 심장판막질환, 부정맥, 혈관질환, 심근병증 등이 있다(표 5-10).

〈표 5-10〉 순환기내과에서 진료하는 질병

고혈압, 고지혈증, 급성심근경색증, 급성관동맥 증후군, 교착성심낭염, 급성심근염, 급성심낭염, 난원공 개존증, 대동맥판막협착증, 대동맥판막폐쇄부전, 대동맥협착, 동맥경화증, 동맥경화성만성동맥폐색질환, 대동맥박리, 대동맥류, 대동맥판막 기능부전, 대동맥 판막협착, 동기능부전증후군, 다까야수 혈관염, 부정맥, 변이형협심증, 발작성상심실성빈맥, 불안정성협심증, 부르가다 증후군, 불안정형 협심증, 승모판막협착증, 승모판막폐쇄부전, 심실상성부정맥, 심내막염, 심실성부정맥, 심방세동, 심부전, 성인선천성심장질환, 심장이식 후 관리 흉통, 심장판막질환, 심근염, 심낭 압전, 심근경색증, 심실세동, 심실빈맥, 서맥, 심내막염, 심근병증, 심방세동, 승모판 기능부전, 승모판협착, 심계항진, 심장막[심낭] 삼출액, 심낭염, 심장신경성실신, 승모판막탈출증, 심방조동, 안정형협심증, 이상지질혈증, 울혈성 심부전, 저혈압, 전도장애, 제한성 심근병증, 확장성심근병증, 폐동맥고혈압, 폐쇄성 혈전혈관염, 폐성 고혈압, 협심증, 허혈성 심질환, WPW 증후군 등

3) 호흡기내과

호흡기계를 구성하는 주요 장기인 기관지, 폐실질, 폐혈관 그리고 흉막의 질환들을 치료하고 연구하는 내과의 한 분과이고, 호흡기내과를 찾는 환자는 주로 감기증상, 만성적인 기침 및 가래, 운동성 호흡곤란, 숨을 들이마실 때 발생하는 흉통 등의 증상을 보인다.

① 주요 호흡기질환으로 폐암 및 호흡기에 발생하는 악성종양, 폐렴이나 폐결핵 등의 감염성 질환, 폐기종, 만성기관지염 등의 만성폐쇄성폐질환, 폐섬유화증과 같은 간질성 폐질환, 폐색전증, 기흉 및 흉수 등을 진료한다.

② 호흡기내과는 호흡기관을 구성하는 주요 장기인 기도, 폐실질, 폐혈관, 흉막[28] 및 흉벽에 발생하는 질환들을 진단하고, 그 장기에 생길 수 있는 여러 질환인 감기, 폐암, 결핵, 기도질환(천식, 만성폐쇄성폐질환), 간질성 폐질환, 폐렴, 폐색전증[29] 등을 진료하고 연구하는 내과의 한 분과이다.

③ 내과의 중요한 분과로서 대부분의 종합병원에서 개설되어 있으며, 과거 광부들에게 생기던 규폐증, 석면노출에 따른 중피종 같은 직업병도 호흡기내과에서 주로 담당했다. 현대에는 폐암, 중환자 의학, 수면 의학, 만성 폐쇄성 폐질환 등 흡연으로 인한 질환이 주요 질환이 되고 있어, 흡연율을 줄이기 위해 호흡기내과 차원에서도 많은 노력을 기울이고 있다.

④ 각종 호흡기 알레르기 질환의 예방을 위한 금연교육, 호흡재활치료, 천식환자에 대한 교육, 흡입치료에 대한 복약지도 등을 시행하고 있으며, 기존의 치료방법으로 치료가 불가능한 환자에 대한 폐 이식시술을 위한 환자등록도 진행하고 있으며, 각 질환에서의 새로운 진단 및 치료를 위한 연구 활동에도 최선을 다하고 있다.

⑤ 호흡기내과에서 치료하는 항목에는 감기, 독감, 폐암, 폐렴, 결핵, 천식, 수면무호흡증, 만성폐쇄성폐질환, 폐종양, 급성호흡부전증후군, 기관지천식, 운동 유발성 천식, 직업성 천식, 과민성폐렴 등의 호흡기 알레르기 질환 및 수면무호흡증, 코골이 등 여러 가지 수면장애에 대한 진료 및 치료를 담당하고 있다(그림 5-6).

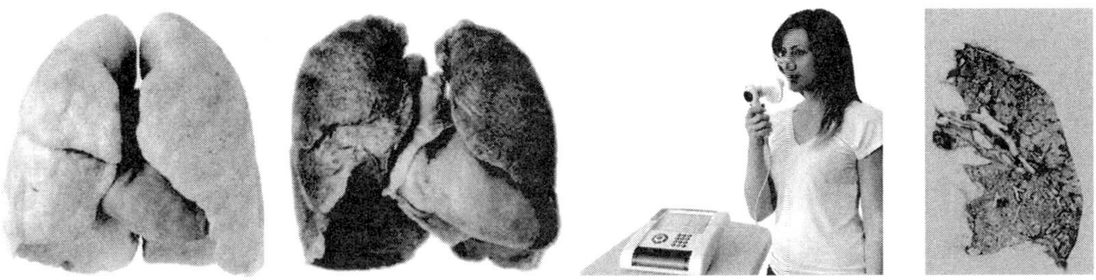

(a) 폐암　(b) 폐기능 검사기　(c) 진폐증에 걸린 폐

[그림 5-6] 호흡기내과

28) 흉막 : 폐의 표면 및 흉부의 내면을 뒤덮는 장막(漿膜)이다.
29) 폐색전증 : 심장과 혈관 내에서 형성된 혈전과 혈관 밖에서 혈관 내로 들어온 유리물질이 혈류를 타고 이동하여 다른 말초혈관을 막아버린 상태를 색전증(embolism)이라 하고, 이러한 현상 중 특히 혈액이 응고된 것과 관계있는 경우를 혈전색전증(thromboembolism)이라고 한다.

⑥ 호흡기내과는 〈표 5-11〉과 같이 숨을 쉬는 기관지, 폐 및 그 장기에 생길 수 있는 여러 질환을 진료하는 내과의 한 분야이다.

〈표 5-11〉 호흡기내과에서 진료하는 질병

기관지천식 등의 기도질환, 기관지확장증, 감기, 과민성 폐장염, 과호흡증후군, 결핵, 객혈, 기관협착, 공기가슴증, 급성기관지염, 농흉, 늑막염, 규폐증, 간질성폐질환, 낭종성 폐질환, 독감, 만성폐쇄성폐질환, 만성폐질환, 미만성 간질성폐질환, 만성기관지염, 비소세포성 폐암, 수면무호흡증, 신종폐질환, 소세포성 폐암, 속립성 결핵, 성인 호흡곤란 증후군, 오목가슴, 악성흉막삼출, 아스페르길루스증, 진폐증, 중환자 집중치료 등 호흡기 분야, 중동호흡기증후군, 재발성 천명, 종격동염, 중증급성호흡기증후군, 폐렴, 폐색전증, 폐결핵 등의 폐감염증, 폐암의 진단 및 치료, 폐결절, 꽃가루 알레르기, 폐기종, 전이성 폐암, 폐의 농양, 흡인성 폐렴, 폐렴간균(크레브시엘라)에 의한 폐렴, 폐부종, 카르시노이드 증후군, 특발성 폐섬유화증, 흉곽출구증후군, 흉막삼출, 태변흡인 증후군, 천식등

4) 내분비내과(내분비내사내과)

질병을 내분비기관의 이상으로 인하여 발생하는 각종 호르몬 이상을 다루는 내과의 한 분야이며, Endocrine은 내분비로 당뇨병, 갑상선 등의 내분비질환을 진료하는 과이다. 이는 인체의 몸속에서 호르몬의 분비, 호르몬의 영향 등을 연구하는 학문이다.

① 호르몬의 구조와 작용, 그 상호 관련 그리고 분비선의 구조나 기능을 연구하는 생리학의 한 분야로 20세기에 들어와서 학문으로서 체계가 세워졌다. 어떤 특수한 선(腺)에서 만들어지는 화학물질이 혈액 속에 방출되어 떨어져 있는 다른 기관이나 조직에 작용한다는 내분비의 개념을 확립하였고, 오늘날까지 이 개념이 내분비학(Endocrinology : E)의 기초가 되고 있다.

② 내분비학 연구는 내분비기관으로 간주되는 것을 제거하여 결핍 증세를 관찰하는 방법, 분리 · 추출한 호르몬의 생리학적 작용의 연구, 임상관찰과 비교 · 검토 등의 방법 등이 있다.

③ 내분비내과는 당뇨병, 갑상선질환, 뇌하수체질환, 고지혈증, 쿠싱 증후군, 말단비대증, 고칼슘혈증, 골다공증 등의 내분비 및 대사 이상에 관한 질환을 진료한다.

④ 내분비내과에서 치료하는 항목에는 갑상선질환, 당뇨병, 지질대사이상, 뇌하수체 이상, 고지혈증, 골다공증 및 골대사질환, 비만, 뇌하수체 및 부신질환, 성장장애 등 우리 몸의 내분비기관 및 이들이 만들어내는 주요 호르몬과 관련된 각종 대사질환 및 내분비기관의 양성종양 등의 조기발견 및 진단과 치료를 한다.

⑤ 내분비기관에서 생성되는 호르몬은 혈관을 통하여 신체의 각 기관으로 운반되어 각종 신진대사와 생식에 관여한다(그림 5-7).

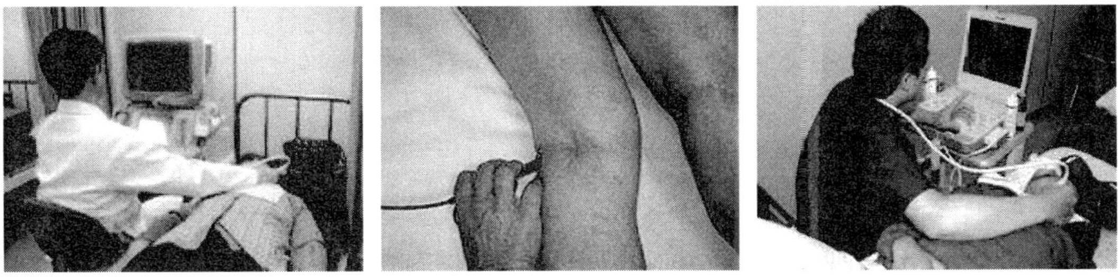

(a) 경동맥 초음파 검사　(b) 말초혈관 도플러 검사　(c) 갑상선질환 검사

[그림 5-7] 내분비내과

⑥ 진료하는 질병은 갑상선질환, 당뇨병, 뇌하수체 질환, 부신질환, 성선기능이상, 지질대사 이상, 부갑상선질환, 골대사질환, 비만 등 대사계 이상질환 등이 있다(표 5-12).

〈표 5-12〉 내분비내과에서 진료하는 질병

넬슨 증후군, 가족성 고지혈증, 고지혈증, 고칼슘혈증, 골연화증, 골다공증, 골다공증 골감소증, 갑상선염, 갑상선암, 갑상선 중독증, 갑상선 기능저하증, 갈색세포종, 고콜레스테롤혈증, 뇌하수체 종양, 뇌하수체 기능저하증, 뇌하수체 기능부전, 뇌하수체 기능항진, 넬슨 증후군, 당뇨병, 당뇨병성 족부, 당뇨병성말초신경병증, 당뇨병성 케톤산증, 대사 증후군, 다낭성 난포증후군, 라론 증후군, 말단비대증, 비만, 갑상선 유두암, 갑상선여포암, 갑상선수질암, 갑상선미분화암, 갑상선기능항진증, 갑상선결절, 부갑상선 종양, 부갑상선기능항진증, 부갑상선기능저하증, 부신피질 기능저하증, 부갑상선암, 부신기능부전, 부신종양, 부신암, 성선기능저하증, 성장호르몬 결핍증, 임신성 당뇨병, 유즙분비증, 알도스테론증, 인슐린 의존성 당뇨병, 인슐린 비의존성 당뇨병, 이상지질혈증, 요붕증, 저혈당증, 자가면역성 갑상선염, 제1형 당뇨병, 제2형 당뇨병, 쿠싱병, 쿠싱증후군, 항인지질항체증후군, 포르피린증등

5) 신장내과

Nepho는 신장, 즉 콩팥이다. 오줌을 만들어내고, 우리 몸의 혈압과 전해질 등을 담당하는 중요한 장기인 신장에 대한 진료를 한다(그림 5-8).

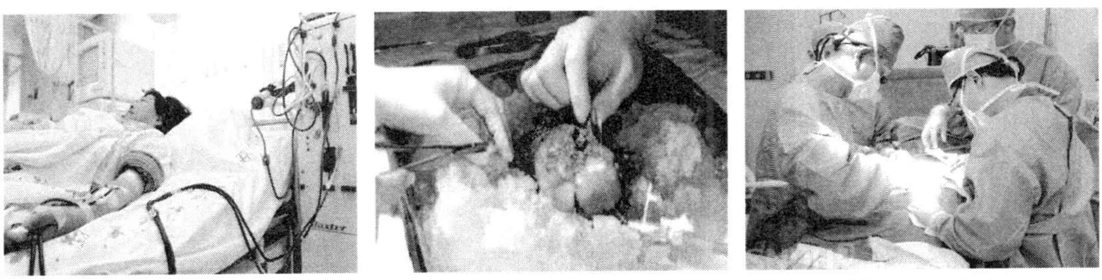

(a) 혈액투석치료를 받는 환자　(b) 신장이식 수술　(c) 신장내과수술

[그림 5-8] 신장내과

① 신장병(Nephropathy)은 다종다양하여 정연하게 분류하는 것은 매우 어렵다. 우선 선천성 기형으로는 신장결손 및 과잉, 발육부전 · 변위신(變位腎) · 유주신[30] · 융합신과 이것에 준하는 것으로 낭포신(囊胞腎)이 있다.

- 주로 신우[31]에 일어나는 신우염 · 신장결석 · 수신증(水腎症) 및 신장결핵 · 신장종양 · 기생충병은 보통 한쪽에만 일어나므로 수술요법의 대상이 되어 비뇨기과의 영역에 속하며, 신우 신염과 같이 반드시 수술을 필요로 하지 않는 것도 있다.
- 양쪽에 걸리는 신장염 · 네프로시스증후군[32] 및 신장경화증 등은 내과적 신장질환이라 할 수 있으나, 신장염에서 그 기능이 저하되어 요독증(尿毒症)[33]을 일으킨 경우에는 인공신장이나 신장이식의 필요가 생기면 비뇨기과와 협력해야 한다.

② 최근에는 교통사고나 작업 중 외상으로 신장손상이 증가하고 있어 내과와 외과가 신장질환의 경우에 협력해야 할 필요성에 신장학이라 하며, 신장학회도 결성되어 있다.

③ 신장내과(Nephrology : N)의 질병은 신장과 요로의 질환과 기능을 진료하는 내과의 한 분야이며, 질병으로는 신부전, 급성신장염, 신증후군, 요로결석, 신장결석 등이 있다.

④ 신장과 요로질환을 사구체신질환(신장염), 요로감염, 다낭성신질환, 급성신부전, 만성신부전, 고혈압, 당뇨병성 신질환, 전신성홍반성낭창, 만성사구체질환, 교환이식. 신장질환의 호흡기 합병증 등) 진료한다. 이런 신장질환은 치료를 받지 않을 경우 신장손상이 계속 일어나 신장이 더 이상 기능을 하지 못하는 만성신부전증으로 진행할 수 있다(표 5-13).

〈표 5-13〉 신장내과에서 진료하는 질병

고혈압, 고콜레스테롤혈증, 급성세뇨관 간질성신염, 급성신부전, 급성 신우신염, 급격한 신기능의 감소, 낭성신장질환, 낭종이나 신세관 간질성 신염, 다량의 단백뇨, 미세변화신증후군, 만성신우신염, 만성신부전, 말기 신질환, 매일 증가하는 혈청 크레아티닌 또는 매일 감소하는 사구체 여과율, 부종, 백혈구가 발견되지만 다른 증상이 없는 신질환, 배뇨곤란, 신부전, 신결석, 수분, 신증후성 출혈열, 수신증, 신동맥협착증, 신증후군, 사구체신염, 신장의 신생물, 신세포암종, 요로감염, 요로폐쇄, 음낭 내 부속기 염전, 알포트 증후군, 전해질 또는 산-염기 대사장애, 저알부민혈증, 3개월 이상 지속되는 만성적이며 비가역적인 신기능 장애 또는 신손상의 증거, 혈뇨, 핍뇨, 사구체 여과율의 감소, 요에서 단백이나 적혈구, 헤노호 쉰라인 자반증, IgA 신병증 등

30) 유주신(遊走腎) : 신장이 생리적 이동허용범위를 넘어서 상하로 이동하는 것이다.
31) 신우(腎盂) : 오줌이 일시적으로 모이는 곳으로 신장의 가장 안쪽 부분이다.
32) 네프로시스증후군(nephrotic syndrome) : 사구체 질환의 일종이다.
33) 요독증 : 다양한 원인 질환에 의해 신장의 기능이 감소하여 정상적으로 신장을 통하여 소변으로 배출되어야 할 노폐물(요독)이 배설되지 못하고, 체내에 축적되어 발생하는 질환이다.

6) 혈액 · 종양내과

질병의 각종 암의 진단과 치료를 다루는 내과의 한 분야이며, 혈액내과와 종양내과로 나누고, 각종 혈액질환과 종양질환의 진료 및 연구를 담당하고 있다. 혈액질환은 급성 및 만성 백혈병, 악성 림프종, 골수이형성 증후군, 다발성골수종, 재생불량성 빈혈 및 기타 일반혈액질환(백혈구, 혈소판, 빈혈 관련)에 대하여 전문 의료진의 진료가 이루어지고 있으며, 골수 및 말초혈액 조혈모세포이식, 미니조혈모세포이식, 반일치조혈모세포이식 등을 시행하고 있다(그림 5-9).

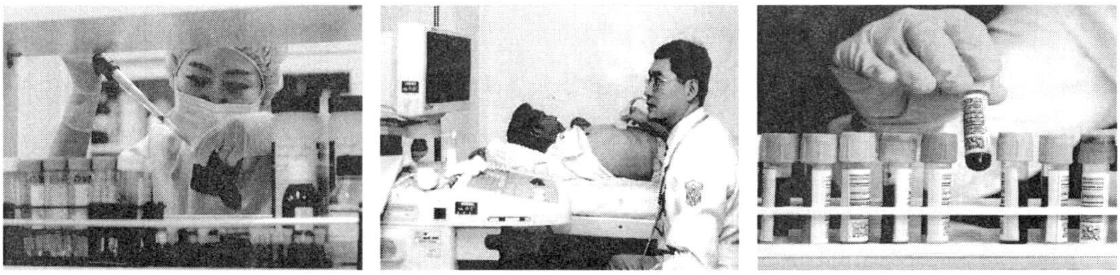

(a) 혈액화학검사 (b) 간암검사 (c) 혈액종양염색체 검사

[그림 5-9] 혈액종양내과

① 종양내과에서 하는 가장 중요한 일은 환자들의 항암약물치료를 전문으로 하고, 종양내과에서 진료 중인 종양질환은 보건복지부에서 중점 관리하고 있는 6개암(위암, 대장암, 간암, 유방암, 폐암, 자궁경부암)과 두경부암, 구강암, 골육종 및 각종 육종, 각종 전이암, 췌담도암, 비뇨기암, 부인암 및 피부암 등이 있다.

② 혈액 · 종양내과에서 치료하는 항목은 감염단핵구증, 순환성 호중구감소, 간암 등이며 혈액내과와 종양내과로 구성되어 있다.

- 혈액내과 : 빈혈, 혈소판질환, 다발성골수종, 백혈병 등 혈액질환에 대한 진료를 담당하고 있다.
- 종양내과 : 악성종양(암)에 대한 항암화학요법(항암제 치료)을 담당하고 있으며, 말기암 환자에 대한 호스피스진료 및 완화의학을 실시하고 있으며, 조혈모세포이식센터를 통해 백혈병, 재생불량성빈혈을 비롯한 난치성 혈액질환 및 임파선암선 등 일부 암에 대한 조혈모세포이식(골수이식)을 시행하고 있다.

③ 혈액종양내과에서는 항암제치료를 전문적으로 다루어 치료한다(표 5-14).

〈표 5-14〉 혈액종양내과에서 진료하는 질병

담도암, 신장암, 흑색종, 생식세포종, 림프종, 급성백혈병, 만성백혈병, 재생불량성빈혈, 혈우병 등의 출혈장애, 골수이형성증후군, 뇌암, 두경부암, 간암, 폐암, 호지킨 림프종, 유방암, 육종, 다발성 골수종, 신경아세포종, 호중구 감소증, 생식선 및 생식세포의 신생물, 부신암, 후두암, 전이된 암, 연조직 전이, 골육종, 횡문근육종, 악액질, 유잉스육종,

과오종, 전이성 간암, 대장암, 담낭암, 간세포성 암종, 위암, 항문암, 췌장암, 위말트 림프종, 상대정맥증후군, 척수암, 비인두 종양, 편도암, 혈액암, 부갑상선암, 원발부위 불명암, 악성흑색종, 흉선암, 담관암, 식도암, 직장암, 신우요관암, 신우요관암의 전이, 구강암, 타액선암, 카포시 육종, 악성중피종, 고환종양, 연부조직 육종, 비장암, 유방상피내암, 복막가성 점액종, 린치 증후군, 교모세포종, 진성 적혈구증가증, 질암, 자궁육종, 외음부암, 버킷 림프종, 유방파제트병, 피부섬유육종, 캐슬만병 등

7) 감염내과

세균, 바이러스, 진균, 결핵 등의 감염질환으로 고통 받고 있는 많은 환자들을 진료하고 치유함을 목표로 하고, 감염학을 연구하며 교육함으로써 학문적 발전을 고취시키고, 나아가서 감염분야의 전문가를 양성하여 국민건강 및 인류보건에 기여함을 목적으로 운영하고 있다(그림 5-10).

- 감염학 : 전신의 감염질환을 다루는 분야로서 항생제개발에 따른 다제내성 세균이 문제가 되고, 장기이식, 항암요법 등으로 면역저하 환자가 증가하면서 감염내과의 중요성이 인식되었으며, 에이즈, 사스, 조류독감, 메르스, 신종플루 등의 신종 전염병은 물론, 과거에 유행했던 전염병의 재출현으로 그 역할이 더욱 커지고 있다.

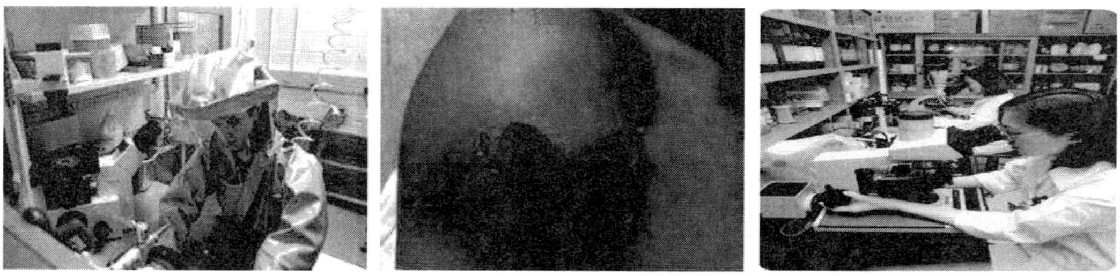

(a) 바이러스에 관한 반응을 보는 실험 (b) 쯔쯔가무시병 (c) 세균감염 검사

[그림 5-10] 감염내과

① 감염내과는 〈표 5-15〉의 질병과 같이 세균, 바이러스, 곰팡이, 리케치아, 기생충 등의 다양한 미생물에 의하여 감염되는 질환의 예방, 진단, 치료를 다루는 내과의 한 분야이다.

〈표 5-15〉 감염내과에서 진료하는 질병

뇌수막염, 신종인플루엔자, SARS, 호중구감소증, 결핵, 말리리아 등의 기생충 감염 등의 리케치아 감염, 진균감염, 바이러스 감염, 비정형 결핵, 에이즈, 폐렴, 복강내 감염, 요로계 감염, 연부조직감염, 골관절계감염, 결핵, 일본뇌염, 이질아메바증, 흑사병, 비브리오패혈증, 뇌농양, 노카르디아증, 유행성이하선염, 히스토플라즈마증, 톡소플라즈마증, 샤가스병, 두부백선, 단순포진성 뇌염, 거대세포 바이러스 질환, 곰팡이 감염, 원인을 알 수 없는 열, 해외여행 시

주의사항, 요근 농양, 결핵성 골수염, 박테리아성 뇌수막염, 결핵성 복막염, 잠복 매독, 패혈성 관절염, 경부림프절염, 결핵성 임파선염, 지역사회성 폐렴, 병원 감염성 폐렴, 말라리아, 쯔쯔가무시병, 증상이 없는 HIV 감염, 면역결핍증, 칸디다성 구내염, 디프테리아, 요충증, 감염성 홍반, 수족구병, 렙토스피라증, 홍역, 파라인플루엔자 감염증, 광견병, RS바이러스 감염증, 풍진, 파상풍, 수두, 효모균증, 대장균 감염, 감염성 근육염, 인플루엔자, 원충성 질환, 슈도모나스 감염, 포도상구균 감염, 후천성 면역결핍증, 방선균증, 탄저병, 광우병, 브루셀라증, 콜레라, 야곱병, 나병(한센병), 리스테리아, 라임병, 신종플루, 백일해, 세균성이질, 스파르가눔증, 선모충증, 결핵성 수막염, 황열, 항인지질항체증후군, 루드비히 안자이나, 구순염, 구순포진, 장티푸스, 뎅기열, 옻중독, 중증 급성호흡기 증후군, 장출혈성 대장균감염증, 중증 열성혈소판 감소증후군, 파라티푸스, 에볼라 출혈열, 라싸열, 캄필로박터 감염증, 노로 바이러스 장염 등

8) 알레르기 내과

외부 물질(집먼지 진드기, 꽃가루, 곰팡이, 동물 털 등)에 대해 우리 몸이 과민하게 면역반응을 일으켜 발생하는 질환들을 연구하고 진료하고 있으며, 기관지천식, 알레르기 비염, 만성기침, 아토피피부염, 두드러기, 곤충 알레르기, 약물 알레르기, 식품 알레르기, 호산구증가증, 직업성 알레르기 등의 질환을 진료하고, 다양한 알레르기 검사(피부반응시험, 여러 종류의 유발시험, 혈청학적 검사)를 통해 알레르기 원인을 확인하고 약물 및 면역치료 등을 시행하고 있다(그림 5-11).

① 일상생활에서 밀접하게 접촉하는 수많은 물질이 알레르겐[34]으로 작용하여 각종 알레르기 질환을 일으키는데, 알레르기 질환을 예방·치료하기 위해서는 원인 알레르겐을 찾는 것이 가장 중요하며, 주변 환경에서 원인 알레르겐을 제거하고 적절한 약제들을 선택 투여하며, 적응증이 될 경우 알레르겐에 대한 면역기능을 강화시키는 면역치료를 시행하여 효과적으로 치료할 수 있다.

② 알레르기 내과에서 치료하는 항목은 비염, 비부비동염, 기관지천식, 아토피피부염 등이 있고, 일상생활에서 접촉하게 되는 수많은 물질은 알레르기의 원인이 되며 개인의 유전적 성향에 따라 증상이 없거나 과도한 면역반응이 나타날 수 있고, 기관지천식, 알레르기 비염, 급·만성두드러기, 약물 알레르기 등의 알레르기 질환에 대한 진단, 치료 및 연구를 수행하고 있다.

③ 알레르기 면역반응 기전 및 약물 이상반응에 대한 연구, 그리고 알레르기 분야에서 사용하고 있는 약제들의 기전연구 등 기초연구 및 임상연구를 하고 있다.

---

34) 알레르겐 : 알레르기 원인물질을 뜻한다.

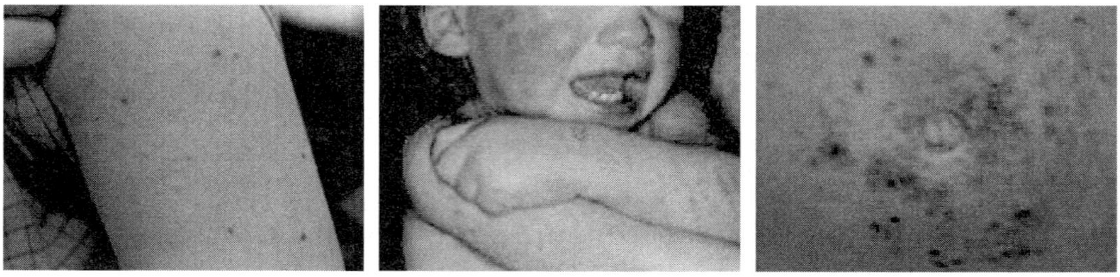

(a) 햇빛 알레르기 (b) 아토피피부염 (c) 알레르기성 접촉피부염

[그림 5-11] 알레르기 내과

④ 과도한 면역반응이 발생하는 경우를 과민반응 혹은 알레르기 질환이라고도 하며, 알레르기 질환을 전문적으로 진료하고 상담하는 곳을 알레르기 내과라고 한다.

⑤ 알레르기 질환은 호흡기, 소화기, 피부, 전신에서 증상이 발생한다(표 5-16).

〈표 5-16〉 알레르기 내과에서 진료하는 질병

직업성천식, 직업성피부염, 직업성비염, 두드러기, 운동에 의한 알레르기, 곤충에 의한 알레르기, 고무에 의한 알레르기, 호산구증가질환, 알레르기 비염, 만성기침, 약물 알레르기, 음식 알레르기, 처그 스트라우스 증후군, 천식, 새집증후군, 꽃가루 알레르기, 자가면역질환, 태열 등

9) 류마티스 내과

류마티스 질환은 면역학적 이상을 동반하는 자가면역 질환으로 질병의 특성상 진료하는 질환군은 비교적 좁지만, 류마티즘이라는 질병의 치료가 전문성을 요하고 장기적 관리가 중요하기 때문에 내과분야에서 독립적인 과로, 관절을 비롯한 근육 및 골격계 질환을 다루는 내과의 한 분야이다.

① 류마티스의 Rheuma는 그리스어로 흐름이며, 뇌에서 나쁜액이 신체 각 부로 흘러들어가서 통증을 일으킨다는 뜻으로 사용되고, 그 주된 부위는 관절이며, 만성 류마티스성 관절염이 있다. 그외에 류마티스열[35], 초년성 강직성 척추염[36] 등이 있으며, 유사한 관절통을 초래하는 경우가 많은 질환으로서 전신성 홍반성낭창[37], 다발성 근염 등 많은 질환, 루프스, 류마티스성 관절염, 전신성경화증, 혈관염, 통풍 등이 있다.

35) 류마티스열(rheumatic fever) : 피하조직과 중추신경계의 염증으로 자가면역질환이다.

36) 강직성 척추염(ankylosing spondylitis) : 전신을 침범할 수 있는 만성염증성질환이다.

37) 전신성 홍반성 낭창(systemic lupus erythematosus) : 피부 및 관절 등 여러 장기에서 다양한 증상을 나타내는 원인불명의 자가면역질환이다.

② 면역학(Immunology)과 밀접한 연관이 있으며, 면역학적 병인을 과학적으로 분석하여 원인에 대한 치료를 제공하고, 관절 주위조직이나 근육의 염증, 변성, 대사 장애가 원인이 되며, 혈침촉진[38], RA반응 양성 등이 있어서 교원병[39], 알러지성 질환의 하나로 고려되고 있다. 최근에는 연구결과를 토대로 여러 염증매개체를 억제하는 새로운 약제들이 개발되어 관절염이 불치병이란 개념이 사라지고 있다.

③ 류마티스 내과(Rheumatology : R)는 근골격계질환 및 자가면역질환을 담당하는 분과로, 류마티스 관절염, 골관절염, 강직성 척추염과 같은 관절염, 전신성 홍반성 루푸스, 다발근육염, 전신성경화증, 베체트병, 혈관염과 같은 전신 류마티스 질환 및 요통, 견통, 건염 등과 같은 기타 질환의 치료를 담당하고 있다(그림 5-12).

④ 미국 류마티스 학회 정의는 "류마티스 내과는 관절염과 근육, 골, 관절, 인대에 관계된 질환을 연구, 치료하는 과"이다.

⑤ 류마티스 내과의사는 근골격계에 관한 모든 질환을 진단하고, 약물치료, 주사치료 등의 비수술적 치료를 하는 과로 외상이나 교통사고에 의한 열상, 골절 등의 치료와 관절질환에 대한 수술적 치료는 하지 않는 내과 계통의 분야이다. 류마티스 질환은 우리 몸의 근골격계, 즉 관절, 뼈, 근육, 인대, 힘줄 어디에든 통증을 유발하는 모든 원인 질환을 포함하고, 이러한 질환들은 120여 가지가 넘는다.

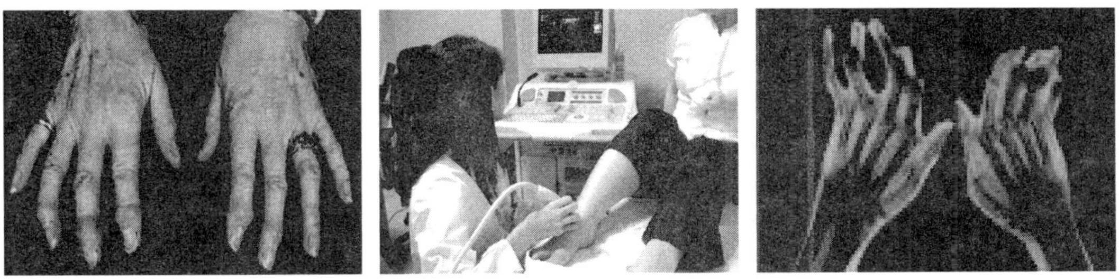

(a) 류마티스 발병 환자 (b) 류마티스 관절염 진찰 (c) 류마티스 관절염

[그림 5-12] 류마티스 내과

⑥ 면역계통의 이상으로 자기 몸의 세포나 조직을 공격하는 것을 자가 면역이라 하며, 자가 면역에 의해 발생하는 질환을 치료하는 내과의 한 분야이다(표 5-17).

---

38) 혈침반응(erythrocyte sedimentation) : 적혈구와 혈장이 무게 차이에 의해 분리되는 현상이다

39) 교원병(collagen disease) : 신체의 결합조직질환에서 발견되는 모든 질환이다.

〈표 5-17〉 류마티스 내과에서 진료하는 질병

골다공증, 골관절염, 유육종증, 재발성 다발연골염, 타가야수 동맥염, 베체트병, 반응성 관절염, 건선, 쇼그렌 증후군, 항인지질항체 증후군, 전신성 홍반성 루푸스, 전신경화증, 다발근육염, 피부근육염, 베게너 육아종증, 현미경적 다발혈관염, 척스트라우스 증후군, 기타 혈관염, 성인스틸씨병, 혈관염, 통풍, 연부조직 류마티즘, 섬유근육통, 전신 홍반성 낭창(루푸스), 류마티스 관절염, 강직성 척추염, 소아류마티스 관절염 등

10) 위장병학과

입안, 목 안, 식도, 위, 작은창자, 큰창자와 같은 위창자관과 이자 또는 침샘 따위를 비롯한 여러 가지 소화샘들의 구조나 원리 또는 거기에 생기는 여러 가지 병의 치료와 예방을 전문적으로 연구하는 의학의 한 분야이다(그림 5-13).

- 위장병(Gastroenterology)의 종류 : 위궤양, 위염 등이 있으며, 발병원인은 주로 불규칙한 식사습관, 지나치게 자극적인 음식 및 잦은 알코올 섭취이고, 이러한 병이 지속될 경우에는 암유발의 원인이 된다.
  - 치료 : 가벼운 경우 제산제[40], 소화제로 해결하지만 심각한 경우 수술을 하기도 한다.
- 위 질환 : 크게 세 가지로 나눌 수 있는데 기능적 위 질환(공기연하증[41]·유문경련[42]·위아토니[43]) 등과 기질적 위 질환(위암·위궤양·위염(급성 및 만성)·위확장·위의 양성종양), 등 그리고 위의 형상이나 위치의 이상(선천적 유문협착[44]·위게실[45]·위하수증 등)이 있다.
  - 위 질환의 증세 : 매우 다양하며, 특히 각종 위 질환에는 공통되는 점이 많고 자각증세가 분명하지 않을 때도 있으며, 증세에 의한 진단은 신중을 요하는 일이 많다.
  - 위질환의 진단 : 증세에 확인뿐만 아니라 시진(視診)·촉진(觸診)·타진(打診)·청진(聽診)·압진(壓診) 등의 이학적(理學的) 검사에 이어 위 X-선검사·위내시경·위카메라·위액검사, 위 점막 생검(生檢) 및 세포진단(細胞診斷), 혈액검사·검변(檢便) 등을 필요에 따라 행하여 병력이나 이학적 소견과 함께 종합 진단을 내린다.
- 위장병학과에서 치료하는 항목에는 위궤양, 위염, 위암 등이 있다.

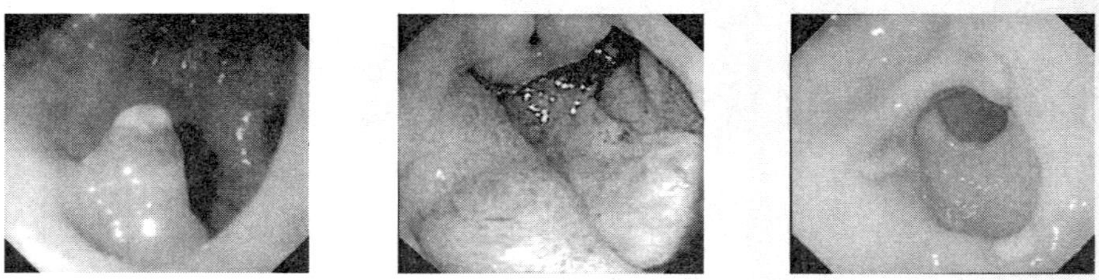

[그림 5-13] 위궤양

40) 제산제 : 위산(위액 중의 염산)을 화학적으로 중화시켜 위산에 의한 복통을 완화시키는 약제이다.
41) 공기연하증(空氣嚥下症, aerophagia) : 위속에 들어 마신 공기의 양이 많아서 장내에 가스가 차는 질환이다.
42) 유문경련(幽門痙攣) : 위의 한부분인 유문부에 질병이 없는데도 경련성 수축을 일으켜 구토가 나는 현상이다.
43) 위(胃)아토니(gastric atony) : 위의 긴장력이 떨어져 위가 가늘고 길게 늘어져 있는 상태이다.
44) 유문협착증(幽門狹窄, pyloric stenosis) : 유문부의 통로가 좁아져서 위액이나 음식물이 잘 통과하지 못하는 병이다.
45) 위게실(胃憩室(噴門部), gastric diverticulum) : 위의 일부가 확장되어 위가 돌출된 상태이다.

2. 외과

의학의 한 분야로 수술을 시행하는 분야이며, 현재에는 정형외과, 흉부외과, 구강외과, 성형외과, 신경외과 등이 있다. 또한 산부인과, 이비인후과, 안과 등의 학문도 수술을 하기 때문에 넓은 의미에서 외과에 속한다고 할 수 있다(그림 5-14).

- 외과의 발달에는 4가지 기본 요건이 필요하였다.
  - 인간 해부에 대한 이해, 지혈법, 마취, 감염에 대한 예방이다.
  - 대한민국은 좁은 의미의 외과는, 이전에는 일반외과(General Surgery)분야가 외과로 개칭이 되어 '외과(外科)'라고 하며 두경부, 유방, 상부위장관, 대장-항문, 간담췌, 이식, 혈관, 소아외과 질환 등을 다루는 분야이다.
  - 내과가 주로 약물치료를 한다면 외과에서는 수술로 환자의 질병을 치료하거나 상태를 호전시키고자 한다.
  - 외과는 매우 다양한 질병을 진료하며 관련된 학과로는 간담췌외과, 위장관외과, 대장항문외과, 정형외과, 성형외과, 신경외과, 소아외과, 혈관외과, 유방내분비외과 등이 있다.

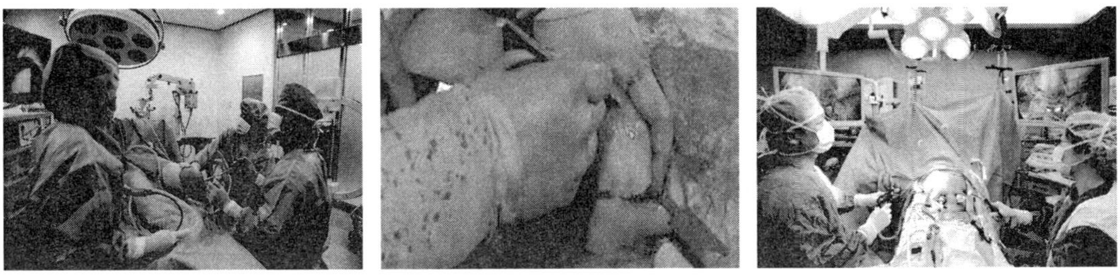

(a) 외과 수술 (b) 위절제술

[그림 5-14] 외 과

1) 간담췌외과

간담췌는 간(Liver), 담낭(Gallbladder), 췌장(Pancreas)이며, 간, 담낭, 췌장 및 비장[46]부위에 병변이 발생하면 해당 부위를 절제하는 수술(Hepatobiliary Surgery)을 담당하는 과이다(그림 5-15).

① 간은 우리 몸에서 소화기[47]로 분류되어 소화기내과에서도 간질환, 췌장 및 담도질환을 진단 및 치료하지만 전문적으로 집중치료 및 절제수술을 담당하는 것은 간담췌외과(Liver Pancreas Gallbladder Surgery)이다(그림 5-15).

---

46) 비장(지라) : 가장 큰 림프기관으로서 혈액 속의 혈구세포를 만들거나 제거하는 데 관여한다.
47) 소화기 : 음식물의 소화와 흡수를 담당하며, 구강에서 식도, 위, 소장, 대장을 거쳐 항문까지 이루어진 신체기관이다.

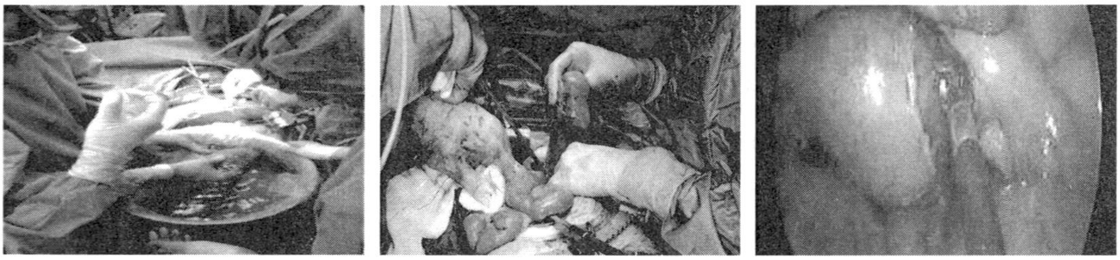

(a) 간이식 수술 (b) 췌장암 수술 (c) 급성담낭염환자 단일공 수술

[그림 5-15] 간담췌외과

② 간, 담도, 췌장은 하나하나가 세밀한 장기이며 구조적으로나 기능적으로 우리 인체에서 가장 복잡하게 서로 얽혀있는 장기들로 어느 한 장기에 어떤 질환이 발생하면 필연적으로 다른 장기들도 영향을 받게 되는 긴밀한 관계로 하나의 체계로 묶어서 담당하는 것이다. 질환은 외과적 치료를 전문으로 하는 세부전공분야로, 장기는 해부학적으로 매우 밀접한 관련이 있지만 장기의 개별적인 특성과 질환의 다양함으로 간 외과분야(간이식 포함)와 담도췌장외과로 나눈다.

• 담도췌장외과 분야 : 소화기분야에서도 가장 해부학적으로 복잡하며, 개인적인 변이가 많고, 질환의 진단 및 치료의 방법이 다양해서 수술 전 진단에서 치료에 걸쳐 외과를 포함해 내과, 진단방사선과의 매우 전문화된 의료진의 협진 진료가 필수적인 분야이다.

③ 악성질환의 수술뿐만 아니라 여러 가지 다양한 복강경 수술이 시행되는 분야로 수술의 난이도가 매우 높고 많은 경험이 요구되어, 이들 질환의 진단 및 수술만을 전문으로 하는 특화된 진료는 곧 치료의 질을 결정하게 된다.

④ 간담췌 외과는 간, 담낭 및 담도, 췌장 등에 발생하는 종양이나 결석, 농양 등 〈표 5-18〉과 같은 질병을 진료한다.

〈표 5-18〉 간담체외과에서 진료하는 질병

담낭암, 췌장암, 간외담도암, 췌장가성낭종, 만성췌장염, 급성췌장염, 급성담낭염, 간경화, 만성 또는 급성 간부전, 간농양, 간내담관암, 간세포암, 간암, 담낭결석, 총담관 결석증, 간내결석증, 담관낭, 팽대부주위암, 십이지장암, 췌장의 낭종성 종양, 담관 및 췌장에 발생한 담낭암, 담도(관)암, 팽대부암, 십이지장암, 췌장암 등의 악성질환 및 담석, 간내결석, 담관낭종, 췌장염, 췌장의 양성종양 등의 양성질환 등

2) 위장관외과

위장관은 위와 장[48]을 모두 포함한 소화기관(Gastro-intestinal tract)이며, 구강[49]에서부터 식도[50], 위, 소장[51], 대장[52]에 이르는 위장관 부위에 발생하는 위암, 위궤양, 식도질환 등의 병변에 대한 진단 및 수술을 담당하는 과이다.

① 소화기내과에서도 위장관 병변에 대해 진단 및 치료를 하지만 전문적으로 집중치료 및 절제수술을 담당하는 과가 바로 위장관 외과이다.

- 구강에서부터 대장에 이르는 위장관의 특징상 위장에서의 출혈(상부 위장관 출혈)로 인해 혈변을 보는 등 구조적으로나 기능적으로 서로 얽혀 있는 구조의 장기들이기 때문에 위장관 부위의 어느 한 장기에 어떤 질환이 발생하면 필연적으로 다른 장기들도 영향을 받게 되는 긴밀한 관계라는 점이 있어서 구강, 식도, 위, 소장, 대장을 하나의 체계로 묶어서 담당하는 것이다.

② 위장관외과(Gastro-intestinal Tract Surgery)에서 치료하는 항목은 위궤양, 십이지장궤양, 위암, 원발성 위림프종, 위용종, 위간질성 종양 등이 있으며, 상부 위장관(주로 위)에 발생하는 다양한 질환에 대한 외과적 치료 및 임상, 기초 연구를 시행하는 외과의 한 세부전공 분야이다.

③ 진료하는 주요 질환은 한국인에게 가장 많이 발생하는 암인 위선암(Gastric Adenocarcinoma)과 그 외 위장관기질성종양(GIST), 위림프종, 소화성 위십이지장궤양(Peptic Ulcer Disease), 위양성종양, 각종 소장질환 등이 있다(그림 5-16).

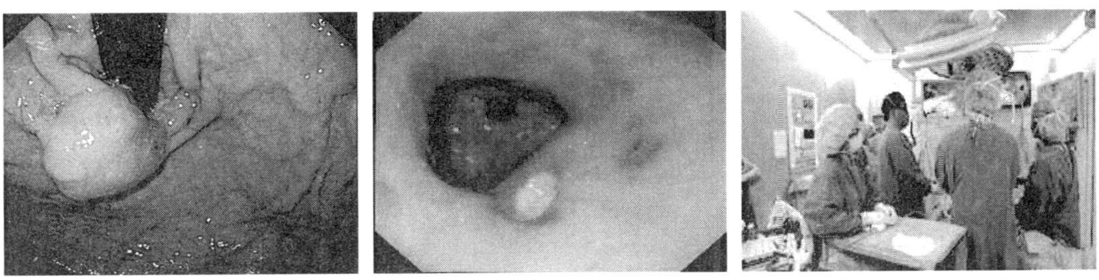

(a) 위장관 기질성 종양 (b) 위궤양 (c) 위장관외과 수술

[그림 5-16] 위장관외과

48) 장(창자) : 소화와 흡수, 배설을 담당하고 소장과 대장으로 나뉜다.
49) 구강(입) : 입술부터 목구멍의 인두 시작 부위까지이며, 소화관의 시작 지점으로 음식을 담아 잘게 씹고 침과 섞는 역할을 하며, 맛을 느끼는 공간이고, 소리를 내고, 호흡에 관여한다.
50) 식도 : 입으로 섭취한 음식물을 위로 보내는 통로 역할을 하는 신체기관이다.
51) 소장(작은창자) : 위 - 대장 사이에 있는 길고 좁은 관으로 대부분의 음식을 소화, 흡수하는 곳이다.
52) 대장(큰창자) : 소화기관의 하나로 소장에서 항문까지 이르는 관모양의 배설을 담당하는 장기이다.

④ 위장관외과는 위 및 십이지장의 궤양, 종양 등의 질병을 진료한다(표 5-19).

〈표 5-19〉 위장관외과에서 진료하는 질병

위궤양, 위용종, 위간질성 종양, 원발성 위림프종, 십이지장궤양 등

3) 대장항문외과

대장항문(Colorectal)의 대장은 결장[53]에서부터 직장[54], 항문까지이다. 최근 인구의 고령화와 생활양식의 서구화로 인해 증가되는 추세인 대장암 및 염증성장질환과 치핵, 치열, 치루[55] 등 항문질환에 대한 치료 및 수술을 담당하는 과이다.

① 소화기내과에서도 장 질환에 대해 진단 및 치료하지만 전문적으로 집중치료 및 절제수술을 담당하는 과가 바로 대장항문외과이다(그림 5-17).

• 결장에서부터 항문에 이르는 대장항문의 특징상 구조적으로나 기능적으로 서로 얽혀 있는 구조의 장기들이기 때문에 대장항문 부위의 어느 한 장기에 어떤 질환이 발생하면 필연적으로 다른 장기들도 영향을 받게 되는 긴밀한 관계이며, 결장, 직장, 항문을 하나의 체계로 묶어서 담당하는 것이다.

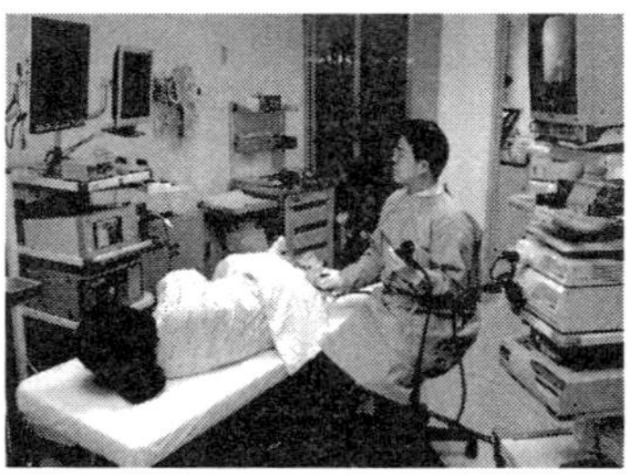
(a) 대장내시경

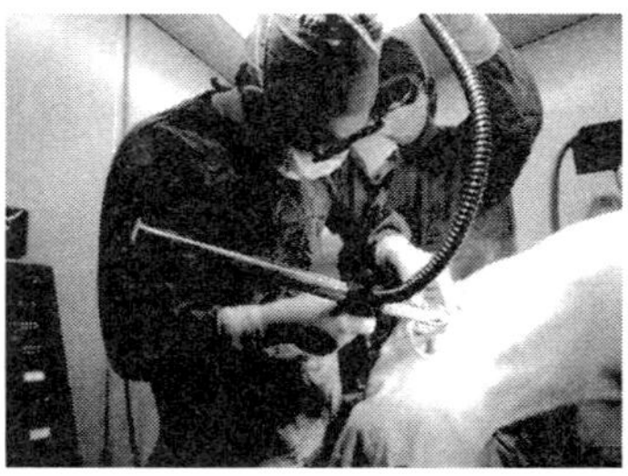
(b) 치질치료 수술

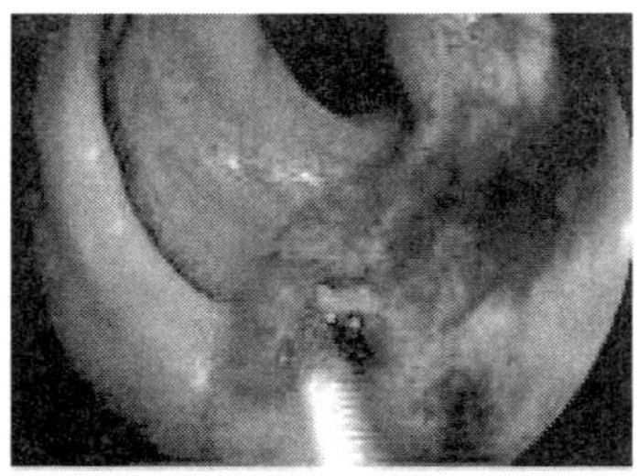
(c)대장암

[그림 5-17] 대장항문외과

② 대장항문외과(Colorectal Surgery)에서 치료하는 항목은 충수돌기염, 서혜부 탈장, 결핵성 장염, 궤양성 결장염, 크론병, 결장직장암, 결장직장 용종, 가족성 용종증, 유전성 비용종증 대장암, 유건종, 결장염전, 치핵, 치열, 항문직장농양, 치루, 장폐쇄 등이 있다.

53) 결장 : 대장(맹장 · 결장 · 직장)의 일부, 상행결장, 횡행결장, 하행결장, S상결장의 4부분으로 이루어져 있다.
54) 직장(창자) : 큰창자의 제일 끝부분부터 항문까지 길이 약 20[cm]의 장기이다.
55) 치핵, 치열, 치루 : 일반적으로 치질이라고 함축적으로 알려져 있는 질환들이다.

• 하부 위장관(소장, 대장, 항문)에 발생하는 다양한 질환에 대한 외과적 치료 및 임상, 기초연구를 시행하는 세부전공분야이다.

③ 진료는 질환에 따라 크게 악성질환과 양성질환으로 나누어진다.

• 악성질환 : 결장암(Colon Cancer), 직장암(Rectal Cancer), 항문암(Anal Cancer), 소장의 악성종양과 유전성 종양 등이 포함한다.
• 양성질환 : 항문질환으로 치핵, 치루, 치열, 항문직장 농양, 직장 탈출증(Rectal Prolapse), 변실금 등이 포함되며, 염증성 장질환(Inflammatory Bowel Disease), 충수돌기염, 변비 등이 포함된다.

④ 대장항문외과는 대장의 양성질환과 종양, 항문의 양성질환 등의 질병을 진료한다(표 5-20).

〈표 5-20〉 대장항문외과에서 진료하는 질병

장폐쇄, 치루, 치열, 치핵, 유전성 비용종증 대장암, 결장직장암, 세혜부 탈장, 결핵성 장염, 충수돌기염, 궤양성 결장염, 크론병, 결장직장 용종, 가족성 용종증, 유건종, 결장염전, 항문직장농양 등

4) 혈관외과

혈관질환을 다루는 외과의 세부분야이고, 혈관 중 머리 속과 흉곽 내의 혈관은 각각 신경과·신경외과와 심장내과·흉부외과가 담당하고 있어 이를 제외한 모든 혈관질환을 다루고 있다(그림 5-18).

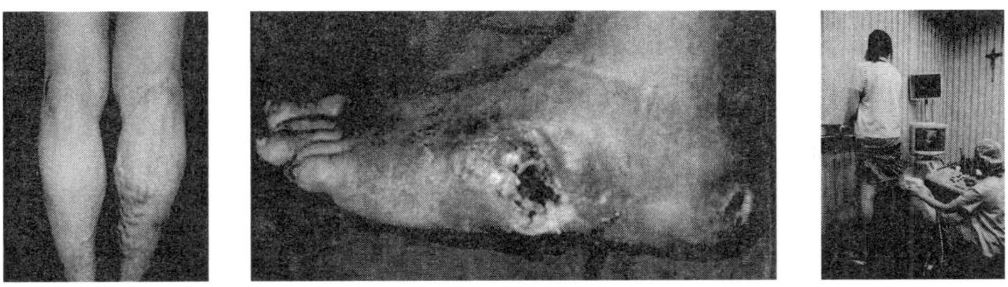

(a) 하지정맥류 (b) 허혈증으로 인한 피부괴사 (c) 하지정맥류 검사

[그림 5-18] 혈관외과

① 혈관외과(Vascular Surgery)는 외과, 즉 수술적 치료를 하는 분야로 인식하지만 다른 세부분야와는 달리 대응되는 내과 영역이 없기에 혈관질환을 담당하는 의학의 한 분야이다.

- 최근 혈관질환의 치료에 혈관내(Endovascular) 접근이 많이 도입되어 혈관외과를 영문으로는 "Vascular and Endovascular Surgery"로 표방하는 곳도 있다.

② 혈관외과의 영역 : 동맥질환, 정맥질환, 림프관질환, 혈관외상, 그리고 혈관접근로가 있고, 동맥질환에는 급성으로는 동맥색전증 같은 질환이 대표적이다. 만성질환은 동맥경화나 버거병과 같이 동맥이 좁아지고 막히는 질환과 동맥류라고 하여 동맥이 늘어나는 질환이 있으며, 동맥류의 대표적 질환은 복부 대동맥류가 있다.

- 정맥질환 : 급성으로 혈전증이 있고 만성적으로는 하지 정맥류를 포함하여 만성정맥기능부전이 있다.
  - 정맥혈전증 중 하지 심부정맥 혈전증 : 폐색전증으로 생명을 앗아갈 수 있는 위험한 질환이며 장기적으로는 하지의 만성적인 부종과 궤양을 일으키기도 한다.
- 림프관질환 : 림프부종이 있다.
  - 혈관 접근는 항암치료제의 투약을 위한 피하매몰 기구나 혈액투석을 위한 동정맥 같은 것으로 혈관질환에 대해 혈관외과에서는 혈관질환에 대한 전체적인 관리를 하고, 막히거나 좁아진 병변에 대해서는 혈관내 접근에 의해 재개통시키거나 수술적으로 우회로를 만들어준다.
  - 혈관이 늘어지는 동맥류에 대해서는 혈관내 접근으로 동맥류를 배제시키거나 절제 또는 인조혈관을 이용한 혈관재건술을 시행한다.

③ 혈관외과에서 시행하는 혈관질환 치료 : 말초장기 및 전신에 여러 원인에 의해서 발생된 혈류장애를 교정함으로써 말초조직에 원활한 혈액순환을 유도하나 혈관은 전신에 분포하고 있고, 접근성이 쉽지 않으며, 혈관벽 손상시 혈전을 형성하려는 특성 때문에 혈관을 다룬다.

④ 혈관외과의에게 내려오는 명언 중의 하나는 "똑같은 혈관질환 환자는 없다(No Two Patients with Vascular Disease are Identical)"는 것이다. 일견 같은 부위에 발생한 혈관병변도 혈역학적 요소가 서로 다르게 작용하고 있으며, 환자의 내과적 · 외과적 치료병력 및 위험인자에 따라서 서로 다른 치료법이 적용될 수 있다.

⑤ 국가마다 혈관외과의 수련은 다양해서 외과수료 후 혈관외과를 세부전문으로 수련하는 경우도 있고 처음부터 혈관외과 전문의로 수련하는 경우도 있다.

- 우리나라의 경우 외과전공의 4년을 수료하여 외과 전문의를 취득한 뒤 2년간의 세부전공 과정을 통해 혈관외과의사가 된다.

⑥ 혈관외과는 심장의 혈관, 두개골, 흉부대동맥궁을 제외한 신체 전반의 동맥, 정맥, 임파관에 발생하는 질병, 〈표 5-21〉의 질병 등 선천성기형, 종양, 외상 등을 다룬다.

〈표 5-21〉 혈관외과에서 진료하는 질병

급성심부정맥 혈전증, 혈전후증후군, 급성하지 허혈증, 하지정맥류, 동맥색전증, 만성하지 허혈증, 대동맥-장골 동맥 폐색증, 복부대동맥, 만성신부전, 장허혈 등

5) 심혈관외과

심장혈관질환에 대한 진단 및 치료, 예방과 관련된 업무를 수행할 수 있는 능력을 갖추기 위해 심장혈관계의 구조와 기능을 파악하고, 주요 심장질환과 혈관질환의 병태생리를 이해하여 심장혈관 환자진료에 활용할 수 있는 학문이다(그림 5-19).

- 심장혈관계질환을 진단하기 위한 검사방법 및 해석에 대해 경험을 쌓아야 하며, 혈액 및 조혈기관의 정상, 비정상 상태에 관한 기본지식과 병인, 병변, 병태생리를 이해하여 혈액질환의 진단, 예방, 치료에 활용할 수 있도록 하는 과이다.
- 심혈관 외과학과(cardiovascular surgery)에서 치료하는 항목 : 고혈압, 허혈성 심장질환, 죽상경화증, 뇌혈관질환, 부정맥 등이 있다.

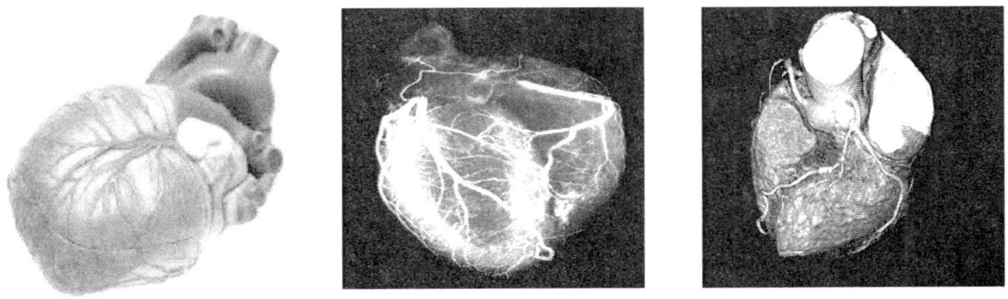

(a) 심장혈관 모형 (b) 심장혈관 조형술 (c) 심장혈관 CT 촬영모습

[그림 5-19] 혈관모습

6) 내분비외과

갑상선, 부갑상선, 부신의 각종 질환 및 췌장의 내분비질환에 대한 진료, 검사 및 상담을 하고, 호르몬과 관계된 내분비 계통의 질환은 진단, 치료, 수술 후 관리가 일원화되어야 한다. 내과의 각종 분과 및 방사선 종양학의 연계도 일원화되어야 하는 특징이 있으며, 내분비외과의 치료항목으로 갑상선, 부갑상선, 부신 등이 있다.

7) 유방내분비외과

유방외과에서 주로 다루는 몸의 기관은 유방이며, 유방암, 양성 유방질환의 진단 및 치료 이외에도 유방 정기검진 위주로 진료한다(그림 5-20).

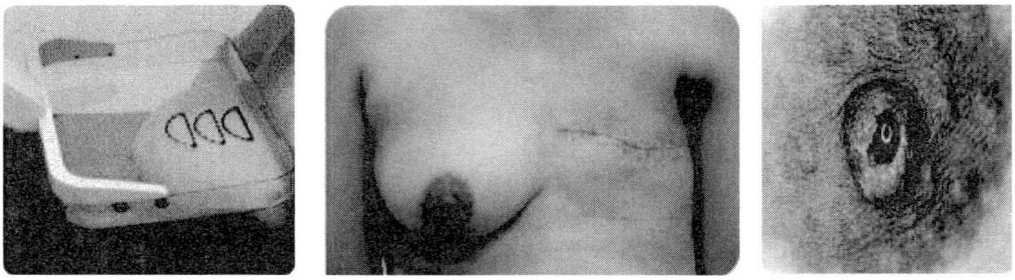

(a) 유방촬영술 (b) 유방절제술 (c) 유방암 증상

[그림 5-20] 유방내분비외과

① 유방암은 미국 및 서구의 여러 나라에서 여성에게 발생하는 가장 흔한 암으로 국내에서도 생활 패턴의 서구화 경향, 조기 유방암 검진에 대한 인식의 변화 등으로 그 빈도는 매년 증가하고 있다.

② 유방 내분비외과는 유방에 생기는 종양, 갑상선의 종양, 부갑상선의 종양 및 부신의 종양을 다룬다(표 5-22).

〈표 5-22〉 유방내분비외과에서 진료하는 질병

유관확장증, 섬유선종, 지방종, 유방통, 갑상선 유두암, 갑상선 여포암, 갑상선 여포성 종양, 갑상선 수질암, 갑상선 역형성암, 그레이브스병, 쿠싱증후군, 섬유낭성변화, 과오종 관내유두종, 경화성 선종, 유방암, 엽상종양, 부갑상선선종, 부갑상선 기능항진증, 부갑상선 과형성, 부갑상선암, 알도스테론 분비선종, 갈색세포종 등

8) 정형외과

뼈뿐만 아니라 사지의 근육에 관련된 질병, 그리고 척추에 관한 질병을 치료 하지만 해당 분야가 너무 광범위하기에 질환이 발생한 부위별로 세분하여 진료를 하게 되고, 주요 진료분야는 수부, 견주관절, 족관절, 무릎, 고관절, 척추, 소아, 종양으로 나누어진다.

현대는 사지와 척추 그리고 그 부속기의 형태와 기능을 내과적, 외과적, 물리학적 방법으로 연구하고 보존하며 회복 및 발전시키는 의학의 한 분야로 정의할 수 있다(그림 5-21).

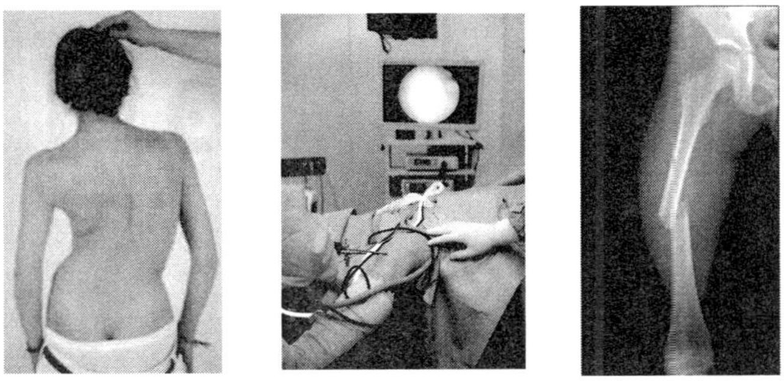

(a) 척추측만증 (b) 관절내시경 (c) 대퇴부 골절

[그림 5-21] 정형외과

① 정형외과(Ortho Surgery, 또는 Osteo Surgery : OS)의 주요 치료법 : 수술적 치료뿐만 아니라 약물요법, 물리치료, 보장구요법, 의지 등의 보존적 치료와 적극적인 수술적 치료로 나눌 수 있다.

- 뼈, 인대, 연골, 신경 등의 질환 및 손상을 정확히 진단하고 치료하기 위하여 최신 자기공명영상검사 및 컴퓨터단층촬영, 골 주사검사 등을 시행하고 있고, 최신의 관절내시경 장비와 레이저, 컴퓨터항법장치 등이 였고, IMS장비를 이용한 근골격계 통증에 대한 효과적인 치료를 한다.

② 근육이나 골격 등 운동기관의 기능장애나 형태이상의 예방, 치료, 교정을 연구하는 임상의학, 노동재해나 교통사고 등에서 생기는 중증외상인 골 및 관절의 손상을 합병하는 것까지 그 활동영역이 넓어졌다.

- 팔, 다리, 척추를 구성하는 모든 해부학적인 구조에 대하여 진료를 한다.
- 피부, 지방, 섬유조직, 뼈, 근육, 힘줄, 신경, 혈관, 관절낭, 인대 등에 이상이 생기는 경우 정형외과에서 진료를 실시한다.

③ 정형외과 질환의 원인 : 외상, 대사성이상, 감염, 선천성 기형, 퇴행성관절염, 동맥경화, 종양 등 매우 다양하고 분야가 광범위하여 질환이 발생하게 되면 부위별로 세분화하여 진료를 하며, 주요 진료 분야를 나누면 수부, 무릎, 고관절, 척추, 소아, 종양으로 나눌 수 있다(표 5-23).

〈표 5-23〉 정형외과에서 진료하는 질병

외상에 의한 근육과 혈관 및 신경의 손상, 골절, 탈구, 염좌, 다지증, 선천성기형, 수근관 증후군, 신경질환, 종양, 염좌, 관절염, 연골손상, 십자인대파열, 반원살 연골판 파열, 퇴행성질환이나 염증성질환에 의한 관절염, 대퇴 골두

무혈성 괴사, 척추측만증, 디스크, 척추후만증, 소아에 발생하는 질환, 당뇨병성 족부, 선천성 손기형, 수부 외상, 구루병, 아킬레스건 파열, 고관절이형성증, 결절종, 요통, 재발성 견관절 전방 탈구, 피로골절, 건손상, 관절염, 변형성 고관절증, 원판형 반월상연골, 반달연골 이상, 골수염, 골괴사, 병적골절, 척추병증, 아킬레스건염, 베이커낭종, 내반슬, 소건막류, 요족, 듀피트렌구축, 내연골종, 무지(엄지)중수지 관절측부인대손상, 내상과염, 망치족지, 이소성골화증, 외반슬, 슬개건염, 노인성척추후만증, 테니스엘보, 건초염, 일과성고관절활액막염, 횡단성 척수염, 거북목 증후군, 척추분리증, 신경근병증, 좌골신경통, 지간신경종, VDT 증후군, 후종인대 골화증, 석회성 건염, 염좌, 천추골골절, 오스굿씨병, 척추신생물, 뼈의 신생물, 대퇴골절, 경골과 비골골절, 원위요골과 척골골절, 슬관절장애, 반월판연골손상, 회전근개증후군, 손목수근관증후군, 요추관협착증, 요추전방전위증, 골절 후 부정유합, 불유합, 방아쇠수지, 척추골수염, 팔죽지골절, 근막통증증후군, 육종, 통풍성관절염, 외상에 의한 척추손상, 척추측만증, 족저근막염, 요추추간판탈출증, 연부조직육종, 십자인대손상, 점액낭염, 연골연화증, 무릎관절증, 쇄골골절, 섬유종, 두개골골절, 슬개골골절, 지체장애 등

9) 성형외과

성형외과는 성형을 담당하는 특수 외과분야이며, 현대사회는 채집이나 수렵시대에 비해 삶에 여유로 미를 가꾸는데 관심이 높아지고 있는 의학 분야가 성형분야인데, 흔히 성형을 단순히 미용의 수준에서 이해하는 경우가 많지만, 이보다는 신체적으로 가진 구조적인 변형이나 기형을 수정하여 제 기능을 할 수 있도록 결함을 폭넓게 교정하는 것이며, 신체 외부에 나타나는 선천성 기형 또는 후천성 변형이나 결손을 그 기능과 모양에 있어서 정상상태에 가깝도록 교정해주는 외과분과이다.

① 성형외과(Plastic Surgery : PS)는 머리에서 발끝까지 우리 몸의 외적인 전체 부분이며, 일반적인 미용성형뿐만 아니라 선천적 기형 및 후천적으로 받은 외상에 대해 조직의 이식 등 외과적 수기를 써서 기능회복뿐만 아니라 정상적인 모양으로 고치거나 만들어 내는 진료과이며, 선천적 또는 후천적 기형과 결손, 변형 등의 형태와 기능장애를 회복하여 결함을 교정한다(그림 5-22).

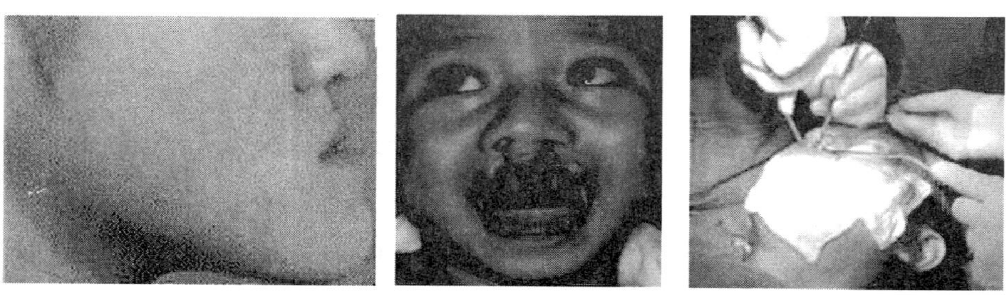

(a) 하악전돌증 환자 (b) 구순구개열 (c) 성형외과 수술

[그림 5-22] 성형외과

② 선천적 또는 후천적 외형의 이상을 그 기능과 모양에 있어서 정상 혹은 그에 가깝도록 교정해주는 분야이다. 〈표 5-24〉와 같은 분야를 재건 성형분야라고 하고, 미용을 위한 성형을 미용성형분야라고 한다.

〈표 5-24〉 성형외과에서 진료하는 질병

선천성 안면기형, 안면골절, 얼굴손상, 두경부손상, 유방손상, 화상, 손가락 기형, 코재건, 얼굴신경마비 재건, 체부재건, 사지 재건, 쌍꺼풀 수술, 얼굴윤곽, 코세우기, 모발이식, 유방성형, 상처성형 두개유합증, 구순열, 구개열, 안면비대칭, 두개안면부조화, 노안얼굴, 비변형, 취한증, 무지외반증, 지방종, 매몰귀, 양안격리증, 소이증, 돌출귀, 안검하수, 안와골절, 턱 머리뼈 바닥의 관계 이상, 눈꺼풀장애, 턱크기의 주요 이상, 당뇨병성 족부, 흉터 등

10) 흉부외과

인체 중 흉부, 즉 가슴에 위치하는 심장, 폐, 기관, 식도, 대동맥 등 생명유지에 기본이 되는 중요 장기의 질환과 흉벽, 종격동, 횡격막, 늑막 등에서 발생된 질환을 진단한다. 주로 수술적 방법으로 치료하는 전문 진료 분과이며, 다한증을 비롯한 다양한 혈관질환에 대한 진료도 담당하고 있다(그림 5-23).

- 중요 장기에 발생하는 질환별로 더욱 전문화된 하위 분과로는 성인심장외과, 일반흉부외과, 소아심장외과로 나뉜다.
  - 성인심장외과 : 후천성 판막질환, 관상동맥질환, 대동맥질환, 및 혈관질환 등을 치료한다.
  - 일반흉부외과 : 폐암, 식도암, 및 다한증 등 심혈관 이외의 모든 흉부질환을 치료하는 분과이다.
  - 소아심장외과 : 선천성 심장질환의 치료를 담당하고 있다.

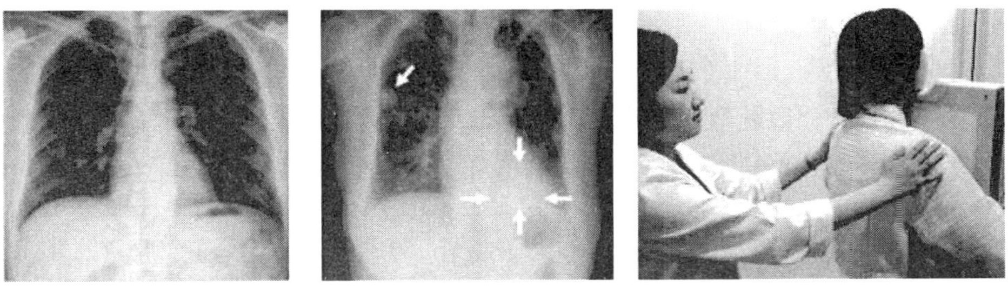

(a) 정상인의 폐 (b) 폐암환자의 폐 (c) X-선 촬영장견

[그림 5-23] 폐 X-선 사진

11) 소아외과

어린아이의 외과적 질환을 대상으로 하는 임상의학의 한 분야이며, 소아청소년은 성장기에 있고 같은 병명의 질환이라도 그 증세와 경과가 다른 경우가 많으며 치료방법, 사용하는 장비

등에도 차이가 있다(그림 5-24).

- 소아외과 : 신생아를 포함한 소아에서 발생하는 다양한 질환에 대한 수술적 치료 및 기초, 임상연구를 시행하는 외과의 한 세부전공분야이다.
- 소아외과의 주요 질환 : 서혜부 탈장, 쇄항, 선천성 거대결장증, 신생아 응급질환 등이 있다.
- 소아외과 : 소아청소년에게 생기는 외과적 문제를 다룬다.

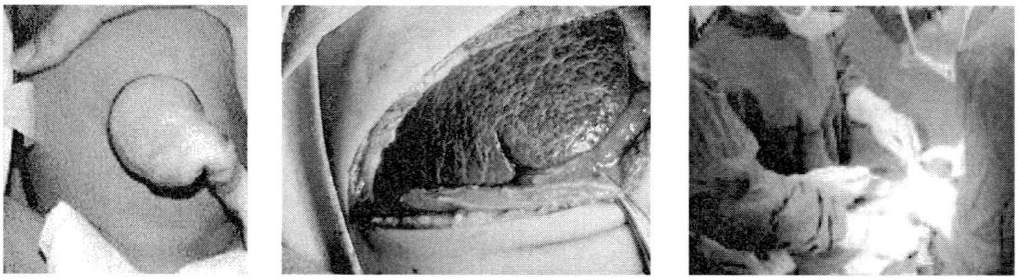

(a) 제대탈출증 (b) 담도폐쇄증 (c) 소아외과 수술

[그림 5-24] 소아외과

① 소아외과는 신생아과, 소아심장과, 소아내분비과, 소아감염과 등이 있다(표 5-25).

〈표 5-25〉 소아외과에서 진료하는 질병

담도폐쇄증, 선천성회격막탈장, 쇄항, 선천성거대결장증, 장중첩증, 신생아괴사성장염, 선천성십이지장폐쇄증, 비후정유문협착증, 선천성식도폐색증, 갑상선관낭종, 임파관낭종, 선천성공장-회장폐쇄증 등

3. 비뇨기과

소변을 만들고 운반하고 배설하는 기능의 요로계(신장, 요관, 방광, 요도)와 남성생식기계, 부속성선, 부신에 생기는 질환을 수술이나 시술 등으로 외과적으로 치료하는 과이다.

- 소변이 생성 저장되고 몸 밖으로 나가는 통로에 있는 콩팥, 요관, 방광, 요도 등 요로계 장기들과 음경, 고환, 정관 및 전립선 등 남성생식과 관련된 장기를 다루는 진료과로서 이들 장기에 발생된 질환들을 진단하고 주로 수술적인 방법으로 치료하고 있는 외과계의 한 분야라 할 수 있다.
- 질환은 비뇨기선천기형질환, 요로결석, 요로감염, 방광염, 신우신염, 요도염, 전립선염, 전립선비대증, 비뇨기계종양, 방광암, 신장암, 전립선암, 부신질환, 신장이식, 배뇨장애, 신경인성방광, 야뇨증, 여성요실금, 남성불임, 남성성기능장애, 내시경 및 복강경수술 등이다.

1) 남성불임

부부가 적어도 1년 이상 정상적인 성관계를 가졌지만 [그림 5-25]와 같은 남성 쪽의 문제로 인하여 임신하지 못하는 것이다.

> • 남성불임은 호르몬의 문제, 독성물질에의 노출, 감염, 외상, 고환에 생긴 문제, 정자의 문제, 정자가 배출되는 통로의 문제 등으로 인하여 생길 수 있다.

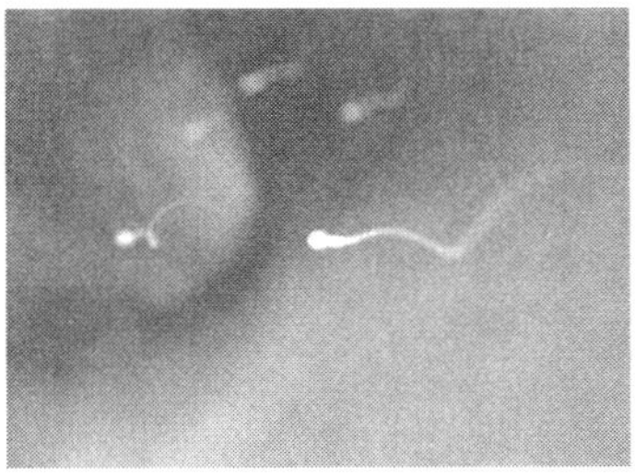

(a) 무정자증

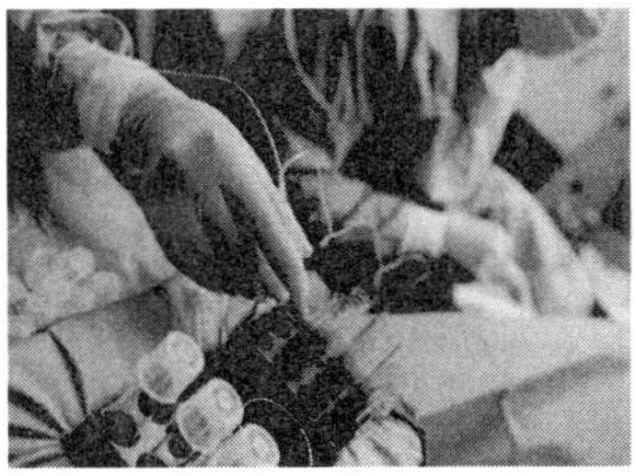

(b) 남성불임치료

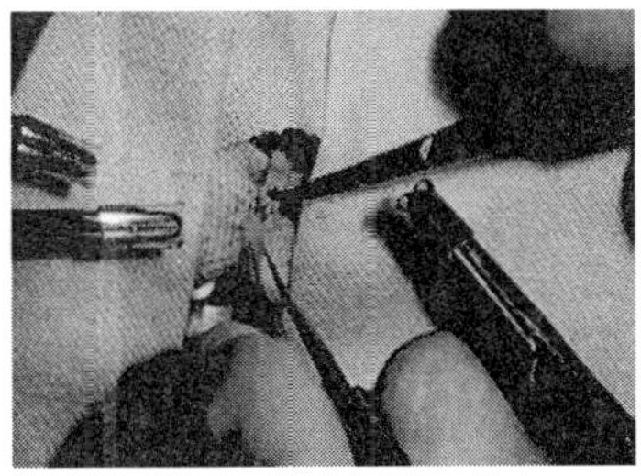

(c) 정관수술

[그림 5-25] 남성불임

2) 남성성기능장애

발기부전, 조루, 지루, 발기 지속증 등이 있다(그림 5-26).

> • 발기부전 : 성생활을 위하여 성기가 충분히 발기가 되지 않거나 유지되지 않는 것이다.
> • 조루 : 사정을 조절하기 힘들어 배우자와의 성행위에서 만족을 얻지 못할 정도로 빠른 극치감에 도달한다.
> • 지루 : 성적 흥분상태가 최고조에 달했음에도 불구하고 사정까지 도달하는 시간이 너무 길거나 사정이 어려운 상태이다.
> • 발기지속증 : 성적자극 없이 지속적으로 발기가 유지되는 것이다.

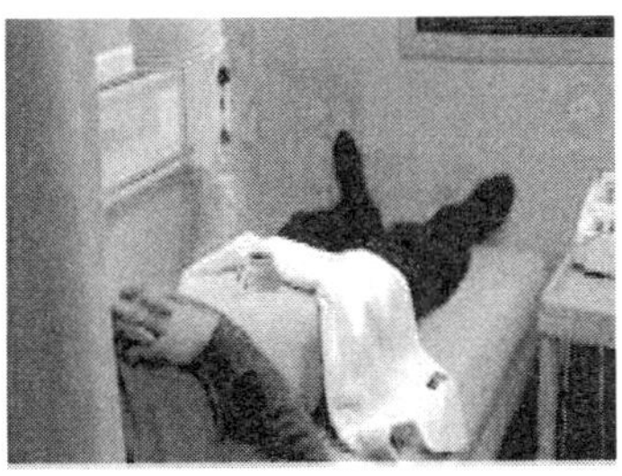

(a) 발기부전치료

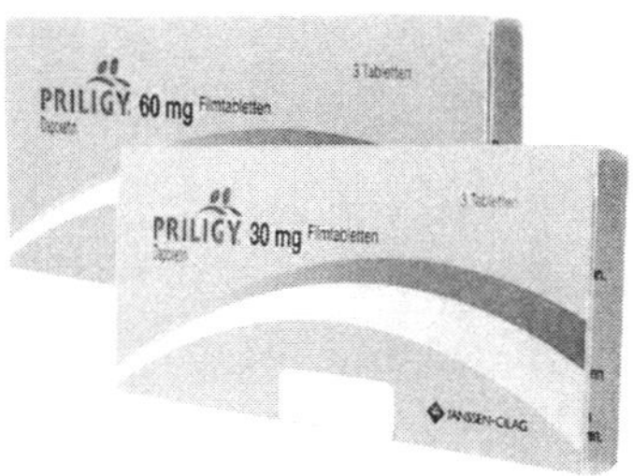

(b) 조루증 치료제

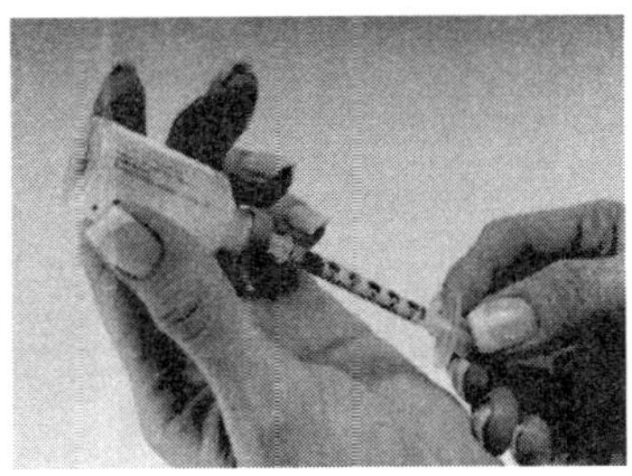

(c) 발기부전치료제

[그림 5-26] 남성성기능장애 치료

3) 여성 하부 요로질환

여성요실금, 요도게실, 여성 요도증후군, 요도카룬클, 과민성 방광 등이 있다(그림 5-27).

- 요실금 : 자신의 의지와는 상관없이 요도를 통하여 소변이 나오는 증상이다.
- 요도게실 : 요도주위 분비샘의 염증으로 인한 요도골반인대의 막에 국한된 요도의 곁주머니이다.
- 여성 요도증후군 : 요도에 염증이나 질환이 나타나지 않고 원인균이 나타나지 않으나 빈뇨, 급박뇨, 절박뇨, 불편감, 배뇨통, 성교 후의 통증 등이 복합적으로 나타나는 경우이다.
- 요도카룬클 : 양성의 혈관종으로 외요도구의 아래 방향에 딸기 모양의 붉은 색 종물로 발생하는 양성 종물이다.
- 과민성방광 : 요로감염이 없고 다른 명백한 질환이 없지만 소변을 참지 못하거나, 강하고 갑작스럽게 요의를 느끼거나, 빈뇨나 야간뇨가 동반하는 경우이다.

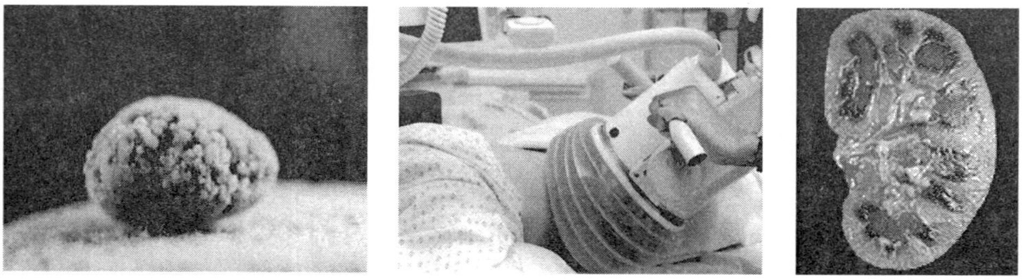

(a) 요로결석 (b) 요로결석 치료 (c) 신우신염

[그림 5-27] 여성 하부 요로질환

4) 신경인성 방광

각종 신경질환에 의하여 방광과 요도에 이상이 나타나는 경우이며, 신경인성 방광을 유발하는 신경질환은 뇌졸중, 치매, 척수염, 척수손상, 말초신경질환, 파킨슨병 등이 있다(그림 5-28).

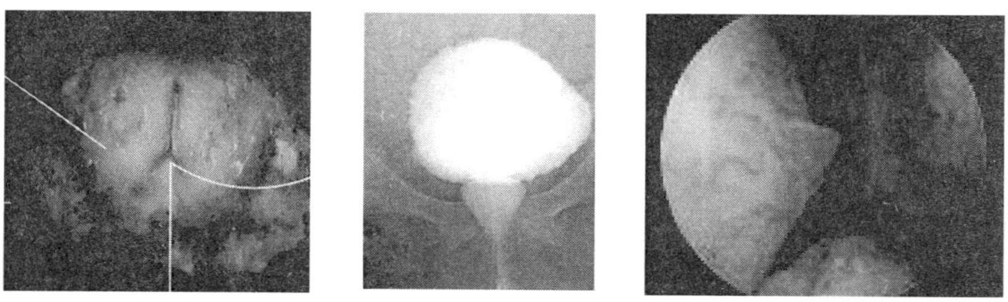

(a) 전립선염 (b) 신경인성 방광

[그림 5-28] 신경인성 방광

5) 비뇨기계 질환

소아청소년과 성인남성의 비뇨기계에 생긴 질환이다.

① 고환과 음낭 질환 : 정류고환, 음낭수종, 고환염전 등이 있고 수술적 교정을 필요로 한다(그림 5-29).

- 정류고환 : 고환이 음낭에서 만져지지 않는 경우이다.
- 음낭수종 : 음낭에 물주머리 모양의 혹이 만져지는 경우이다.
- 고환염전 : 고환이 꼬여서 급성 음낭통을 유발하는 경우이다.

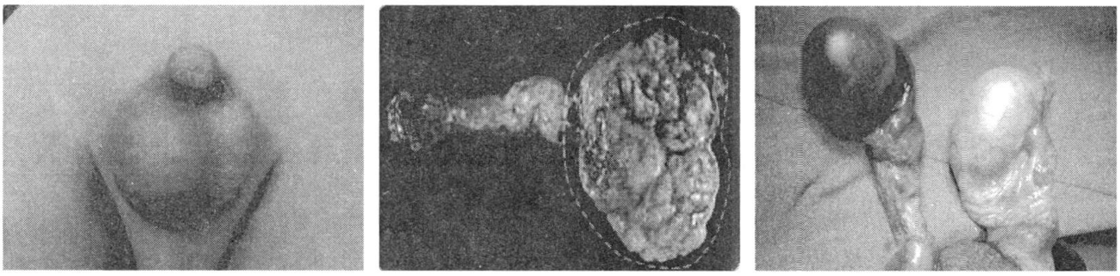

(a) 음낭수종 (b) 고환암 (c) 고환염

[그림 5-29] 고환과 음낭질환

② 음경과 남성 요도 질환 : 요도하열, 귀두포피염 등이 있다(그림 5-30).

- 요도하열 : 요도의 입구가 음경의 끝부분에 위치하지 않고 정상적인 부위보다 아래쪽에 위치하는 것이다.
- 귀두포피염 : 포피안에 이물질이 포피에 자극을 주어 염증을 일으키는 것이다.

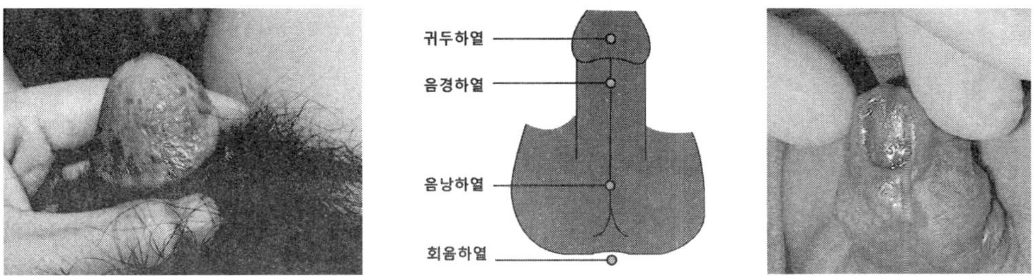

(a) 귀두포피염 (b) 요도하열 위치 (c) 요도하열

[그림 5-30] 음경과 남성 요도질환

③ 방광 질환 : 야뇨증, 방광외번증, 요막관병 등이 있다(그림 5-31).

- 야뇨증 : 비뇨기계에 뚜렷한 이상이 없고 낮에는 소변을 잘 가리다가 밤에 오줌을 지리는 것이다.
- 방광외번증 : 선천성 기형으로 남성의 경우 음경은 배부로 당겨져 있고 불완전하다.
  - 요도가 개방되어 요도상열을 형성하게 된다.
  - 여성의 경우에는 음핵이 분리되고 음순이 넓게 분리되어 있다.
- 요막관병 : 태어나면 요막관이 정상적으로 막혀야 하는데 막히지 않아 오줌이 새는 것이다.

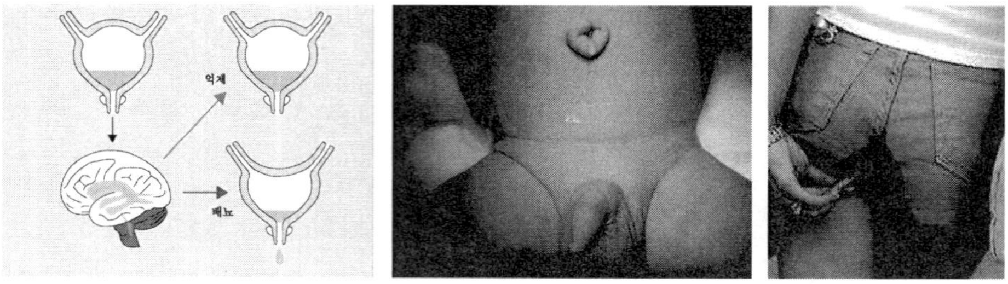

(a) 야뇨증 (b) 요막관병 (c) 요실금

[그림 5-31] 방광질환

④ 요관 질환 : 대개 수술적인 교정이 필요하며 방광요관 역류, 중복요관, 이소성 요관, 신우요관이행부폐색, 요관류, 거대요관 등이 있다(그림 5-32).

- 방광요관 역류 : 소변을 볼 때 소변이 몸 밖으로 나가는 동시에 신장이나 요관으로 역류하는 것이다.
- 중복요관 : 선천성 기형으로 완전중복 요관, 불완전중복 요관으로 나눈다.
  - 완전중복 요관 : 요관이 각각 2개 존재하고, 소변이 역류할 수 있다.
  - 불완전중복 요관 : 요관 2개가 내려오다가 하나로 합쳐지는 것이다.

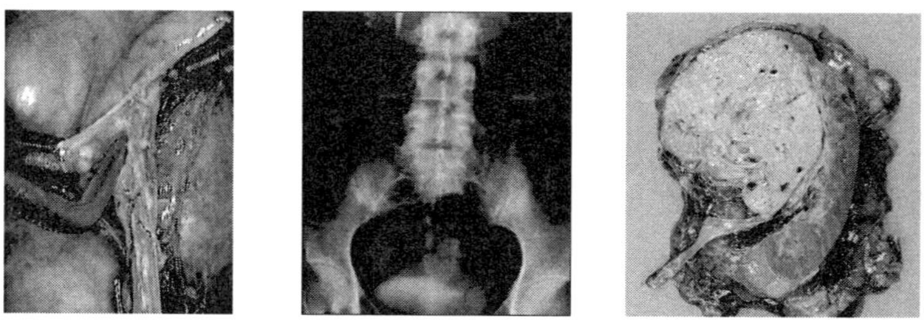

(a) 요관협착 (b) 요로조영술 (c) 신우요관암 적출

[그림 5-32] 요관질환

⑤ 신질환 : 낭종성 신질환 [그림 5-33] (a), 융합신, 신장이형성 등이 있다.

- 낭종성 신질환 : 신낭종 질환의 경우로 여기에서 신낭종은 산실질내에 상피세포로 이루어진 원형 혹은 타원형의 낭포 내에 비정상적인 액체가 고인 것이다.
- 융합신 : 선천적으로 양쪽의 신장이 하나로 붙어 있는 것이다.
- 신장이형성 : 신장이 태생기 때 제대로 분화되지 못하여 정상적인 기능을 할 수 없는 상태이다.

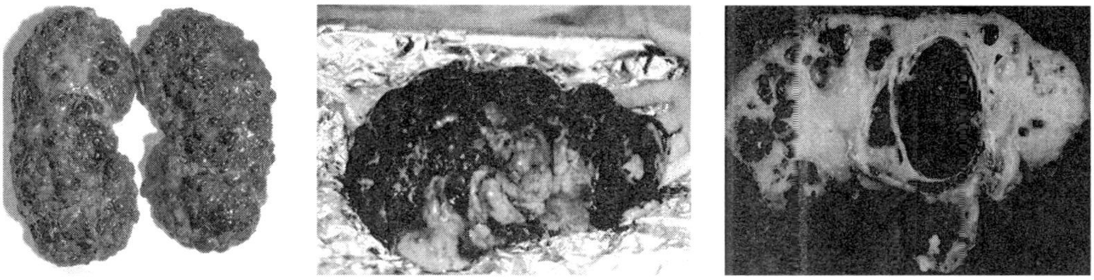

(a) 낭종성 신질환 (b) 다낭성 신질환 (c) 신부전말기

[그림 5-33] 신질환

⑥ 전립선비대증 : 50세 이상 남성 방광의 배출장애를 나타내는 증상이다(그림 5-34).

- 전립선비대증 : 전립선이 비대해지는 것이 아닌 방광경부 가까운 후부요도에 있는 부전립선의 선종으로서 그것이 증대해지기 때문에 외선이 압박을 받는 것이다.
  - 증상 : 배뇨개시까지 시간이 걸리고 소변줄기가 가늘고 힘이 없으며 중간에 끊기거나 끝날 때까지 시간이 오래 걸린다.
  - 배뇨 후에도 일부가 방광에 남고 밤에도 배뇨를 위해 자주 잠에서 깬다.

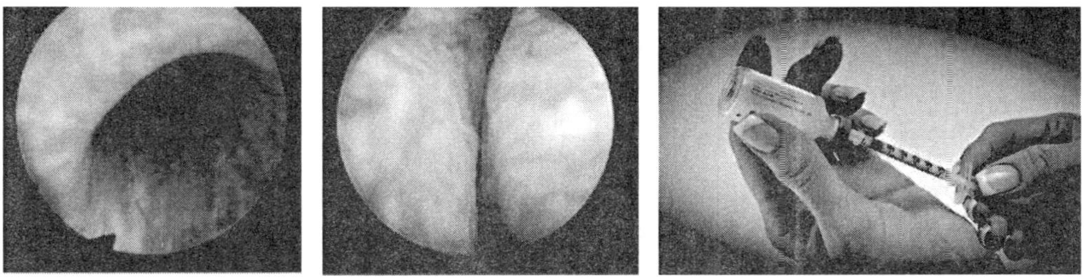

(a) 정상 전립선 (b) 전립선비대증 (c) 전립선암 치료약

[그림 5-34] 전립선비대증

6) 부신질환

부신에 발생하는 형태적 · 기능적 이상이며, 부신은 좌우 신장의 위에 깔대기를 덮어 쓴 모양으로 자리하고 있는 호르몬 생성기관이고, 일반인들에게 잘 알려져 있지 않으나 부신은 체내 대사 작용에 꼭 필요한 호르몬을 생성하는 기관으로 부신호르몬 생성이 적절하지 않으면 인체에 심각한 영향을 미칠 수 있으며, 생명에 위협을 초래하기도 하므로 꼭 치료해야 한다(그림 5-35).

- 부신 : 수질(속질)과 피질(겉질)로 구성되어 있고 각각 생성하는 호르몬 또한 다른데 부신수질은 말초교감신경계의 대표적인 기관으로 스트레스 호르몬이라고 하는 카테콜아민을 분비한다.
- 부신피질 : 여러 가지 스테로이드를 생성하는데 이는 뇌하수체의 부신피질 자극 호르몬에 의해 조절되고, 변성, 순환장애, 종양, 진행성병변 등을 포함한다.
- 부신질환 : 부신성기증후군, 신경모세포종, 갈색세포종, 원발성 알도스테론증, 쿠싱증후군, 부신피질암 등이 있다.

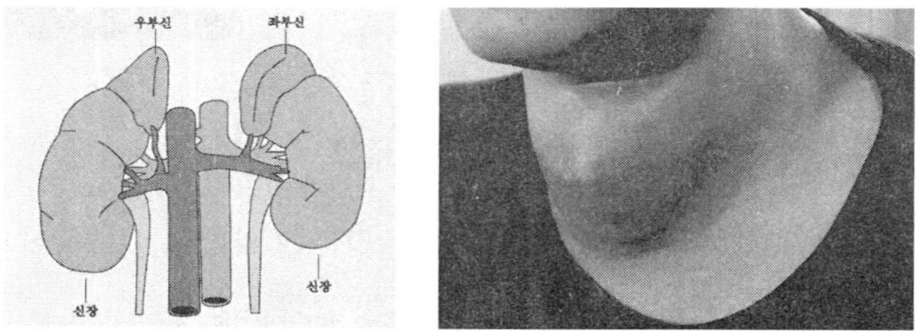

(a) 부신의 위치 (b) 갑상선염

[그림 5-35] 부신질환

① 쿠싱증후군(Cushing's Syndrome) : 부신피질에서 생산되는 글루코코르티코이드의 일종인 코티솔의 과잉분비로 발생하는 질환으로, 보름달모양 얼굴을 띠게 되며 뒷목에 볼록하게 지방이 축적되어 버팔로 혹(Buffalo Hump)이 발생한다(그림 5-36).

- 사지에 비해 몸통이 비만하게 되어 복부 혹은 둔부에 살트임(Striae)이 나타날 수 있으며 성기능감퇴, 무월경, 골다공증, 다모증, 여드름, 고혈압, 당뇨, 우울증을 동반할 수 있다.
- 부신피질 호르몬을 분비하게 하는 원인의 질환은 다양한데, 뇌하수체종양, 이소성 부신피질 자극 호르몬분비 종양, 부신피질 과증식, 기타 약물투여 등 원인에 따라 수술적 치료 및 내과적 치료를 받게 된다.

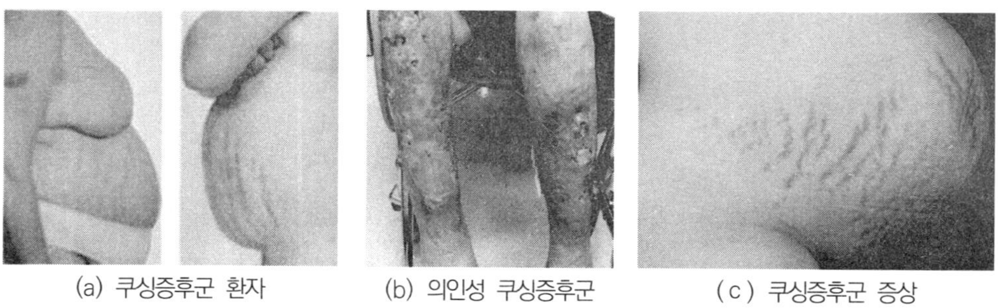

(a) 쿠싱증후군 환자 (b) 의인성 쿠싱증후군 (c) 쿠싱증후군 증상

[그림 5-36] 쿠싱증후군

② 부신피질 기능 저하증 : 부신피질의 파괴에 의한 일차성 부신피질 저하증과 뇌하수체의 기능저하로 인한 이차성 부신피질 저하증으로 분류한다(그림 5-37).

- 증상 : 전신쇠약, 체중감소, 기립성 저혈압, 오심, 구토, 색소과다침착을 보일 수 있으며, 원인질환에 따라 적절한 치료와 함께 스테로이드 보충을 받아야 한다.
- 부신피질기능이 떨어져 있는 환자는 급성 스트레스 상황(예 외상, 감염, 수술 등)에 적절하게 스테로이드를 증량하여야 하므로 전문의와 상의가 필수적이다.

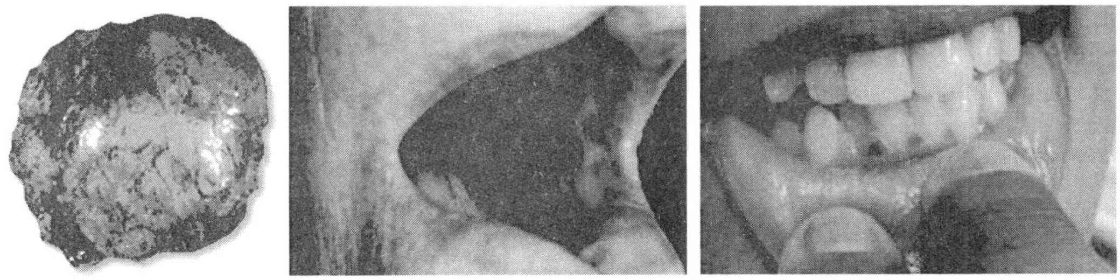

(a) 부신피질 선종 (b) 부신피질 기능저하 (c) 데디슨병

[그림 5-37] 부신피질 기능저하증

③ 갈색세포종 : 부신수질 또는 그 주변에 종양이 생기는 것으로 카테콜아민을 과다 생성한다. 증상은 발작성 고혈압, 심계항진, 두통, 발한 등이 가능하며 고혈압치료를 받고 있음에도 갑작스런 심계항진과 함께 혈압이 상승하는 것이 특징이다(그림 5-38).

- 소변검사와 혈액검사로 선별검사 후 의심이 되면 부신 컴퓨터촬영이나 핵의학 검사를 통해 확진을 하게 된다.
- 종양이 확인되면 적절한 처치(고혈압 치료, 빈맥조절, 수액공급 등) 후 종양절제술을 시행하고 이후 재발에 대한 추적검사를 하게 된다.

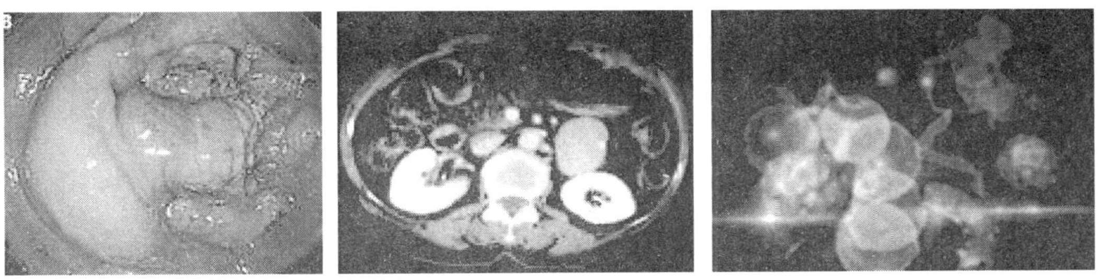

[그림 5-38] 갈색세포종

7) 비뇨기 종양

비뇨기에 종양이 생기는 것으로 신장암, 방광암, 요관암, 전립선암, 고환암 등이 있다(그림 5-39).

- 신장암 : 신장에서 소변을 만드는 역할을 하는 실질에 발생하는 악성종양이다.
- 방광암 : 방광에 발생하는 악성종양으로 60~70대에 주로 발생하고 남성이 여성보다 3~4배 많이 발병한다.
- 요관암 : 신우와 요관에 발생하는 암이다. 그밖에 전립선암, 고환암, 음경암, 요도암 등이 있다.

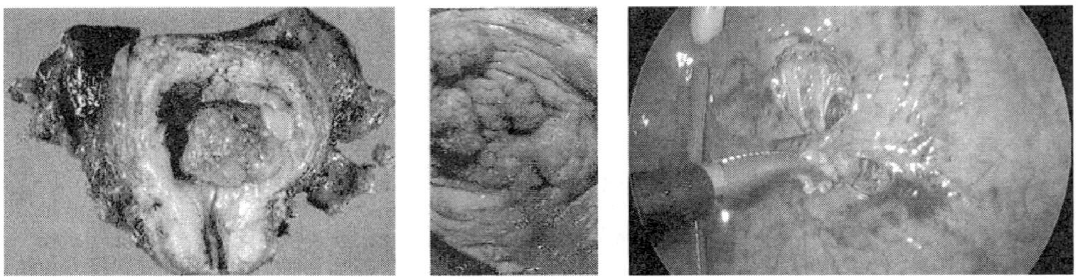

[그림 5-39] 비뇨기 종양

8) 비뇨기 손상

고환손상, 음경손상, 요관손상, 신장손상, 방광손상, 요도손상 등이 있으며, 일반적으로 외부충격에 의해서 콩팥이나 소변이 차 있는 방광파열이 발생하는 경우가 많다(그림 5-40).

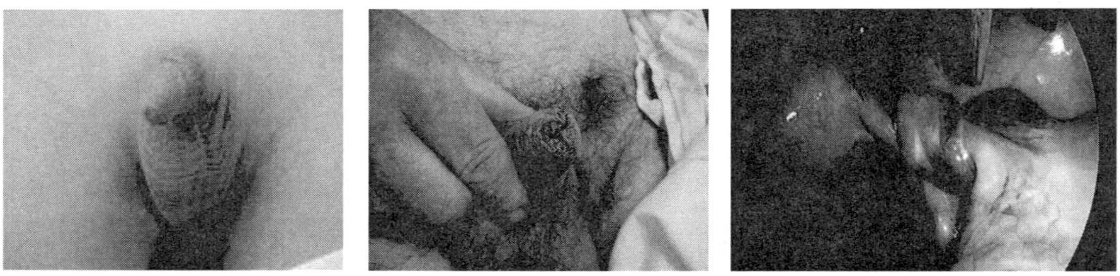

(a) 고환손상 (b) 음경손상 (c) 염전꼬임

[그림 5-40] 비뇨기 손상

9) 요로결석

칼슘 등이 뭉쳐서 돌 같이 단단한 물질을 형성하여 소변이 통과하는 길을 막고 있는 병으로 콩팥, 수뇨관, 방광 및 드물게는 요도에 돌이 걸릴 수 있다(그림 5-41).

- 나이 많은 남자에게 잘 생기는 질환으로 요로결석이 있으면 급성신우신장염이나 방광염 같은 비뇨기 감염이 잘 걸린다.
- 신우신장염이 자주 걸리고 만성신우신장염이 되면 치료하기 어렵고 콩팥기능이 나빠져서 문제가 커진다.

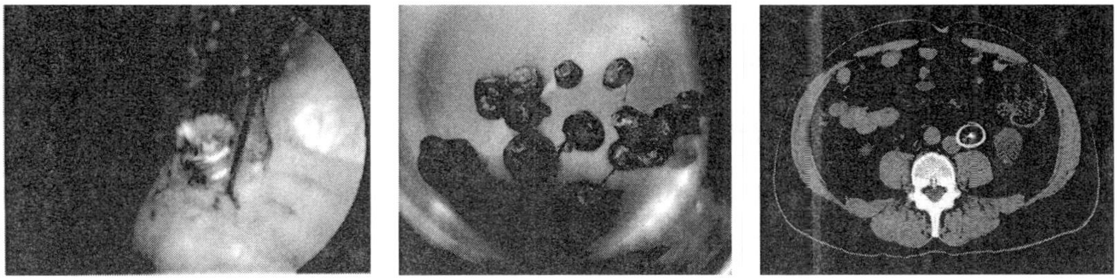

(a) 결석 내시경 시술 (b) 결석 (c) 요관결석

[그림 5-41] 요로결석

10) 요로계 감염

요로에 세균감염이 생긴 것을 요로감염이라고 하고, 상부 요르감염과 하부 요로감염으로 분류된다(그림 5-42).

- 상부 요로감염 : 패혈증, 전신감염, 신우신염, 신농양으로 발전할 수 있다.
- 하부 요로감염 : 고환염, 부고환염, 방광염, 전립선염 등이 있다

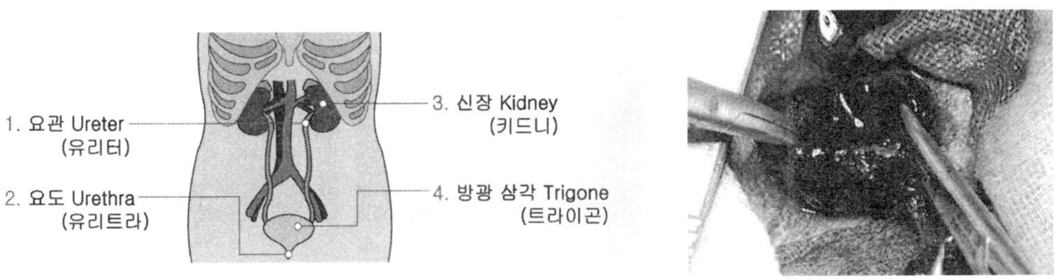

(a) 요로감염부위 (b) 방광염

[그림 5-42] 요로계 감염

11) 성적 접촉 전파성 질환

성병은 성적인 접촉을 통하여 전파하는 질환이며, 30여종의 성병이 있다. 또한 세균, 바이러스, 기생충 등 다양한 원인에 의하여 발생하고, 트리코모나스증, 임질, 콘딜로마, 에이즈, 연성하감, 성기 클라미디아 감염증 등이 있다(그림 5-43).

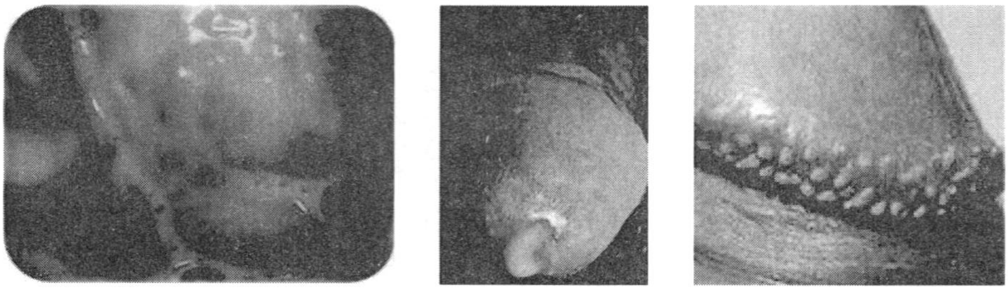

(a) 트리코모나스증　(b) 임질　(c) 콘딜로마

[그림 5-43] 성적 접촉 전파성 질환

12) 외성기 피부질환

외성기 피부질환으로는 사면발이, 옴, 매독 등이 있다(그림 5-44).

- 사면발이 : 이인 프티루스 푸비스에가 음모에 기생하면서 생기는 감염질환이다.
- 옴 : 옴 진드기에 의하여 발생되는 것으로 전염성이 매우 강한 질환이다.

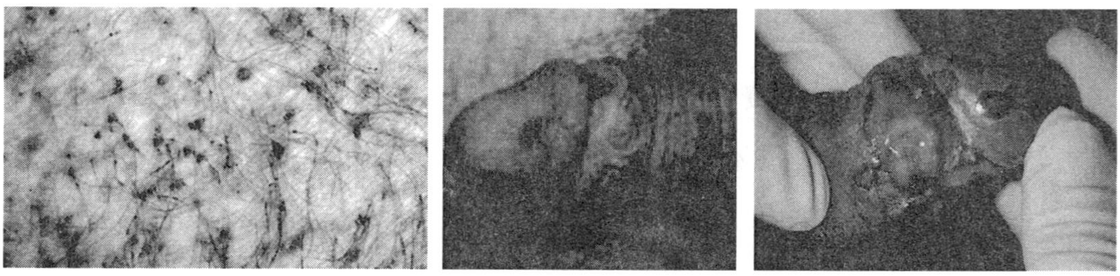

(a) 사면발이　(b) 옴　(c) 매독

[그림 5-44] 외성기 피부질환

13) 비뇨기과 진료질병

비뇨기과 진료 분야는 남성불임, 남성성기능장애, 여성 하부 요로질환, 신경인성 방광, 소아 비뇨기계 질환, 전립선비대증, 부신질환, 비뇨기질환, 비뇨기손상, 요로결석, 요로계 감염, 성적 접촉 전파성 질환, 외성기 피부질환이 있다(표 5-26).

〈표 5-26〉 비뇨기과에서 진료하는 질병

남성갱년기, 신장의 신생물, 신우요관암의 전이, 요관결석, 야뇨증, 귀두포피염, 잠복고환증, 배뇨곤란, 부고환염, 임균성 요도염, 혈정액증, 요도하열, 남성불임, 음낭내 부속기 염전, 비임균성 요도염, 포경, 고환염, 감돈포경, 조루,

음경 발기지속증, 소변정체, 정류고환, 고환의 염전, 신우요관폐색, 요실금, 방광요관역류, 만성 전립선염, 방광의 신경근육 기능장애, 요관협착, 방광소장 누공, 방광질 누공, 무증상세균뇨, 임질(임균감염증), 정자부족증, 음경만곡증, 성병, 무정자증, 정계정맥류, 방광탈, 간질성 방광염, 음경암, 낭성신장질환, 부신종양, 양성 전립선비대증, 전립선암, PSA 상승, 신결석, 방광암, 신우요관암, 요로감염, 스트레스성 요실금, 음낭수류, 모호한 생식기, 급성방광염, 혈뇨, 전이성 신장암, 만성신우신염, 고환종양, 파라핀종, 신세포암종

4. 산부인과

임신 및 출산과 부인을 다루는 의술의 한 부문이고, 여성의 생식기에 대한 질병을 다루며, 모든 여성을 대상으로 결혼, 임신, 분만, 산욕, 폐경, 불임 및 여성의 자궁, 난소, 난관, 기타 자궁부속기 등에 이상이 있는 질환을 가진 환자를 진단하고, 약물요법 및 수술요법으로 치료하고 관리하는 과이며, 여성의 생식 기능과 연관된 정상 생리 및 질병을 다룬다.

- 산부인과(obstetrics, gynecology)는 크게 산과와 부인과로 구분된다.
  - 산과 : 임신, 출산 등 모체와 태아의 건강을 돌보고 20대와 30대 등 출산연령의 여성을 주로 진료대상이다.
  - 부인과 : 성병을 포함한 양성 생식기 질환을 다루고 자궁암 등 부인병의 발병률이 높은 40대 이상의 여성을 주로 진료 대상은 일반 부인학과, 악성 생식기 종양을 다루는 부인종양학과, 생식내분비학이나 배뇨이상 및 골반 장기 탈출증 등을 다루는 비뇨부인과로 나눈다.

1) 산 과

20대와 30대 등 출산연령의 여성을 주로 진료하며, 임신 전 상담, 정상 임신, 임신성 당뇨나 임신중독증 등의 고위험임신, 출산 등을 관리하고, 주요시술은 제왕절개, 정상분만, 자연분만 등을 시행한다(그림 5-45).

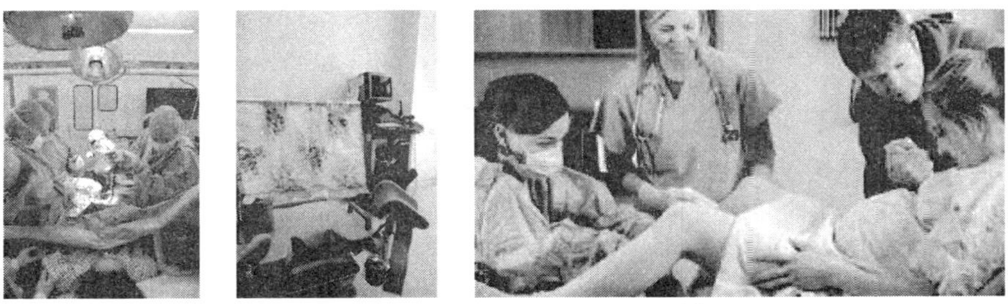

(a) 제왕절개 (b) 정상 분만실 (c) 자연분만

[그림 5-45] 산부인과

2) 일반부인과

자궁암 등 부인병의 발병률이 높은 40대 이상의 여성을 주로 진료를 하고, 자궁근종, 자궁선근증, 난소낭증, 자궁내막증, 골반염 등의 양성질환을 진료한다(그림 5-46).

> • 주요시술 : 자궁부속기 제거술, 인공수정, 요실금수술, 시험관아기시술, 자궁절제술 등이 있다.
> - 질염, 골반염, 방광염 등의 염증성 질환 및 난소에 생기는 질환 등은 적절한 치료를 받으면 잘 치료되는 질환으로 연령에 관계없이 생길 수 있다.

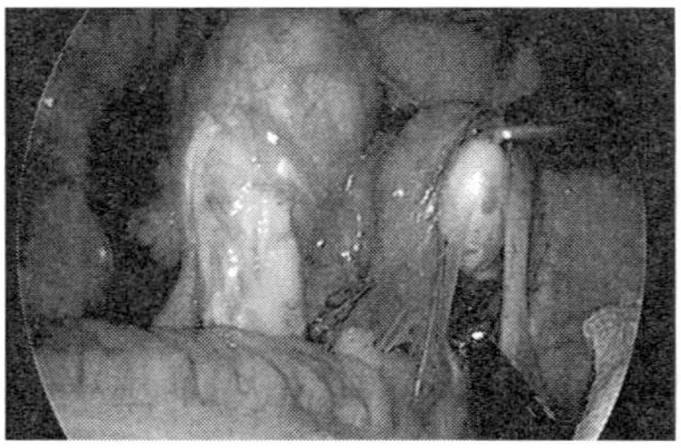
(a) 난소낭종

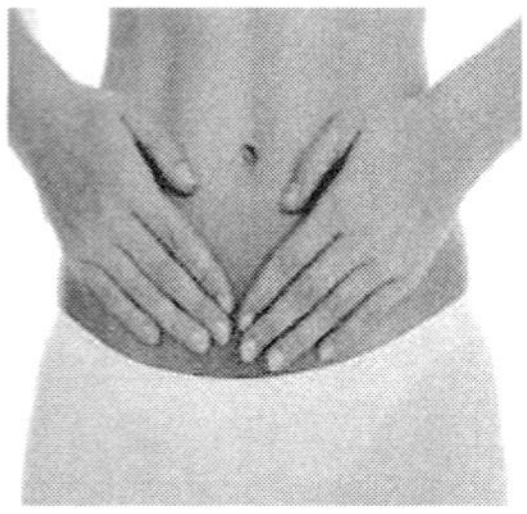
(b) 골반염(복통)

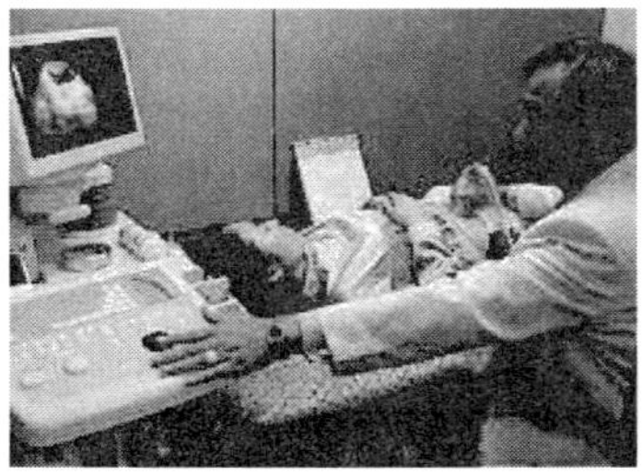
(c) 자궁검사

[그림 5-46] 일반부인과

3) 부인종양학과

혈액종양내과 및 치료방사선과와 협력하여 부인암 환자진료를 하고, 자궁경부암, 난소암, 자궁내막암, 난소암 등의 악성질환을 진료하며, 호르몬요법, 불임수술, 골다공증 등을 치료한다(그림 5-47).

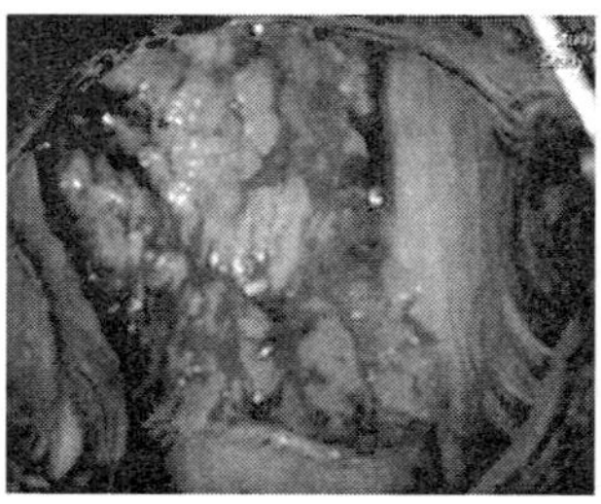
(a) 자궁경부암

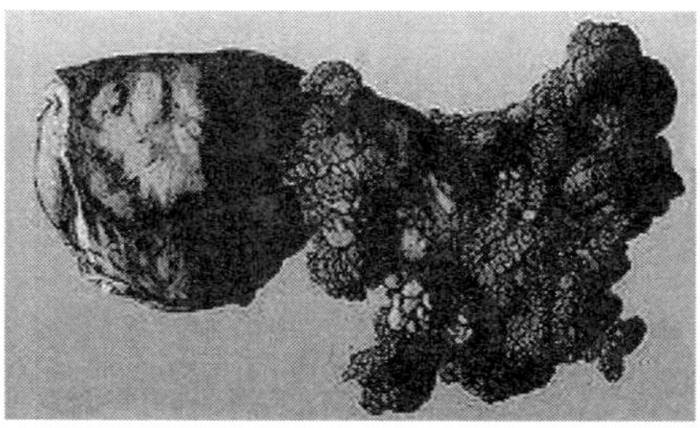
(b) 난소암

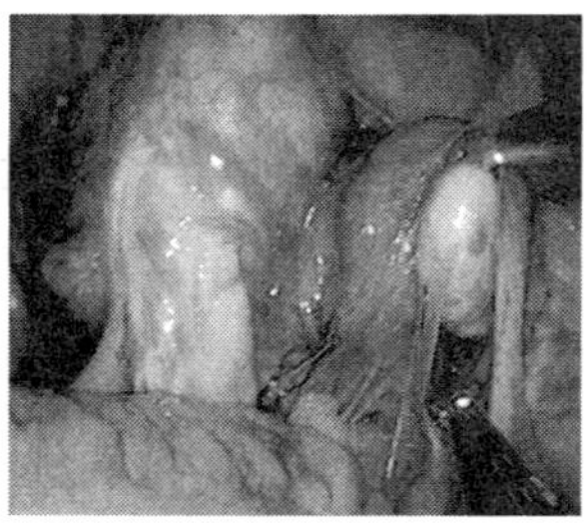
(c) 난소물혹

[그림 5-47] 부인종양학과

4) 비뇨부인과

여성의 골반근육은 골반장기, 즉 방광, 요도, 자궁, 질, 직장 및 항문을 그물침대처럼 지지해

주어 중력이나 복압에 대한 버팀목 역할을 함으로써 소변과 대변을 조절하며 분만 및 성기능에 중요한 역할을 하게 된다(그림 5-48).

- 골반근육을 비롯한 지지조직들이 임신, 분만, 노화로 인하여 약해지고 늘어나게 되면 요실금, 자궁, 방광 및 직장탈출증, 변실금, 변비, 성기능장애 등의 문제가 생기는데, 공통적으로 골반을 지지하는 조직들이 약해져서 생기는 것이기 때문에 각각 개별적으로 발생하기 보다는 대부분 몇 가지가 함께 발생하게 되는 경우가 많다.

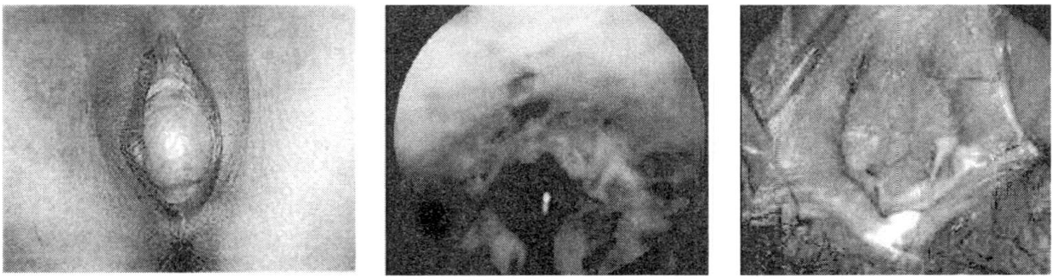

(a) 자궁탈출증 (b) 요도염 (c) 질염

[그림 5-48] 비뇨부인과

5) 산부인과 질병진료

진료분야는 자궁근종, 자궁선근증, 난소낭증, 자궁내막증, 골반염 등의 양성질환 등을 진료하며 진료하는 질병은 〈표 5-27〉과 같다.

〈표 5-27〉 산부인과에서 진료하는 질병

조산, 자궁 내 성장지연, 자궁경관무력증, 외음질의 이물, 자간전증, 폐경, 자궁경부암, 자궁내막암, 난소암, 자궁상피내암종, 자궁의 평활근종, 난소의 양성종양, 난소낭종, 골반염증성질환, 자궁내막증식증, 급성질염, 자궁내막증, 선근증, 자궁선종, 자궁탈, 자궁내막용종, 무월경, 다낭성난소증후군, 다태아, 태반조기박리, 아두골반불균형, 임신성당뇨병, 가진통, 이상태위, 전치태반, 만기정상분만, 만기후(과기) 출산아, 자궁경부염, 상상임신, 양수과다증, Rh부적합임신, 방광탈, 조기폐경, 난관수종, 융모양막염, 과립막 세포종, 쌍태아 수혈증후군, 태반유착증, 자궁발육부전, 난소난관염, 습관성 유산, 방광질 누공, 배뇨곤란, 성병, 조기양막파수, 임신중독증, 바르톨린샘(선)의 고름집(농양), 양수색전증, 칸디다성 외음질염, 융모막 암종, 첨규형콘딜로마, 여성불임, 포상기태, 유방통, 폐경기 및 여성의 갱년기상태, 원발성 월경곤란, 노인성(위축성) 질염, 트리코모나스증, 비정상적 자궁, 질출혈, 유산, 유산 후 계속되는 임신(다태), 난소, 나팔관 이상, 자궁경부의 이형성증, 자궁외임신, 계류유산, 자궁의 비염증성장애, 양수과소증, 회음열상, 분만 후 출혈, 조기진통, 낭포성히그로마, 난산, 태아알코올증후군, 과다월경, 칼만증후군, 희발월경, 배란통, 산후우울증, 산후갑상선염, 월경전 증후군, 산욕열, 선천성 기형, 복막가성 점액종, 절박유산, 단일 제대동맥, 질암, 자궁육종, 외음부암

5. 피부과

피부과는 단순히 피부의 치료뿐만 아니라 이를 예방하며 관리하는 여러 복합적인 시술들을 시행하는 복합적인 진단과이다. 피부 및 피부 부속기에 증상이 나타나는 모든 질환을 진료하고 치료하는 분야이고, 기존의 경구약, 도포제, 냉동치료, 광선치료, 면역치료 등 많은 치료법을 이용해 여러 피부과(DeRmatology : DR) 질환들을 치료하며, 최근에는 레이저 치료술이 발달하여 많은 피부과 영역에서 레이저 치료가 사용되고 있으며, 피부외과, 미용피부외과, 피부병리학, 광의학, 소아피부과로 나눈다(그림 5-49).

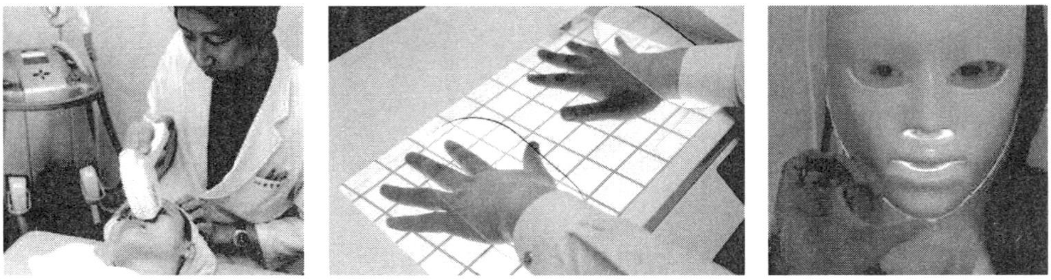

(a) 레이저 시술　(b) 자외선 치료기　(c) 적외선 치료

[그림 5-49] 피부과

① 성인 및 소아의 여러 피부질환에 대한 진료, 교육, 연구를 목적으로 다양한 활동을 수행하고 있다.

- 전문 진료분야 : 건선, 광과민질환, 접촉피부염, 모발 및 조갑질환, 피부종양, 하지의 염증성결절, 백반증, 유전성질환, 아토피피부염, 수포성 및 결체조직질환, 피부의 색소성, 여드름성질환, 피부외과, 건선, 백반증, 접촉피부염, 알레르기 질환, 모발질환, 피부종양, 색소성질환, 피부노화 등 광범위한 피부질환들을 다루고 있다.

② 피부노화 질병 : 피부노화는 나이가 들어가면서 자연스럽게 나타나는 피부의 유형과 무형의 변화이나 젊다고 하여 피부에 관심을 가지지 않고 부주의한 생활습관을 가지게 되면 노년이 아니라도 조기에 발생할 수 있다(그림 5-50).

- 잔주름, 피부건조증, 탄력감소 등이 특징인 피부노화는 세월이 흘러감에 따라 피부가 자연적으로 노화되는 현상으로 내인성 피부노화, 햇빛에 포함된 자외선에 의한 노화현상인 광노화, 그리고 열에 의한 피부노화 등으로 나눌 수 있다.
- 피부노화의 기전, 촉진 및 억제요인을 연구하고 피부노화 억제효능을 가진 각종 화학물질을 개발하고 연구하며 레티노이드 도포, 보톡스와 필러 주사 그리고 고주파 치료기 등을 통해 치료하는 분야이다.
- 잔주름, 탄력감소, 피부건조증 등을 진료한다.

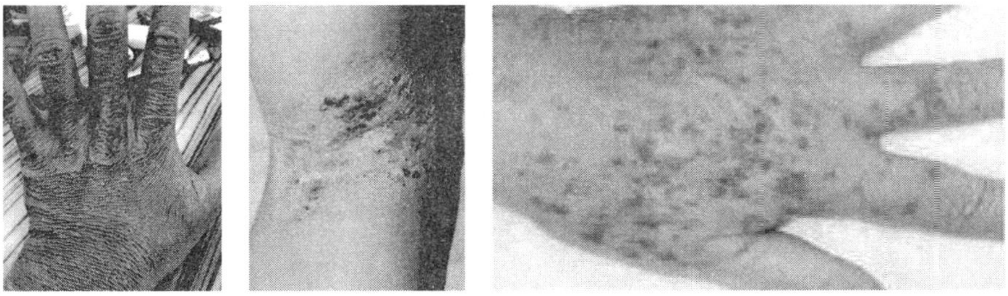

(a) 피부노화 (b) 피부건조증 (c) 검버섯

[그림 5-50] 피부노화 질병

③ 피부병리 및 피부종양 : 피부병리학은 현미경적 수준에서 피부질환을 연구하는 학문으로 피부조직검사로 진단을 내리는 것과 세포 수준에서의 피부질환의 원인을 연구하는 것을 포함한다(그림 5-51).

- 현미경적 검사를 통해 질환의 조직의 변화를 알 수 있으며 진단을 정확히 할 수 있고, 때때로 피부 조직검사에서 얻어진 조직으로 면역 형광염색, 전자현미경검사, 유세포분석(flow cytometry) 등을 시행하여 진단 및 병인 기전의 규명에 도움을 얻을 수 있다.
- 양성 및 악성 표피종양, 피부부속기의 종양, 섬유조직 종양, 혈관조직의 종양, 양성 멜라닌 세포종양 및 악성흑색종, 전이 피부암 등의 피부종양을 도포제, 냉동치료, 광역동치료, 수술적치료 등으로 치료하고 있다.
- 양성 및 악성종양, 피부부속기의 종양, 혈관조직의 종양, 섬유조직종양, 악성흑색종, 전이피부암 등을 진료한다.

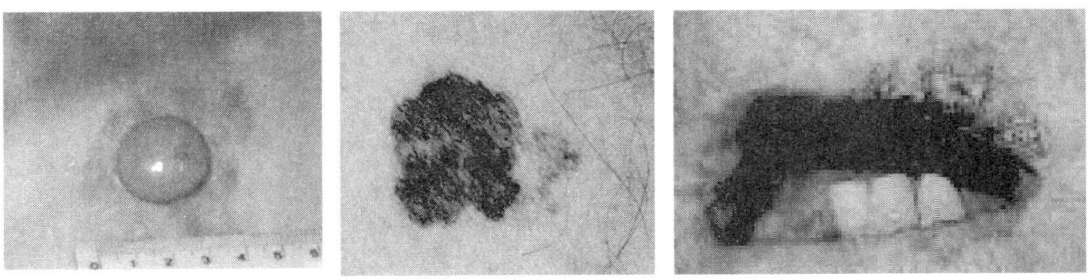

(a) 피부섬유육종 (b) 악성흑색종 (c) 편평세포암

[그림 5-51] 피부병리 및 피부종양

④ 광 의학 : 광선이 자외선과 가시광선을 주로 한 광선이 인간에 미치는 생물학적 영향을 규명함과 동시에 인간의 건강과의 관련을 연구하는 새로운 의학의 한 분야이다(그림 5-52).

- 인간의 피부에 미치는 여러 가지의 광 생물학적 현상을 연구함과 함께 이러한 현상에 기초하여 광선이 일으키는 피부과적 질병의 원인을 규명하고, 이를 진단 · 예방 및 치료하며 아울러서 광선을 이용하여 피부과적 질병을 치료하는 것과 같이 광선과 피부의 건강과의 관련성을 연구하는 피부과학의 한 전문분야이다.

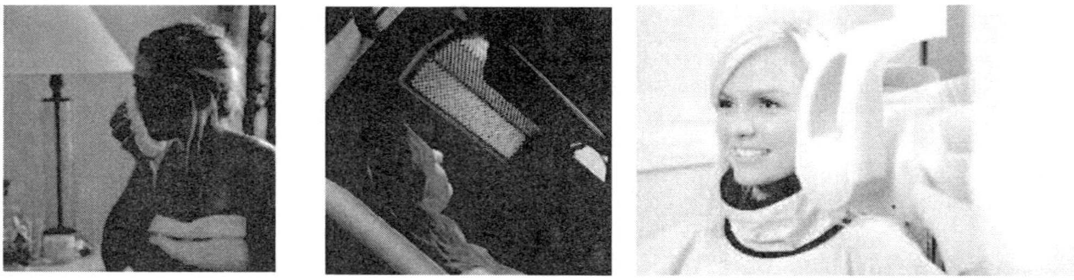

(a) 근적외선을 이용한 외상치료 (b) 여드름 치료 (c) 박피치료

[그림 5-52] 광의학

⑤ 건선 및 구진인설성 질환 : 피부병의 주 병변이 인설을 동반한 구진이나 판으로 나타나는 경우에 구진인설성 질환이라고 한다(그림 5-53).

- 모공성 홍색 비강진, 유건선, 건선, 편평태선, 장미색 비강진 등이 포함된다.
- 건선은 전체 인구 중의 2[%] 정도의 빈도를 차지하는 비교적 흔한 질환으로 악화와 호전이 반복되는 만성질환으로 병변의 형태, 침범 부위와 면적에 따라서 국소도포제, 경구제, 생물학적 제제, 광선요법 등으로 치료한다.

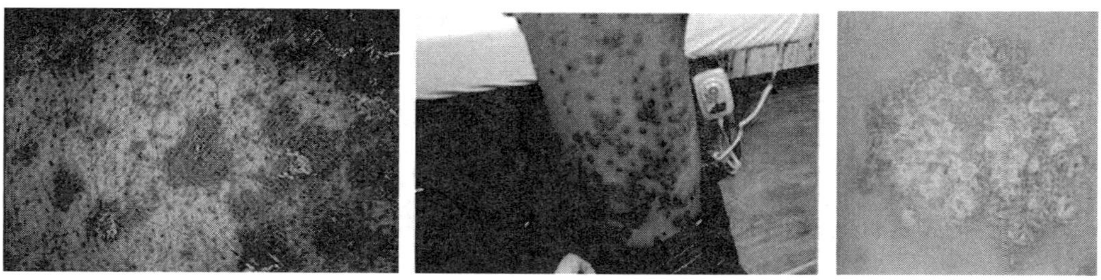

(a) 모공성 홍색 비강진 (b) 유건선 (c) 건선

[그림 5-53] 건선 및 구진인설성 질환

⑥ 아토피 피부염 : 그리스어로 비정상적인 반응이며, 아토피피부염을 가진 사람들은 비정상적으로 가렵고 참을 수가 없어 긁게 된다(그림 5-54).

- 유아에게 흔히 어린아이들만 걸리는 것으로 알고 있으나, 성인에게도 자주 발견되고 만성 혹은 재발성 피부염으로 매우 흔한 질환이다.
- 소양증이 심한 습진이 발생하고 기관지 천식, 아토피질환의 과거력이나 가족력이 있는 사람에서 흔히 나타나며,

> 알레르기성 비염이 동반될 수 있다.
> - 주로 유아와 소아에 발생하는 흔한 만성 혹은 재발성 피부염인 아토피피부염에 대한 치료를 시행한다.
> - 국소 스테로이드 제제는 기본적인 치료약제이며 항히스타민제 복용은 소양증을 감소시키는데 도움이 되고, 최근에는 국소 및 경구 면역억제제 등을 치료에 이용하고 있다.

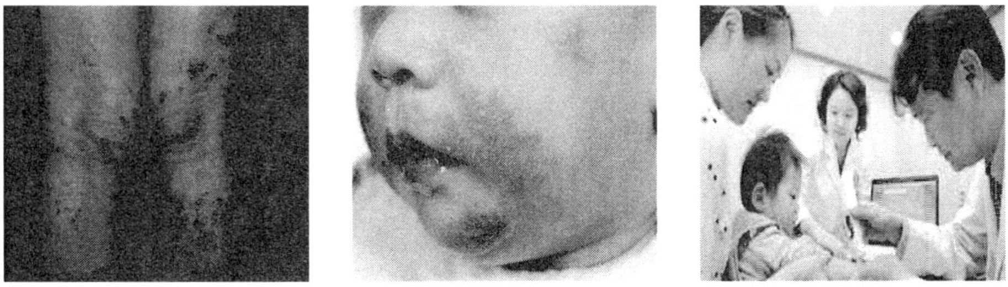

(a) 아토피 환자 (b) 아토피 치료

[그림 5-54] 아토피피부염

⑦ 접촉피부염 및 피부 알레르기 : 알레르기 분야는 접촉피부염, 지루피부염, 두드러기, 아토피 피부염, 약진 등을 진단 및 치료하고 있고, 지루피부염, 두드러기, 약진 등이 있다(그림 5-55).

> - 피부단자검사, 피부첩포검사, 자가혈청검사, 피부조직검사, 항원특이 IgE 검사와 기타 면역학적 검사를 시행하고 있으며, 치료로는 경구제 및 국소도포제 이외에도 탈감작치료, 각종 면역조절 요법과 피부관리 교육을 시행하고 있다.
> - 접촉피부염 : 외부 요인에 의하여 생기는 염증성질환이며, 증상에 따라 급성접촉피부염과 만성접촉피부염으로 나눈다.
> - 피부 알레르기 : 외부 물질에 의하여 과민반응이 일어나는 것이다.

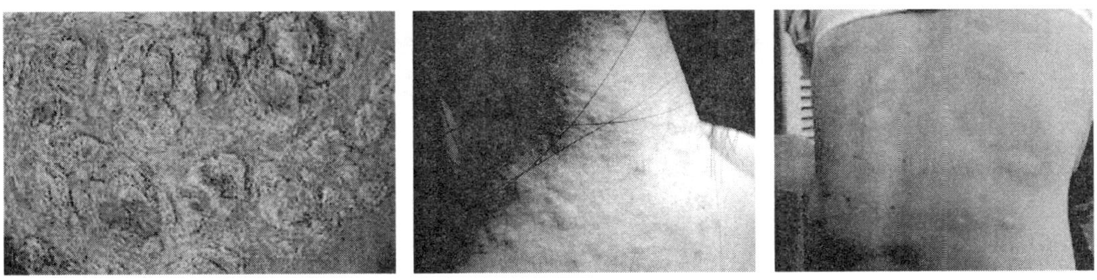

(a) 지루피부염 (b) 두드러기 (c) 알레르기

[그림 5-55] 접촉피부염 및 피부 알레르기

⑧ 백반증 : 멜라닌 색소랑 큰 관련이 있으며, 멜라닌 세포의 파괴로 인하여 여러 가지 크기 및 형태의 백색 반점이 피부에 나타나는 후천성 탈색소성 질환, 탈석소성 질환인 백반증

의 다양한 내·외과적 치료를 시행한다(그림 5-56).

- 스테로이드제 도포와 같은 각종 약물요법과 엑시머 레이저 치료 및 표피이식술 등의 수술요법을 시행하며, 최신 의료기술인 색소세포(멜라닌 세포) 배양기술을 이용한 기타 치료법에 불응하는 백반증 환자에 대한 치료를 시행하고 있다.
- 멜라닌 세포의 파괴로 인하여 다양한 크기, 형태의 백색반점이 나타나는 후천적 탈색소성 질환이다.

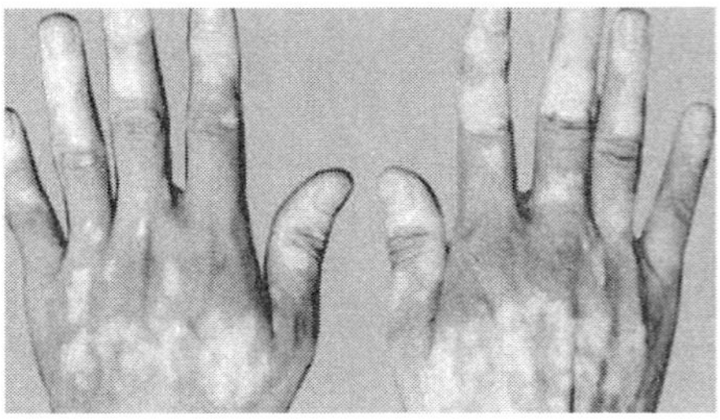

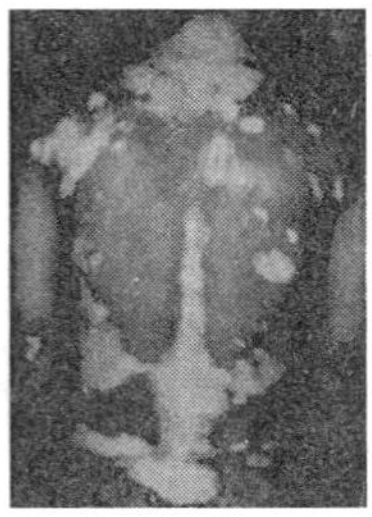

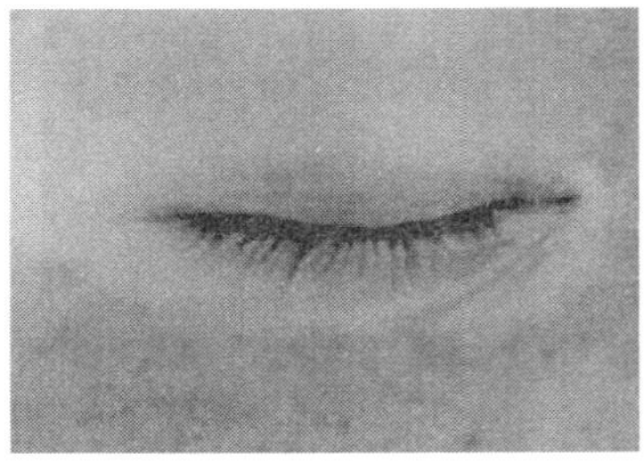

[그림 5-56] 백반증 증상

⑨ 결체조직질환 및 수포성 피부질환 : 결체조직질환은 홍반성 루푸스, 전신성 경피증, 피부근염 등 신체의 여러 부위에 분포하는 교원섬유소양 변성과 혈관의 병변이 특징이며, 여러 가지 자가항체가 발견되는 질환으로 피부에도 각종 증상이 일어나는데 전신적 스테로이드제 및 각종 면역조절제로 치료하고 있다(그림 5-57).

- 수포성 피부질환 : 천포창, 수포성 유천포창, 후천성 수포성 표피박리증 등이 있으며, 조직검사 및 면역 형광염색을 통해 진단하며 치료제는 결체조직질환 치료제와 유사하다.

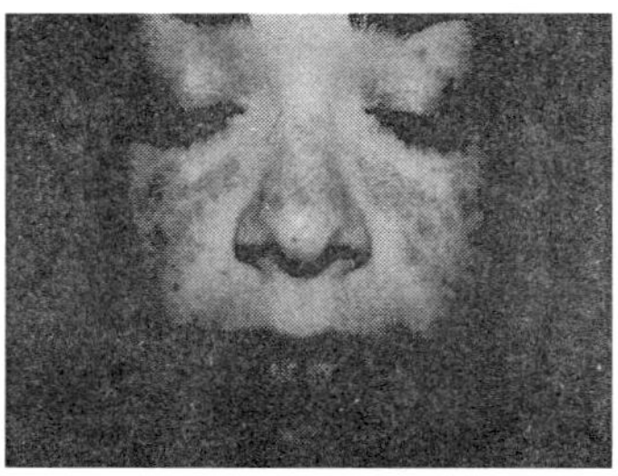

(a) 홍반성 루푸스

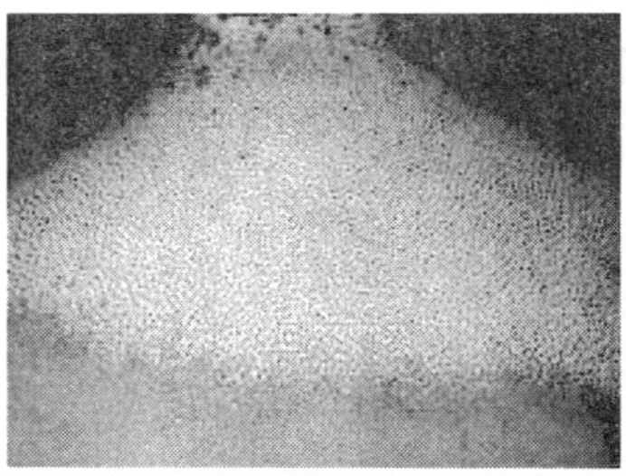

(b) 전신성 경피증

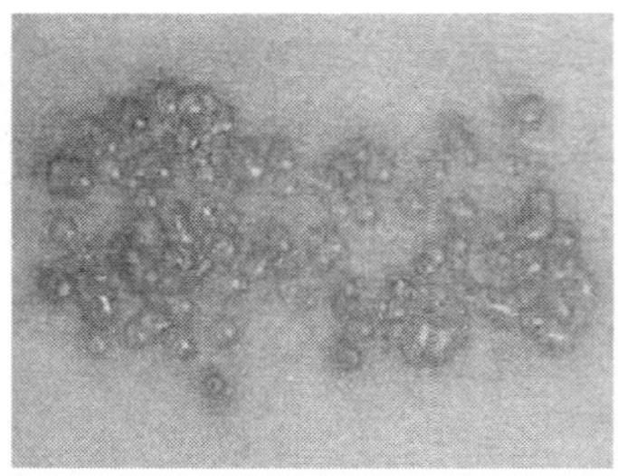

(c) 수포

[그림 5-57] 결체조직 질환 및 수포성 피부질환

⑩ 여드름 : 털을 만드는 모낭에 붙어있는 피지선에서 발생하는 만성염증성 질환이며, 보통 사춘기에 발생하지만 어른들에게도 나타날 수 있다. 잘 생기는 곳은 얼굴, 목, 등, 가슴 등과 같이 유분이 많은 피부부위이다(그림 5-58).

- 정상상태 : 피지는 모낭벽을 따라 위로 올라가 피부를 통해 밖으로 배출하지만 피지가 피부 밖으로 배출되지 못하고, 모낭 주위에 갇히게 되면 염증을 불러일으키는 박테리아가 번식하는 것이 여드름이 된다.
- 고름물집, 결절, 거짓낭, 면포성, 구진성, 염증성, 낭종성 여드름, 여드름 흉터 등 다양한 형태로 나타나는 여드름의 치료를 시행하면 다양한 피부의 변화가 나타나는데 증상은 여드름 흉터를 남길 수 있다.
- 피부관리체계 및 장비를 이용하여 각 환자의 여드름 상태를 평가하고, 여드름 흉터로 고민하고 있는 환자를 위해 얼븀 - 야그 레이저와 울트라펄스 탄산가스 레이저, 프랙셔널 레이저를 이용한 외과적 시술 및 진피대체물 주입술 등을 시행하고 있다.

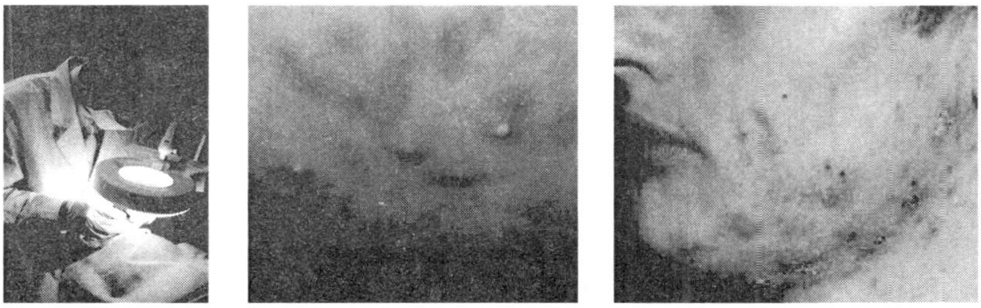

(a) 여드름 치료 (b) 여드름 (c) 화농성 여드름

[그림 5-58] 여드름

⑪ 피부혈관질환 : 피부의 혈관에 질환이 생기는 것으로 주사, 혈관종, 화염상 고반 등의 혈관 기형, 안면홍조, 얼굴의 모세혈관 확장, 정맥류, 혈관염, 자반증 등의 각종 피부혈관질환을 진단하여 약물요법, 스테로이드제 국소주사, 레이저 등으로 치료하고 있다(그림 5-59).

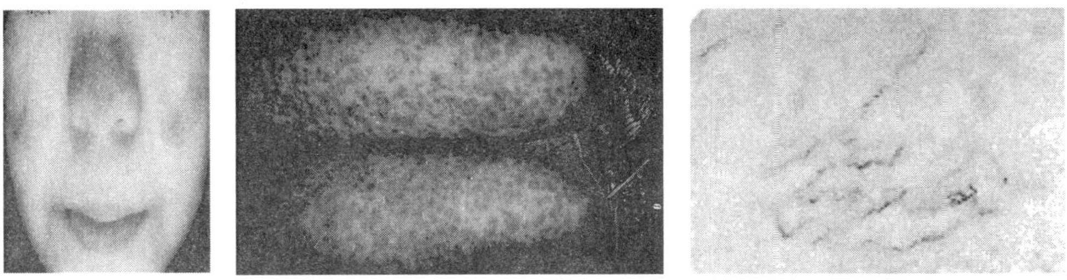

(a) 안면홍조 (b) 자반증 (c) 모세혈관 확장증

[그림 5-59] 피부혈관질환

⑫ 감염성 피부질환 : 세균감염증 및 마이코 박테리움 질환, 피브진균증(발백선, 손발톱백선), 바이러스성 질환(사마귀, 대상포진), 첨규콘딜롬 등 바이러스 질환이 있다(그림 5-60).

- 피부나 발톱부위에 곰팡이가 감염되는 질환이 있다.
- 곤충과 기생충 질환 및 성인성 질환 등의 각종 감염성 피부질환을 다루는 분야이다.

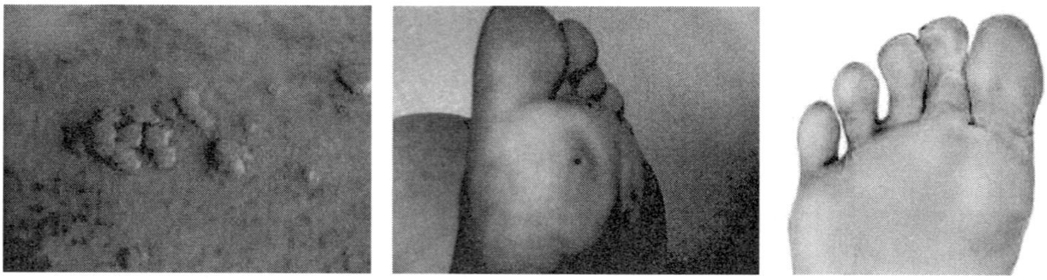

(a) 대상포진 (b) 사마귀 (c) 무좀

[그림 5-60] 감염성 피부질환

⑬ 피부외과 : 피부에 발생하는 양성혹은 악성종양(흑색종, 편평세포암, 기저세포암 등)에 대한 외과적인 제거수술 및 피부이식술, 창상 복원술을 시행한다(그림 5-61).

- 지방흡입술, 지방이식, 보톡스와 필러 주사, 실을 이용한 주름제거술, 액취증 수술, 흉터성형술 등의 미용목적의 수술도 피부외과수술에 포함되고, 흑색종, 기저세포암, 흑색종, 주름제거, 흉터성형 등을 행한다.

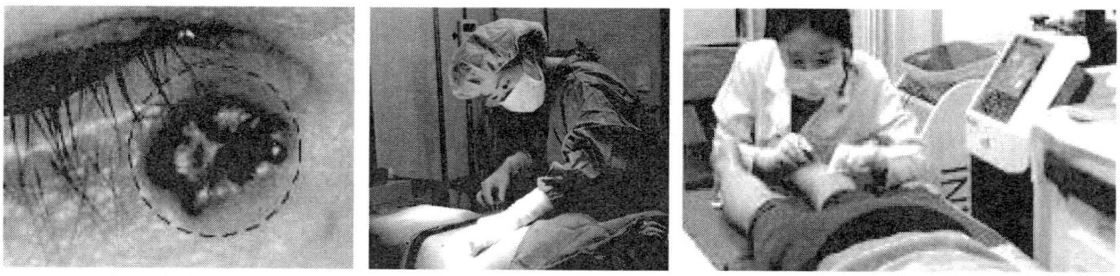

(a) 기저세포암 (b) 지방흡입술 (c) 튼살제거술

[그림 5-61] 피부외과 분야

⑭ 기미 및 색소성 질환 : 다양한 첨단 의학 치료용 레이저 기종(색소레이저, 혈관레이저, 이산화탄소레이저, 프랙셔널레이저)들을 이용하여 점, 기미, 잡티 등의 치료를 한다(그림 5-62).

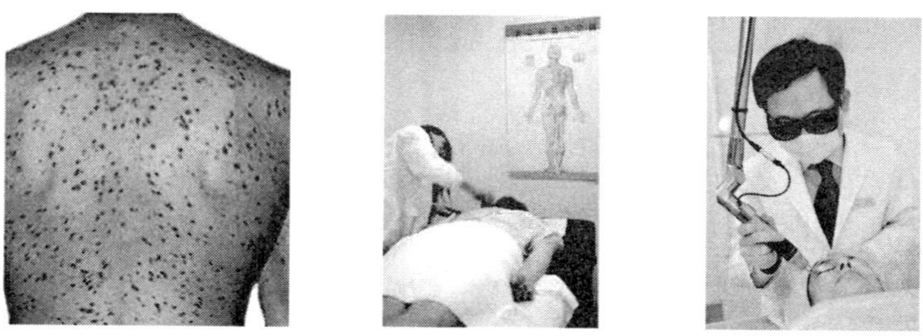

(a) 색소성 두드러기 (b) 색소성 두드러기 제거술 (c) 기미 제거시술

[그림 5-62] 기미 및 색소성 질환 분야

- 미백제의 피부 전기영동치료 또는 초음파 침투치료를 추가적으로 시행하기도 하며, 색소성 질환 등에 대하여 치료를 시행한다.

⑮ 모발 분야 : 탈모에 대한 진단, 치료, 예방, 이식수술을 하고, 반흔성 탈모, 원형 탈모증, 남성형 탈모, 여성형 탈모, 휴지기 탈모 등 다양한 원인의 탈모에 대한 진단 및 치료를 시행한다(그림 5-63).

- 탈모가 일어난 원인에 따라서 경구약, 도포제, 주사요법, 면역치료 등으로 치료방법이 달라지며, 남성형 탈모, 무모증, 빈모증 등 다양한 신체부위의 탈모에 대한 모발 이식수술을 시행한다.

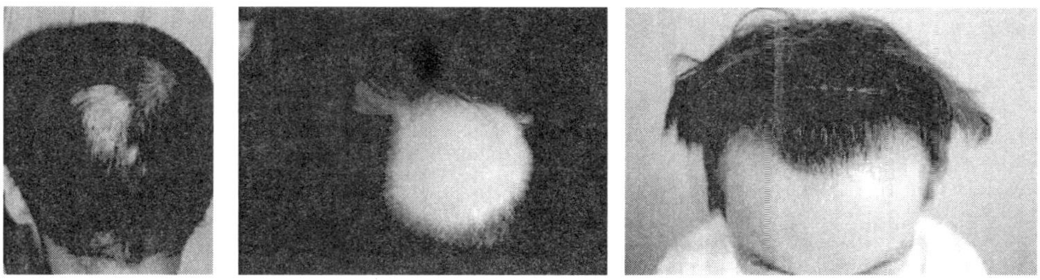

(a) 반흔성 탈모 (b) 원형 탈모 (c) M자형 탈모

[그림 5-63] 모발 분야

⑯ 레이저 : 여러 파장대의 각종 레이저 장비를 이용하여 혈관성질환, 색소성질환, 여드름 및 각종 흉터, 주름과 모공 같은 피부노화, 문신 및 각종의 피부종양, 색소성 질환을 치료하는 분야이다(그림 5-64).

- 이산화탄소 레이저, 엔디야그 레이저, 얼븀야그 레이저, 알렉산드라이트 레이저, 색소레이저, 프랙셔널 레이저와 광의의 레이저 개념으로서의 아이피엘과 고주파 치료기기 등이 사용되고 있다.

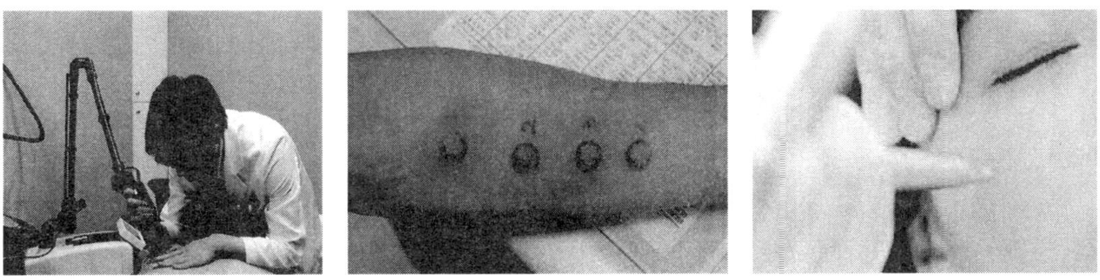

(a) 문신제거 (b) 피부종양 (c) 점배기

[그림 5-64] 레이저

⑰ 피부과는 피부 및 피부부속기에 증상이 나타나는 모든 질환을 진료하고, 발병하는 부위나 증상, 원인, 대상 등에 따라 다양하게 구분된다(표 5-28).

〈표 5-28〉 피부과에서 진료하는 질병

피부노화, 피부병리 및 피부종양, 광의학, 건선 및 구진 인설성 피부질환, 접촉피부염 및 피부 알레르기, 백반증, 결체조직질환 및 수포성 피부질환, 여드름, 피부혈관질환, 감염성 피부질환, 피부외과 질환, 기미 및 색소성질환, 모발질환, 쇼그렌 증후군, 피부근육염, 베체트병, 아토피성 피부염, 콜린성 두드러기, 만성두드러기, 약물발진, 스티븐존슨증후군, 접촉성 피부염, 지루성 피부염, 탈락(박탈)피부염, 봉와직염, 헤르페스 바이러스 감염, 대상포진, 모낭염, 피부암, 사마귀, 건선, 욕창, 흉터, 피부의 양성종양, 노안 얼굴, 취한증, 두드러기, 무좀, 조갑백선, 탈모, 기저세포암종, 피부의 큰 종기, 피부농양, 기저귀(냅킨) 피부염, 표피낭종, 한선염, 천포창, 잔비늘증, 옴, 수부 습진, 농가진, 모반, 조갑주위염, 두부백선, 화염상 모반, 조갑이영양증, 구순염, 구순포진, 모공각화증, 피부건조증, 티눈 및 굳은살, 피부염, 간찰성 홍반, 상피내 신생물, 내향성 손발톱, 악성흑색종, 색소세포성 모반, 땀띠, 소양증, 광선각화증, 백피증, 무모증, 비듬, 습진, 다모증, 안면다한증, 주근깨, 안면홍조증, 어린선, 켈로이드, 만성단순태선, 비립종, 오타모반, 사면발이증, 주사비, 쥐젖, 한관종, 안검황색종, 카포시 육종, 기미, 한포진, 태열, 파라핀종, 사타구니 백선, 스터지웨버 증후군, 피부섬유육종, 편평태선, 섬유종

6. 신경과

신경계는 뇌, 척수와 같은 중추신경계부터 말초신경까지 신경과 관련된 모든 질병을 다루고, 근신경계질환, 파킨슨병, 통증, 이상운동질환, 신경계감염, 어지러움증, 유전성신경질환, 척수질환, 간질, 뇌혈관질환, 두통 등 매우 다양한 질환이 있으며, 외과적인 치료가 필요한 신경질환에 관해서는 신경외과와 뇌신경외과가 각각 담당한다.

1) 신경외과

머리나 척추를 다치면 치료하는 과로써 교통사고 환자의 대부분은 신경외과를 거치게 되어 있으며 뇌, 척수, 뇌신경과 척수신경, 말초신경 등 신경계에 생기는 다양한 질환들에 대하여 수술적 치료를 하는 분야이다(그림 5-65).

① 신경은 중추신경과 말초신경으로 구성되어 있다.

• 중추신경 : 뇌와 척수로 이루어져 있다. • 말초신경 : 중추신경으로부터 나와 신체 구석구석까지 뻗어 있는 신경가지이다.

② 신경외과는 이러한 조직에서 발생한 질환을 진단하고 수술적 방법으로 치료해 주는 곳이다.

- 현미경을 이용한 미세수술(microsurgery)을 하며, 최근에는 내시경을 이용한 수술, 방사선수술, 혈관 내 수술, 통증치료와 같은 새로운 기술을 이용한 분야들로 확장되고 있다.

③ 세부진단 분야 : 뇌종양, 뇌혈관질환, 척수종양, 척추외과(디스크, 퇴행성 척추질환), 신경외상(뇌, 척추 외상성 손상), 말초신경질환, 뇌정위기능 신경외과, 소아 신경외과, 통증외과 등이 있다.

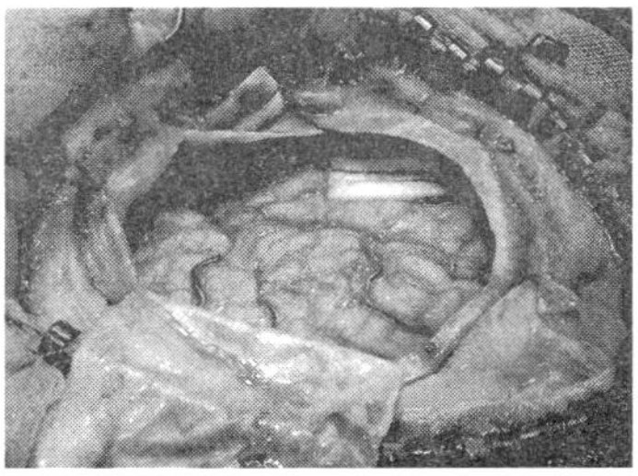
(a) 뇌신경 수술

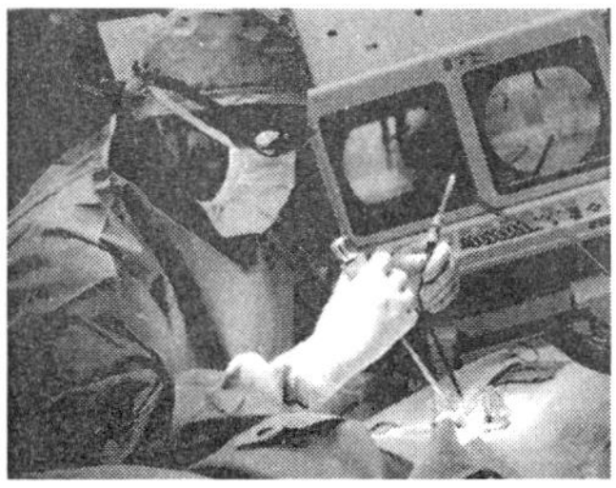
(b) 최소침습수술

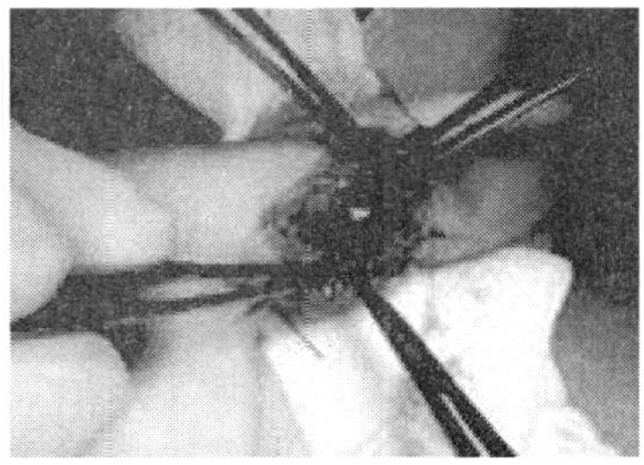
(c) 신경봉합술

[그림 5-65] 신경외과

④ 신경외과 : 중추신경계 문제가 있는 두부 및 척추질환 환자의 치료를 위해 수술요법, 약물요법을 시행하는 과이다(그림 5-66).

- 뇌, 척수, 척추, 뇌신경, 척수신경, 말초신경, 중추신경, 신경계통에 관계된 질환이나 외상 등을 진단하고 치료하는 의학 및 수술적 치료를 하는 분야이다.
- 신경과 신경조직을 주요 대상으로 한다.
- 사지장애, 뇌혈관장애, 신장성동통, 협심증 등이 있으며 신경봉합술, 신경이식술, 신경포초박리술 등의 시술을 행한다.

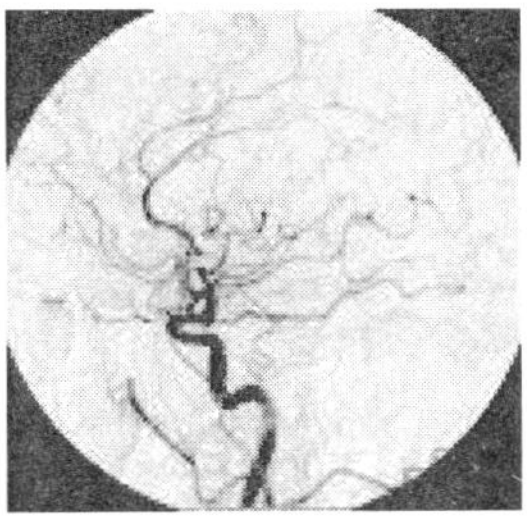
(a) 뇌혈관 조영술

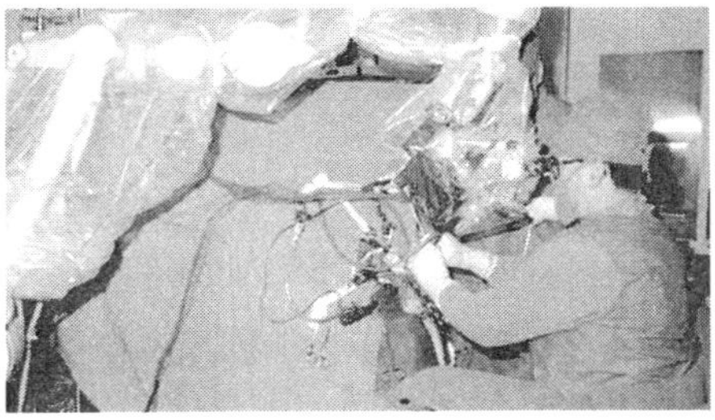
(b) 뇌혈관 이식수술

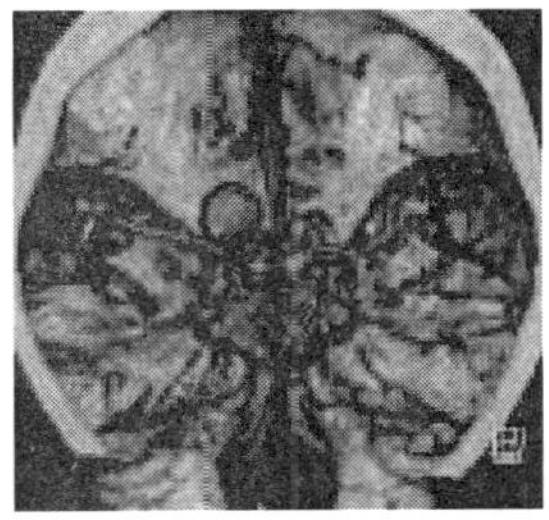
(c) 뇌전산화 단층촬영

[그림 5-66] 신경외과

⑤ 대표적인 질환 : 뇌종양, 뇌혈관질환, 척추질환, 말초신경질환, 선천성신경, 간질, 이상운동질환, 신경계 외상, 통증질환 등의 질병을 진료한다(표 5-29).

〈표 5-29〉 신경외과에서 진료하는 질병

뇌수막종, 뇌하수체선종, 전이성 뇌종양, 뇌교종, 뇌신경초종양, 고혈압성 뇌출혈, 뇌동맥류, 뇌지주막하출혈, 해면상혈관종, 뇌경색, 뇌동정맥 기형, 뇌동정맥루, 요통, 척추골절, 척추종양, 척추측만증, 척추협착증, 추간판탈출증, 디스크 질환, 수근관 증후군, 말초신경손상, 수두증, 신생아 뇌출혈, 뇌성마비, 이분척추증, 요천추부 지방종, 뇌낭종, 소아간질, 성인간질, 파킨슨병, 수전증, 척추외상, 두부외상, 외상 후 통증, 수술 후 통증, 척추 관련 통증, 만성통증, 두통, 어지러움증, 악성 뇌종양, 양성 뇌종양, 뇌동맥류, 뇌혈관기형, 수두증, 퇴행성 척추장애, 뇌하수체 종양, 모야모야병, 청신경종, 경추추간판탈출증, 악성신경교종, 뇌하수체의 악성 신생물, 수막종, 외상성 경막하출혈, 근위축성측색경화증, 지주막하출혈, 말단비대증, 척수병증, 외상에 의한 뇌손상, 보행운동장애, 신경근병증, 좌골신경통, 뇌사, 뇌농양, 척수암, 척수공동증, 설인신경통, 외상에 의한 척추손상, 실어증, 뇌출혈, 신경절신경종, 거스트만 증후군, 락트-인 증후군, 교모세포종, 신경초종, 스터지웨버 증후군, 두개골골절, 지체장애 등

2) 뇌신경외과

뇌, 척수, 말초신경의 질환을 주요 대상으로 하고 종양, 두부외상, 신경계의 선천적 기형, 동맥류, 척수외상, 고질적인 통증, 뇌졸중, 치매, 수면장애, 편두통, 간질, 정신질환 등을 진료한다(그림 5-67).

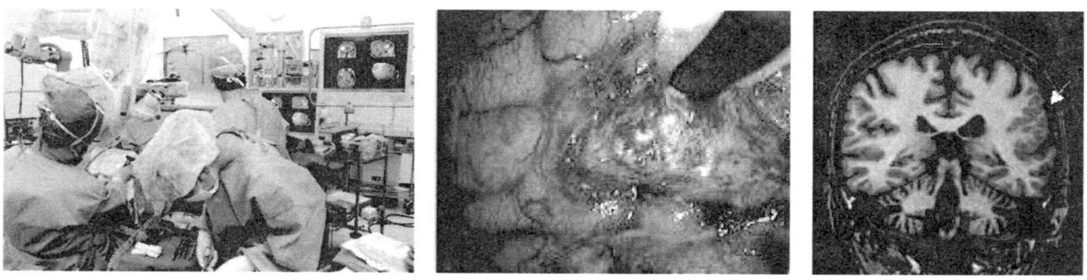

(a) 뇌종양 제거술 (b) MRI로 본 뇌 간질증상

[그림 5-67] 뇌신경외과

7. 이비인후과

귀, 코, 목(인두, 후두)에 관련된 질환에 대한 내과적 및 외과적 치료를 하는 전문 진료과이다. 귀(이과), 코(비과), 목(두경부외과)의 3개의 분과형태로 크게 나누어져 있는데, 최근에는 이과학, 신경이과학, 비과학, 안면성형의학, 수면의학, 두경부외과학, 후두과학, 기관식도과학, 음성언어의학 등으로 점차 세분화되고 있다(그림 5-68).

- 이비인후과 : 코, 부비동, 머리, 경부, 인후두, 구강 및 타액선, 기관, 식도, 갑상선의 각종 질환을 다루는 진료과로 다양한 치료와 외과적 수술, 인공와우 이식, 두경부암에 대한 치료 등을 시행하는 부서이다.
- 귀, 코, 목에 관련된 질환에 대한 내과적 또는 외과적 치료를 행한다.

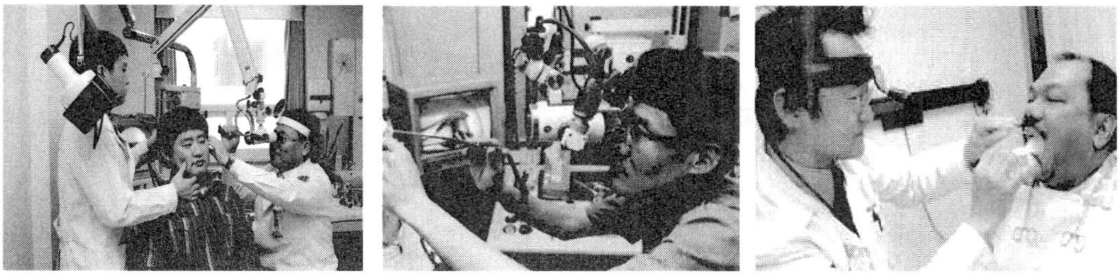

(a) 귀검진 (b) 코검진 (c) 입안검진

[그림 5-68] 이비인후과

1) 이 과

귀 분야는 중이염, 외이도염, 난청, 이명, 어지러움 등을 진단, 치료하며 갈은 이명 및 난청환자에 있어서는 특수 클리닉을 운영하고 있다(그림 5-69).

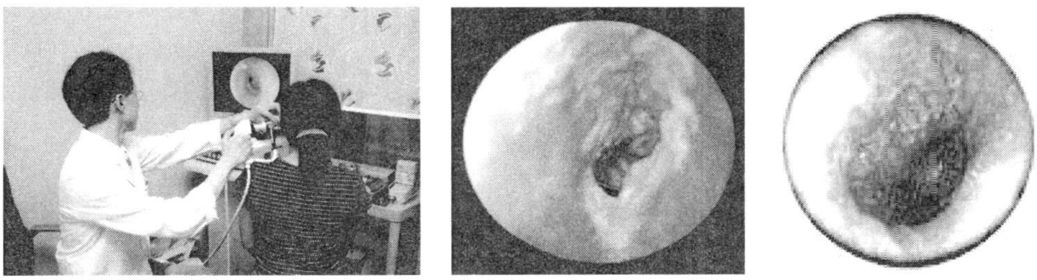

(a) 귀내시경 (b) 만성 외이도염 (c) 중이염

[그림 5-69] 이 과

① 이과는 귀에 생기는 이상을 진료한다(표 5-30).

〈표 5-30〉 이과에서 진료하는 질병

돌발성난청, 전음성난청, 감각신경성난청, 두개저골수염, 외이도염, 측두골골절, 벨마비, 안면신경마비, 진정신경염, 메니에르씨병, 어지러움증, 진주종, 외상성고막천공, 삼출성 중이염, 급성중이염, 만성중이염, 새열낭종, 선천성 외이도 폐쇄증, 전이개누공, 이소골기형, 이경화증, 양성체위변환성 어지러움증, 안면신경외상, 램지-헌트 증후군, 외이도 이물, 미로염, 연골막염, 외이도폐쇄, 전농, 외이도암, 글로무스 종양, 청신경종, 인공와우 이식술, 외이도 성형술

2) 비 과

코 분야는 축농증, 비용종(물혹), 비중격만곡증, 비염 및 알레르기 비염 등을 치료하고 있다(그림 5-70).

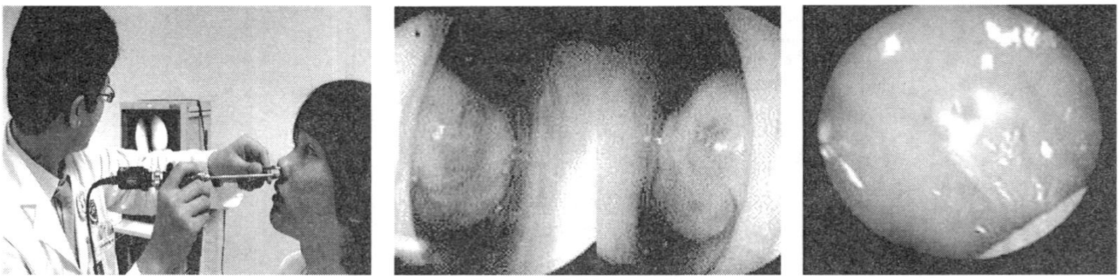

(a) 내시경 (b) 비염환자의 비강 (c) 축농증

[그림 5-70] 비 과

① 비과 : 코에 생기는 이상을 진료하고 최근에는 코 성형수술을 위해서 비과를 찾는 사람이 많아졌다(표 5-31).

〈표 5-31〉 비과에서 진료하는 질병

비인두암, 부비동암, 비강암, 수면무호흡증, 코골이, 비용종, 급성부비동염, 만성부비동염, 코피, 비중격만곡증, 외비기형, 점막하구개열, 알레르기성 비염, 후각저하, 후비공폐쇄증, 후각상실증, 미각상실증, 상악동후비강폴립, 구인두부전, 비골골절, 안와골절, 부비동점액낭종, 비중격천공, 상악동 진균덩이, 폐쇄성 수면무호흡증, 비강종양, 두개저암 등

3) 두경부외과

두경부 분야는 구강, 인두, 후두, 경부에 생긴 질환과 코골이 및 수면무호흡증, 음성장애에 대한 진단, 치료를 시행하고 있다(그림 5-71).

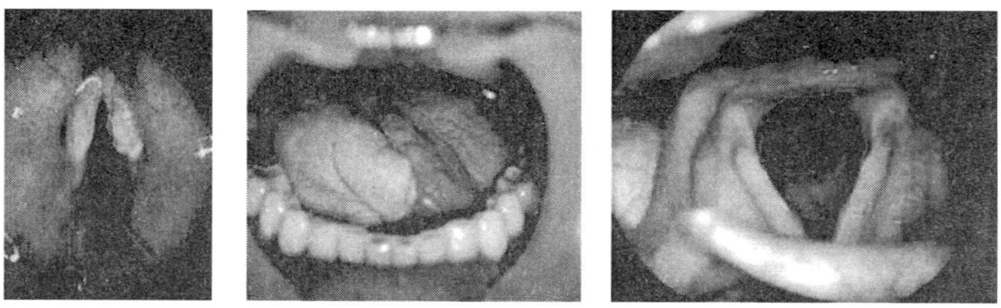

(a) 후두암 (b) 두경부암 (c) 후두염

[그림 5-71] 두경부외과

① 두경부외과 : 후두, 구강, 인두, 침샘, 갑상선 등 목에서 발생하는 질환과 양성 또는 악성 종양환자를 진료한다. 수술은 언어장애, 연하장애, 미용적 문제를 일으킬 수 있기 때문에

치료뿐만 아니라 삶의 질에 대해서도 생각해야 한다(표 5-32).

〈표 5-32〉 두경부외과에서 진료하는 질병

인후두 역류질환, 구내염, 지방종, 갑상설관낭종, 봉와직염, 갑상선암, 갑상선결절, 성대마비, 급성후두개염, 기도폐쇄 질환, 후두암, 구강암, 타석증, 편도 주위 농양, 인후염, 인두염, 편도비대, 급성편도염, 설소대단축증, 급성 아데노이드염, 만성편도염, 아데노이드 비대, 침샘염, 이하선염, 악하선염, 침샘종양, 침샘암, 구인두암, 하인두암, 선천성 성문하협착, 후두연화증, 유두종, 성대낭종, 성대 폴립, 기관식도누공, 부갑상선 종양, 심부경부 감염, 혈관종, 혈관기형, 림프관기형, 정맥기형, 유피낭종, 점액낭종, 원발부위미상전이암, 구강작열감증후군, 악안면기형 등

8. 재활의학과

각종 질병 및 사고로 기능의 장애를 가진 사람들을 진단하고 치료하는 분야로 신체의 기능을 상실하게 되었을 때 물리치료, 운동치료, 작업치료, 언어치료 등을 포함한 모든 치료를 행함으로써 가능한 정상에 가까운 생활을 하거나 타인의 도움 없이 스스로 독립적인 생활을 유지할 수 있도록 도와주는 분야이다.

- 손상 받은 부위의 기능을 최대한으로 살리고 손상 받지 않은 신체부위를 강화시키는 것뿐만 아니라, 잃어버린 기능을 대치하도록 노력하며, 각 증상을 해결하고 필요한 경우 약화된 기능을 보조하는 보조기를 장착시킨다.
- 병에 대한 교육과 훈련을 실시하여 환자가 스스로 자신의 기능을 향상시키고 장애를 최소화할 수 있게 도우며, 주변 환경이나 생활조건을 변화시킬 수 있도록 직업적, 사회적 재활까지 실시하게 된다.

1) 재활의학

어떠한 질환의 합병증을 예방하고 질병이나 상해 등으로 생긴 기능적 장애를 회복하기 위해 치료를 실시하는 것으로, 현대 의학의 발달로 뇌졸중, 척수질환 및 손상 및 사지 이상뿐만 아니라 관절, 뼈, 연부조직, 근육, 건, 신경조절 이상을 포함한 신경-근골격계 이상으로 인한

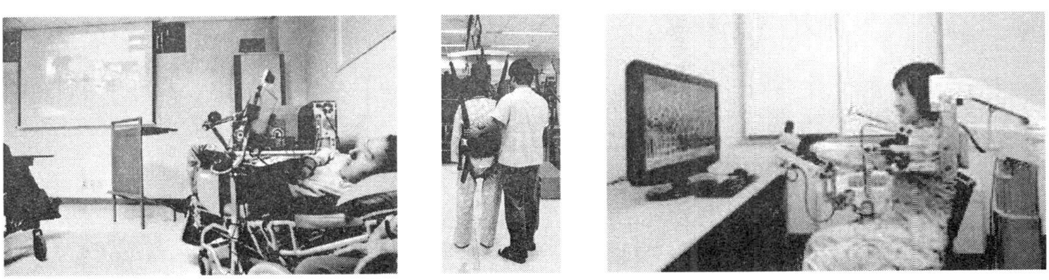

(a) 재활교육 (b) 재활치료 (c) 재활치료

[그림 5-72] 재활의학과

보행 및 일상생활 동작에 지장을 받는 환자들을 치료하며, 기능적 측면에서 접근하여 가능한 정상에 가까운 생활을 할 수 있도록 도와주고 있다(그림 5-72).

2) 재활의학의 개념

뇌신경 및 말초신경, 근골격계 질병 혹은 손상 등에 의해 신체기능(주로, 이동능력)이 저하된 환자를 진단하고 치료하는 분야로서 신체적 · 정신적 및 사회적 관점에서 접근하여 전인적인 진단, 평가 및 치료를 통하여 기능이 저하된 사람을 대상으로 최대한 기능을 증진시키는 의학 분야이다.

① 재활의학의 정의 : 질환의 합병증을 예방하고, 질병이나 상해 등으로 생긴 기능적 장애를 회복하기 위해 치료를 실시하는 것이다.

- 잃어버린 기능을 대치하거나 되찾게 하고 손상 받은 부위를 최대한으로 복원하거나 손상 받지 않은 부위를 강화시킨다.
- 환자에게 병에 대한 교육과 훈련을 실시하여 환자 스스로가 기능을 되찾거나 가능한 한 장애를 최소화 할 수 있게 도와준다.

② 재활의학의 목적 : 세계보건기구(WHO)는 "재활은 의학적 · 사회적 · 교육적 · 직업적 수단을 동원하고, 이를 상호 조정하여 훈련 또는 재훈련을 통하여 장애자의 기능적 능력을 가능한 최고수준에 달하도록 하는 것"이라고 정의하였다.

- 미국 재활협회는 "재활은 가능한 신체적 · 정신적 · 직업적 · 경제적 유용성을 장애로부터 최대한 회복시키는 것"이라고 하였다.
  - 과거의 의료인은 환자를 치료하고 그 질환의 원인을 제거하는 것으로 책임을 다하는 것이다.
  - 현대의 의료는 환자를 인간적인 관점에서 바라보게 되었다.
  - 그들의 질환을 파악하고 제거함으로 끝나는 것이 아니고 그 이후의 환자의 장애, 심리적 · 사회적 · 직업적인 면까지 모두 고려하여 환자의 삶의 질 향상을 위하여 노력한다.

③ 재활의학의 특성 : 재활의학은 합병증의 예방, 재발방지, 질병의 치료, 증상의 호전 등을 통하여 환자의 삶의 질을 높이고 재활의학은 기능위주이며 총괄적이고 전문적인 분야이면서 다른 의학과 유기적인 관계를 갖는다.

- 기능위주의 재활의학 : 재활의학은 환자를 치료하고 질병의 원인을 규명하고 치료하는 것뿐만 아니라 질병에 의하여 손상된 기능을 파악하고 평가하여 환자의 신체적 · 정신적 · 사회적 등의 기능을 가능한 정상에 가깝게 회복시키는데 초점을 맞추고 있다.
- 전문적인 재활의학 : 재활의학에 있어서 육체적인 측면은 물론이고 심리적 · 정서적 · 정신적 측면과 가정적 · 사회

> 적 · 직업적 · 자기관리 · 의사소통 등 환자의 상황과 환자의 주변상황을 모두 총괄적으로 고려한다.
> • 유기적 관계의 재활의학 : 환자와 의사의 1대1 관계가 아닌 환자와 보호자, 간호인력, 담당의 등의 긴밀하고 유기적인 관계를 맺어 최선의 결과를 창출하고자 한다.

④ 재활치료팀의 구성 : 재활의학에서는 환자의 문제점을 포괄적으로 분석하고 평가하여 치료하고, 장애를 갖게 된 환자의 심리를 비롯하여 직업문제, 새롭게 적응해야할 환경 등을 고려하여 최상의 결과를 이끌어 내기 위해서는 재활치료팀원간의 긴밀한 협력이 필요할 것이다.

> • 재활 치료팀 : 보호자, 가족, 재활의학과 전문의, 작업치료사, 심리치료사, 물리치료사, 언어치료사, 재활간호사, 의지 및 보조기 제작자, 영양사, 특수교사, 종교상담가, 의료사회복지사 등이 있다.

⑤ 재활치료의 과정과 평가 : 재활의학과에 의뢰가 접수되면 재활의학과 전문의는 진료를 하고 해당 질병에 대한 정확한 진단을 내린 후에 합당한 치료처방을 내리고 해당 치료실에서 치료를 실시한다.

> • 재활치료 : 특성상 일회성이 아니라 일정기간 지속적으로 치료를 실시한다.
> • 재활의학의 적절한 치료를 위해서는 우선 정확한 진단이 필요하다.
> • 환자의 현재 기능과 앞으로 기능의 잠재성을 파악하여 재활을 위한 치료목표, 치료방침, 적절한 재활 프로그램을 진행하게 된다.

3) 재활의학의 진료 분야

재활의학과는 일반 재활의학과, 소아 재활의학과로 나누어지며 합병증 예방, 기능적 회복, 잃어버린 기능대치 등의 진료를 실시한다. 주요시술은 물리치료, 작업치료, 운동치료, 보조기 착용, 중재시술 등이 있다.

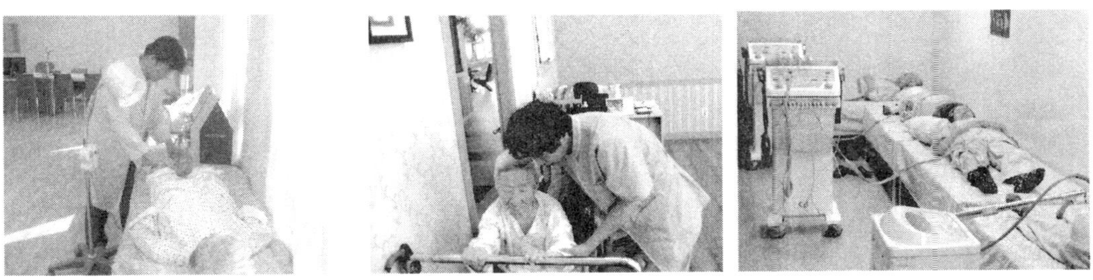

(a) 온열 적외선 치료기 (b) 보행기 치료기 (c) TENS 치료기

[그림 5-73] 물리치료

① 물리치료 : 물리적 에너지를 사용할 수 있는 열, 전기, 광선, 물의 성질을 이용하거나 도수적 방법으로 통증을 조절하며, 근육의 수축 및 이완, 혈액의 순환, 비정상적인 자세 및 운동 형태를 개선시킬 목적으로 체계적이고 과학적인 치료분야이다(그림 5-73).

② 작업치료 : 일상 생활의 활동을 치료적 목적으로 사용하고 손상, 질병, 질환, 장해, 장애활동의 제한, 사회 참여의 위축 등의 이유로 일상적인 역할을 수행하기 어려운 환자에게 치료서비스를 제공한다(그림 5-74).

- 다양한 상황 속에서 육체적 · 인지적 · 심리적 · 사회적 · 감각 등의 측면을 다루어 사회 환경에 적응하고 역할에 참여하도록 하게 하는 것이다.
- 직장에서 하게 되는 일뿐만 아니라 일상생활을 영위하는데 있어서 필요한 모든 동작이다.

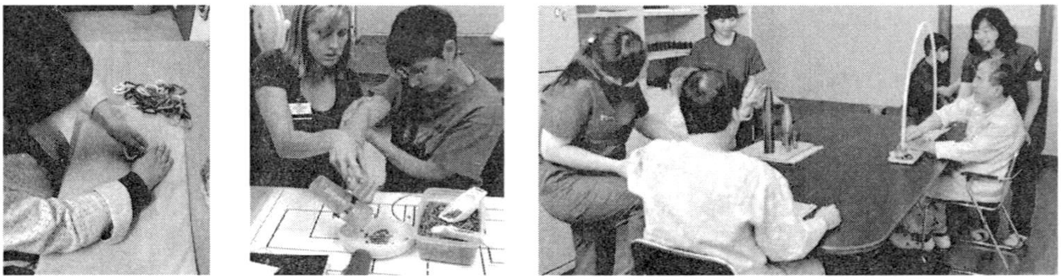

[그림 5-74] 작업치료

③ 운동치료 : 질병이나 손상으로 인한 신경, 근육, 관절의 기능을 정상 혹은 가능한 한 정상에 가깝도록 회복시키는 것으로 근육수축, 관절범위, 근력, 근지구력, 심혈관계 적응, 조절, 속도 등의 신체운동이다. 운동치료는 주로 종합병원이나 일반 병원급 이상에서 중추신경계 손상환자를 위하여 실시한다(그림 5-75).

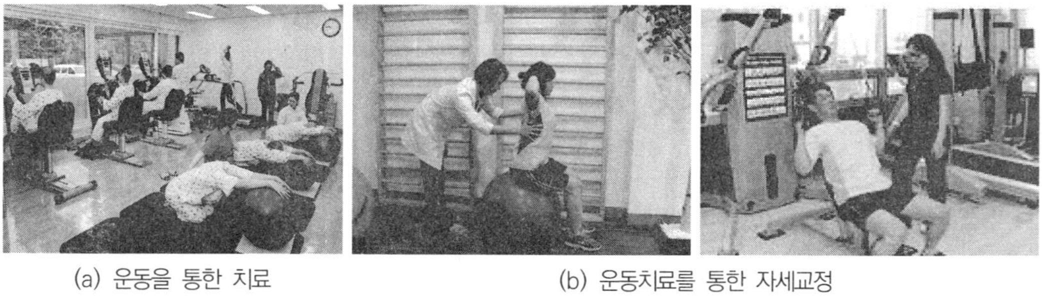

(a) 운동을 통한 치료

(b) 운동치료를 통한 자세교정

[그림 5-75] 운동치료

④ 보조기착용 : 보조기는 인체의 기능을 보조하거나 교정하는 장치이다. 신체기관을 대체하는 경우에는 의지라고 하며, 척수손상, 뇌졸중과 같은 영구적 손상, 골절 등의 이유로 일시적인 기능의 저하가 있을 때 근육이나 관절의 경직, 구축 등 신체기능이 약해져 있을 경우에 도와주는 역할과 신체를 적절한 형태로 바로 잡아주는 역할을 한다(그림 5-76).

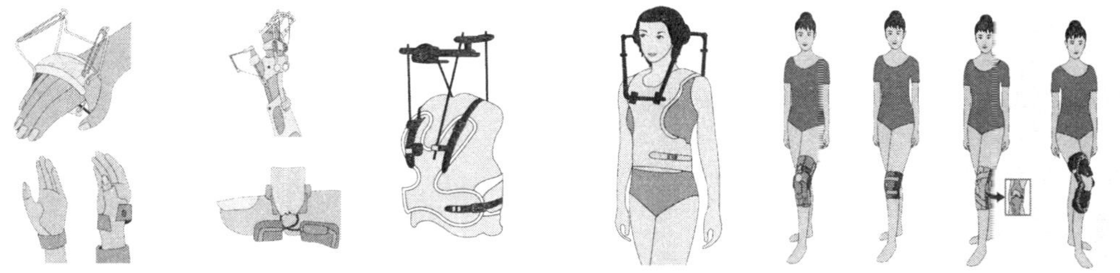

(a) 수근관증후군 보조기 (b) 척추층만증 보조기 (c) 하지 보조기

[그림 5-76] 보조기 착용

⑤ 중재시술 : 재활의학적 중재시술에는 요추 중재시술과 경추부 중재시술이 있다. 퇴행성 요추측만증 환자는 심한 요통과 하지방사통, 척추불균형의 증상이 혼재하여 나타난다(그림 5-77).

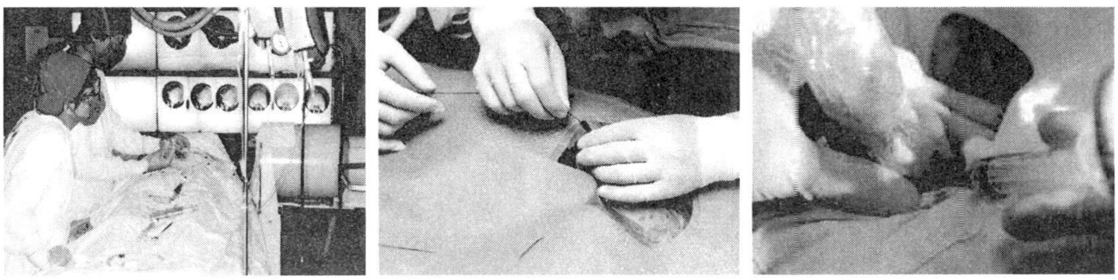

(a) 한국 최초의 뇌 중재시술 (b) 위장관 중재시술 (c) 중재시술

[그림 5-77] 중재시술

- 요통 : 후관절의 퇴행성관절증, 디스크의 퇴행성 변화, 척추전만의 소실로 인해 발생하고, 비수술적인 치료로는 후관절퇴행에 대한 PRP 프롤로 주사치료, 후관절통증주사, 퇴행성 디스크에 대한 경막외 PRP 주사치료, 척추변형에 대한 비수술 교정치료 등이 있다.
- 요추의 변형 : 관상불균형이나 시상불균형도 요통을 유발할 수 있다.
- 하지방사통 : 척추관 협착증으로 인해 나타나거나 척추변형에 따른 회전아 탈구로 인하여 척추경이 신경근을 압박해서 나타나며, 비수술적인 치료로는 척추관 협착증에 대한 신경성형술, 경막외 PRP 주사치료, 신경근이 척추경에서 압박받는 경우에서의 척추교정치료 등이 있다.

- 퇴행성 요추측만증의 치료 목적 : 요통의 감소, 하지방사통의 완화와 변형의 교정에 있으며, 주로 50대에 증상이 나타나고 내과적 동반질환을 가진 환자의 경우 가급적 비수술적 교정치료, 척추중재시술, 경막외 PRP 주사치료와 같은 비수술적 치료에 의해 치료를 한다.
- 척추교정치료 : Schwab은 외측척추전위, 제3, 4요추 종판경사각, 요추전만, 흉요추후만이 요통과 연관이 있으므로 이에 대한 교정이 중요하다고 강조하였으며, Simmons는 만곡의 교정정도보다 관상면, 시상면에서 척추의 전체균형이 중요하다고 강조하고, 요통의 완화를 위해서는 측만각의 교정보다는 시상면상의 불균형에 대한 교정이 중요하다.
- 요추 중재시술 : 요통은 정상인의 80[%]가 겪고 있는데 진단과 치료가 쉽지 않은 것으로 알려져 있고, 최근 의학기술의 발달로 중재시술 또한 발전하고 있지만 아직 정확한 진단을 내리기 어려운 경우가 더 많고 요추 중재시술로 통증이 감소된 후에도 근력강화나 적절한 재활치료 등을 통하여 요추부를 튼튼하게 하고 유지하는 것이 요통의 올바른 치료이다(그림 5-78).

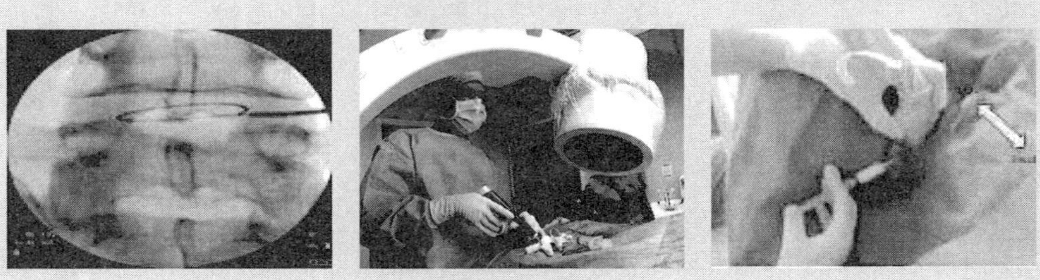

[그림 5-78] 요추 중재시술

- 경추부 중재시술 : 중재시술의 대상이 되는 경부 통증의 종류는 추간판탈출성 통증, 척추후관절 통증, 교감신경 관련 통증, 추간판 내장성 통증 등이 있고, 중재시술은 통증을 유발하는 부위에 직접 혹은 통증이 전달되는 과정에 개입하여 통증을 줄인다(그림 5-79).

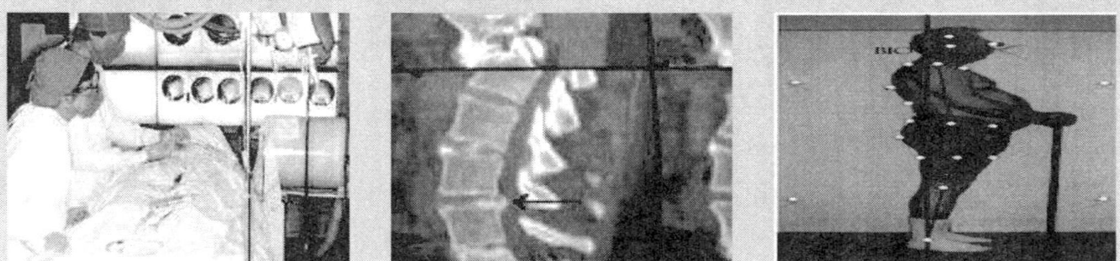

(a) 경추부 중재시술 (b) 경추부 중재시술 후 (c) 경추부 중재시술 전후

[그림 5-79] 경추부 중재시술

⑥ 언어 및 심리치료 : 언어치료사와 심리치료사가 있다(그림 5-80).

- 언어치료사 : 인간의 의사소통에 관여하는 임상적, 해부, 생리, 병리적 증상과 관리에 대하여 숙지하고 있다.
  - 환자의 상태를 파악하고 적절한 대처를 통하여 환자의 말문을 트이게 하거나 일상생활에서의 언어사용에 가능한 한 문제가 없도록 치료와 훈련을 병행하여 실시한다.

- 심리치료사 : 모든 장애자를 대상으로 하나 특히 예기치 못한 사고나 질환으로 장아가 된 환자들을 불안한 심리상태를 파악하고, 그 환자들의 심리적 안정과 삶의 의욕 등을 찾게 돕는다.
  - 환자와의 공감, 환자가 자신의 상황을 이해하게 하고, 삶에 대한 애착, 질병을 극복하기 위한 의욕을 갖도록 계기를 제공해야 한다.
  - 환자는 치료에 대한 적극적인 참여를 하고 긍정적인 치료효과도 기대할 수 있게 된다.

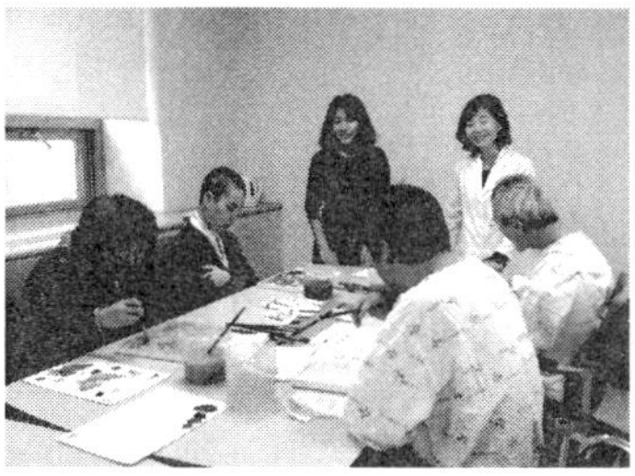

(a) 미술심리치료

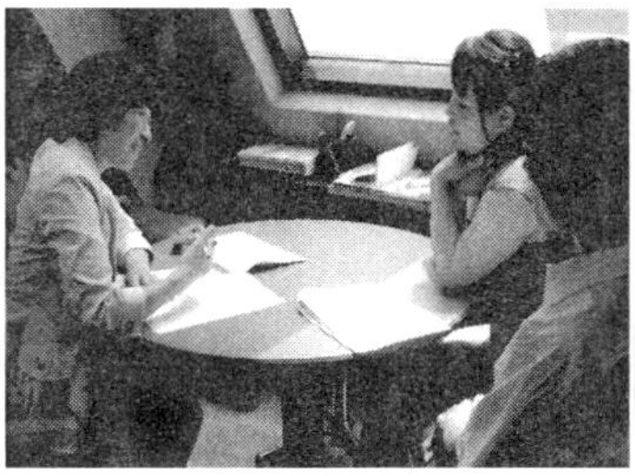

(b) 심리상담

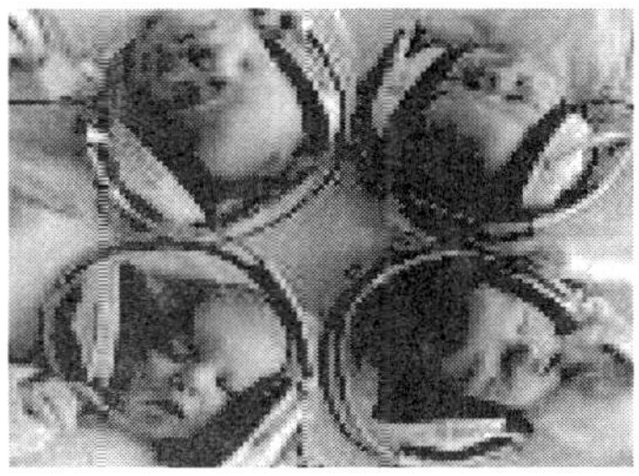

(c) 음악치료

[그림 5-80] 언어 및 심리치료

⑦ 재활의학과에서 다루는 진료 분야는 〈표 5-33〉과 같다.

〈표 5-33〉 재활의학의 진료

뇌질환, 뇌손상, 척수손상, 척수질환, 중추 및 신경손상, 암환자, 스포츠 손상, 노인질환, 호흡기장애, 순환기장애, 화상, 동상, 지체절단, 요부질환, 만성통증, 뇌성마비, 소아질환, 근골격계질환, 결합조직질환 등

9. 소아청소년과

소아청소년기에 생기는 외과계 질병을 제외한 모든 질병을 치료하고 미숙아, 신생아, 소아, 청소년의 성장과 발달 및 질환에 대하여 진단과 치료를 하며, 오늘날에는 산부인과와 협력하여 태아의 건강까지 범위가 넓혀지고 있다(그림 5-81).

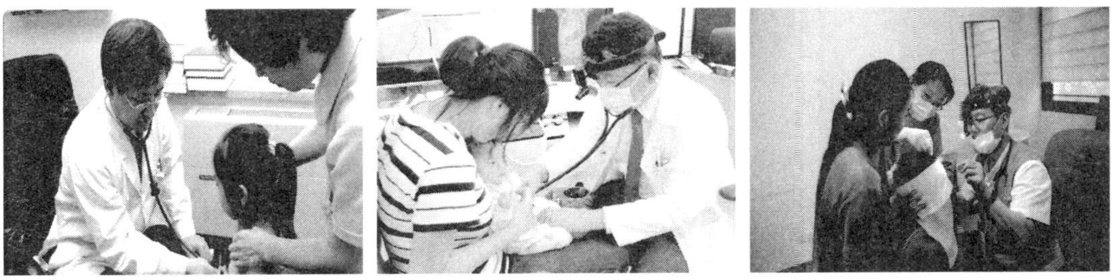

[그림 5-81] 소아청소년과

- 신생아기로부터 청소년기(대체로 남자 12~20세, 여자 10~18세)의 환자를 대상으로 진료 및 연구를 행하는 임상의학의 한 분야이다.
  - 대상 연령에 명확한 기준은 없으며, 2007년 3월에 의료법 개정안이 국회를 통과한 것에 따라 동 6월부터 62년간 사용하던 소아과 명칭이 소아청소년과로 변경되었다
- 소아청소년과를 분류하면 소아호흡기과, 알레르기과, 소아심장과, 소아감염과, 소아소화기과, 소아영양과, 소아혈액과, 소아종양과, 소아신경과, 신생아과, 소아내분비과, 소아신장과 등이 있다.
- 소아청소년과의 분류 및 해당 질환은 〈표 5-34〉와 같다.

〈표 5-34〉 소아청소년과의 분류 및 해당 질환

분 류	해당 질환
소아호흡기과, 알레르기과	아토피피부염, 알레르기성 비염, 천식, 두드러기, 만성기침, 기타 알레르기 및 호흡기질환
소아심장과	심낭염, 바이러스성 심근염, 류마티스성 심장염, 전염성 심장내막염, 대혈관전위, 삼첨판폐쇄, 활로 4징, 폐동맥협착, 윌리암스 증후군, 대동맥협착, 대동맥축착, 심실중격결손, 심방중격결손, 동맥관 개존, 심근염, 소아고혈압, 가와사키 심장염, 다카야수 동맥염, 혈관염 등
소아감염과	콜레라, 장티푸스, 경부 임파선염, 결핵, 이질, 성홍열, 백일해, 유행선 이하선염, 풍진, 볼거리, 홍역, 수족구병, 수두, 수막염, 가와사키병, 살모넬라증, 소아감염, 소아패혈증, 소아뇌막염
소아소화기과, 소아영양과	영양결핍, 섭식장애, 장염, 장중첩증, 장폐색, 구강 칸디다증, 수포성 구협염, 포진선 구내염, 변비, 황달, 간염, 급성복통, 구토, 설사, 간 대사질환, 선천성 비후성 유문협착증, 식도이물질, 선천성 담관폐쇄증, 담도췌장질환, 가성 콜레라, 위장염 등
소아혈액과, 소아종양과	혈소판 이상질환, 혈액응고, 소아빈혈, 출혈성질환, 골수부전질환, 백혈구 이상질환, 골육종, 림프종, 백혈병, 윌름 종양, 망막모세포종, 생식세포 종양 등
신생아과	미숙아, 망막증, 태변흡인 증후군, 신생아 호흡곤란 증후군, 두개골절, 패혈증, 황달, 괴사성장염 등
소아내분비과	저혈당증, 당뇨병, 성조숙증, 성장장애, 사춘기 지연, 성발달 이상, 부신질환, 부갑상선질환, 갑상선질환 등
소아신장과	신부전증, 혈뇨, 수신증, 야뇨증, 신증후군, 요로감염, 요로결석, 배뇨이상, 방광염, 고화염전, 과칼슘뇨증, 급성신부전증, 방관요관 역류, 다낭신, 급성사구체염 등
소아신경과	근육질환, 경련성질환, 두통, 뇌염, 뇌성마비, 세균성수막염, 퇴행성뇌질환, 사지마비 등

10. 정신건강의학과

인체의 가장 중요한 부위인 뇌와 관련된 인간의 감정, 사고 그리고 행동 등 신경·정신기능의 문제를 진단하고 치료하다. 각종 정신장애의 원인으로 중추신경계의 생물학적 이상, 성장과정과 관련된 정신역동적 측면, 환경과 관련된 사회심리학적 측면 등이 복합적으로 작용하는 것으로 알려져 있다(그림 5-82).

- 일반인들은 정신건강의학과에서 심각한 정신장애 중 하나인 정신병을 주로 치료하는 것으로 알고 있으나, 정신과에서 치료하는 영역은 정신병뿐만 아니라 우울증과 같은 기분장애 그리고 신경증 혹은 노이로제로 알려져 있는 불안장애, 신체화 장애[56] 및 알콜리즘과 물질남용 같은 중독문제, 치매를 포함한 노인에서의 정신장애, 소아청소년정신의학 그리고 다양한 생활사와 관련된 문제에 대한 상담과 진료에 이르기까지 다양하다.
- 정신건강의학과에서는 다양한 영역에서의 장애와 문제를 효과적으로 진단하고 있다.
  - 의학적, 교육적, 사회적 측면에서 정신건강에 해를 끼치는 원인을 파악하고 중추신경계의 생물학적 문제 등을 파악하여 인간의 행동, 사고, 감정 등의 이상에 대하여 진단 및 치료를 한다.
  - 정신건강에 영향을 미치는 요소는 매우 다양하여 의학적 측면만이 아니라 그 사람을 둘러싼 모든 환경을 생각해야 한다.

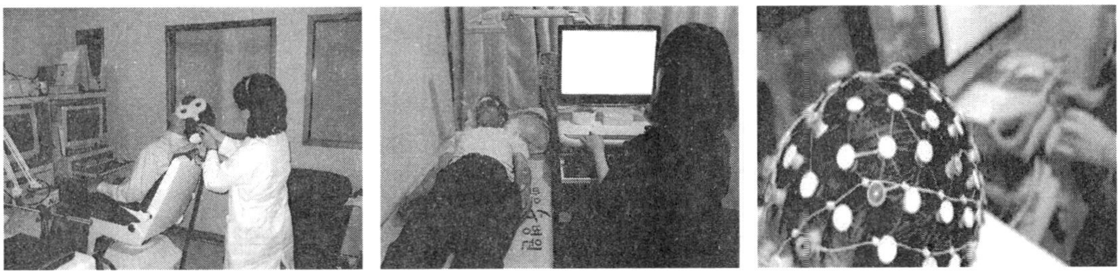

(a) 우울증 경두개자기자극법 (b) 수면다원검사 (c) 정량뇌다검사

[그림 5-82] 정신건강의학과

① 정신건강의학과의 질환은 크게 성인성과 소아성으로 나누고, 정신의학과의 분류 및 해당 질환은 〈표 5-35〉와 같다.

〈표 5-35〉 정신의학과의 분류 및 해당 질환

분 류	해당 질환
성인 정신질환	알콜중독, 약물중독, 치매, 기억장애, 수면장애, 정신분열, 불안장애, 강박증, 우울증, 스트레스, 정신신체장애, 암환자 정신장애, 노화성 인지감퇴증 등
소아 정신질환	틱장애, 정신분열증, 주의력결핍, 과잉행동장애, 자폐증, 언어장애, 지적장애, 게임중독, 우울증, 불안장애, 품행장애 등

11. 안과

안과(Ophthalmology)는 눈에 관계된 질환을 연구하고 치료하는 의학의 한 분야이다. 결막, 각막 및 수정체 등 눈의 앞부분에 발생하는 질병들을 연구하고 치료하는 전안부 분과와 망막, 포도막, 유리체 등 눈의 뒷부분에 발생하는 질병들을 연구하고 치료하는 망막 · 포도막 분과,

56) 신체화 장애 : 아무런 내과적 이상 없이 다양한 신체 증상을 반복적으로 호소하는 질환이다.

눈꺼풀과 눈물기관 및 안와의 질병들을 연구하고 치료하는 안성형 분과, 안압과 관련하여 발생하는 신경손상을 연구하고 치료하는 녹내장 분과, 눈의 위치와 움직임의 장애나 시신경과 시각경로의 이상을 연구하고 치료하는 사시 · 신경안과 분과가 있다.

1) 전안부 분과

결막염이나 각막염, 백내장, 건성안, 각막혼탁, 원추각막 등의 질병을 진단하고 치료하며 백내장 수술과 각막이식, 굴절교정 레이저 각막절제술 라식, 라섹, 유수정체 인공수정체 삽입술 등의 굴절교정 수술을 주로 시행하며 콘택트렌즈 처방을 한다.

2) 안성형 분과

눈꺼풀의 염증이나 종양, 위치이상, 눈썹을 찌르는 질병들, 코눈물관 막힘, 안와의 염증이나 종양들을 진단하고 치료하며 눈꺼풀 성형술, 눈물주머니 코안연결술, 눈꺼풀이나 안와종양 적출술, 안와골절 정복술 등을 주로 시행한다.

3) 녹내장 분과

폐쇄각녹내장, 개방각녹내장이나 다른 안질환과 관련된 안압상승을 진단하고 치료하며 안압하강제약물치료, 레이저홍채절개술이나 레이저 섬유주성형술 등의 레이저 시술과 섬유주 절제술이나 방수유출장치삽입술 같은 수술을 시행한다(그림 5-83).

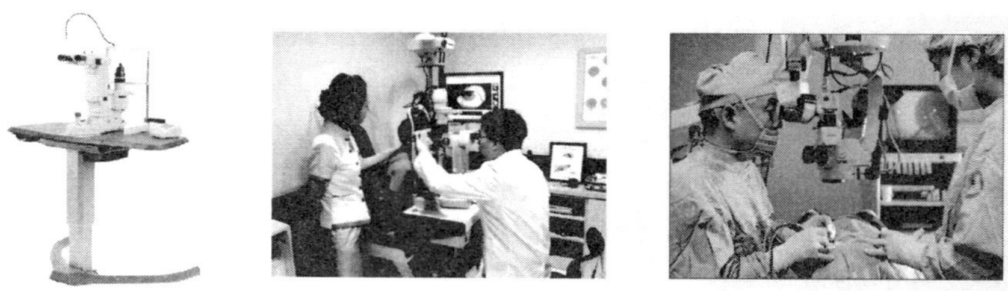

(a) 레이저 수술기 (b) 안과 진찰 (c) 백내장 수술장면

[그림 5-83] 안 과

12. 치과

치아와 그 주위(잇몸, 턱, 얼굴)의 질병이나 비정상적인 상태를 예방 · 진단 · 치료한다. 진료는 크게 외과적 처치, 비외과적 처치, 예방적 처치로 나눌 수 있고 외과적 처치는 발치, 임플란트

시술, 치주시술 등이며, 비외과적 처치는 심미치료, 보철수복 처치, 신경치료 등이고 예방적 처치는 치아 홈메우기, 불소 도포 등이 있다(그림 5-84).

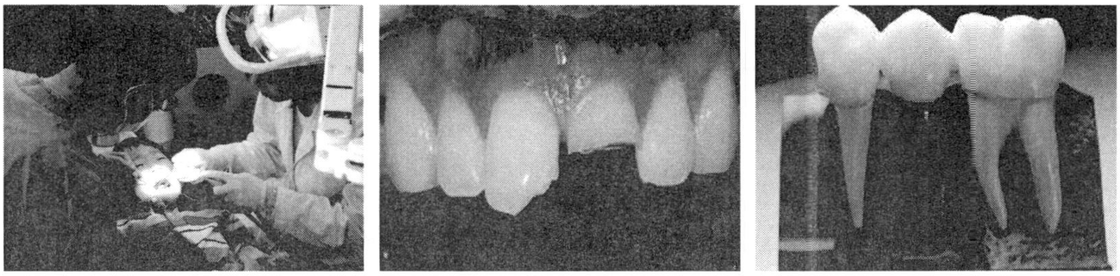

(a) 치과치료　　(b) 치아 파절　　(c) 임플란트

[그림 5-84] 치 과

① 치과의 하위 분류 : 치과마취과, 구강악안면외과, 구강악안면방사선과, 구강내과, 구강병리과, 소아치과, 예방치과, 치과교정과, 치과보존과, 치과보철과, 치주과 등이 있다.
② 진료하는 질병 : 치아질환, 잇몸질환, 부정교합, 얼굴의 기형 등이 있고 치과질환의 분류는 〈표 5-36〉과 같다.

〈표 5-36〉 치과질환의 분류

분 류	해당 질환
치아질환	치아 변색, 치아 파절, 이시림증, 치근단염, 치근단농양, 치수염, 치아우식증 등
잇몸질환	치주염, 잇몸비대, 사랑니 주의염증, 치은염
부정교합	덧니, 돌출입, 구순구개열, 주걱턱 또는 무턱
기형, 결손 및 기타	구순구개열, 구강암, 안면골골절, 결손치, 치아탈구, 매복치, 이갈이, 코골이, 입냄새, 입안점막질환, 구강건조증, 턱관절장애 등

13. 마취통증의학과

18세기까지 감각의 소실만을 뜻하는 단어로 쓰이다가 1846년에 올리버 웬들 홈스(Oliver Wendell Holmes)가 처음 지금과 같이 통증 없이 수술을 받을 수 있는, 곧 잠을 자는 듯한 상태를 마취라 표현했다. 이후 마취의 영역은 발전하고 확장되어 현재는 마취를 받는 환자의 평가와 자문, 수술이나 검사 중, 혹은 이후의 통증의 경감이나 예방, 수술 중 생체 징후의 감시와 안정화, 중환자에 대한 관리, 급성이나 만성 및 암 관련 통증의 진단과 치료, 심폐소생술의 관리와 교육, 호흡기능의 평가와 호흡기 치료의 적용, 임상 및 기초연구의 수행, 수술 전후의 치료에 관계된 인원들의 감독, 교육, 평가, 병원이나 의과대학의 행정직 참여 등 광범위한 분야들을 아우르게 되었다.

예전에 마취과라는 명칭이 수술실 밖까지 확대된 업무범위를 잘 나타내지 못한다는 의견에 따라 우리나라에서는 2002년 의료법 개정 이후 마취통증의학과로 명칭을 바꾸었다.

14. 가정의학과

환자 개개인 및 가족들의 건강에 일어날 수 있는 문제들에 대해 포괄적, 개별적, 지속적인 진료를 제공하고, 신체적 문제는 물론 정신적 · 심리적 · 사회적 문제로 인한 건강 문제도 관리한다. 그 대상 또한 연령, 성별에 구애받지 않아서 감기, 몸살, 소화불량, 위장염과 같이 흔히 발생하는 질환에서부터 고혈압, 당뇨, 고지혈증, 관절염, 골다공증과 같은 각종 성인병과 피로, 두통, 스트레스, 홧병과 같은 힘든 건강문제에 이르기까지 누구에게나 생길 수 있는 각종 질병에 대하여 다룰 수 있다(그림 5-85).

- 금연, 금주, 영양, 운동, 스트레스 관리 등 생활습관에 대한 중재, 예방접종을 통한 감염 예방 및 정기 적인 검진을 통한 고혈압, 당뇨병과 같은 만성질환의 예방과 관리, 조기 암검진을 통한 암의 조기발견 등 건강증진도 가정의학과가 담당하는 영역이다.
- 가정의학과에서 치료하는 항목에는 기능성 위장장애, 스트레스, 고지혈증, 골다공증, 비만 등이 있으며 알코올중독 클리닉도 운영하고 있다.

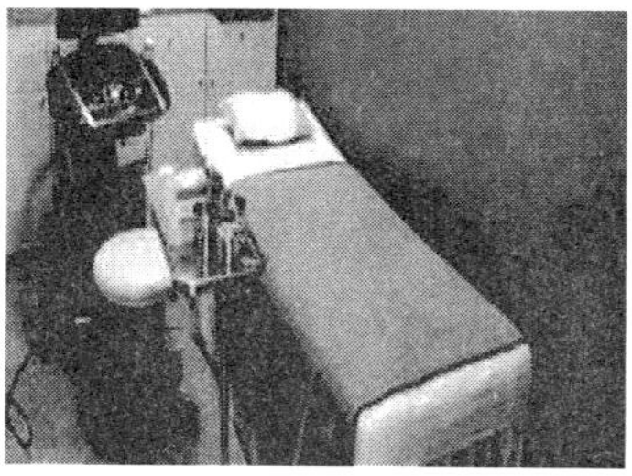
(a) 가정의학과 진료실

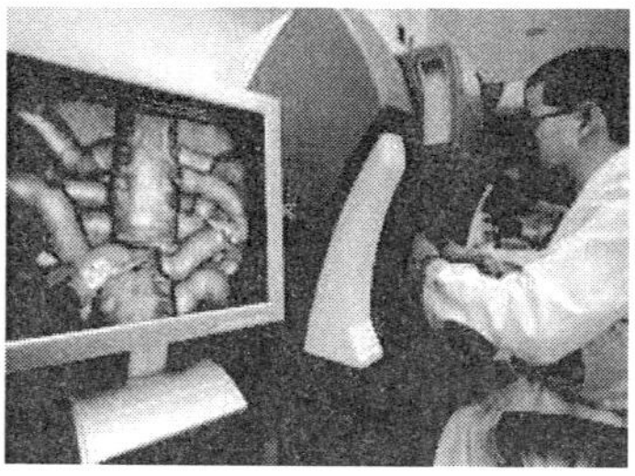
(b) 로봇 수술

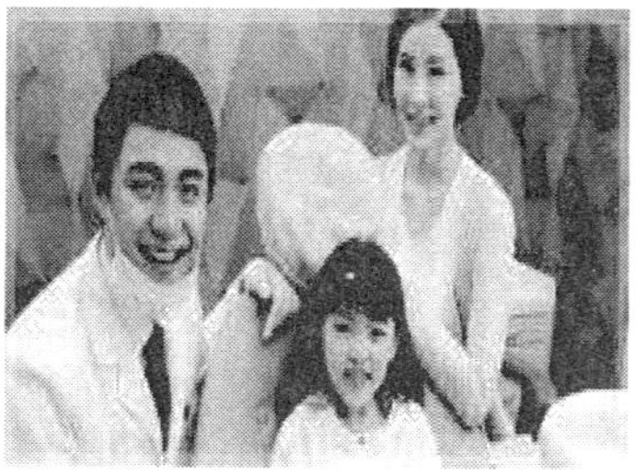
(c) 가정의학과

[그림 5-85] 가정의학과

15. 예방의학과

보통 치료의학의 대응어로 쓰이고, 의학은 건강을 유지 · 증진하고 질병을 예방하는 것이다. 병이 났을 때는 건강을 회복하고 재활시켜서 사회에 적응할 수 있도록 하는 것이며, 일반적으로 의학을 기초의학 · 임상의학 · 예방의학으로 크게 나눈다(그림 5-86).

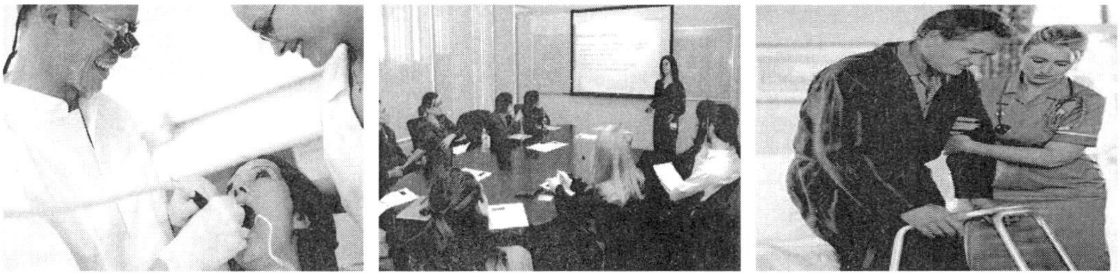

(a) 치과 예방진료 (b) 예방의학교육 (c) 재활치료

[그림 5-86] 예방의학과 교육 및 예방진료

1) 질병의 발생요인

질병이 발생하는 데에는 다음과 같다.

- 물리적 · 생물학적 · 사회적 · 문화적 · 경제적 환경이다.
- 숙주(인간)이며, 연령 · 성 · 영양 · 생활습관 · 의료형태 등이 관련된다.
- 병원체(요인)로서 세균 · 물리적 요인 및 화학물질 등을 들 수 있다.

2) 질병의 예방단계

인간과 병원체는 환경을 지렛대로 하는 관계를 가져서 인간의 병에 대한 저항력을 증가시키든지, 각종 환경을 개선하면 상대적으로 병이 날 가능성이 감소하게 되며, 인류역사를 보면 오래 전부터 질병의 예방을 꾀하여 왔다.

- 질병을 예방하는 단계는 흔히 다음과 같이 세 가지로 구분된다.
  - 1차적 예방 : 발병 이전에 환경을 개선하고 병에 대한 저항력을 높이는 등의 노력으로써 건강을 유지 · 증진시키는 것이다.
    - · 적극적인 예방 : 오늘날 유행하는 조깅 · 에어로빅 댄스 등을 통한 체력조절과 건강증진, 고혈압 · 당뇨병의 예방을 위하여 식사를 통한 영양개선, 각종 사고의 예방 등이 포함된다.
    - · 소극적 예방 : 각종 예방접종을 하여 면역성을 높임으로써 질병의 발생을 예방하는 것이다.
  - 2차적 예방 : 일단 발병하였으면 가능한 한 조기에 알아내어 이를 치료하며, 병이 더 중증으로 되는 것을 예방하는 것이다.
    - · 정기적으로 신체검사를 받는 것, 중년부인이 자궁암의 조기진단을 위하여 1년에 몇 번 정기검진을 받는 것 등이다.
  - 3차적 예방 : 이미 발병하였을 때 후유증의 발생을 예방하여 신체기능에 장애가 오지 않도록 하는 것이다.
    - · 후유증의 발생이 불가피할 경우에는 재활시켜서 사회에 복귀, 적응할 수 있도록 하는 것이다.

3) 예방의 개념

질병이 발생하기 이전부터 발병 후 재활에 이르기까지 광범위하게 적용된다. 의학의 발전에 따라 다양하게 발전해 왔으며, 질병의 예방은 인류의 수명을 연장해 주었으며, 삶의 질적인 면에도 크게 기여하였다.

- 예방활동은 인류를 질병의 고통에서 가능한 한 벗어나게 하고 발병하여 아플 때에 치료해 주는 것은 고마운 일이지만, 한걸음 더 나아가서 질병을 예방하는 것이 바람직하며, 경제적이다.
- 병이 나면 치료비가 많이 들고 소득마저 감소되거나 없어지는 일이 많으며, 때로는 노동력마저 잃게 되므로 예방이나 조기치료를 하면 이중 효과를 얻게 될 뿐만 아니라 효율적이다.
  ㉮ 홍역이나 소아마비에 대한 예방주사를 맞으면 그 비용은 얼마 되지 않지만, 일단 발병하게 되면 치료비가 많이 들 뿐만 아니라 후유증도 생기므로 예방의학은 인도주의적이며, 효과적 · 경제적임을 알 수 있다.
  요즘은 예방활동이 매우 다양해지고 있고, 박테리아나 바이러스 등 병원미생물에 의한 급성 전염병은 환경과 영양의 개선, 예방접종 등으로 상당히 감소 또는 박멸되었으며, 오히려 비감염성 질환, 즉 고혈압 · 당뇨병, 각종 암 등이 문제되고 있다.
- 한국에서도 급속한 경제성장과 함께 성인병과 직업병의 문제가 대두되고 있다.
  - 자동차 · 공장의 배기가스 등 유독한 화학물질이나 유해한 방사선에 대한 폭로, 청소년과 여자 등 흡연인구의 증가와 폐암, 영양 과다로 인한 비만으로 인한 각종 질환 등은 인류가 극복해야 할 과제들이며, 이 중 일부는 그 원인을 잘 모르므로 계속 규명해야 할 것도 있고, 흡연과 폐암처럼 상호 밀접한 관계에 있다.
- 예방의학과에서 치료하는 항목 : 예방접종, 건강관리 등이 있다.

16. 응급의학과

급성질환이나 손상, 대량 재해 등에 대한 응급진료를 전문적으로 담당하는 분야이고, 현재와 같이 질환별, 장기별로 세분화된 전문과목이 엄연히 존재하는 상황에서 각 분야별로 상응하는 응급처치를 할 수는 있겠으나, 그런 전문의들이 현장에 출동될 수 없다(그림 5-87).

- 오늘날과 같이 질환이나 손상이 여러 장기를 동시에 침범하는 내과적 복합질환이나 다발성 외상환자의 경우 여러 과의 동시 참여는 당연한 일로서 즉각적이고 능률적인 양질의 초기 진료가 환자의 예후에 지대한 영향을 미친다.
  - 계속되는 치료에 미치는 영향은 응급상황이 발생한 현장에서부터 포괄적이고 전문적인 양질의 진료를 제공하는 동시에 필요에 따라 환자를 분류하여 해당 전문분야에 의뢰할 수 있는 전문 인력이 필요할 것이며, 이러한 상황에서 어느 분야의 손상을 불문하고 가장 능률적으로 신속하게 대처할 수 있는 분야가 바로 응급의학인 것이다.
- 응급의학 전문의의 활동영역을 넓혀 광범위하게 될수록 기존 임상과와 응급치료나 진단방법에 다소간의 견해 차이를 유발할 수 있는 것으로 우려하고 있으나, 응급의학 본연의 분야는 어디까지나 응급환자가 전문적 치료를 받을 수 있을 때까지의 지연을 해결하려는 학문으로, 기존 임상과와 환자의 유연한 연결을 목적으로 하므로 기존 임상과에서 우려하는 환자의 분산이나 치료분야의 중복이 있을 수 없다.
- 응급의학과에서 치료하는 항목 : 응급실을 방문하는 모든 환자에 대한 치료를 한다.

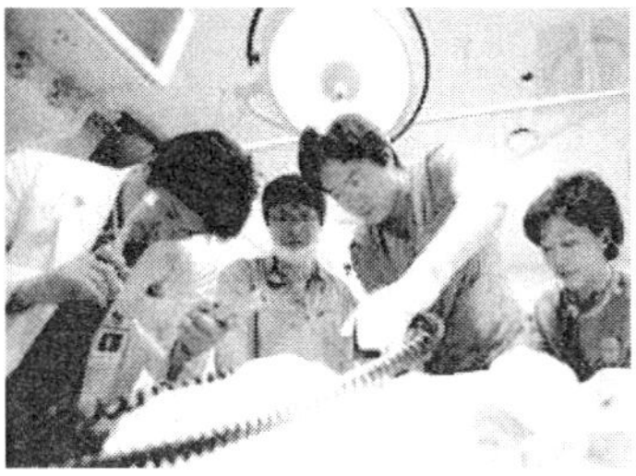

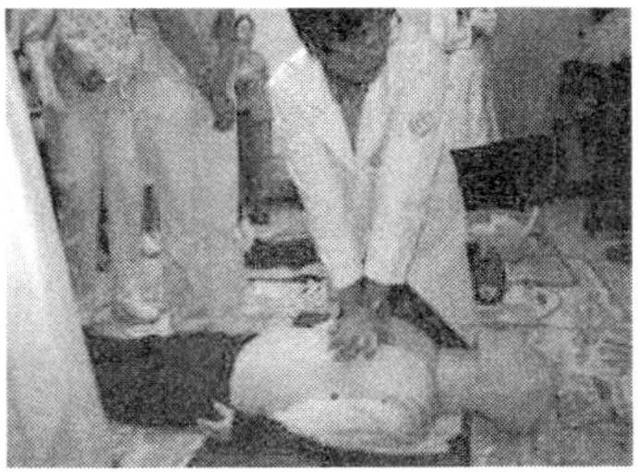

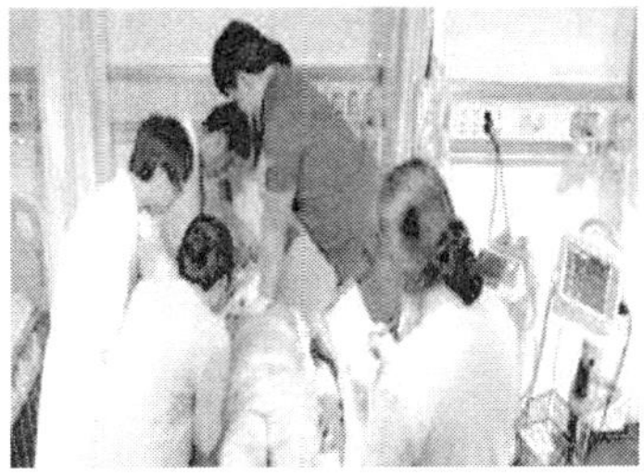

(a) 응급실 (b) 심폐소생술 (c) 응급진료

[그림 5-87] 응급의학과

- 응급의학과의 특성은 다음과 같다.
  - 첫 번째 특성 : 모든 임상분야에 걸쳐 넓은 진료영역을 가지고 있고 심폐소생, 쇼크, 중독분야는 응급의학과의 전문분야이며, 응급의학은 질환별로 전문분야가 나뉘어서 외래와 입원진료를 병행하는 다른 과와는 달리 응급실에서 이루어지는 진료만을 담당한다.
  - 두 번째 특성 : 질환 중심적으로 생각하는 다른 분야와는 달리 장소와 상황 중심적인 분야이며, 대량재해 시의 환자분류와 치료원칙에 대한 연구의 특성을 잘 반영하고 있다.
  - 세 번째 특성 : 의학의 한 분야이면서 응급의료체계라는 사회안전망의 일부이고, 특성은 119구급대, 소방학교, 기본 인명구조술 교육, 병원 전 구급활동에 대한 지도 · 감독을 하는 것이다.

17. 작업환경의학과

직업안전건강 또는 학문적으로 직업 환경의학 혹은 산업의학은 직업 혹은 작업환경과 관련된 질병을 연구하는 의학의 한 분야로서 직업 환경의학은 산업보건의 한 분야이다(그림 5-88).

- 최첨단 분석 및 측정 장비, 이동검진차량 등을 갖추고 특수건강진단, 일반건강진단, 작업환경측정, 보건관리 대행 업무를 수행하고 있으며, 산업체 근로자들을 위한 작업환경관리 및 개선, 일반질병에 대한 조기발견 및 예방에 중점을 두고 있다.

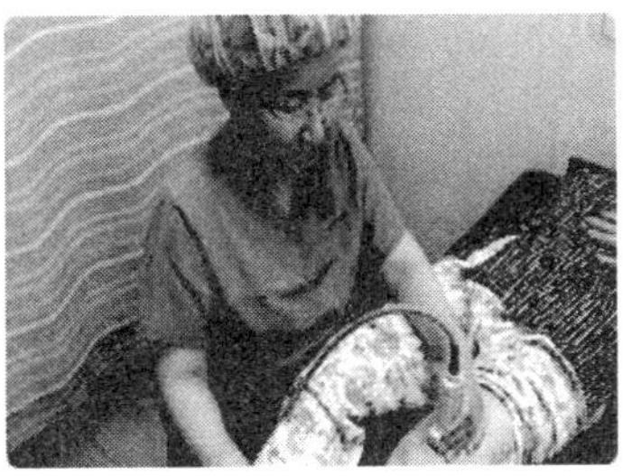

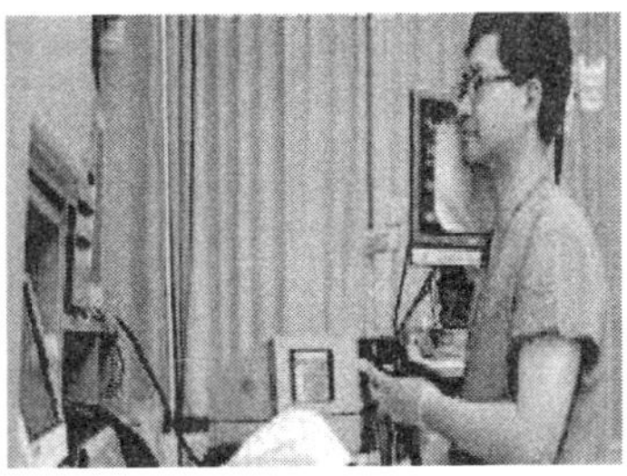

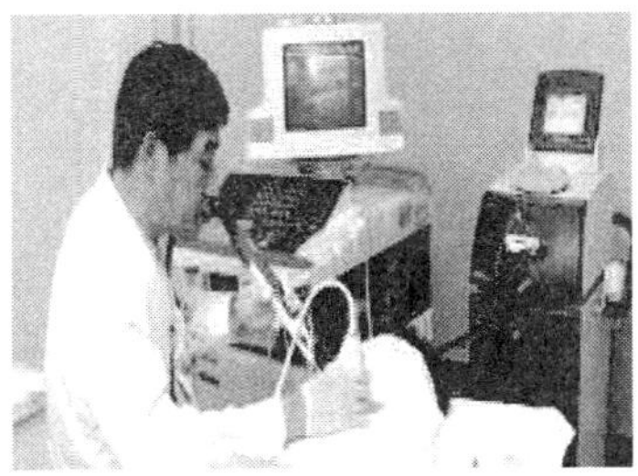

[그림 5-88] 작업환경의학과

1) 산업의학과에서 치료하는 항목

작업성질환, 진폐증환자, 이황화탄소중독환자, 사업장진단 등이 있고, 직업 환경의학은 직업 및 환경의 영향에 의하여 정신적 · 신체적 질환을 진단하고 치료하는 동시에 이를 사전에 예방하기 위한 임상의학으로써, 우리나라의 산업화에 수반되어 발생되었던 각종 직업병 환자들을 진단하고 치료한다.

- 국내 최초로 망간중독이나 진동공구에 의한 레이노우드 증후군[57]을 진단하여 발표하는 등 직업성 및 환경성 질환 발견, 관리를 목표로 한 결과로 국제보건기구(WHO)의 협력센터로 지정받았으며, 진폐증을 비롯하여 폐암, 중피종[58], 직업성 천식, 과민성 폐장염 등 직업성및 환경성 호흡기질환과 금속이나 유기용제에 의한 건강장해에 대한 상담, 진단 및 치료를 진행한다.

2) 근로자의 건강보호활동 외의 활동

근로 중 발생한 소음성 난청, 근골격계질환, 직업성 암 등 업무상 질병 및 사고의 업무관련성 평가 및 업무적합성 평가를 실시하여 조기 업무복귀를 돕고 산재업무와 관련된 상담을 하고 있다.

- 건강한 근로환경을 마련하고 직업병 예방을 위해 직업 환경의학 전문의 및 직업 환경의학센터의 건강검진, 산업간호, 산업위생, 인간공학 등 여러 전문가들과 연계하여 사업장 건강진단, 건강증진, 보건관리대행, 작업환경측정 및 근골격계 부담 작업유해요인조사를 실시한다.
- 작업환경의학과에서 치료하는 항목 : 기능적 작업치료, 일상생활 동작훈련 등이 있다.

18. 의공학과

보건진료 용도를 위해 의료와 생물학의 설계개념 및 공학원리가 융합된 응용분야는 공학과 의료 사이의 간극을 줄이도록 노력하고 있고, 진단, 관찰 및 치료를 포함하는 보건치료를 개선하기 위해 의학과 생물학과 함께 공학의 기법으로 설계하고 문제를 푼다.

---

57) 레이노이드 증후군 : 추위나 심리적 변화로 인해 손가락이나 발가락 혈관에 허혈 발작이 생기고 피부색조가 변하는 질환이다.

58) 중피종
① 주로 폐를 둘러싸고 있는 흉막, 위나 간 등을 보호하는 복막, 심장을 싸고 있는 심막 등의 표면을 덮고 있는 중피에서 많이 발생한다.
② 흉막중피종 · 복막중피종 · 심막중피종 등이 있으며, 양성과 악성으로 나눌 수 있다.
㉠ 모든 양성중피종은 국소성이고, 악성중피종은 한 곳에 덩어리를 형성하는 국소성과 흉막이나 복막을 따라서 스며들듯이 자라는 미만성이 있다.
㉡ 악성은 드물지만 예후가 좋지 않으며, 원인의 대부분은 석면에서 영향을 받는 것으로 알려져 있다.

- 의공학(의용생체공학/생체의공학)은 다른 많은 공학 분야에 비해 비교적 최근에 독자적인 학문으로의 진화는 한 분야로 간주되기에 이미 확립된 분야 간의 학제적 전문이 되는 새로운 분야로 전환되는 것이 일반적이다.
- 의공학의 작업의 대부분은 서브필드의 광범위한 분야에 걸친 연구개발로 이루어져 있다.

1) 의공학 응용 프로그램

임상 장비로부터 재생조직의 성장, 제약 및 치료 생물학적 제제, MRI와 EEG 같은 일반적인 영상기기, 작은 이식 장비까지의 범위인 생체적합, 보철물, 다양한 진단과 치료 의료기기의 개발을 포함하고 있다.

- 의용생체공학의 주목할 만한 하위 학문분야는 의료응용 프로그램측과 엔지니어링 측면에서 2개의 각도에서 볼 수 있다.
- 의공학 엔지니어는 양쪽의 시각(능력)을 가지고 있어야 한다.

2) 의공학과에서 의공학 기술지원

진료각과에서 사용하는 각종 의료기기의 보수유지 및 예방정비, 임상 및 연구 관련 정보시스템 관리, 의료기기, 의료비품, 의료소모품 도입에 관한 기술검토, 관리, 검수, 폐기에 관한 사항, 의료기기 및 의료재료에 대한 신기술개발과 기존제품에 대한 국산화 작업, 임상진료진의 업무효율 향상을 위하여 진료업무와 연구업무를 지원하며 국가중앙병원으로써 대외적인 의공학 기술지원 등이 있다.

19. 한방내과

간장, 심장, 비장, 췌장, 폐장, 신장, 담낭, 위장, 소장, 대장, 방광 등 오장육부의 질환과 장부의 기능허약을 포함하는 내상 질환을 진단하고 치료하며, 각종 감염성 질환, 계절성 질환 등 외감성 질환을 진단, 치료하고 오장육부의 기능을 강화시키는 방법과 면역력을 증진하는 치료로 각종 질환을 예방하는 것도 주요한 진료목표이다(그림 5-89).

- 다양한 질환을 호흡 순환기 클리닉, 비뇨생식기 클리닉, 소화기 클리닉, 내분비 클리닉에서 집중적으로 치료하고 있다.
- 한방내과에서 치료하는 항목 : 내상 질환진단, 호흡 순환기진단 등이 있다.

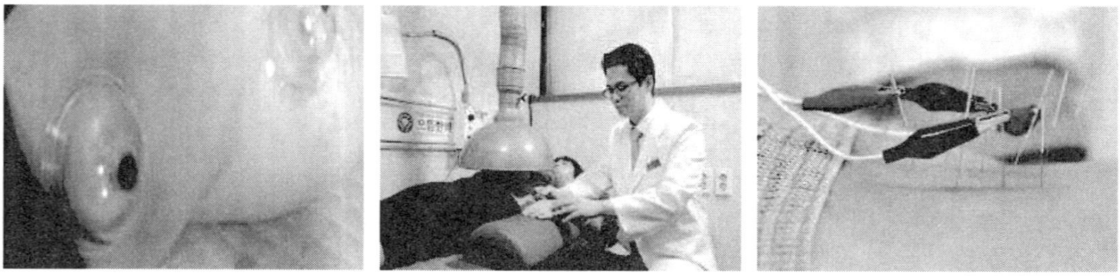

(a) 부항 (b) 뜸 (c) 전자 침

[그림 5-89] 한방내과

20. 한방부인과

여성의 생식기와 관련한 골반강내질환, 유방질환 등을 위주로 진료하고, 이외에도 임신 중, 출산 후 신체 상태에 대한 진단과 관리, 수족냉증과 같은 여성에 다발하는 전신증상에 대한 관리를 병행하고 있다(그림 5-90).

- 진단의 경우 보고, 듣고, 묻고, 진맥하는 전통적인 한의학적 방법과 병행하여 맥진, 양도락, D.I.T.I, 협진을 통한 초음파검사 등의 현대적 진단검사를 실시하고 있다. 치료의 경우 한약(내복약, 외용약), 뜸, 침치료 등 전통적인 한의학적 처치를 시행함으로서 여성에게 발생할 수 있는 질환의 진료와 치료뿐만 아니라 궁극적으로 여성 건강증진을 목표로 한다.

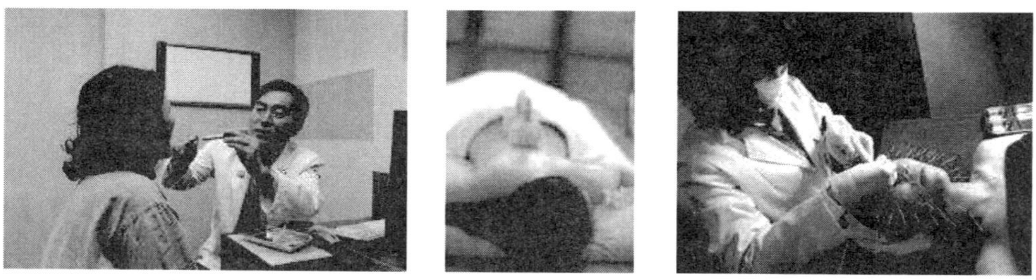

(a) 검사 (b) 뜸 (c) 침

[그림 5-90] 한방부인과

21. 한방소아과

소아질환을 치료하는 한방전문과이며, 비염, 축농증, 식욕부진, 아토피피부염, 경기, 야뇨증 등의 다양한 소아질환과 함께 성장부진, 허약아, 수험생의 관리를 비롯한 소아가 성장하면서 겪을 수 있는 제반 문제를 한방적으로 다룬다(그림 5-91).

- 전통적인 한의학 지식의 활용과 함께 항상 새로운 발전을 위해 힘쓰고, 이러한 연구결과를 소아질환의 치료에 이용하고 있다.

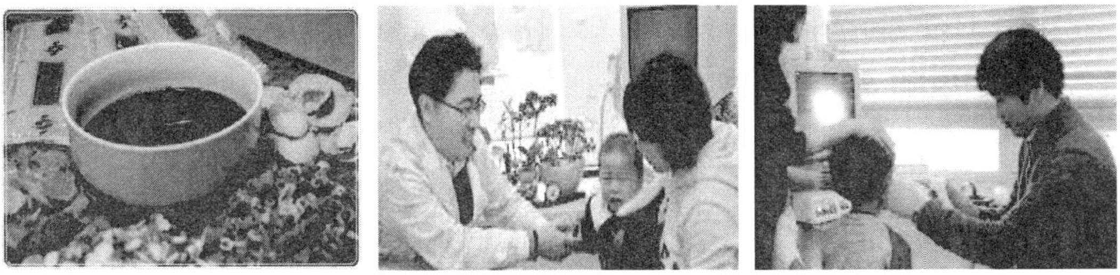

[그림 5-91] 한방소아과

1) 소아의 건강

태어나면서부터 청소년기에 이르기까지 정신적 · 신체적 · 사회적으로 완전하게 형성하도록 노력하며 훌륭한 성인이 될 수 있는 기틀을 마련해주고 최신 첨단장비와 한방치료를 통하여 다양한 소아청소년 질병을 예방과 치료하고, 평생의 건강을 마련하는 밑바탕이 된다.

2) 한방소아과에서 치료하는 항목

허약아 진료, 비염 및 축농증, 아토피피부염, 야뇨증, 강직성 척추염, 전신성 홍반성 낭창, 쇼그렌 증후군 등이 있다.

22. 한방신경정신과

한의학과 정신의학, 심리학을 접목하여 한약, 침, 마음치료 등을 통하여 몸과 마음을 함께 치료하는 한의학의 한 분야이다.

1) 한방정신과 치료

천연물과 침구를 통한 치료로 부작용이 적고, 중독성이 적다.

① 질병보다 먼저 사람의 체질과 환경, 상황을 고려한 맞춤치료법이다.
② 질병의 양태보다 원인을 찾아 그 근본의 정서, 즉 희, 노, 우, 사, 비, 공, 경의 부정적 정서를 긍정적인 정서로 바꾸어주는 치료, 침술로써 뇌의 감정중추의 조절을 통한 감정치료법을 통해 마음 자체를 치료하며, 심인성 질환이나 정신질환, 스트레스성 질환에 효과

적이다.

③ 주의집중과 자기암시를 통해 스스로의 힘으로 전신을 이완시키며, 심신 상태를 조절하는 수면기공요법을 실시 후 심신을 이완시킴으로써 불안을 해소해 정신적 안정을 유도하며 자율신경계의 음양조절을 통해 심박동, 호흡 등을 안정시키는 과정을 반복, 교육을 통해 수면습관을 고치는 수면생활교육, 밤에 잘 잘 수 있도록 도와주는 생활습관을 수면위생이라고 한다.

④ 생활에서 무엇이 잘못됐는지를 확인하고 어떤 행동부터 고쳐야 하는지를 파악해 실생활에서 적용하고, 위로 올라간 기운을 아래로 내리고 마음을 안정시키는 작용이 있는 용천, 노궁 등의 경혈을 응용해 침과 뜸 치료를 시행하며, 한약을 복용해 흐트러진 수면 리듬을 바로잡고 약해진 신경을 회복시킨다.

2) 한방신경정신과에서 치료하는 항목

수면장애, 스트레스 질환(화병, 우울증, 공황장애 등), 신경계 질환(치매, 두통, 어지러움, 떨림증 등), 주의력장애(ADHD), 틱, 화병 · 우울증클리닉, 치매 클리닉, 수면장애 클리닉(불면증), 불안장애 클리닉(공황장애), 알코올중독 클리닉, 스트레스 클리닉 등이 있다.

03 진료지원서비스

진료나 기타 최고의 서비스를 제공하기 위한 병원 차원에서 또 다른 서비스이며, 약제부를 비롯하여 조제업무, 복약지도 및 상담업무, 조제실 제제업무, 마약류 관리, 의약품관리, 의약정보관리, 임상약제업무, 임상시험 관련 업무, 병리파트, 방사선 파트, 진단검사 파트 등이다.

1. 약제부

병원에서 사용하는 모든 의약품을 전문적으로 취급 · 관리하고, 약사의 전문적인 지식에 의하여 약물요법에 관여하여 진료수준의 향상과 진료와 관련된 약품을 전문적으로 관리하고, 약제부는 기술적 업무, 사무적 업무, 자문적 업무가 있으며, 이 3가지 업무가 유기적으로 연결되어 운영된다(그림 5-92).

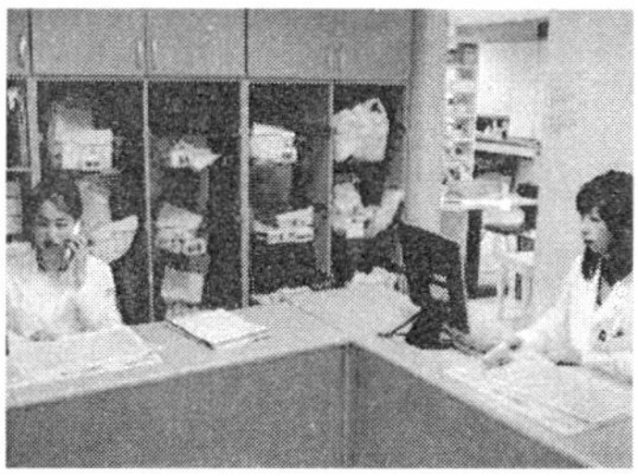

(a) 약제 복약상담실

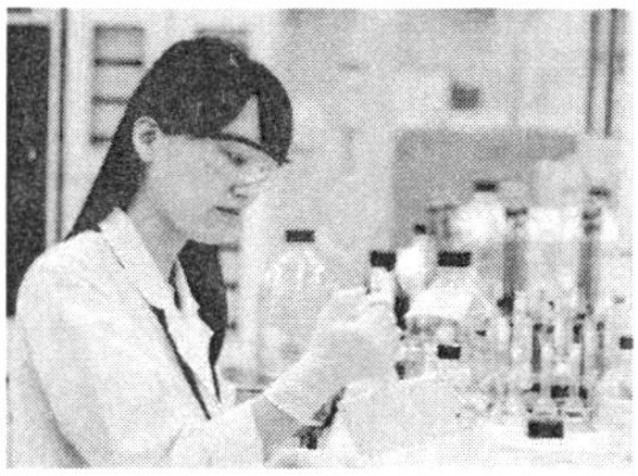

(b) 약제 연구실

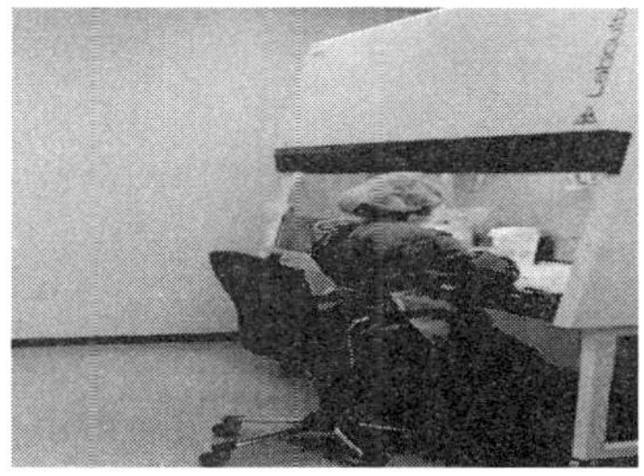

(c) 주사제 조제실

[그림 5-92] 약제부

1) 기술적 업무

약품을 제조하고 실험에 의하여 품질을 확보하는 등의 업무이다.

2) 사무적 업무

약품의 재고관리, 우수한 품질의 약품구매, 약품의 원활한 보급 등의 업무이다.

3) 자문적 업무

의약정보를 제공하며 의약품에 대한 자문역할과 영양요법, 종양약학, 임상약동학 등에 있어서 자문역할이다.

2. 조제업무

의약분업화가 시행되면서 분리되어 외래약국과 병실약국으로 나누어진다.

1) 외래약국

의료계에 자동화·기계화·전산화 시스템이 도입되어 병원약국의 업무에 많은 변화와 발전은 업무의 효율성을 향상시키고, 정확하고 신속한 업무수행을 가능하게 하여서 병원약사 인력을 전문적 임상약제업무로 재배치하여 양질의 업무수행이 이루어질 수 있게 되었다(그림 5-93).

- 외래약국은 2000년 7월 시행된 의약분업에 의하여 업무의 변화가 있었다.
- 의약분업 시행 이전에는 조제, 투약업무가 주요 업무였으나 의약분업 후에는 원외처방전 발행과 관련된 새로운 업무가 생겨났다.
  - 분업 전의 업무인 조제, 투약 업무는 의약분업 예외환자, 예외질병, 예외약품에 대한 것으로 축소되었지만 예외환

자, 예외약품이 증가함에 따라 조제, 투약업무가 다시 증가하고 있으며, 약품식별업무, 복약상담업무도 증가하고 있다.

- 외래약국의 업무 : 원외처방전 관리, 의약분업 예외 환자 및 약품에 대한 조제, 감사, 투약업무, 복약지도, 상담업무라고 할 수 있다.

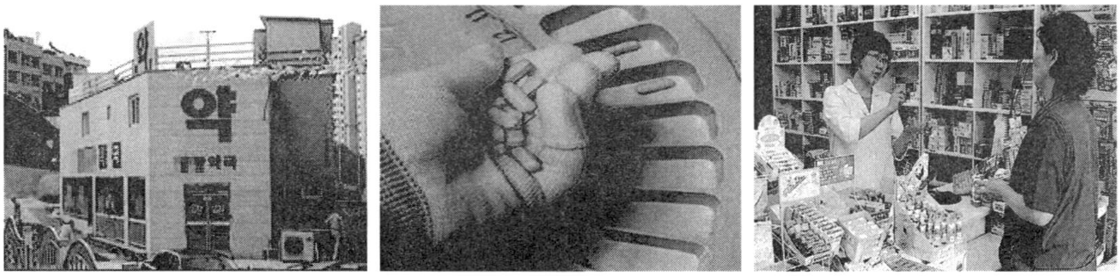

(a) 외래약국 (b) 약품제조 (c) 약사

[그림 5-93] 외래약국

2) 병실약국

병실조제는 입원한 환자를 중심으로 안전하고 효과적인 의약품 사용을 위해서 의약품관리, 조제관리, 약제서비스 관리 등을 하는 병동약국의 주된 업무이다. 조제투약 시스템, 업무처리과정, 병동약국시스템, 처방발행제도, 운송시스템 등을 병원의 규모나 시스템 및 환경에 따라 운영하고 있다(그림 5-94).

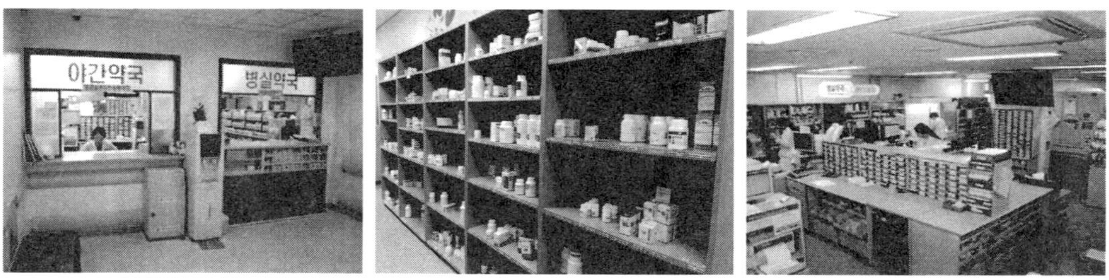

(a) 병실약국 모습 (b) 병동약국의 약품들 (c) 약국내부 모습

[그림 5-94] 병실약국

- 조제업무 : 의사가 환자를 진단하여 치료에 필요하다고 판단하여 발행한 처방전에 따라 약사가 조제실에서 의약품을 조제, 투약하는 일체의 행위이다.
- 입원환자를 위한 조제업무 : 환자 중심의 합리적 약물요법을 위하여 정확한 처방, 조제, 복용이 필수적이며, 업무는 처방전 검토, 조제 및 투약, 복약상담이며 전문적인 약학지식과 기술, 책임의식이 있어야 한다.

- 약 중심의 조제업무가 아닌 환자의 상태를 고려하는 환자 중심의 조제업무가 되어야 할 것이다.
- 의료기관에 입원하는 환자는 외래환자와 비교하였을 때 위급한 질병에 처해 있는 경우로 매우 복잡한 치료과정을 거치게 된다.
- 약사는 치료과정에서 조제시 약에 대한 안전과 질 그리고 경제적 요소 등을 생각해야 한다.
- 의사의 처방, 약사의 조제, 간호사의 투약으로 이어지는 구조에서 의사소통의 문제가 발생할 수 있기에 약사는 그 중간에서 다리 역할을 잘 해야 한다.

3. 복약지도 및 상담업무

복약지도는 "의약품의 명칭, 용법 · 용량, 효능 · 효과, 저장방법, 부작용, 상호작용 등의 정보를 제공하는 것" 또는 "일반 의약품을 판매할 때 진단적 판단을 하지 아니하고 구매자가 필요한 의약품을 선택할 수 있도록 도와주는 것"이다(「약사법」 제2조 제12항).

- "약사는 의약품을 조제하면 환자에게 필요한 복약지도(服藥指導)를 하여야 한다"라고 되어 있다(「약사법」 제24조). 이 조항은 약물을 환자가 올바른 방법으로 복용하지 않으면 부작용이 발생할 수 있고, 치료효과를 기대하기 어렵기 때문에 환자가 자신의 질환을 이해하고 복약의 필요성을 충분히 인지하도록 의료진과 약사의 설명, 복약지도가 필요하다.

1) 복약상담 시 약사태도

청결한 용모와 밝은 표정으로 환자에게 최대한의 예의를 지켜야 하고, 친절하고 진지한 태도로 환자의 입장에서 생각하며 상담에 임해야 한다.

- 복약지도시 : 전문지식을 가지고 환자가 쉽게 이해할 수 있도록 상담기술을 익혀야 한다.
- 복약상담시 : 담당의가 지시한 사항과 상치(相馳)하는 상담을 하여 환자가 혼란을 일으키지 않도록 조심한다.

2) 복약지도의 구분

정보를 제공하는 방식에 따라서 구두에 의한 방식, 문서에 의한 방식, 비디오 등의 시청각 자료를 이용한 방식 등이 있고, 대상에 따라서 일반 복약지도업무와 특수 복약지도업무로 구별된다.

- 일반 복약지도 : 일반 환자를 대상으로 하여 약품명, 복용법, 약물복용의 이유, 효능, 용량, 부작용이나 사용시 혹은 보관시 주의사항 등에 관한 정보를 제공하는 업무이다.
- 특수 복약지도 : 특정한 질환을 가진 환자나 특정약물을 복용하는 환자에 대하여 집중적으로 복약지도를 시행하는 것이다.

- 병실이나 복약상담실에서 개별상담 혹은 집단교육을 실시한다.
- 질환과 약물에 대한 교육과 상담을 통하여 부작용을 최소화하고 개인별 모니터링을 통하여 안전하고 효율적인 의약품 사용이 되도록 한다.
- 의료기관평가나 병원신임평가의 평가문한 중에 포함되어 있는 업무이다.

4. 조제실 제제업무

조제실제제는 의사가 환자의 치료를 위하여 처방하였지만 제약회사를 통하여 공급받기 어려운 약품에 대해 자체적으로 제조하여 사용하는 의약품이다(그림 5-95).

- 의약품의 수요, 증가와 다변화에 맞게 제약회사에서는 의약품의 종류와 제형, 함량 등에 따른 다양한 의약품을 발매하고 있다.
- 원내 조제실제제는 쇠퇴하고 있지만 시판약으로 대처하기 어려운 질병이거나 이상반응을 일으키게 되는 경우 학회나 발표자료, 임상실험결과 등에서 얻은 정보를 토대로 약물요법을 실시하기 위하여 의약품을 가공, 개선한 제제의 조제를 의뢰하는 경우가 많아 신약품을 개발할 수 있는 계기가 마련될 수 있다.

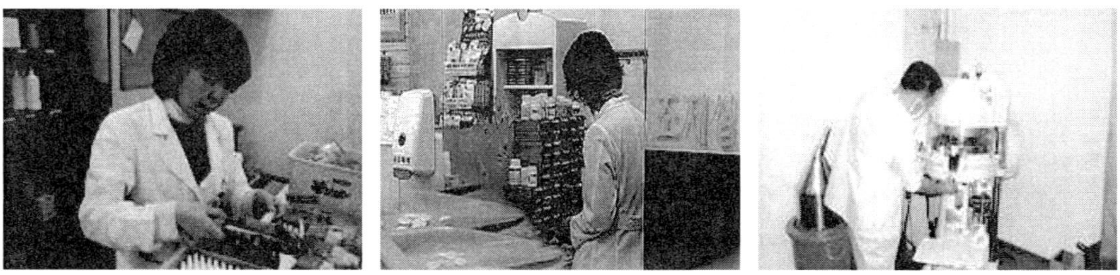

(a) 조제실제제업무 (b) 조제실 내부 (c) 조제실제제

[그림 5-95] 조제실 제제업무

5. 마약류관리

마약은 미량으로 강력한 진통작용, 마취작용 등을 하는 습관성과 탐닉성, 의존성을 생기게 하는 물질이며, 마약류 관리에 관한 법률 제2조에서 정하고 있다.

1) 마약류 취급의료업자

의료기관에서 의료에 종사하는 의사, 치과의사, 한의사, 투약자, 제공자, 마약류 처방전 발급자 등이며, 마약류 의약품은 의사, 치과의사의 직접 조제의약품으로 남용되기 쉽기 때문에 마약류에 관한 법률로 엄격하게 관리되고 있다(그림 5-96).

- 마약류의 불법적인 취득과 판매 등은 사회적으로 큰 문제를 일으킬 수 있기 때문에 환자의 치료목적으로 사용하는 마약류 의약품에 대하여서도 엄격한 법이 적용된다.
- 의료기관은 마약류를 관리함에 보관, 처방, 구매, 잔량반납 관리 및 처리, 사고시 처리, 장부정리 등 약사법 규정에 따라 엄격하게 관리를 해야 한다.

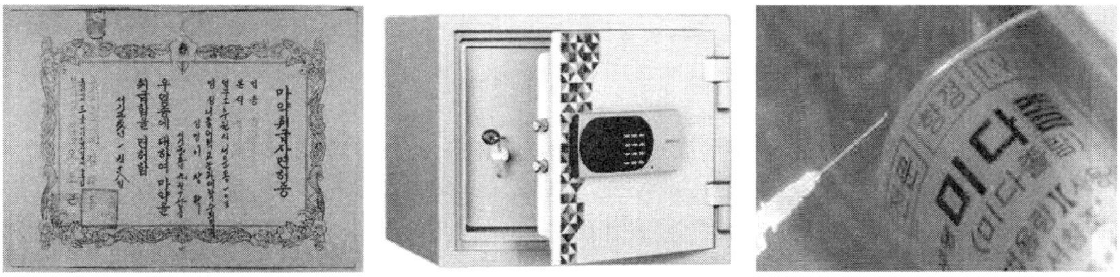

(a) 마약취급면허증 (b) 마약보관 금고 (c) 미다졸람

[그림 5-96] 마약류 관리

2) 마약의 면허

소매나 관리를 하는 경우 시·도지사의 면허가 필요하고 수입, 제조, 제제, 도매, 학술연구, 한외마약, 조제시에는 보건복지부장관이 발급하는 면허를 받아야 하고 처방의사와 관리약사는 마약취급면허를 가지고 있어야 한다.

3) 마약류 의약품을 보관할 시

다른 의약품과 별도로 구획되어 일반인이 쉽게 발견할 수 없도록 하며, 다른 장소로 이동할 수 없도록 설치하고 철제금고에 이중으로 잠금장치를 하여 보관한다.

4) 마약의 구입

마약류 관리약사가 월말에 1개월간 사용한 마약을 수량을 파악하여 의료기관이 속해있는 동일 행정구역 내 마약전문 도매상에 청구하며, 도매상은 원내 재고파악 후 청구약품을 보건소에 반출하고, 마약구입서와 판매서에 필요한 사항을 기재하고 날인하여 교환 후에 2년간 보관하며 마약의 종류는 〈표 5-37〉과 같다.

〈표 5-37〉 마약의 종류

① 양귀비 : 양귀비과의 파파베르 솜니페룸 엘(Papaver Somniferum L)또는 파파베르 세티게룸 디 · 시(Papaver

Setigerum D · C)이다.
② 아편 : 양귀비의 액즙이 응결된 것을 가공한 것이다. 다만, 의약품으로 가공한 것은 제외한다.
③ 코카 잎[엽] : 코카 관목(에리드록시론속(屬)의 모든 식물)의 잎이다. 다만, 엑고닌 · 코카인 및 엑고닌 알칼로이드 성분이 모두 제거된 잎은 제외한다.
④ 양귀비, 아편 또는 코카 잎에서 추출하는 모든 알칼로이드로서 대통령령으로 정하는 것이다.
⑤ ①부터 ④까지에 열거한 것과 동일하게 남용되거나 해독(害毒)작용을 일으킬 우려가 있는 화학적 합성품으로서 대통령령으로 정하는 것이다.
⑥ ①부터 ⑤까지에 열거한 것을 함유하는 혼합물질 또는 혼합제제. 다른 약물이나 물질과 혼합되어 ①부터 ⑤까지에 열거된 것으로 다시 제조하거나 제제(製劑)할 수 없고, 그것에 의하여 신체적 또는 정신적 의존성을 일으키지 아니하는 것으로서 총리령으로 정하는 것(한외마약(限外麻藥)이라 한다)은 제외한다.
⑦ 향정신성 의약품 : 인간의 중추신경계에 작용하는 것으로서 오용하거나 남용할 경우 인체에 심각한 위해가 있다고 인정되는 것으로서 대통령령으로 정하는 것이다.
⑧ 대마 : 대마초[칸나비스 사티바 엘(Cannabis Sativa L)]와 수지(樹脂) 및 대마초 또는 수지를 원료로 하여 제조된 모든 제품이고, 대마초의 종자 · 뿌리 및 성숙한 대마초의 줄기와 제품은 제외한다.

6. 의약품관리

병원에서의 의약품관리는 환자치료에 필요한 의약품 구입부터 환자에게 투약하는 과정까지 일어나는 구매, 발주, 검수, 보관, 조제, 공급, 투약 등의 업무이고, 약학적 전문지식은 물론이고 경제적인 면까지 포함된 광범위한 관리이다.

1) 약품관리의 업무순서

구매계획에서부터 시작하여 발주, 발주된 약품을 검수하는 구매관리, 검수된 약품을 입고, 정리, 보관하는 재고관리, 사용부서의 청구에 의한 출고, 사용부서에서의 소비 그리고 다시 구매계획으로 이루어지고, 약품관리의 업무순서는 [그림 5-97]과 같다.

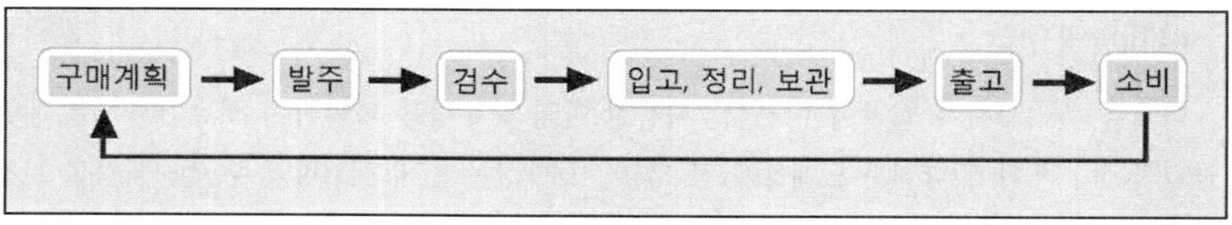

[그림 5-97] 약품관리의 업무순서

- 의약품이 입고하여 사용될 때까지 품질이 유지되도록 하는 품질 및 안전관리 업무가 있다.
- 병원에서 재고로 하는 의약품은 보통 1,000~3000 품목 정도 된다.
- 소량 다품목이기 때문에 관리에 어려운 점이 많다.

- 의약품의 사용빈도, 사용량 등을 예측하기 어렵기 때문에 의약품을 관리하는데 있어서 비용이 높아지고 의약품 안전관리 측면에서도 위험성이 높아진다.
- 의료기관에서는 의약품을 관리함에 있어서 경영적 · 경제적 측면에서 손익도 고려해야 한다.
- 약물요법의 발전은 새로운 의약품의 증가를 가져왔고 기존의 의약품이 악성재고로 남게 되어 문제를 일으킬 수 있다.
- 중증환자나 고난이도의 진료를 행하는 전문병원이나 대학병원 등에서는 의약품의 종류가 매우 많을 수 있으므로 그에 맞는 적절한 관리가 필요할 것이다.

2) 의약품의 재고관리

최적의 재고관리는 적절한 재고량이 적절한 보존환경에서 품질을 유지하고, 기본적인 목적은 의료기관의 경영방침, 진료방침에 의하여 필요한 의약품의 적절한 양을 적절한 시기에 최소의 가격으로 구입하여 의료기관 경영에 기여하는 데 있다.

- 재고가 너무 많으면 : 과다한 재고보유로 인한 경비지출, 투자지출, 재고자산의 진부화, 악성재고, 품질문제 등 문제를 일으킬 수 있다.
- 재고가 너무 적으면 : 필요한 순간에 보유량의 부족으로 진료를 원활히 할 수 없는 문제를 일으킬 수 있다.
- 너무 많지도, 너무 적지도 않은 적절한 수준의 재고를 유지해야 한다.

3) 의약품의 재고량

환자를 치료하는데 지장을 주지 않는 범위 내에서 가능한 적을수록 경제적인 관점에서 좋겠지만 의약품의 특성인 긴급성과 특수성을 고려하여 2주일분 정도의 재고량을 보유하는 것을 권장한다.

4) 의약품 관리업무

약품창고 내의 약품 파악이 주된 업무이지만 보존 및 사용요건의 복잡화, 의약품수 및 고가의 의약품 급증, 제형(劑形)의 다양성과 정밀화 등의 이유로 약품의 유효성과 안전성, 관리의 효율성을 위해서 정보시스템의 도입으로 인한 컴퓨터를 이용하여 정밀한 관리, 경제적 관리를 주체로 하는 업무로 변화하고 있다.

7. 의약정보관리

제약산업의 발전으로 의약품의 종류 및 제형이 다양화 하고 있으며, 정보통신의 발달과 컴퓨터의 대중화는 특정전문가 집단에게 제공되었던 정보를 일반인도 쉽게 접할 수 있고 의약품에 대한 정보를 쉽게 얻을 수 있지만 잘못된 정보나 잘못된 전달 및 인식 등으로 단점도 존재하고 있기에 의약품에 대한 정보수집, 평가, 재정립 등으로 의약품에 대한 정보를 체계적으로 관리할 필요가 있다.

- 의약정보 제공업무는 병원약사회가 생긴 이후로 병원약사회를 중심으로 하여 약물정보전문가 양성교육을 실시하였고 체계화되었다.
- 병원신임평가와 의료기관평가에서 약제부서의 업무성과를 평가하는 주요한 평가기준의 하나로 자리매김하였다.
- 대부분의 병원은 의약정보실을 설치하고 운영하면서 전문약사에 의하여 약물정보를 제공하고 있다.

8. 임상약제업무

의약분업 이후 외래약국의 업무는 의약분업 예외 환자, 예외 질병을 위한 조제 및 투약으로 축소된 반면에 병실약국의 조제업무는 증가하고 임상약제 업무가 활성화되었다. 환자를 치료하는 과정에서 약사가 참여 하여 의사의 약물사용에 전문적인 자문을 하고 환자별로 가장 적합하고 효율적인 약물요법이 되도록 약제부서 혹은 다학제팀을 구성하고 임상지원활동을 하는 업무이며, 영양집중지원팀 업무, 치료약물 모니터링 업무 등이 있다.

1) 영양집중지원팀 업무

영양상태의 이상은 감염, 호흡부전, 폐색전증, 상처치유지연 등 질병의 상태를 악화시키거나 호전을 방해하여 사망률, 이환율, 입원일수를 증가시킬 수 있어, 적절한 영양공급이 이루어져 환자치료에 도움을 주어야 한다.

- 영양집중지원팀은 환자의 치료에 좋지 않은 영향을 미치거나 좋은 영향을 미치는 적절한 영양을 파악하여 제공할 수 있어야 한다.
- 병원차원에서 의사, 간호사, 약사, 영양사를 중심으로 하여 영양공급이 이루어질 수 있어야 한다.
- 영양결핍이 있거나 정상적인 영양섭취가 곤란할 경우에는 영양평가 및 영양지원방법에 대하여 자문을 구하고 이에 따른 주의사항 등 제반사항을 관리하여 환자의 빠른 회복과 합병증 예방을 돕는다.

2) 치료약물모니터링 업무

약물의 치료효과를 직접적으로 평가하기 어려운 경우에는 혈액 내 약물의 농도를 측정하여 약물용병의 적정성을 평가하고, 환자별 약물의 임상 약물동력학적 기법을 사용하여 혈중농도가 치료유효농도 범위 내에 들도록 투여용량과 용법을 조정하는 것을 치료약물모니터링(TDM)이라고 한다.

- 치료약물모니터링은 약물투여용량과 혈중농도 사이에 상관관계가 작은 약물, 약물의 혈중농도와 약리효과 사이에 상관관계가 높은 약물, 약물치료농도 범위가 좁은 약물을 대상으로 한다.
- 혈액 내의 약물의 농도가 치료유효 농도의 범위보다 높을 경우 독성이 나타나서 환자에게 부작용이 나타날 수 있다.
- 환자의 혈중 약물농도를 해석하여 환자에게 적절한 약물의 용량을 제시하는 치료약물모니터링 업무를 통해 효과적이고 안전한 약물요법을 단기간 내에 시행할 수 있게 된다.

9. 임상시험 관련 업무

약사법 제2조에 "임상시험은 의약품 등의 안전성과 유효성을 증명하기 위하여 사람을 대상으로 해당 약물의 약동(藥動) · 약력(藥力) · 약리 · 임상적 효과를 확인하고 이상반응을 조사하는 시험"이다. 객관적이고 과학적인 임상시험을 통하여 정확하고 신뢰성 있는 자료와 결과를 얻을 수 있고, 피험자의 비밀보장과 권익보호를 위하여 윤리적인 관점에서 이루어져야 한다.

1) 임상시험의 단계

인체를 대상으로 하는 임상시험은 4단계로 구분하고 각 단계마다 고유한 목적을 가지고 있으며, 생략할 수 없는 과정으로 구성되어 있고, 임상시험의 단계는 [그림 5-98]과 같다.

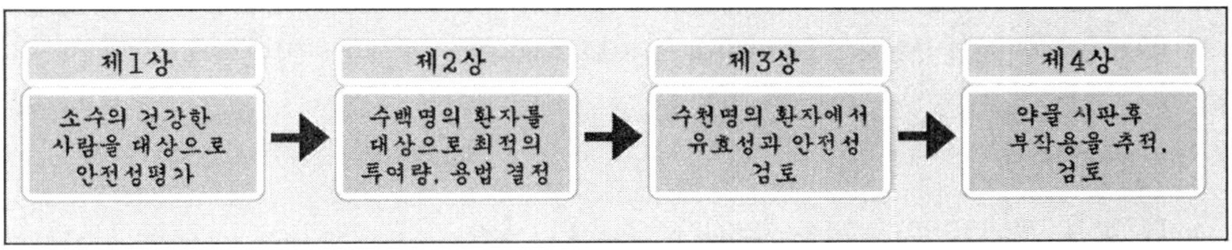

[그림 5-98] 임상시험의 단계

① 제1상 임상시험 : 전 임상시험을 거친 신약을 사람에게 처음으로 투약하여 평가하는 단계이다.

- 동물실험에 의하여 얻어진 독성, 대사, 흡수, 배설, 약리작용 자료를 토대로 하여 소수의 건강한 성인에게 투약하여 안전성을 검토하고 안전용량의 범위를 확인한다.
- 약물의 체내에서의 영향, 부작용 및 투약량 범위결정도 실시하고 가능한 경우 약효가 있는지를 확인한다.

② 제2상 임상시험 : 신약의 유효성과 안전성을 평가하기 위하여 수백 명의 환자를 대상으로 한다.

• 최적의 임상용량, 용법을 결정하는 연구와 환자에 대한 안전성, 유효성을 확인하는 연구가 실시된다.

③ 제3상 임상시험 : 신약의 유효성이 어느 정도 확립된 뒤에 다수의 환자를 대상으로 최종적으로 효능을 검증하는 단계이다.

• 수백명에서 수천명 이상의 환자를 대상으로 실시한다.
• 적응대상 질환에 대한 의약품의 효능에 대한 자료를 수집하고 임상통계적으로 검증을 하게 된다.

④ 제4상 임상시험 : 제3상 임상시험까지 끝나 신약의 시판허가를 받은 후에 실시된다.

• 희귀하거나 장기간 투여시 발생할 가능성이 있는 부작용을 추적하고 파악하여 환자에 대한 안전성을 다시 한번 확립하는 단계이다.

10. 병리과

의학의 한 전문분야이며 병리의사는 임상의사의 진료에 있어 필수적인 조직검사 및 세포검사 진단을 내리고, 병원병리는 환자로부터 채취된 조직 또는 세포 검체를 대상으로 하여 정확한 최종 진단을 내리는 것을 최우선 목표이며, 조직 채취는 생검이나 수술로 얻으며, 환자의 조직 및 조직액 속의 세포를 현미경으로 관찰하여 진단하고, 환자의 진단이 암인 경우 병기를 결정하여 임상의사가 치료방침을 결정하거나 환자의 예후를 예측할 수 있도록 한다.

1) 해부병리과

세포병리, 부인과 검사, 비부인과검사, 조직병리 등이 있고, 병리파트는 환자로부터 수술, 천자, 생검 등으로 채취된 조직, 세포 검체를 병리학적 검사를 하여 형태학적 및 기능적인 소견을 분석하여 질병의 원인과 발병기전을 밝히고 최종 진단을 내리는 것을 목표로 한다.

• 질병의 병리학적 정보를 제공 : 치료의 방침을 결정하고 예후판정에 도움을 준다.
• 치료의 적정성 여부를 판단할 수 있는 근거를 제공한다.
• 사망한 환자의 경우 : 부검을 실시하여 사인을 규명한다.
• 병리보고서의 기록 : 질병분류, 등록, 통계의 근간이 되어 질병연구의 토대가 된다.
• 병리파트에서 주로 하는 일 : 외과병리검사, 세포병리검사, 면역병리검사, 분자병리검사, 전자현미경검사, 부검, 자문 등이 있다.

2) 외과병리검사

수술, 생검 등의 외과적 시술로 채취한 병변부위 조직의 미세한 구조를 관찰하여 병변에 대한 확정적인 진단을 내리고, 생검조직검사, 동결절편검사, 수술조직에 대한 병리검사가 있다(그림 5-99).

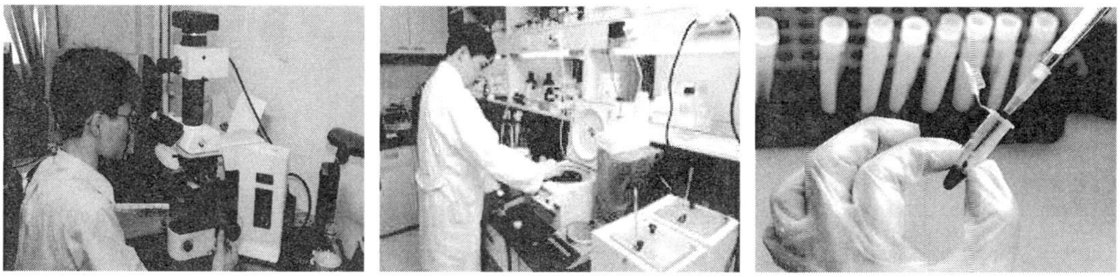

(a) 외과병리검사 (b) 혈액검사

[그림 5-99] 병리검사

① 생검조직검사 : 병변부위 중 가장 대표적인 부위를 일부 채취하여 병리학적으로 검사하여 진단하는 검사이다(그림 5-100).

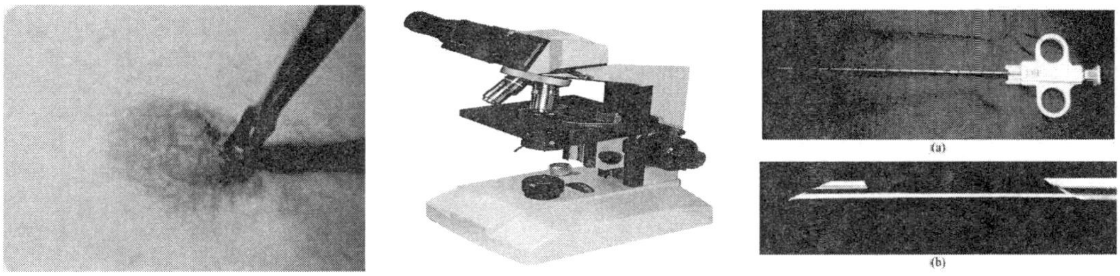

(a) 병변 채취 (b) 현미경 (c) 맘모톰 이용한 조직검사

[그림 5-100] 생검조직검사

② 동결절편검사 : 제거한 종양의 가장자리 부분을 검사하여 종양이 있는지 검사하여 발견되지 않으면 절연면에 종양이 남아 있지 않고 종양을 제거 후에 절연면에 종양이 남아 있는지 알고자 할 때 간편하고 빠르게 확인할 수 있는 방법이다(그림 5-101).

③ 수술조직에 대한 병리검사 : 수술이 끝나고 환자로부터 떼어낸 모든 조직은 병리과에서 검사를 하고 관찰하며, 필요할 경우 사진 등으로 기록을 남기고 병변부위를 유리슬라이드에 보관하는 자료는 환자가 앓는 질병은 물론이고 다양한 정보가 들어 있어 해당 전문가에 의하여 자세히 관찰되고 담당의에게 보고된다(그림 5-102).

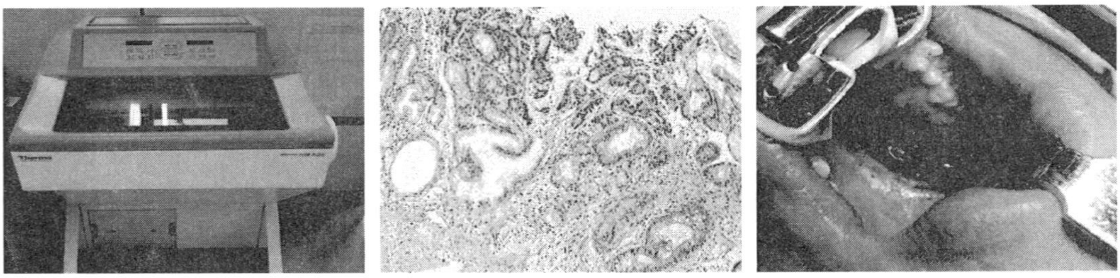

(a) 동결절편기 (b) 절연면 조직검사 (c) 침샘암

[그림 5-101] 동결절편검사

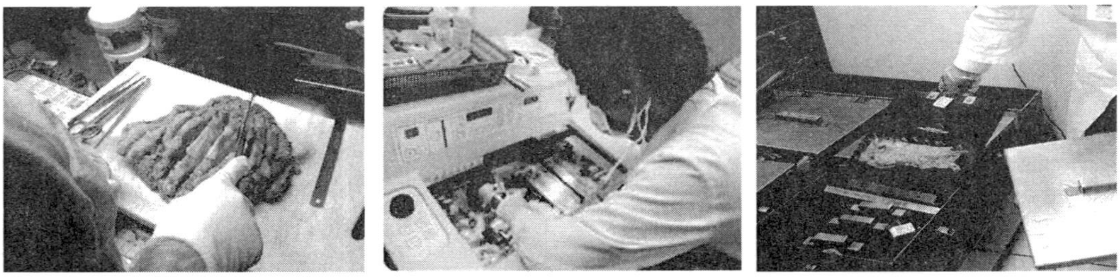

(a) 암조직을 절단하고 있는 병리의사 (b) 병리검사 (c) 코르크판에 꽂아 포르말린에 담궈 보관

[그림 5-102] 수술조직에 대한 병리검사

3) 세포병리검사

환자에게 자연스럽게 배출하는 세포와 고통을 주지 않고 채취할 수 있는 세포들을 모아 현미경으로 관찰하여 암세포, 감염, 염증등 특별한 질환의 특징이 있는지 확인한다(그림 5-103).

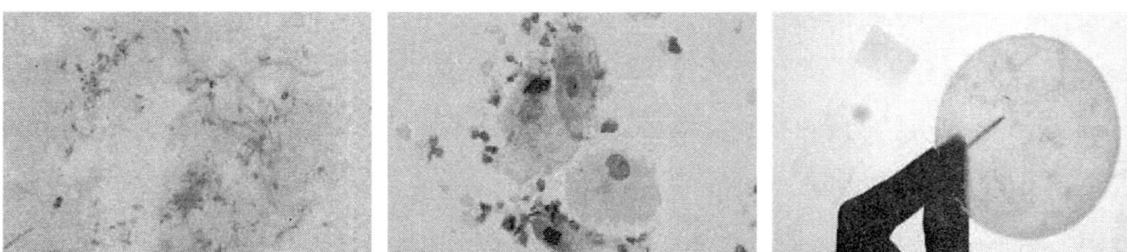

(a) 현미경 확대 세포관찰 (b) 세포채취

[그림 5-103] 세포병리검사

4) 면역병리검사

형태적인 소견만으로 정확한 진단을 내리기 어려울 경우 면역병리검사를 추가로 실시하고, 환자로부터 생검 혹은 수술조직을 대상으로 각 종양의 단백질 발현양상을 분석한다(그림 5-104).

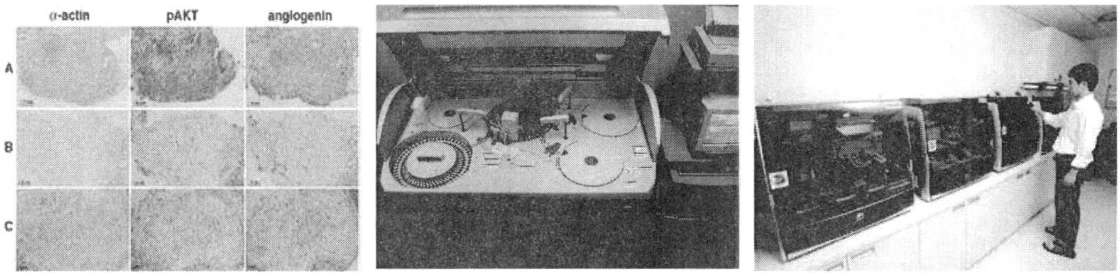

[그림 5-104] 면역병리검사

① 미분화 종양의 감별진단 : 조직 또는 종양이 원래의 모습을 잃어버려 형태적인 소견만으로 진단을 내리기 어려운 경우를 조직이나 종양이 미분화되었다고 하고, 여러 항체들을 이용하여 항체의 발현여부를 확인한다(그림 5-105).

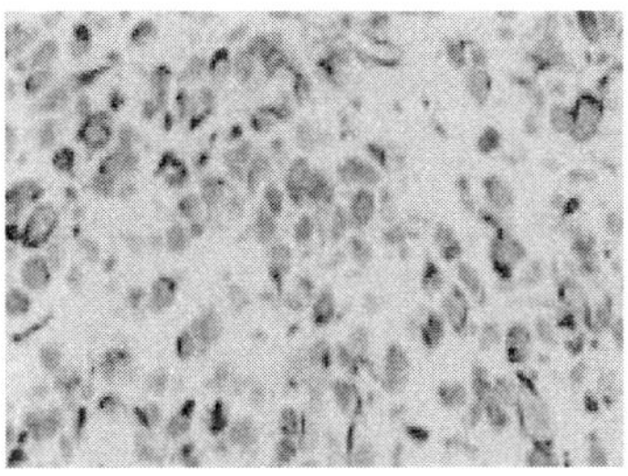
(a) 사이토케라틴 항체반응

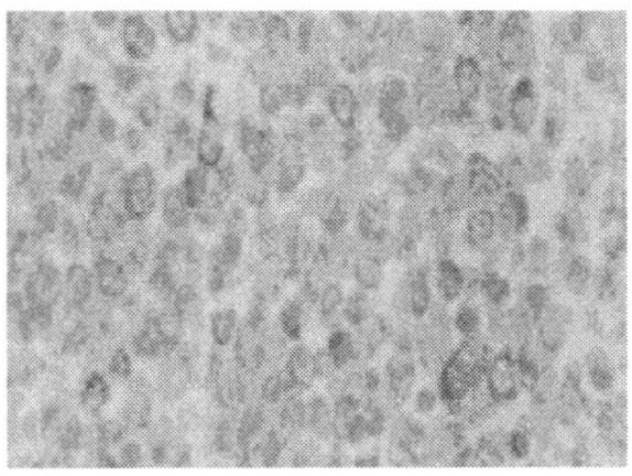
(b) 바이멘틴 항체반응

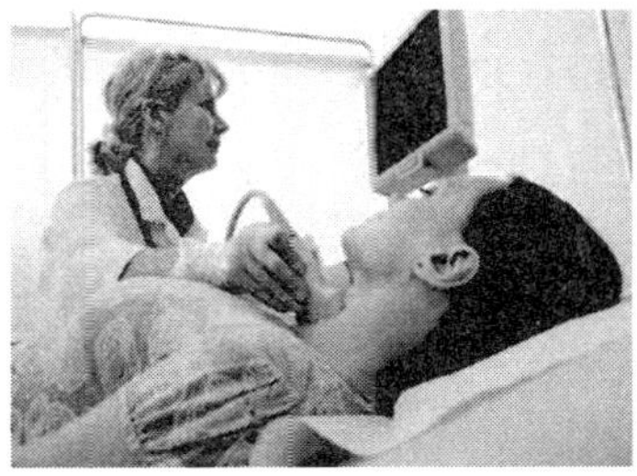
(c) 감별진단

[그림 5-105] 미분화 종양의 감별진단

② 전이성 종양의 기원 장기 추정 : 종양이 여러 장기에서 발견될 경우 처음에 시작된 장기가 어느 곳인지 알기 어려운데, 처음 시작한 장기가 어느 곳인지 알아야 적절한 항암제를 선택할 수 있으므로 특정 장기에 발현하는 항체를 이용한 면역병리검사를 실시한다(그림 5-106).

③ 림프종과 백혈병의 진단 : 림프구들은 모두 비슷하여 형태학적 소견만으로 진단을 내리기 어렵고 림프종의 감별진단을 위해서는 여러 가지 항체를 사용한 면역병리검사가 필요하다(그림 5-107).

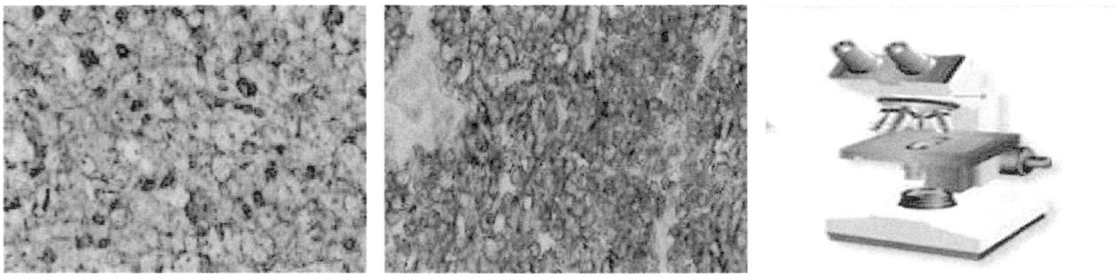

(a) CD45 항체반응　(b) CD99 항체반응　(c) 현미경 관찰

[그림 5-106] 전이성 종양의 기원 장기 추정

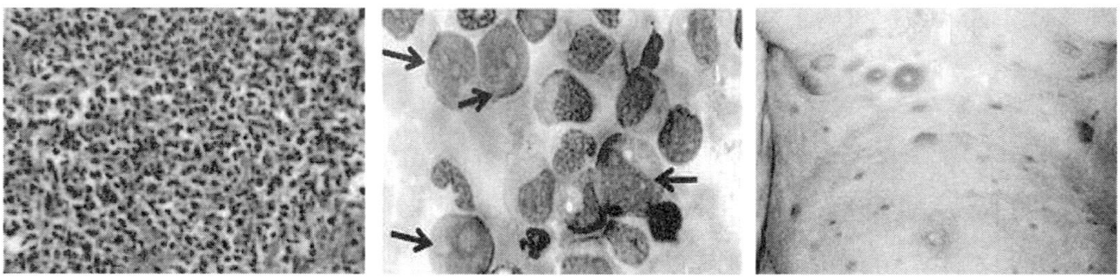

(a) 미만성거대 B세포 림프종의 조직검사　(b) 백혈병 세포　(C) 림프종 환자

[그림 5-107] 림프종과 백혈병의 진단

④ 치료방침결정과 예후 추정 : 치료방침을 결정하고 예후를 추정하기 위하여 면역병리검사를 실시하고, 치료에 앞서 치료효과가 있을 것인지 검사를 통하여 파악하고 방침을 정하게 된다(그림 5-108).

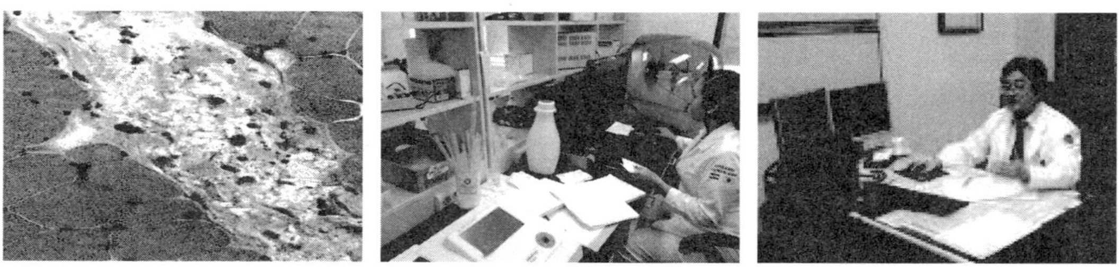

(a) 치료효과조사　(b) 예후관찰　(c) 상담

[그림 5-108] 치료방침결정과 예후추정

5) 분자병리검사

DNA, RNA 등 핵산을 추출하여 유전자의 변화를 검사한다.

① 중합효소 연쇄 반응검사 : 미량의 핵산을 증폭시켜 민감도를 높이고, 소량의 핵산으로 분석이 가능하여 감염성균의 존재 여부를 검사하는 방법으로 많이 사용된다(그림 5-109).

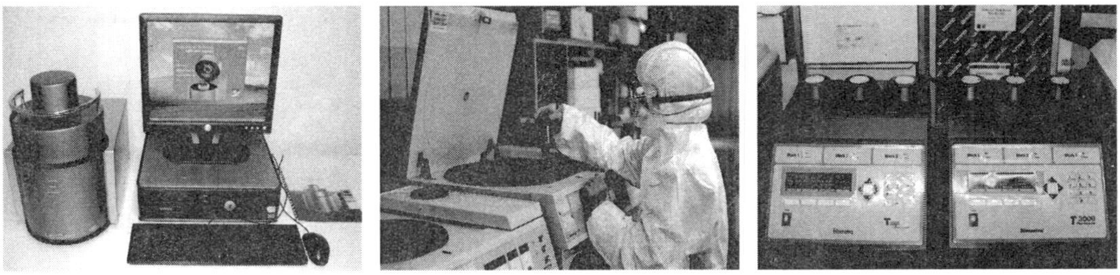

(a) 중합효소 연쇄반응기 (b) 연쇄반응검사 (c) PCR 검사

[그림 5-109] 중합효소 연쇄반응검사

② 형광동소교잡 반응검사 : 검사하고자 하는 유전자에 상보적인 DNA를 환자로부터 얻은 세포 혹은 조직에 직접 결합시켜 암세포에서 유전자의 증폭, 결손, 전위 등이 있는지 분석한다(그림 5-110).

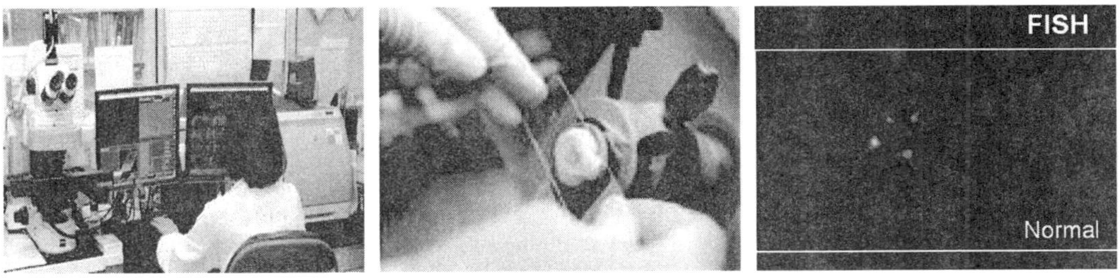

(a) 검사분석 (b) 형광동소교잡 반응검사 (c) 형광동소교잡법

[그림 5-110] 형광동소교잡 반응검사

③ 염기서열 분석검사 : DNA는 A, T, G, C의 4가지 염기로 구성되어 있고, 조합에 따라 유전정보가 달라지고 세포는 유전정보에 따라 단백질을 생성하는데, DNA 염기서열이 정상과 달라지는 것을 돌연변이라고 하고 달라진 세포는 정상과 다른 단백질을 생성한다(그림 5-111).

- 돌연변이는 진단 및 예후 추정 및 치료반응에 영향을 미치게 된다.
- 환자로부터 핵산을 추출하여 필요한 유전자 부위를 중합효소 연쇄반응으로 선택적으로 증폭시키고 염기서열 분석기를 통하여 DNA 유전정보를 알 수 있다.

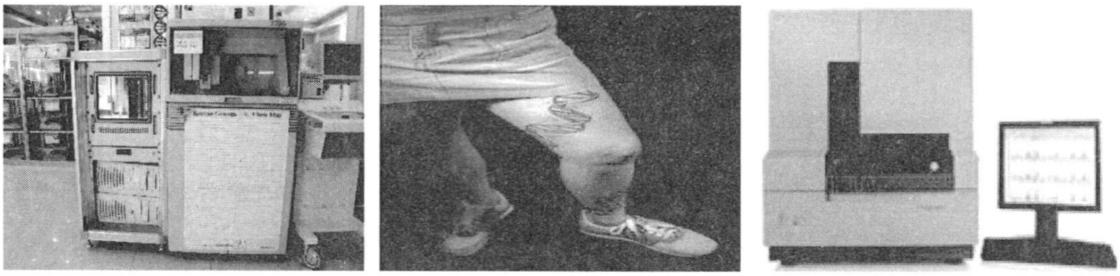

(a) DNA 분석기 (b) DNA (c) 염기서열 분석기

[그림 5-111] 염기서열 분석검사

④ 현미부수체 불안정성검사 : 현미부수체는 인간의 전체 유전자 중에서 10개 미만의 짧은 염기서열이 여러 번 반복되는 부위이고, DNA의 이상을 복구하는 유전자의 돌연변이에 의하여 현미부수체의 불안정이 생길 수 있는 상태로 가족성 암을 유발할 수 있고, 정상세포와 암세포를 비교하여 현미부수체 불안정성이 있는지 검사할 수 있다(그림 5-112).

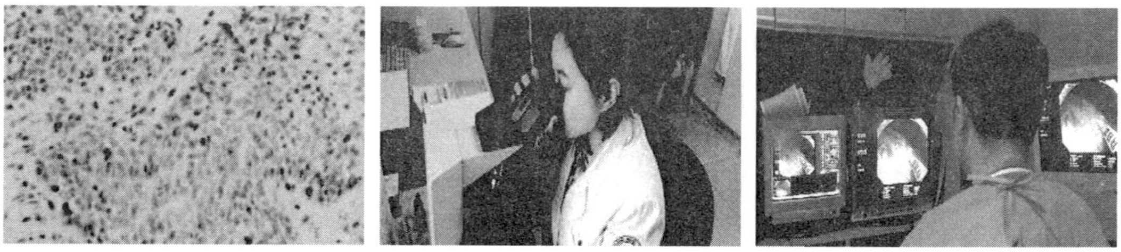

(a) 난소 상피암에서 현미부수체 불안정성 (b) 현미경검사 (c) 현미부수체 불안정성 위암

[그림 5-112] 현미부수체 불안정성검사

⑤ 인간유두종 바이러스 검사 : 자궁경부암을 일으키는 바이러스이며, 대부분은 감염되어도 자연적으로 치유가 되지만 일부 여성은 사라지지 않고 남아 자궁경부암을 일으킨다. 일반적으로 자궁세포 도말검사는 자궁경부암을 발견하기 어렵고, 자궁경부 세포검사 시에

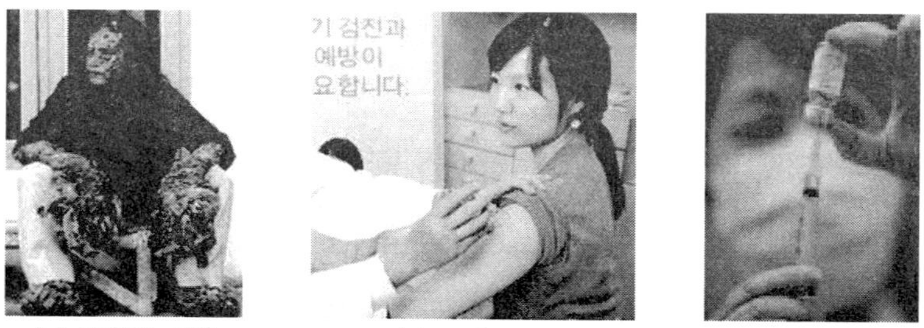

(a) 감염된 사람 (b) 예방접종 (c) 백신

[그림 5-113] 인간유두종 바이러스 검사

채취한 표본에서 DNA를 추출하여 바이러스 감염여부와 형태를 알 수 있는 분자병리검사이다(그림 5-113).

6) 전자현미경검사

광학현미경의 관찰만으로 진단을 하기 어려운 경우가 있어 전자현미경을 사용하게 되는데 광학현미경의 100배까지 확대하여 관찰할 수 있으며 근육질환, 신장질환, 신경질환 등에서 활용한다(그림 5-114).

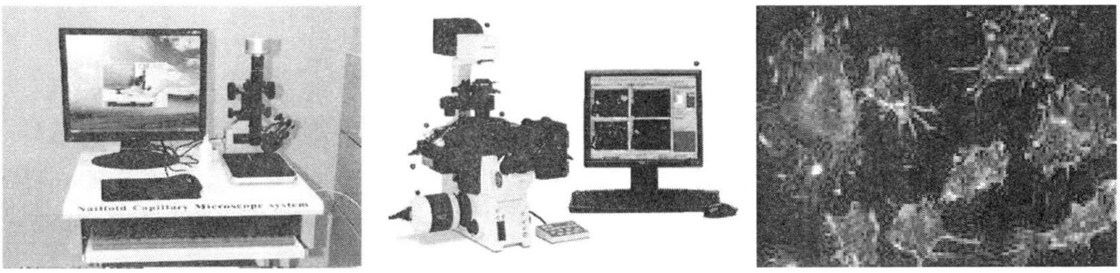

(a) 모세혈관 전자현미경 (b) 형광 전자현미경 (c) 전자현미경 검사

[그림 5-114] 전자현미경검사

7) 부 검

사후에 인체를 해부하여 의학적인 검사를 시행하여 정확한 병명을 밝히고, 병리과 에서는 법적인 문제와 관련이 없는 질병에 의한 사망에 한하여 부검을 하며, 사망의 원인을 밝히기 위하여 인체의 모든 장기에 병리학적 검사를 시행한다(그림 5-115).

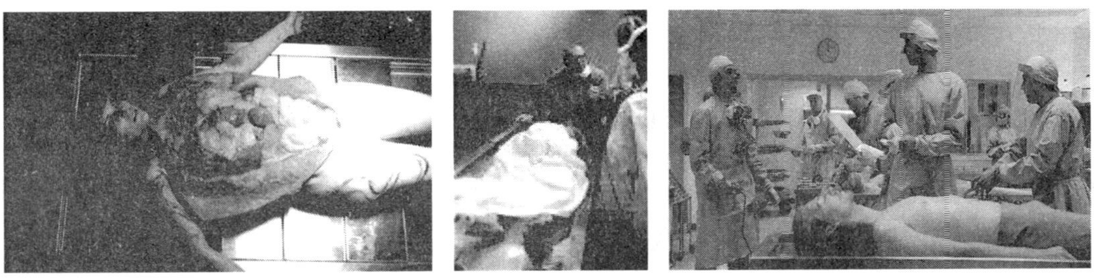

[그림 5-115] 부 검

8) 자 문

병리의사는 다양한 방식으로 자문 역할을 수행하고, 임상자문과 연구자문으로 나누어진다.

① 임상자문 : 임상의사의 요청에 따라 환자의 진단과 관련된 병리적 정보를 제공하면, 여러 의학을 포괄하는 다원적 협력에 있어서 중요한 요소가 되고, 환자 증례에 관한 토의에 참여하여 환자의 정확한 진단과 치료를 위하여 임상의사와 협력한다.

② 연구자문 : 진단하고 남은 환자의 잉여조직을 특별한 조건 내에서 조직은행에 보관하고 있는데, 이러한 조직은 연구에 적극적으로 활용되고 신의료기술이나 신약품 개발에 중요한 연구자료가 되며, 병리의사는 환자의 신상을 노출하지 않는 상태로 조직검체와 정보를 제공한다.

11. 방사선 파트

방사선의학은 X-선 분야와 방사성동위원소를 이용하는 핵의학 분야로 분류되고, X-선을 이용한 질병의 진단은 X-선이 신체 내의 조직 또는 이물 등에 흡수, 산란되는 차에 의하여 X-선의 강도변화를 형광물질, 필름에 투영시켜 투과된 양상을 보고 진단을 내리는 것이다. 핵의학 분야는 사이클로트론이나 원자로에서 만들어진 방사성동위원소나 여러 핵종으로 질병을 진단, 치료, 생체 내의 대사연구를 하고, 의료기관에서의 방사선과는 영상의학과, 핵의학과, 방사선 종양학과가 있다.

1) 영상의학과

뢴트겐(Wilhelm Conrad Roentgen)이 1895년 11월 8일 X-선을 발견하고, 이를 'X-선 방사(X-radiation)'라고 하였는데 현재도 영상의학 분야에서 사용되고 있으며, X-선을 인체에 투과하면 인체의 내부 구조물을 볼 수 있고, 단순 방사선 촬영은 영상의학 분야에서는 인체 내부의 영상을 얻을 수 있는 유일한 기법으로 진단 및 치료분야에 이바지해 왔다(그림 5-116).

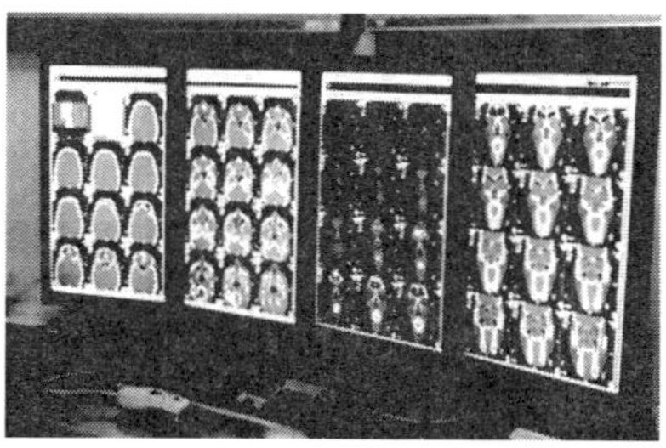

(a) MRI 촬영사진

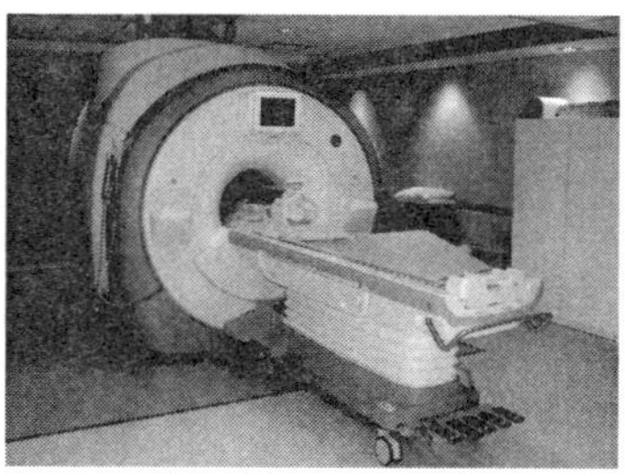

(b) MRI

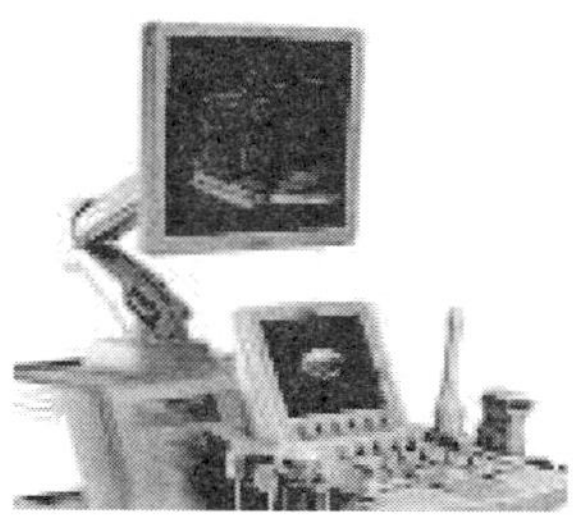

(c) 초음파 영상기기

[그림 5-116] 영상의학과

- 영상의학과 : 예전에 일반인들에게 엑스레이(X-ray)과로 X-선 촬영뿐만 아니라 전자기장, 초음파 등을 이용하여 신체 부위의 영상을 획득하여 질병을 진단하고 치료하는 데 이용하는 의학의 한 분야이다.
- 단순 방사선(X-선) 촬영 : 조영제를 사용한 촬영 및 투시검사, 컴퓨터단층촬영(CT), 자기공명영상(MRI), 초음파검사(US), 중재적 방사선학까지 다양한 검사방법으로, 고해상도의 영상을 만들고 영상기술을 보고 환자의 질병 상태를 정확하게 판단할 수 있도록 지원한다.
- 컴퓨터 기술의 발달 : 뛰어난 고해상도 디지털 영상획득을 가능하게 하였다.
- 3차원으로 영상을 구성 : 영상진단의 획기적인 발달은 조직생검, 혈관출혈의 지혈, 혈관기형치료, 혈관확장술, 농양배액술, 종양색전술 등의 비수술적인 중재적 시술을 가능하게 하였다.
- 의료영상기술과 정보통신기술의 결합과 성장 : 원격영상진단, 영상저장 전송체계 등 비약적인 발전을 거듭하고 있는 첨단 의료기술 분야이다.

① 진료부문 : 진료는 부위별로 전문 진료부문이 나누어져 있고, 뇌신경계, 두경부, 흉부, 심혈관계, 복부, 비뇨생식계, 근골격계, 소아, 혈관중재적 방사선 등이 있다.

② 영상의학과의 구성원 : 전문의, 전공의, 방사선사, 간호사, 행정요원 등이며, 다른 진료과에 다양한 직종의 인력이 팀을 구성하고 있고, 양질의 의료제공을 위하여 조직원간의 협력이 중요하다.

③ 영상의학과의 조직 : 일반적으로 판독실, 일반촬영실, 특수촬영실, 심혈관진단실, CT실, MRI실, 초음파진단실, PACS실, 응급촬영실 등이 있다.

④ 영상의학과 업무수행의 요점 : 다른 과에 비하여 장비의 비중이 매우 높으며, 고가의 장비를 보유하고 사용함에 따라 사용조작이나 유지, 보수관리는 의료기관의 경영에까지 영향을 미칠 수 있다. 검사는 모든 진료과의 모든 환자가 업무의 대상이 되고 전문의, 방사선사, 간호사 등 다양한 의료종사자가 서로 협조하여 업무를 수행하여 구성원간의 조화가 중요하다.

⑤ 영상의학과의 주요 시술 : 영상의학과에서 주로 하는 시술로는 혈관성형술, 간암 화학색전술, 뇌동맥류 색전술 외 〈표 5-38〉과 같다.

〈표 5-38〉 영상의학과의 주요 시술

집속초음파치료, 갑상선결절 중재치료, 고주파 열치료, 경피적 척추성형술, 골반울혈 증후군 중재시술, 경피적 농양배액술, 요관 스텐트, 경피경간 담도 스텐트, 경피경간 담도확장술, 경피신루 설치술, 경피경간 담도배액술, 대동맥질환 중재시술, 위장관 중재시술, 자궁근종 색전술 등

2) 핵의학과

방사성동위원소를 중심으로 가속입자 및 중성자를 포함한 방사선 효과의 임상을 이용해 질병을 진단하고 치료하는 분야이다. 방사성동위원소를 체내에 투여한 뒤 방출되는 방사선의 투과력을 검출하는 의료장비를 환자의 검사부위 영상을 얻어 질병을 진단하고, 파괴력이 센 방사선을 방출하는 경우 체내에서 인접한 암세포를 파괴하여 질병을 치료할 수도 있으며, 최근 의료용 방사성동위원소의 개발 및 검출하는 장치가 발달하여, 핵의학은 의학의 진료부문으로서 확립되어 핵의학은 일반적으로 진단학이 되었다. 현재는 내과 · 외과 · 소아과 등 모든 임상과에 이용되고 있으며 독립된 부문으로 성장하고 있다(그림 5-117).

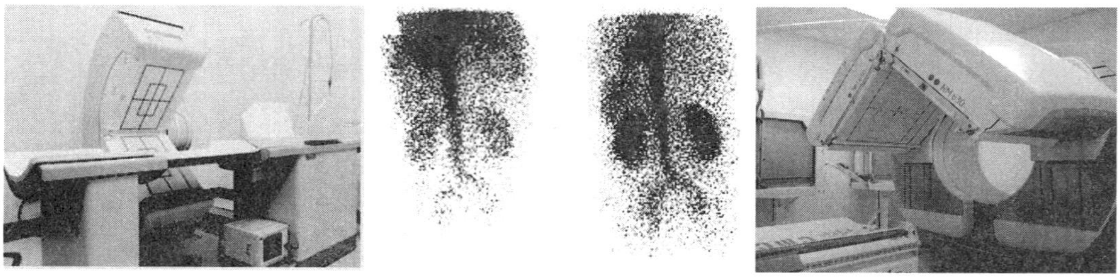

(a) 스캔하는 기기 Cardio_MD (b) 신장 스캔 (c) 감마카메라

[그림 5-117] 핵의학과

① 진료방법 : 혈액 속의 호르몬 · 항원과 같은 미량성분을 방사성 시약에 의하여 정량하는 방법, 환자에 미량의 방사성 약물을 투여하고 방사성 약물로부터 방출되는 펑선을 예민한 측정장치(신티카메라[59], 신티스캐너[60]) 등으로 밖에서 측정하여 장기의 기능검사와 형태묘사를 행하는 방법이 실용화되고 있다.

- 핵의학에 의한 검사 · 진단 : 일반적으로 환자에게 고통을 주지 않고 위험성도 없으며, 비교적 단시간에 실시할 수 있는 것이 특징이다.
- 핵의학과에서 치료하는 항목 : 뇌혈관 조영검사, 심장자기공명영상, 전신뼈영상검사 등이 있다.

② 핵의학 : 방사성동위원소를 이용하여 진단과 치료를 하는 의학의 전문분야이고, 기능적 인체 영상과 생체분자 영상, 방사면역진단법, 방사성동위원소 치료를 이용하여 임상에 이용할 뿐만 아니라 학문적 연구에도 기여한다.

- 핵의학 : 방사성 의약품의 개발, 영상화 기술, 핵물리학, 방사약학, 방사선 생물학이 포함된다.

③ 핵의학의 기능 : 인체에 대한 형태학적인 정보와 조직세포단위의 기능과 형태에 대한 정보

59) 신티카메라 : 신티그램을 제작하는 장치, 방사성동위원소의 체내분포를 체외에서 계측하여 화상으로서 묘출하는 장치 가운데, 검출기를 주사시키는 신티스캐너에 대하여 검출기를 이동시키지 않고 계측하는 장치이다.
60) 신티스캐너 : 신티그램을 제작하는 장치. 방사성동위원소의 체내분포를 체외에서 계측하여 화상으로서 묘기하는 장치인데, 검출기로 체표면 상태를 2차원적으로 주사시키는 것이다.

를 얻을 수 있으며, 분자수준의 정보를 생체해석에 응용하여 생체화학적 해석을 지향하고 질병치료, 인체의 생리와 병리현상을 탐구하고 진단의학의 발전에 영향을 미친다.

④ 핵의학과의 진료분야 : 핵의학과의 진료는 크게 5가지이다.

- 방사선 추적자를 체내에 주입하고 그 분포를 영상화하는 체내 영상검사, 방사성동위원소 치료, 방사성동위원소를 이용하는 생물학적 검사, 방사성동위원소를 이용한 체외 검체검사, 임상방사선의학이 있다.
- 핵의학과에서 주로 진료하는 질병 : 암, 뇌혈관질환, 관상동맥질환 등이 있다.

⑤ 핵의학과의 주요 진료질환은 〈표 5-39〉와 같다.

〈표 5-39〉 핵의학과의 주요 진료질환

- 간질, 치매, 골수염, 자궁경부암, 유방암, 전립선암, 간암, 대장암, 폐암, 위암, 갑상선암, 그레이브스병, 하시모토병, 각종 암, 전이성질환, 폐색전증, 콩팥염증 등

⑥ 핵의학과의 검사법 : 핵의학과의 대표적인 영상검사로는 양전자단층촬영(PET)과 단일광자단층촬영(SPECT)이 있다.

- 양전자단층촬영 : 생화학적 대사, 기능적 변화 등을 통해 진단하여 원발암 혹은 전이암의 진단에 있어 높은 예민도와 특이도를 지닌다.
- 단일광자단층촬영 : 방사선 의약품을 환자에게 투여하여 감마카메라로 인체 주위에서 회전하고, 영상재구성기법 등을 통하여 평면영상에 단층영상을 더 얻음으로써 병소를 정확하게 평가할 수 있다.

3) 방사선 종양학과

방사선을 이용하여 치료하고, 담당하는 과로 과거에는 치료방사선과라 하였으며, 방사선 치료는 방사선을 이용하여 환자를 치료하는 임상의학의 한 방법으로 수술, 항암화학요법과 더불어 3대 암치료 중 하나이다.

① 방사선 치료에 사용되는 방사선 : 파장이 매우 짧고 높은 에너지를 갖고 있으며, 인체에 조사할 경우 핵산[61]에 변성을 초래하여 종양세포를 죽이게 되는데, 인접한 정상세포도 영향을 받을 수 있지만, 종양세포의 회복이 불충분한 것과는 달리 정상세포에서는 대부분의 손상이 빠르게 회복되어 영향을 최소화할 수 있다. 주로 암인 악성종양을 치료하지만 양성종양이나 일부 양성질환도 치료하고, 환자를 치료하는 임상 방사선 종양학 분야 이외에 방사선 물리학이나 방사선 생물학 분야도 담당한다(그림 5-118).

61) 핵산 : 모든 생물의 세포 속에 들어 있는 고분자 유기물의 한 종류이다.

• 고성능 선형가속기를 도입, 방사선 종양학, 특히 자궁경부암 치료에 효과적인 고선량률 강내치료, 위암 및 췌장암 등에 있어서의 수술 중 방사선 치료, 뇌종양 치료에 획기적인 전기를 마련한 방사선 뇌수술, 열을 가하여 암세포를 죽이는 온열치료, 골수이식환자를 위한 전신방사선조사, 최첨단의 컴퓨터 프로그램을 이용한 3차원 입체조형 방사선 치료, 세기변조 방사선 치료 및 토모테라피[62] 외부 방사선 치료, 내부 방사선 치료, 조절 방사선 치료 등이 있다.

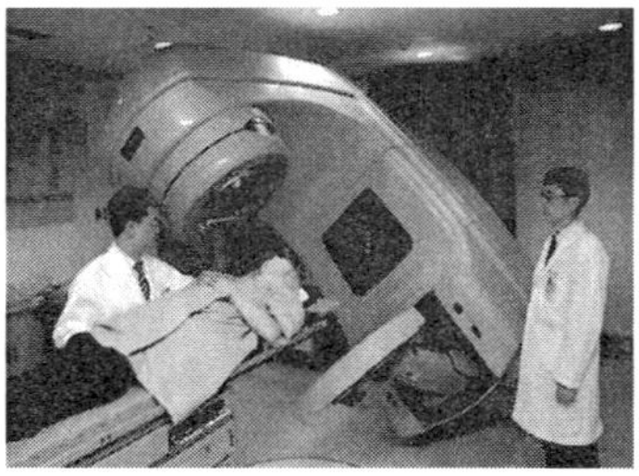

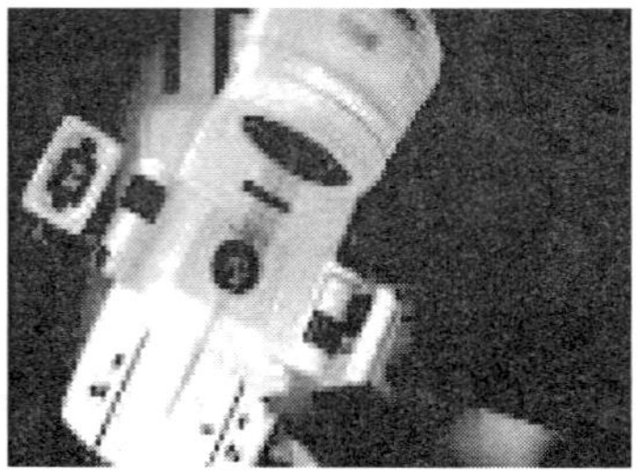

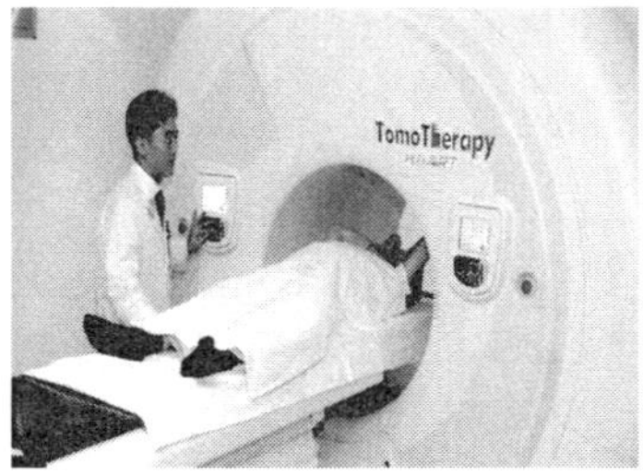

[그림 5-118] 방사선과

② 방사선 치료방법 : 방사선 치료에 사용되는 방사선은 파장이 매우 짧으며 높은 에너지를 갖고 있고, 방사선이 인체에 조사되면 핵산의 변성을 가져와 종양세포를 죽이게 되는데, 인접한 정상세포도 영향을 받을 수 있지만 종양세포의 회복이 충분하지 않은 것에 반하여 정상세포는 빠르게 회복된다.

㉠ 방사선 치료에 있어서 수술이나 항암제 등과 함께 시행할 수 있고 또 단독으로 시행하기도 한다.

• 수술 전에 방사선 치료를 시행하여 종양의 크기를 줄이고 수술이 행하여지는 경우도 있으며, 수술 후에 종양부위에 방사선 치료를 행하기도 한다.
• 치료방법의 선택은 환자의 상태에 따라 달라진다.
• 방사선 종양학과에서 시행하는 치료 : 외부 방사선 치료와 근접치료로 나누어진다.

㉡ 외부 방사선 치료 : 신체 외부에서 방사선을 조사하는 치료방법이며, 입자치료, 세기조절 방사선 치료, 영상유도 방사선 치료, 호흡연동 방사선 치료, 2차원 방사선 치료, 3차원 입체조형 방사선 치료, 정위적 방사선 치료 등이 있다.

• 입자치료 : 양성자, 중성자, 탄소 등의 중입자를 이용한 방사선 치료이다.
• 세기조절 방사선 치료 : 방사선 조사 범위 내에서도 방사선의 세기를 다르게 함으로써 종양 주변의 정상적인 조직에 영향을 적게 미치는 방법이다.

62) 토모테라피 : 방사선 치료기에 CT와 같은 영상장치 기능을 추가시킴으로써 방사선 치료에 비하여 더욱 정확하고 효과적인 치료를 할 수 있도록 하는 것이다.

- 영상유도 방사선 치료 : 방사선 치료 직전에 환자 영상을 획득하고 치료계획을 세웠을 당시의 영상과 비교하여 그 차이를 교정하여 정확도를 높이는 방법이다.
- 호흡 연동 방사선 치료 : 호흡 등으로 인하여 조사부위가 움직이는 경우에 호흡 등에 따른 종양의 위치를 분석하여 종양이 특정 위치에 도달할 때 방사선을 조사하는 방법이다.
- 3차원 입체조형 방사선 치료 : 컴퓨터단층촬영(CT)을 이용하여 종양 및 주위의 정상조직을 3차원 입체영상으로 재구성하고 종양의 모양대로 치료하는 방법이며, 2차원 방사선 치료에 비하여 여러 방향에서 방사선을 조사할 수 있어 더 많은 방사선을 조사할 수 있다.
- 정위적 방사선 치료 : 통상적인 방사선 치료와는 다르게 1회 또는 수회에 걸쳐서 짧은 기간에 고선량의 방사선을 조사하는 방법이며, 1회 치료의 경우 수술에 준하는 결과를 얻을 수 있어 정위적 방사선 수술이라고 한다.

㉢ 근접치료 : 방사선 발생장치 또는 동위원소를 몸 내부나 표면에 위치시켜 방사선을 한정된 부위에 조사하는 방법이며, 삽입하는 곳이나 방법에 따라서 조직 내 치료, 접촉치료, 관 내 치료, 강 내 치료 등이 있다.

- 조직 내 치료 : 종양 내부 혹은 종양 주위의 조직에 도관을 직접 위치시켜 도관 내로 방사성동위원소를 위치하여 치료하는 방법이다.
- 접촉치료 : 저에너지 방사선 발생장치를 종양에 직접 접촉시켜 치료하는 방법이다.
- 관 내 치료 : 종양이 관모양의 장기 내부의 표면에 위치하였을 때 관내부에 도관을 삽입하여 도관 내로 방사성동위원소를 위치하여 치료하는 방법이다.
- 강 내 치료 : 종양이 위치한 인체 내의 빈 공간에 치료용 기구를 삽입하고 치료용 기구 내로 방사성동위원소를 위치하여 치료하는 방법이다.

③ 방사선 종양학과의 주요 진료 질환 : 주로 암이며, 악성종양을 치료하지만 양성종양이나 일부 양성질환도 치료하고, 방사선학과의 주요 진료 질환은 〈표 5-40〉와 같다.

〈표 5-40〉 방사선학과의 주요 진료질환

악성종양	유방암, 폐암, 혈액암, 소아암, 비뇨기암, 부인암, 뇌종양, 소화기암, 두경부암, 그밖의 대부분의 악성종양
양성종양	뇌하수체 선종, 청신경 초종, 뇌수막종, 두개인두종 등
일부 양성질환	이소성 골형성, 갑상선 안병증, 켈로이드 등

4) 방사선 진료의 주요 기능

방사선 진료의 주요 기능은 자기공명영상, 컴퓨터단층촬영, 양전자방출단층촬영, 혈관조영검사 등이 있다.

① 자기공명영상(MRI) : 자장을 발생하는 커다란 자석통 속에 피검자를 들어가게 하여 고주파를 발생시켜 신체부위에 있는 수소원자핵을 공명시키고, 이때 조직에서 나오는 신호의 차이를 측정하여 컴퓨터를 통하여 재구성하고 영상화한다(그림 5-119).

- 기존의 방사선 촬영은 대부분 방사선을 이용하지만 자기공명영상은 자석을 이용한 검사라는 점에서 차이를 보이기 때문에 인체에 거의 해가 없다.
- 조영제 없이도 CT보다 연조직의 표현력 및 대조도가 높고 횡단면뿐만 아니라 횡축, 사선, 세로축 등의 방향으로 자유롭게 영상을 얻을 수 있다.
- 자기공명영상의 종류 : 심장자기공명영상, 근골격계자기공명영상, 뇌자기공명영상, 척추자기공명영상, 간자기공명영상, 태아자기공명영상, 부인과자기공명영상, 비뇨생식계 자기공명영상이 있다.

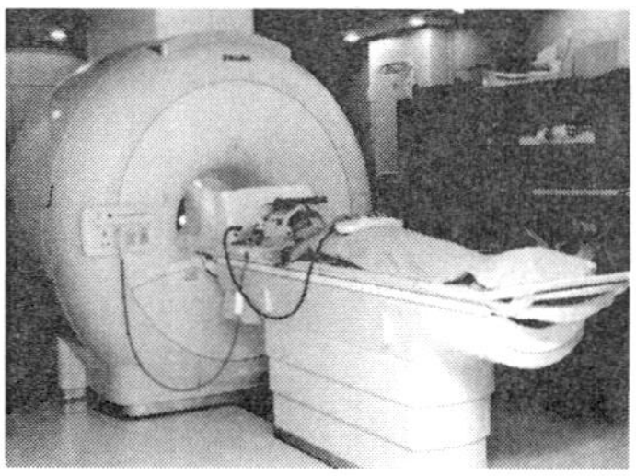

(a) 뇌기능 MRI

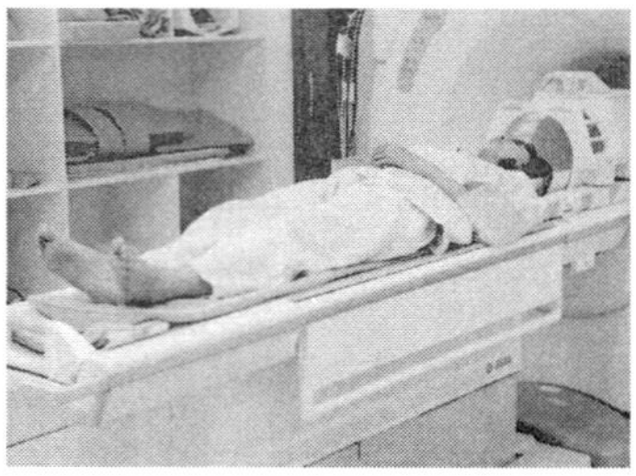

(b) MRI

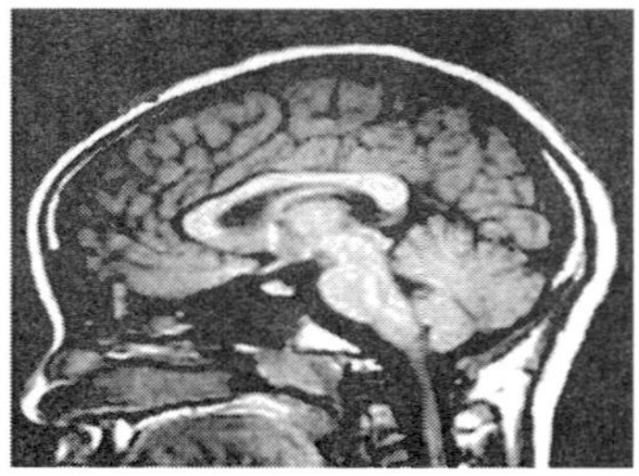

(C) 뇌 MRI 영상

[그림 5-119] 자기공명영상

② 컴퓨터단층촬영(CT) : 일반 X-선 촬영과는 다르게 원통형의 큰 기계 속에 피검자가 들어가면 X-선 발생장치가 사람을 중심으로 원형으로 돌아가며 촬영한다(그림 5-120).

- 일반 X-선 촬영 : 사람의 장기가 겹쳐 보이지만 컴퓨터단층촬영은 신체의 원하는 구조물 및 병변을 명확하게 볼 수 있고 촬영한 영상을 3차원 영상으로 재구성하면 입체적인 영상도 얻을 수 있다.
- 컴퓨터를 이용하여 검사 : 인체 조직 사이의 세밀한 부분까지 구별할 수 있고 질병의 조기진단도 가능하다.
- 컴퓨터단층촬영 : MRI와 단면성을 얻는다는 점에서 비슷하지만 컴퓨터단층촬영은 X-선을 이용하고, MRI는 자기장 내에서 고주파를 전사하여 영상을 획득하는 차이점이 있고, MRI에 비하여 검사시간이 짧고 비용이 적다.
- 컴퓨터단층촬영의 종류 : 심장 컴퓨터단층촬영, 흉부 컴퓨터 단층촬영, 뇌 컴퓨터단층촬영, 척추 컴퓨터단층촬영, 간 컴퓨터단층촬영, 복부 컴퓨터단층촬영, 두경부 컴퓨터단층촬영, 부비동 컴퓨터단층촬영이 있다.

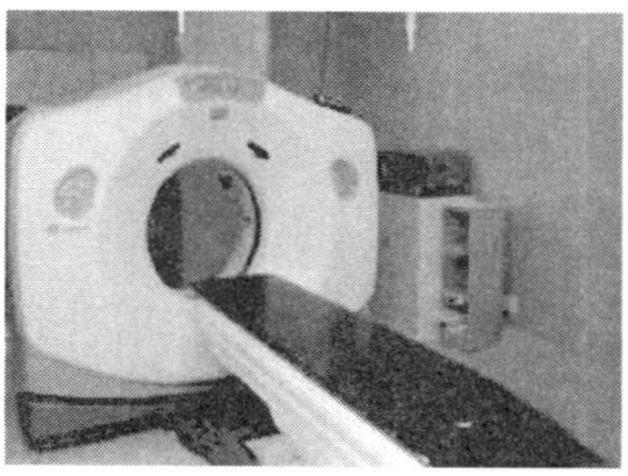

(a) CT 검사장비

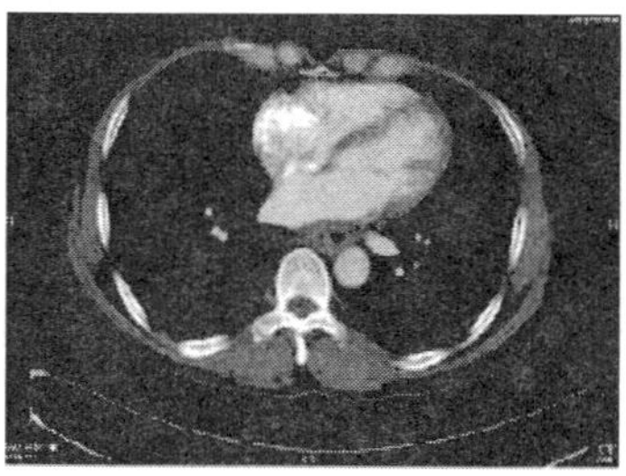

(b) CT 촬영사진

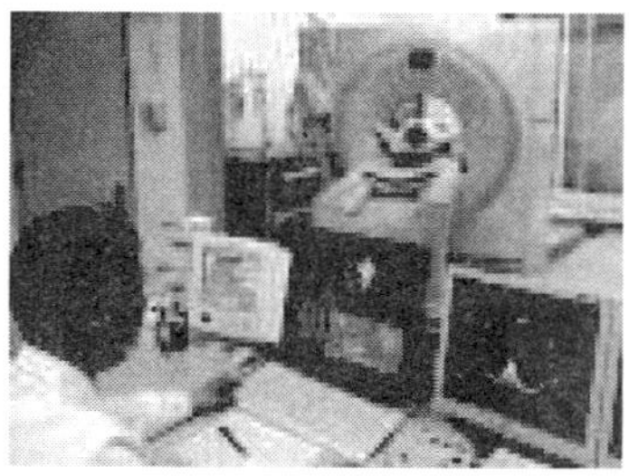

(c) 컴퓨터단층촬영

[그림 5-120] 컴퓨터단층촬영

③ 양전자방출단층촬영(PET) : 양전자를 방출하는 방사성 의약품을 이용하여 인체에 대한 생리적 · 화학적 · 기능적 영상을 3차원으로 나타내는 검사방법이다. 사용하는 의약품에 따라서 단백질 대사, 혈류, 핵산 대사, 당 대사 등의 다양한 체내의 변화를 영상으로 얻을 수 있고, 가장 많이 사용하는 방사성 의약품인 F-18-FDG는 포도당 유사물질이어서 이를 투입하면 암 조직에 모여들고 이를 촬영함으로써 암을 조기에 진단할 수 있다(그림 5-121).

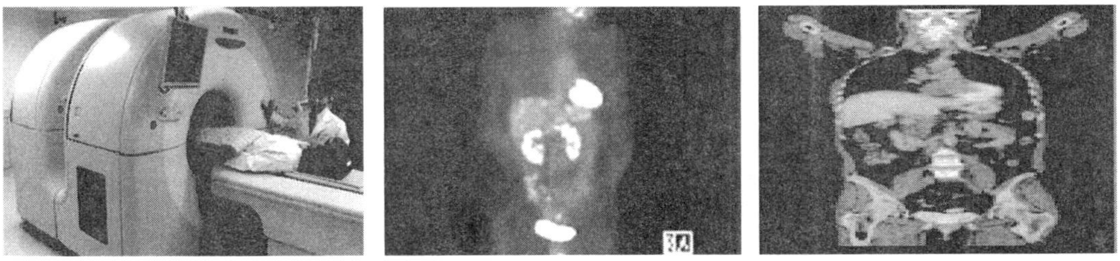

(a) PET 촬영 (b) PET 촬영사진 (c) PET-CT 촬영사진

[그림 5-121] 양전자방출단층촬영(PET)

- PET-CT : 양전자 방출단층촬영과 컴퓨터 단층촬영을 동시에 시행하는 검사이고, 포도당 대사는 암 조직 에서 모이게 되지만 정상조직에 모일 수도 있으므로 CT촬영을 같이 시행하여 [그림 5-122]와 같은 분석으로 정상조직에 대한 진단의 오류를 최소화하고 정확한 진단을 내릴 수 있다.

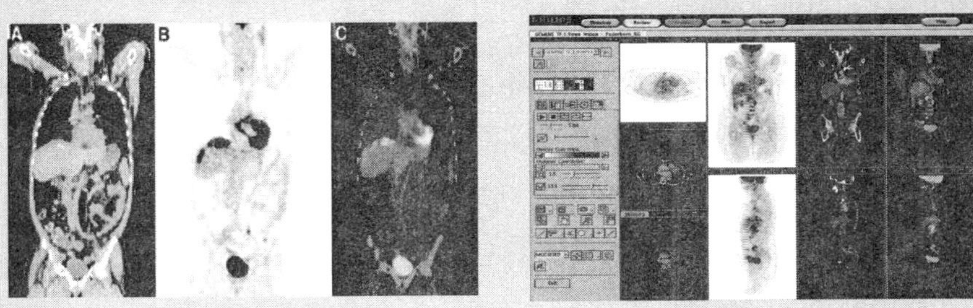

(a) PET-CT 촬영 (b) 컴퓨터를 통한 분석

[그림 5-122] PET-CT

④ 혈관조영 검사 : 방사선을 이용한 혈관검사이다(그림 5-123).

- 영상의학과 전문의가 피부에 3[mm] 정도의 크기의 절개를 하고 가는 카테터 관을 환자의 혈관에 넣고 조영제를 주입하여 우리 몸의 혈관을 모니터를 통하여 정확하게 볼 수 있는 검사이다.
- 혈관의 상태를 정확하게 볼 수 있어 혈관의 이상여부나 병명, 병소의 위치와 진행 정도를 확인할 수 있다.
- 혈관조영검사를 근본으로 한 중재시술은 기존에 수술로 치료하거나 상태유지 치료만 하던 질환은 덜 침습적인 방법으로 첨단장비를 이용하여 치료할 수 있게 되었다.
- 중재시술로 치료하는 질환 : 간암, 간경화 관련 정맥류, 급성출혈, 정맥류, 심부정맥 혈전증, 말초혈관질환 등이다.

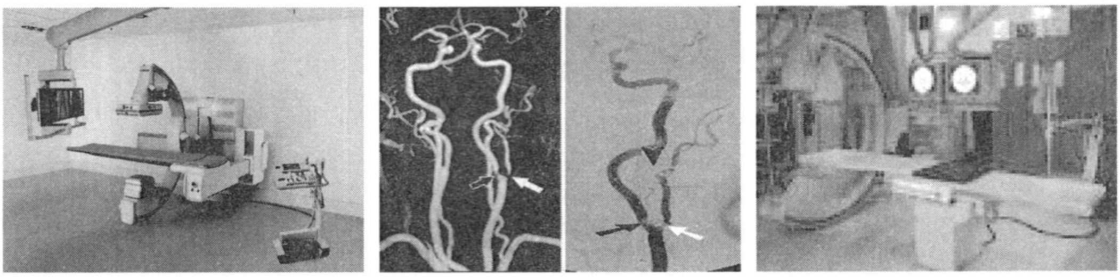

(a) 혈관조영검사기 (b) 혈관조영검사 (c) 혈관조영검사실

[그림 5-123] 혈관조영검사

12. 진단검사의학과

환자의 혈액, 소변, 대변, 체액, 양수, 혈장, 골수, 혈청, 심낭액, 뇌척수액, 관절액, 정약 및 조직 등 인체에서 나오는 물질들을 유래하는 각종 검체에 대하여 검사를 함으로써 질병의 조기발견, 진단, 경과, 치료 효과, 예후 등을 위한 검사를 시행한다. 감염진단을 위해서 세균이나 바이러스, 진균 등의 미생물을 인체에서 분리, 동정하여, 각종 유전검사로 질병과 관련된 유전정보와 유전상담을 제공하기도 하고 전염병을 진단하기도 한다.

1) 진단검사 의학과에서 시행하는 검사

의사들이 환자의 증상 및 징후를 진단하고 치료하는 중요한 근거가 되고, 검사의 종류는 병원마다 다양하며 일반혈액 검사는 빈혈, 혈액질환이 있고 그 외 바이러스 감염, 종양검사, 치료약물 농도검사, 유전질환을 알기 위한 세포유전, 분자유전검사와 수혈을 위한 혈액형 검사 등이 있다.

2) 진단검사의 업무

진단검사 파트의 업무는 검사업무와 검사업무를 제외한 모든 업무인 검사외 업무가 있으며, 그 내용은 다음과 같다.

① 검사업무 : 분과로는 진단혈액, 임상화학, 진단면역, 임상미생물, 수혈 의학, 분자유전학, 세포유전학, 검사정보학이 있다.

㉠ 진단혈액 검사 : 일반혈액검사, 빈혈검사, 말초혈액 도말검사, 골수검사, 특수 혈액검사, 응고검사, 응고약제검사, 혈액형태검사, 백혈구검사, 백혈구기능 검사, 혈소판기능 검사, 혈소판검사 등 혈액을 통해 질병을 진단한다(그림 5-124).

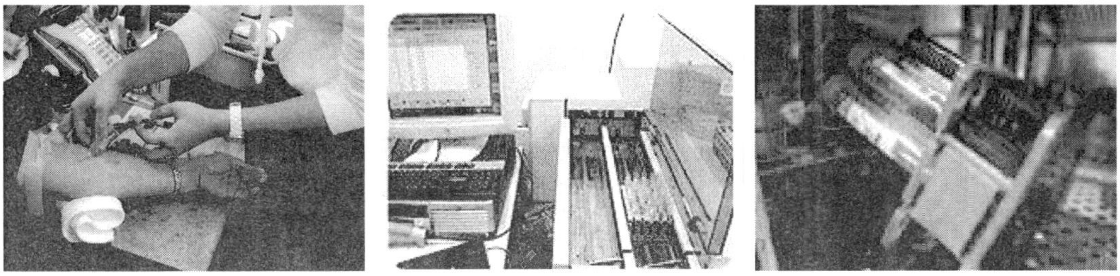

(a) 혈액채취 (b) 혈액검사기 (c) 혈액검사

[그림 5-124] 진단혈액검사

㉡ 임상화학검사 : 신체 내에서 일어나는 모든 화학적 반응을 검사하고, 보통 일반화학검사와 특수화학검사로 구분된다(그림 5-125).

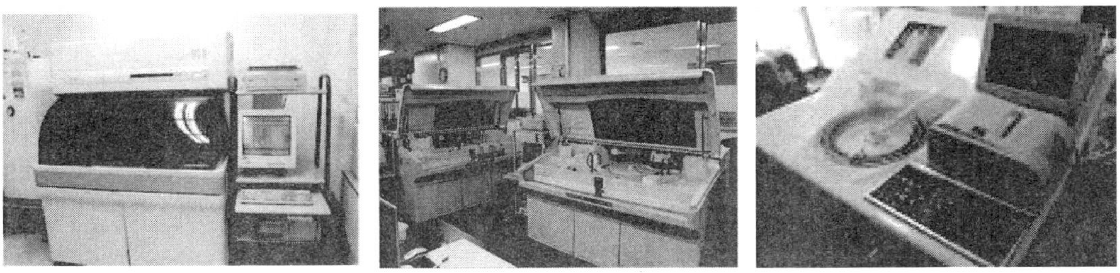

(a) 임상화학검사 (b) 간기능검사 (c) 임상화학 자동분석기

[그림 5-125] 임상화학검사

- 일반화학검사 : 혈당검사, 단백질검사, 알부민검사, 심근경색검사, 간기능평가, 빌리루빈 검사, 크레아티닌 검사, 콜레스테롤 검사 등을 실시한다(그림 5-126).

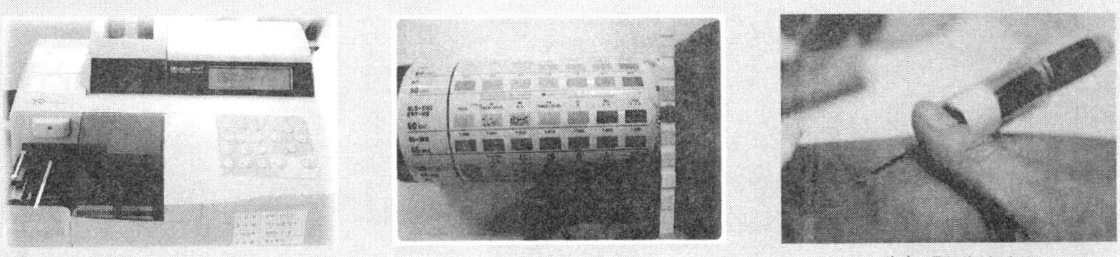

(a) 소변검사 장비 (b) 소변검사 (c) 혈액검사

[그림 5-126] 일반화학검사

- 특수화학검사 : 약물검사, 중금속검사, 단백면역화학, 요화학, 선천성대사질환 및 골대사 질환검사, 기타 특수화학 검사로 나눈다(그림 5-127).

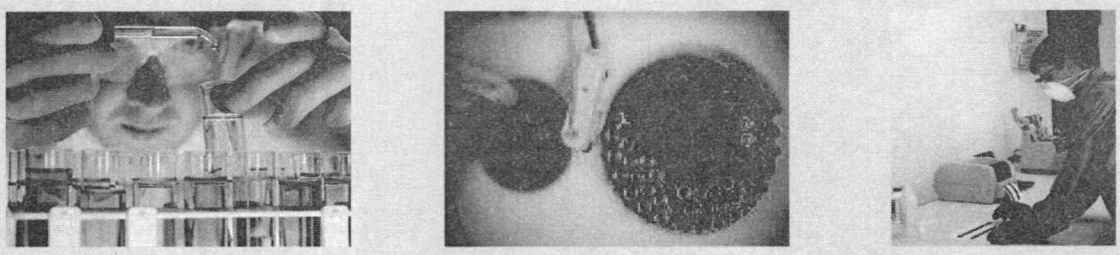

(a) 특수화학검사 (b) 검사분석

[그림 5-127] 특수화학검사

ⓒ 진단면역검사 : 면역혈청학적 검사와 세포면역검사로 나누어진다(그림 5-128).

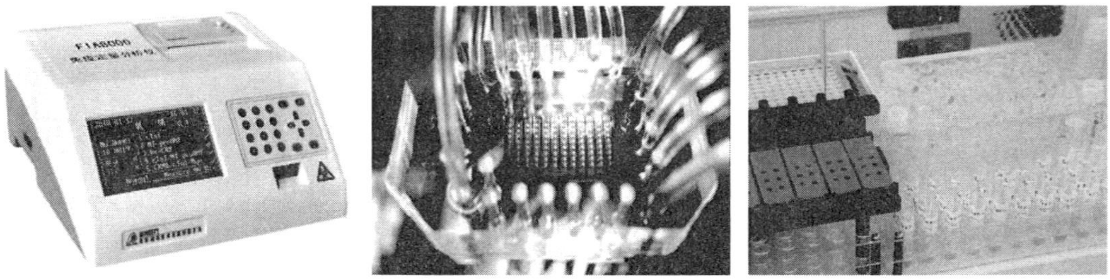

(a) 면역분석기 (b) 미세유동 장치 (c) 면역혈청학적 검사

[그림 5-128] 진단면역검사장비

- 면역혈청학적 검사 : 각종 전염질환 검사, 에이즈 바이러스 항체검사, 매독검사, 간염검사, 바이러스 혈청검사, 진균 혈청검사, 기생충 혈청검사 등이다(그림 5-129).

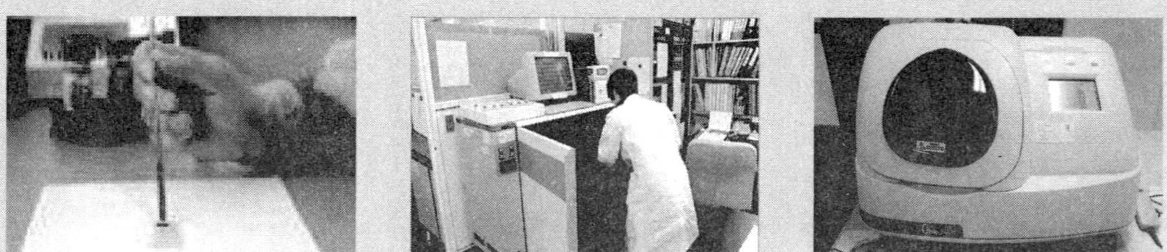

(a) 에이즈 바이러스 항체검사 (b) 진균 혈청검사 (c) TLA 시스템

[그림 5-129] 면역혈청학적 검사

- 세포면역검사 : 간이식검사, 신장이식검사, 골수이식검사, 골수적합성 검사, 조직적합성 검사 등이다(그림 5-130).

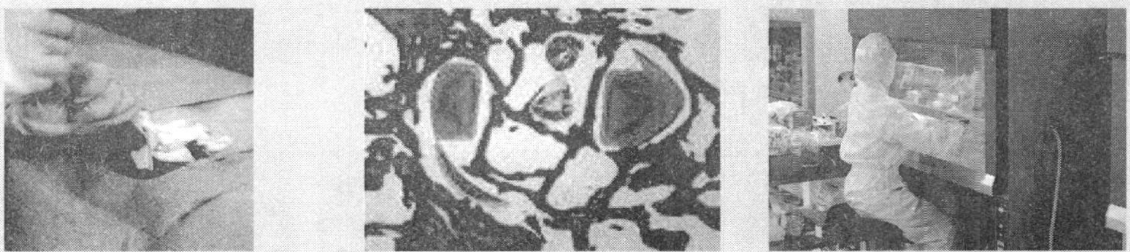

(a) 골수이식검사를 위한 골수채취　(b) 골수적합성 검사　(c) 세포면역검사

[그림 5-130] 세포면역검사

㉣ 임상 미생물 검사 : 환자로부터 채취된 검체에서 세균을 분리하여 항균제 감수성 시험 등을 통하여 항균제의 선택 및 용량을 결정하고, 각종 세균, 바이러스, 진균, 기생충, 결핵균, 말라리아 등에 대하여 검사를 실시하고, 약제에 대한 감수성과 약제에 대한 내성을 검사하고 병원내의 전염을 관리한다(그림 5-131).

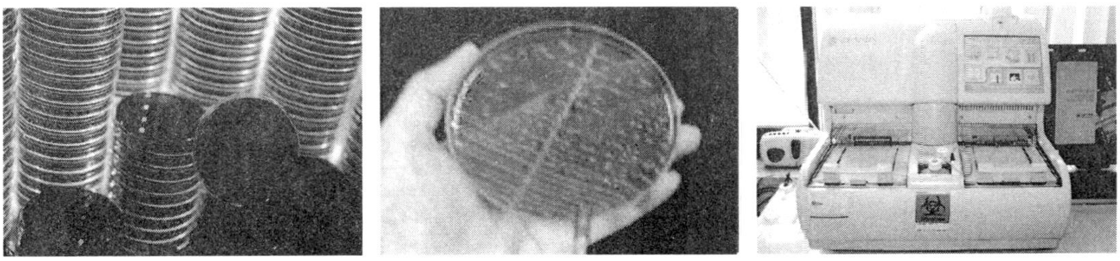

(a) 미생물 배양　(b) 임상 미생물 검사　(c) 임상 미생물 검사기기

[그림 5-131] 임상 미생물 검사

㉤ 세포유전학 검사 : 유전현상을 설명하는데 세포학적 근거를 응용한 검사이고, 세포 내의 염색체를 비롯한 여러 구조물과 유전의 관계를 파악하는 것으로 선천성 유전질환, 종양 등에 대한 검사를 시행한다(그림 5-132).

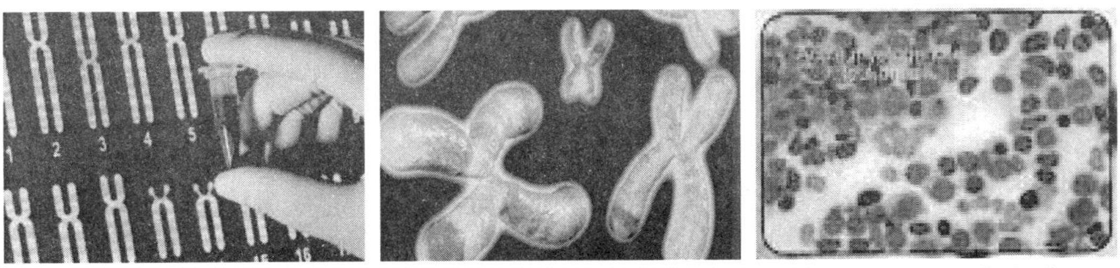

(a) 염색체 분석　(b) 염색체 검사　(c) 급성골수성 백혈병 세포

[그림 5-132] 세포유전학 검사

㉥ 분자유전학 검사 : 유전학을 분자수준인 DNA에서 연구하고 질환에 대한 검사를 실시하고, 유전자검사를 통한 유전질환, 감염질환, 친자감별, 종양, 이식 적합성 검사 등을 실시한다(그림 5-133).

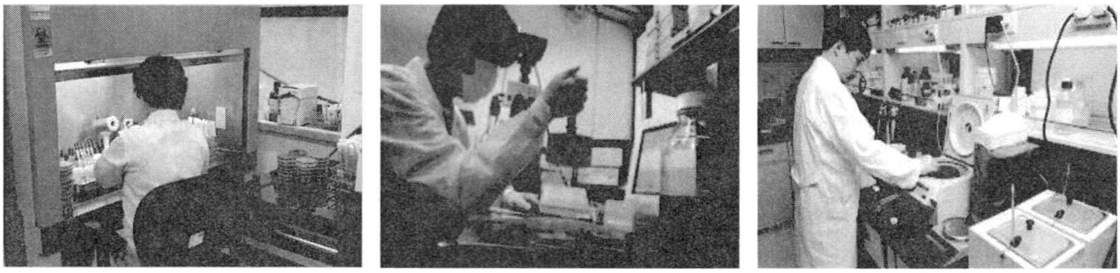

(a) 분자유전학 연구 (b) 분자유전학 검사 (c) DNA, RNA 검사

[그림 5-133] 분자유전학 검사

㉦ 수혈의학 검사 : 환자에게 안전하고 신속하게 혈액을 공급하기 위한 검사이고, 혈액형 검사, 수혈검사, 수혈부작용 검사, 불규칙항체 선별검사, 혈구성분 채집술, 혈장교환술, 말초혈액 조혈모세포 채집, 제대혈 조혈모세포 이식, 헌혈혈액제조, 특수혈액제조 등을 실시한다. 헌혈에는 일반헌혈 자신의 혈액을 보관하였다가 필요시 사용하는 자가헌혈, 지정한 헌혈자로부터 수혈받는 지정헌혈, 필요한 성분만은 추출하여 수혈하는 성분채집술 등이 있다(그림 5-134).

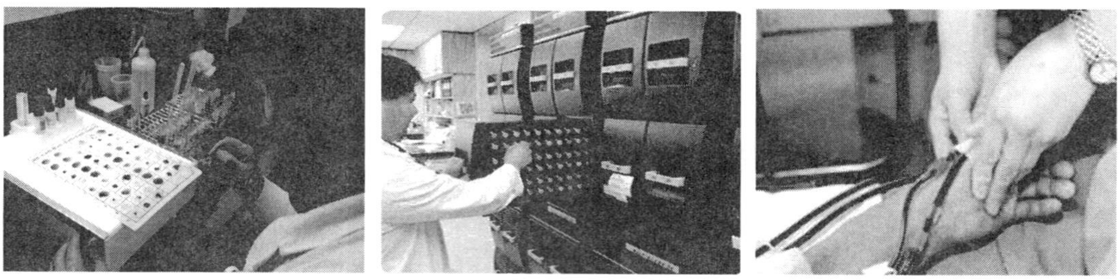

(a) 검사를 하고 있는 의사 (b) 혈액은행 (c) 수혈

[그림 5-134] 수혈의학검사

㉧ 채혈 및 외래검사 : 진단검사 파트에서 유일하게 환자와 직접 대면하게 되는 곳이 외래 채혈실이고, 외래환자의 검사가 의뢰되면 채혈, 채뇨, 검체 등을 채취한다(그림 5-135).

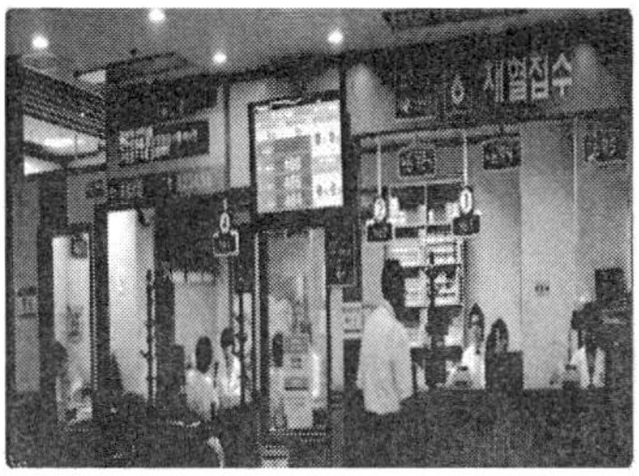

(a) 외래검사센터

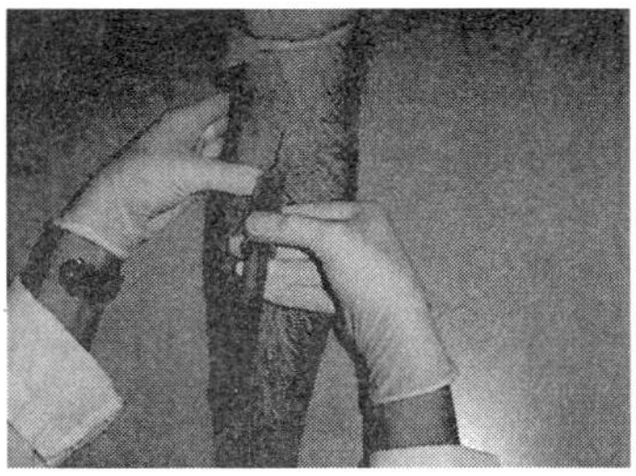

(b) 채혈

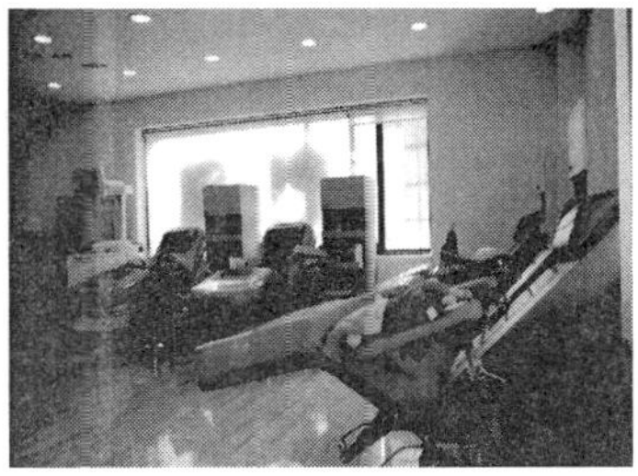

(c) 오래검사 채혈실

[그림 5-135] 채혈 및 외래검사

㉫ 응급검사 : 야간 또는 야간이 아니라도 환자의 상태의 위급하여 우선적으로 하는 검사이며, 본래 검사는 정규시간에 의뢰하고 실시되는데 주말, 공휴일, 야간 등 비정규시간에는 응급종목만 의뢰할 수 있고, 그 결정은 주치의가 내린다. 응급검사는 외뢰가 접수되면 지체없이 검사가 시행되고 가능한 빠른 시간에 검사를 완료한 후에 보고한다(그림 5-136).

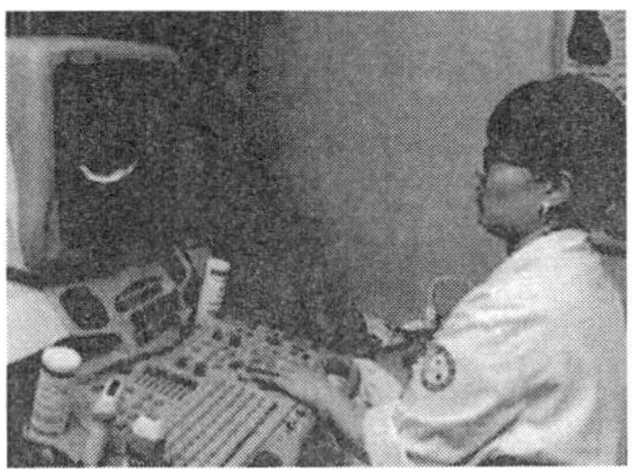

(a) 응급환자 초음파검사

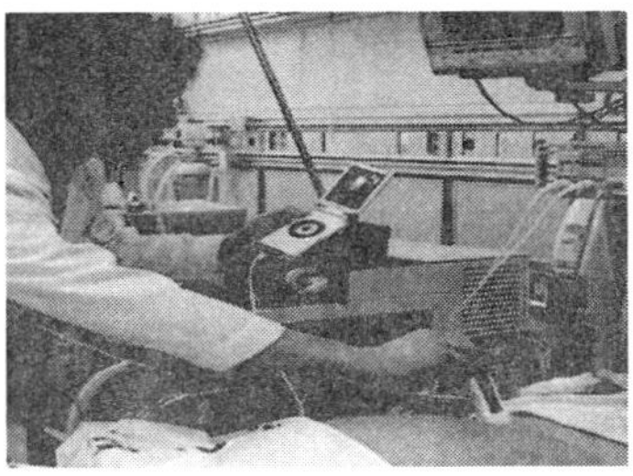

(b) 휴대용 초음파검사기

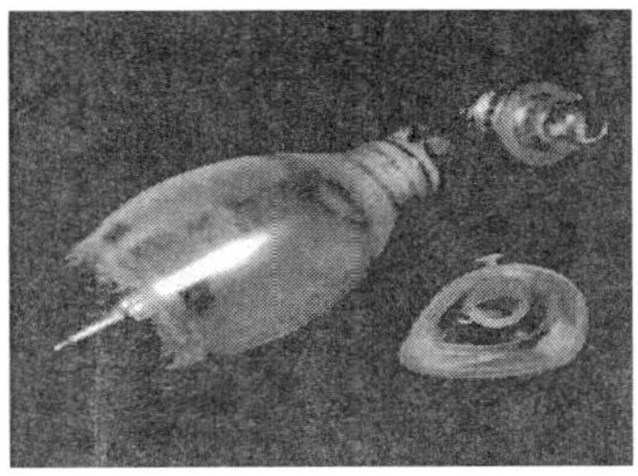

(c) 휴대용 응급호흡기

[그림 5-136] 응급검사

② 검사 외 업무 : 진단검사 파트에서는 검사업무 외에 연구목적의 의뢰검사, 검사서비스 개선을 위한 Recall 제도 등을 실시한다.

- 연구목적의 의뢰검사 : 연구를 목적으로 하여 진단검사 파트에 의뢰되는 검사이다 공동연구와 수탁연구로 구분된다.
  - 공동연구의 경우 검사, 분석 등에 의뢰자가 참여하게 된다.
  - 수탁연구의 경우 이러한 조건은 없다.
- 검사 서비스 개선 : Recall 제도 등을 통하여 진단검사 파트에서 실시한 검사나 검사의 시행과정, 결과 등에 대하여 문의나 개선을 건의할 수 있다.
  - 문의나 개선요청이 들어오면 내용을 파악하고 재검, 결과해석 등 원인을 파악하고 해결하여 검사에 대한 질과 만족을 높인다.

3) 진단검사 파트의 구성

진단검사의 업무를 수행하기 위한 구성인원은 진단검사 전문의, 임상병리사가 있고, 진단검사의 전문의와 임상병리사는 다음과 같다.

① 진단검사 전문의 : 의과대학을 졸업하고 1년의 인턴, 4년 이상의 수련과정을 이수하여야 하고, 대한진단검사 의학회는 대한진단혈액학회, 대한임상 화학회, 진단면역연구회, 대한임상미생물학회, 대한유전분자 진단학회, 대한임상검사정도관리협회, 대한수혈학회, 진단검사의학재단, 한국유전자검사평가원의 학회전문가들이 서로 긴밀한 협조를 통하여 여러 분야의 진단검사 의학적 지식의 상승을 가져온다.

② 임상병리사 : 인체에 발생하는 각종 질병의 원인, 경과 및 치유과정을 과학적으로 분석하여 진단, 치료 및 예방에 중요한 의료정보를 제공하는 최신 의학기술의 이론과 실기를 연마하는 학문으로 의학의 한 분야이다(그림 5-137).

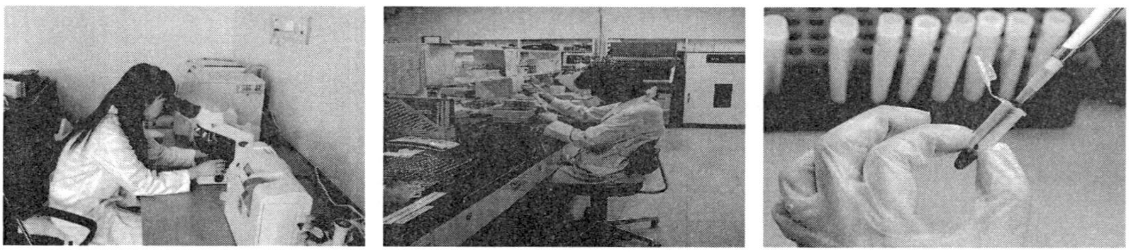

(a) 임상병리학 연구 (b) 임상병리사 (c) 조직, 혈액검사

[그림 5-137] 임상병리사

- 3년 이상의 대학에서 임상병리과를 졸업하고 임상병리사 국가시험에 합격한 뒤 보건복지부장관으로부터 면허를 받아 병리검사업무에 종사하는 사람이다.
- 의료기사 등에 관한 법률 시행령 제2조 1항 : 임상병리사는 병리학 · 미생물학 · 생화학 · 기생충학 · 혈액학 · 혈청학 · 법의학 · 뇨화학 · 세포병리학의 분야, 방사성동위원소를 사용한 가검물 등의 검사 및 생리학적 검사(심전도 · 뇌파 · 심폐기능 · 기초대사나 그 밖의 생리기능에 관한 검사를 말한다)의 분야에서 임상병리검사에 필요한 업무에 종사하는 것으로 명시되어 있다.

③ 임상병리검사에 필요한 업무는 다음과 같다.

- 기계 · 기구 · 시약 등의 보관 · 관리 · 사용
- 가검물 등의 채취 · 검사
- 검사용 시약의 조제(調劑)
- 혈액의 채혈 · 제제(製劑) · 제조 · 조작 · 보존 · 공급

- 그 밖의 임상병리검사업무

13. 영양 파트

입원환자는 통증, 불안, 약물에 의한 반응, 활동량의 저하 등 여러 가지 내외적 특성으로 인하여 음식에 대한 민감도가 높다.

1) 환자를 위한 식사

단순히 배의 허기를 때우는 것이 아닌 치료향상을 위한 영양공급, 위생적인 공급, 안전성 및 경제성 등 다차원적인 관점에서 관리해야 하고, 식사처방, 식사계획, 조리, 제공, 환자의 영양상태평가, 영양치료계획과 수행, 영양교육 및 영양지원 등의 업무를 실시한다.

2) 환자의 영양관리 개념

입원환자에게 질병치료의 목적에 맞는 영양을 섭취할 수 있도록 식사처방을 내리고, 위생적이고 환자의 상태를 악화시킬 수 있는 영양을 제외한 식사를 공급하여 환자의 상태를 악화시키는 등의 문제를 사전에 차단하며, 환자의 전반적인 영양 상태를 개선하여 질병의 치료 및 효과를 증진시키고자 한다.

- 우리나라의 병원급식은 환자들에게 매우 부정적인 것으로 평가되고 있다.
- 맛이 없다, 양이 적다, 이상한 냄새가 난다 등의 불평불만이 많다.
- 급식의 질적인 문제로 인한 것일 수도 있지만 보통 저염식, 저단백식, 저지방식 등의 식단으로 인하여 이러한 문제가 유발된다.
- 병원급식은 치료의 연장선상으로 보아야 하며 개인의 취향이 아닌 치료에 중점을 두고, 입원기간 동안에 먹는 식사도 치료를 위한 처방이다.

3) 환자식의 업무기준

입원시설을 갖춘 종합병원 · 병원 · 치과병원 · 한방병원 · 요양병원에는 의료법 시행규칙 제38조 2항에 의하면 1명 이상의 영양사를 두어야 한다.

- 「의료법 시행규칙」 제39조 : 입원시설을 갖춘 종합병원 · 병원 · 치과병원 · 한방병원 · 요양병원은 시설규격 및 급식관리기준을 정해진 바에 따라 위생적으로 관리 제공해야 한다.
- 의료기관의 평가항목, 병원신임 평가항목, 식품위생법 등에 업무기준이 제시되어 있으며, 국제 의료기관 인증기관에서 제시하는 환자 영양관리 수행표준지침들에 의하여 영양관리업무를 수행한다.

4) 업무별 수행기준

업무별 수행기준은 환자식사의 분류, 급식관리업무, 임상영양관리업무, 정보관리시스템 등이 있다.

① 환자식사의 분류 : 환자식은 환자의 질병에 따른 의사의 처방을 근거로 하여 식사 형태나 영양소가 조절된 형태로 제공된다.

- 환자가 스스로 식사를 섭취하기 어려운 경우 : 튜브로 영양을 공급하기에 환자식은 고혈이나 액상 등과 같은 형태, 영양소의 조절, 경구로의 식사섭취 유무 등이 함께 조합되어 매우 다양한 식사처방이 이루어지게 된다.
- 식사처방지침서 : 환자의 상태에 따른 식사처방을 매번 일일이 하는 것은 시간적, 노동적 낭비를 초래할 수 있으므로 이를 피하기 위하여 사전에 질병의 종류나 정도에 따라 식사의 종류를 설정해 두는 것이다.
- 의료진, 영양사, 간호사 등으로 구성된 영양관리위원회에서 환자식사 종류와 그 식사에 대한 영양소 공급기준, 조리형태, 투여방법, 적용원칙, 영양적 제약사항 등을 심의하고 결정한다.

② 급식관리업무 : 환자식의 식단의 계획, 식재료의 구입, 조리, 배식관리, 위생관리 등 전 과정업무의 체계적인 관리와 이를 위한 급식행정업무를 포함한다.

③ 임상영양 관리업무 : 환자의 영양상태를 평가하고 영양상의 문제를 파악하여 영양치료계획을 수립하고, 적절한 영양공급방법 및 식사계획을 의료진과 협의를 통하여 수행하면서 환자나 보호자에게 지속적인 교육을 하여 환자의 영양 상태를 개선시키는 전 과정이 포함된다.

④ 정보관리 시스템 : 문서 보존기간, 영양부서 내 문서작성에 대한 원칙 및 전결 범위 등에 대한 관리규정을 확립하여 병원정책 및 행정사항이 영양부서 내로 전달되는 시스템이 필요하다.

- 업무수행절차를 평가하는 자료들이 정의되어 있어야 하고, 이를 위하여 수집, 분석하는 절차가 있어야 한다.
- 영양부서의 업무들은 전산화하고 이러한 정보들은 병원전체 시스템의 하부시스템으로 운영관리하는 식단관리 운영시스템, 임상영양정보관리 시스템, 환자식사 처방정보관리 시스템 등이 있다.

14. 의무기록 파트

환자의 진료기록과 정보를 안전하게 보관, 관리, 생성하고 기록과 정보가 환자와 병원, 의료진과 경영진을 위하여 유용하게 사용하고, 주요 업무로는 외래환자 의무기록관리, 입원환자 의무기록대출, 퇴원환자 의무기록수집 및 편철, 영상의무기록(image chart) 관리, 질병 및 수술, 처치분류, 의학연구검색, 통계 및 정보생성, 미비기록관리, 진단서발급, 의무기록사본 발급 등이 있다.

1) 의무기록사

병원 내 사고, 수술 중 사망 등 의료사고에 대처하는 중요한 법적 근거가 될 수 있으므로 이를 관리하는 업무는 매우 중요하지만 의무기록지의 기록은 의료인과 의료법상 의료기사만 가능하므로 직접적으로 수정이나 삭제 및 변경을 할 권리는 없다(그림 5-138).

① 의무기록사는 병원행정사나 코디네이터 자격도 겸하고 있으므로 업무범위가 광범위하며 대개 병원의 보험심사 청구업무를 병행한다.
② 의무기록사 관련 학과 학생들은 의학 용어와 마케팅, 경영, 실무 등 여러 가지 교육을 받게 된다.
③ 의료기사 등에 관한 법률에 의하면 의무기록사는 의무에 관한 기록을 주된 업무로 하는 사람으로 의무기록사 면허를 취득한 자이다.

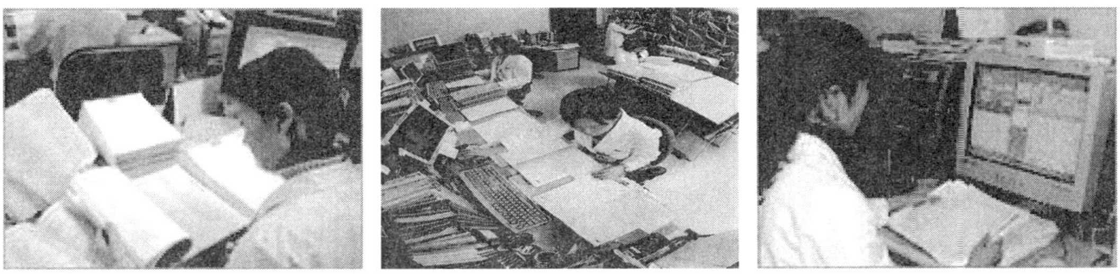

(a) 의무기록정리　(b) 의무기록진단　(c) 의무기록사

[그림 5-138] 의무기록사

15. 감염관리 파트

환자 및 직원의 감염을 예방하고 감염전파를 차단하기 위하여, 감염감시 및 감염예방에 관한 업무를 수행하고, 법정전염병에 대한 예방조치 및 관리를 수행하고, 주요 업무는 의료 관련 감염예방 및 관리, 감염감시, 교육, 감염관리에 대한 자문, 병원직원의 감염관리, 감염관리 프로그램 적용 및 평가 등이 있다.

1) 감염관리사

병원감염은 입원당시에는 없었거나 잠복하고 있지 않던 감염이 입원기간에 발생하는 것이다 (그림 5-139).

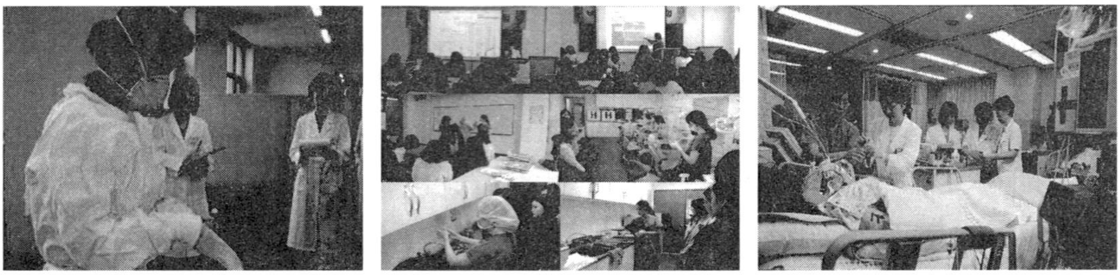

(a) 감염관리전문 간호사　　(b) 감염관리교육　　(c) 감염관리활동

[그림 5-139] 감염관리사

① 병원에서 온갖 세균이 득실대는 병원에서 세균이 번지지 않도록 관리하는 사람이다.
② 병동을 돌아다니며 새로 들어온 환자가 병균을 옮기는지 여부를 각 병동의 의사나 간호사가 작성해 놓은 차트를 통해 점검하는 역할을 한다.
③ 병원감염의 발생감시, 보고 등 병원감염과 관련된 전반적인 업무를 수행하는 사람을 감염관리사라고 한다.
④ 자격증은 미국 감염관리사인가국(CBI)이 주관하는 시험에 합격해야 한다.

04 종합검진서비스

과학기술의 발달은 인간의 삶을 윤택하게 하였으나 어느 시대나 불변하는 것이 있는데, 그것은 건강을 잃으면 모든 것을 잃는 것이며, 삶의 질 향상은 건강에 대한 인식과 관심을 증대시켰고, 건강은 한번 잃으면 회복이 어렵거나 회복하더라도 많은 시간, 비용, 육체적 고통, 정신적 고통 등이 따르므로 건강은 건강할 때 지켜야 한다.

식생활이나 생활양식, 환경오염 등의 건강 저해요인들로 질병의 양상이 급성감염성 질환에서 암, 고혈압, 혈관질환 등 만성퇴행성 질환으로 변화되고 한번 발병하면 치료가 어려워 질병을 사전에 예방하고 조기에 발견하는 역할이 더욱 중요하게 되었다.

1. 종합건강검진

질병을 유발하는 위험인자를 발견하거나 무증상인 상태에서 질병을 조기에 발견하기 위한

1차적 예방, 2차적 예방을 위한 서비스라고 할 수 있다. 종합건강진단은 질병 유발 인자를 찾아내고, 초기에 질환을 발견 등의 예방적 목적을 지니고 여러 분야의 건강검진 항목을 체계적으로 시행하는 것이며, 질병을 조기에 발견하여 치료하고 건강에 위해를 미치는 요소를 파악하여 교정하며 질병으로 인한 이환율과 사망률을 감소시키고, 의료비의 절감효과를 가져올 수 있다.

2. 종합건강진단의 개념

건강검진기본법 제3조 제1항은 "건강검진은 건강상태 확인과 질병의 예방 및 조기발견을 목적으로 건강검진기관을 통하여 진찰 및 상담, 이학적 검사, 진단검사, 병리검사, 영상의학검사 등 의학적 검진을 시행하는 것"이라고 명시하고 있다.

1) 건강검진

국가와 지방자치단체가 시행하는 국가건강검진과 각 의료기관에서 일반인을 대상으로 하는 종합건강검진으로 분류하고, 국가건강검진의 대상으로는 해당되는 법에 따른다. 국가건강검진의 대상은 다음과 같다.

- 모자 보건법, 영유아보육법 : 영유아에 대한 건강검진
- 학교 보건법 : 초 · 중 · 고등학교 학생의 건강검사
- 청소년복지 지원법 : 청소년 건강진단
- 국민건강보험법, 의료급여법 : 건강검진
- 산업안전 보건법 : 일반건강진단
- 암 관리법 : 암검진
- 노인 복지법 : 건강진단
- 그밖에 보건복지부령으로 정하는 건강검진

2) 종합건강증진센터

예방의학적 측면 외에 의료기관의 경영성과적 측면을 가지고, 의료서비스 다각화의 일환으로 외래를 중심으로 제공되는 경영성과는 다른 진료부문의 손실을 보전하는 등 병원 전체의 경영에 중요한 역할을 담당한다.

3) 건강검진 항목과 직장인 법적 건강진단의 종류

건강검진 항목은 신체계측, 비만도, 청력검사, 구강검사, 임상병리학적 검사, 위내시경, 골밀

도검사, 초음파 검사 등 매우 다양하며 여성의 경우 여성호르몬 검사, 유방촬영, 부인과 초음파 등의 검사를 추가하여 실시하기도 한다.

① 건강검진 항목을 세분화하여 〈표 5-41〉과 같다.

〈표 5-41〉 건강검진 항목

검사 종류	내 용
기초 및 신체계측	• 혈압, 체중, 시력, 청력, 신장, 비만도를 측정한다.
체성분 검사	• 인체구성 성분의 양과 비율을 진단한다.
스트레스 검사	• 스트레스 : 각종 질병의 원인이 될 수 있다. • 진단하는 영역 : 만성피로, 무력감, 과민성 대장증후군, 협압이상, 두통, 어지러움, 신경성 소화불량, 간담질환, 위장질환, 요통 등이 있다.
체력측정	• 건강을 위협하는 요인 중 하나인 운동부족은 장기간에 걸쳐 징후가 나타나고 순환기 계통의 만성퇴행성질환을 일으킬 수 있다.
안저 검사	• 눈의 밑 부분에 있는 동맥을 촬영한다. • 촬영을 통하여 시야 이상이 나타나기 이전의 변화를 발견하고 조기 진단이 가능하다.
심전도 검사	• 심장의 박동에 의하여 발생하는 심장의 활동 상태를 그래프상에 기록하여 부정맥, 심비대, 심근장애 등의 심장질환을 진단한다.
호흡기능 검사	• 인체의 산소섭취와 이산화탄소 배출기능의 정상 여부를 검사하고 폐의 기능을 평가하여 호흡기질환을 검사한다.
요 검사	• 소변검사 : 신장질환, 당뇨, 용혈, 요로감염증, 담도계 질환을 진단한다.
대변 검사	• 대변을 검사하여 기생충을 발견하거나 대변속의 혈액을 검사함으로써 대장에 생긴 궤양이나 암을 조기에 발견한다.
간기능 검사	• 1차적인 혈액검사 : 간암, 간염, 간경화, 만성간질환, 담낭염 등 각종 간질환을 검사한다.
간염 검사	• 간염 : 간세포에 생긴 염증이다. • 우리나라의 경우 총인구의 8[%]가 B형 간염 바이러스 보유자이다.
당뇨병 검사	• 당뇨 : 혈액 속에 포도당의 농도가 정상이상으로 높은 상태이다. • 혈당검사를 통하여 정상유무를 판단한다.
신장 검사	• 신장 : 2개 중 1개만 있어도 되지만 2개의 신장이 망가지는 경우 노폐물 배설기능에 문제가 생기게 된다. • 소변검사, 혈액검사를 통하여 진단한다.
고지혈증 검사	• 혈액검사를 통하여 진단한다.
성병 검사	• 에이즈, 매독 등의 성병을 검사한다.
췌장질환 검사	• 췌장 : 소화효소를 함유한 췌액과 호르몬을 분비한다. • 혈액검사를 실시하고 이상결과가 나오면 정밀 초음파검사를 실시한다.
혈액학 검사	• 빈혈, 혈우병, 백혈병, 만성염증 등의 증상을 검사한다.
류마티스 검사	• 류마티스성 관절염 : 주로 40~50세 사이의 여성에게서 많이 발생하고 병이 의심될 경우 혈액검사와 혈청검사를 시행한다.

검사 종류	내 용
갑상선 검사	• 방사면역 측정법 : T3, T4를 측정하고 갑상선 자극 호르몬, 뇌하수체의 관계를 검사한다.
통풍 검사	• 통풍 : 주로 성인남자에게 발생하고 여자는 60세 이상에서만 드물게 나타난다.
특수암표지자 검사	• 암표지 : 암세포가 만드는 물질로 혈액 내에서 암 인자를 조기에 발견하여 예후 추정, 치료, 수술, 재발 등을 관찰하는 암지표 물질로서 조기 암진단에 이용된다.
부인과 검사	• 자궁암, 자궁경부암, 유방암, 여성호르몬 등의 여성 질환에 관련된 검사를 실시한다.
위장 검사	• 위내시경과 위 조영술을 실시한다. • 위내시경 : 내시경으로 위장을 직접 관찰하는 것이고, 위 조영술은 바륨으로 위장내막을 코팅하고 X-선 촬영을 하여 이상여부를 검사하는 것이다. • 진료질병 : 위염, 급성위염, 위궤양, 위암 등이 있다.
대장 검사	• 대장내시경 : 항문과 직장, 대장 내부를 관찰하는 검사가 있고, 대장 내부를 코팅하여 외부에서 투시 사진을 찍는 대장이중조영 검사가 있다. • 조직검사나 색소를 뿌려 검사하기도 한다.
MRI 촬영	• 뇌, 뇌혈관, 척추, 근골격계, 흉부, 복부 등을 촬영하며 각종 질환을 검사한다.
CT 촬영	• 두부, 흉부, 복부, 척추, 경추, 요추 등을 촬영하며 각종 질환을 검사한다.
복부초음파 검사	• 초음파를 방사하여 간장, 담당, 췌장, 신장, 비장을 검사한다.
흉부 X-선 촬영	• 폐렴, 폐암, 폐결핵, 늑막염, 기관지 이상, 심비대 등을 검사한다.

② 우리나라에서 시행하고 있는 직장인 공통 건강진단으로는 근로자의 일반건강진단과 특수건강진단이 있으며, 관련 근거로는 「국민건강보험법」 제52조, 「산업안전보건법」 제43조에 기인하고, 건강검진 항목의 법조항은 〈표 5-42〉와 같다.

〈표 5-42〉 건강검진 항목

국민건강보험법 제52조	• 공단은 가입자와 피부양자에 대하여 질병의 조기발견과 그에 따른 요양급여를 하기 위하여 건강검진을 실시한다. • 제1항에 따른 건강검진의 대상 · 횟수 · 절차와 그 밖에 필요한 사항은 더통령령으로 정한다.
국민건강보험법 시행령 제25조	• 법 제52조에 따른 건강검진(이하 "건강검진"이라 한다)은 일반건강검진, 암 검진 및 영유아 건강검진으로 구분하여 실시한다. • 건강검진을 받을 수 있는 사람은 다음 각 호와 같다. - 일반건강 검진 : 직장가입자, 세대주인 지역가입자, 40세 이상인 지역가입자 및 40세 이상인 피부양자 - 암 검진 : 암의 종류별 특성을 고려하여 검진이 필요하다고 보건복지부장관이 정하여 고시하는 사람 - 영유아 건강검진 : 6세 미만의 가입자 및 피부양자 • 건강검진은 2년마다 1회 이상 실시하되, 사무직에 종사하지 아니하는 직장가입자에 대해서는 1년에 1회 실시한다. 다만, 암 검진과 영유아 건강검진은 암의 종류별 특성과 영유아의 나이 등을 고려하여 보건복지부장관이 정하여 고시하는 바에 따라 검진주기와 검진횟수를 다르게 할 수 있다. • 건강검진은 「건강검진기본법」 제14조에 따라 지정된 건강검진기관(이하 '검진기관'이라 한다)에서 실시하여야 한다.

국민건강보험법 시행령 제25조	• 공단은 건강검진을 실시하려면 건강검진의 실시에 관한 사항을 다음 각 호의 구분에 따라 통보하여야 한다. – 일반건강검진 및 암 검진 : 직장가입자에게 실시하는 건강검진의 경우에는 해당 사용자에게, 직장가입자의 피부양자 및 지역가입자에게 실시하는 건강검진의 경우에는 검진을 받는 사람에게 통보 – 영유아 건강 검진 : 직장가입자의 피부양자인 영유아에게 실시하는 건강검진의 경우에는 그 직장가입자에게, 지역가입자인 영유아에게 실시하는 건강검진의 경우에는 해당 세대주에게 통보 • 건강검진을 실시한 검진기관은 공단에 건강검진의 결과를 통보하여야 하며, 공단은 이를 건강검진을 받은 사람에게 통보하여야 한다. 다만, 검진기관이 건강검진을 받은 사람에게 직접 통보한 경우에는 공단은 그 통보를 생략할 수 있다. • 건강검진의 검사항목, 방법, 그에 드는 비용, 건강검진결과 등의 통보절차, 그 밖에 건강검진을 실시하는 데 필요한 사항은 보건복지부장관이 정하여 고시한다.
산업안전보건법 제43조	• 사업주는 근로자의 건강을 보호 · 유지하기 위하여 고용노동부장관이 지정하는 기관 또는 「국민건강보험법」에 따른 건강검진을 하는 기관(이하 '건강진단기관'이라 한다)에서 근로자에 대한 건강진단을 하여야 한다. 이 경우 근로자대표가 요구할 때에는 건강진단 시 근로자대표를 입회시켜야 한다. • 고용노동부장관은 근로자의 건강을 보호하기 위하여 필요하다고 인정할 때에는 사업주에게 특정 근로자에 대한 임시 건강진단의 실시나 그 밖에 필요한 조치를 명할 수 있다. • 근로자는 제1항 및 제2항에 따라 사업주가 실시하는 건강진단을 받아야 한다. 다만, 사업주가 지정한 건강진단기관에서 진단받기를 희망하지 아니하는 경우에는 다른 건강진단기관으로부터 이에 상응하는 건강진단을 받아 그 결과를 증명하는 서류를 사업주에게 제출할 수 있다. • 건강진단기관은 제1항 및 제2항에 따라 건강진단을 실시한 때에는 고용노동부령으로 정하는 바에 따라 그 결과를 근로자 및 사업주에게 통보하고 고용노동부장관에게 보고하여야 한다. • 사업주는 제1항 · 제2항 또는 다른 법령에 따른 건강진단결과 근로자의 건강을 유지하기 위하여 필요하다고 인정할 때에는 작업 장소 변경, 작업 전환, 근로시간단축, 야간근로(오후 10시부터 오전 6시까지 사이의 근로)의 제한, 작업환경측정 또는 시설 · 설비의 설치 · 개선 등 적절한 조치를 하여야 한다. • 사업주는 제19조에 따른 산업안전보건위원회 또는 근로자대표가 요구할 때에는 직접 또는 건강진단을 한 건강진단기관으로 하여금 건강진단결과에 대한 설명을 하도록 하여야 한다. 다만, 본인의 동의 없이는 개별 근로자의 건강진단결과를 공개하여서는 아니 된다. • 사업주는 제1항 및 제2항에 따른 건강진단결과를 근로자의 건강보호 · 유지 외의 목적으로 사용하여서는 아니 된다. • 제1항에 따른 건강진단의 종류 · 시기 · 주기 · 항목 · 비용 및 건강진단기관의 지정 · 관리, 제2항에 따른 임시건강진단, 제5항에 따른 적절한 조치, 그 밖의 건강진단에 필요한 사항은 고용노동부령으로 정한다. • 고용노동부장관은 건강진단의 정확성과 신뢰성을 확보하기 위하여 건강진단기관의 건강진단 · 분석능력을 평가하고, 평가결과에 따른 지도 · 교육을 하여야 한다. 이 경우 평가 및 지도 · 교육의 방법 · 절차 등은 고용노동부장관이 정하여 고시한다. • 고용노동부장관은 건강진단의 수준향상을 위하여 건강진단기관 중 제1항에 따라 고용노동부장관이 지정하는 기관을 평가(제9항에 따른 평가를 포함한다)한 후 그 결과를 공표할 수 있다. 이 경우 평가기준, 평가방법 및 공표방법 등에 관하여 필요한 사항은 고용노동부령으로 정한다. • 건강진단기관 중 제1항에 따라 고용노동부장관이 지정하는 기관에 관하여는 제15조의 2를 준용한다. 이 경우 '안전관리전문기관'은 '건강진단기관'으로 본다.

3. 종합건강검진 상품 및 사례

종합건강진단을 휴먼도크(Human Dock)라고 하며 인생의 부두라고도 하는데 1954년에 처음 생긴 용어로 항해를 마친 선박이 부두에 들어와 기계를 점검하는 것처럼 인간도 일정한 기간마다 건강을 점검해야 한다는 비유로, 아무리 크고 튼튼한 선박이라도 점검이 필요하듯 건강한 사람도 정기적으로 점검할 필요가 있다.

① 인체의 각 장기는 대사 작용으로 자기사명을 위하여 노력하고, 대사기능이 유지되고 있는 시기에는 질병에 대한 치료의 효과가 증가한다. 조기검사로 병적 변화로 진행되는 것을 막을 수 있으며, 오늘날 이런 목적을 가지고 다양한 맞춤형 종합검진 프로그램들이 대형 종합병원을 중심으로 개발되고 있다.

② 한국건강관리협회 종합검진검사 항목은 〈표 5-43〉과 같다.

〈표 5-43〉 한국건강관리협회 종합검진검사 항목

종 목	검사항목
기초 검사	문진, 신장, 체중, 혈압. 비만도, 청력
소변 검사	백혈구, 아질산염, PH, 요단백, 요당, 케톤체, 유로빌리노겐, 빌리루빈, 요잠혈, 요비중, 요침사
대변 검사	분변잠혈, 기생충검사
혈액질환 검사	헤마토크리트, 혈색소, 백혈구수, 적혈구수, 혈소판수, 평균적혈구용적, 평균적혈수혈색소, 평균적혈구혈색소농도, 적혈구분포계수, 혈소판분포계수, 평균혈소판용적, 혈소판백분율, 호중구, 호산구, 호염구, 단핵구, 림프구, ESR
간기능 검사	AST, ALT, ALP, 총빌리루빈, r-GTP, 총단백, 알부민, A/G비율
고지혈증 검사	총콜레스테롤, 중성지방, 고밀도 콜레스테롤, 저밀도 콜레스테롤
당뇨 검사	혈당, 당화혈색소
신장기능 검사	요소질소, 크레아티닌, B/C 비율, Cystatin C
통풍 검사	요산
류마티스 인자 검사	RF
심혈관계 검사	hs-CRP
B형 간염 검사	HBs Ag, HBs Ab
C형 간염 검사	HCV Ab
종양표지자 검사	간암표지자, 전립선암표지자
갑상선 검사	TSH, Free T4
부인과 검사	자궁경부암
위장 검사	위장조영촬영, 일반위내시경
X-선 촬영 검사	흉부직접촬영

종 목	검사항목
유방 검사	유방촬영
초음파 검사	간장, 신장, 비장, 췌장, 담낭
동맥경화 검사	동맥경화검사
체성분 검사	비만, 체지방, 체수분, 부종
스트레스 검사	스트레스, 신경성 소화기 질환
심전도 검사	심근경색, 부정맥
안과 검사	안저촬영, 안압측정

③ 한국건강관리협회 종합검진 추가검사 항목은 〈표 5-44〉와 같다.

〈표 5-45〉 한국건강관리협회 종합검진 추가검사

종 목	검사항목
정밀종합검진	기본종합검진+CT(두부 · 요추 · 경추 · 흉부 중 택1)+골밀도검사, 갑상선초음파, 뇌심혈관계, 류마티스, 간염(A, B, C형), CEA, CA 19-9, 대장내시경, CA 125, 질초음파
정밀플러스 종합검진	정밀종합검진+MRI(뇌 MRI, 뇌 MRA, 경추, 흉추, 요추), 심장초음파, 경동맥초음파, 전립선초음파, 유방초음파, 골다공증, Osteocalcin, C-Telopetide, 심혈관계, Allergy(42종), HIV-Ab(EIA), TPHA(정성), HPV검사, 자궁경부암, Lipoprotein, Apolipoprotein A, Apolipoprotein B, Cyfra 21-1, vitamin D, Ferritin

④ 서울대학교병원의 건강검진순서는 [그림 5-140]과 같다.

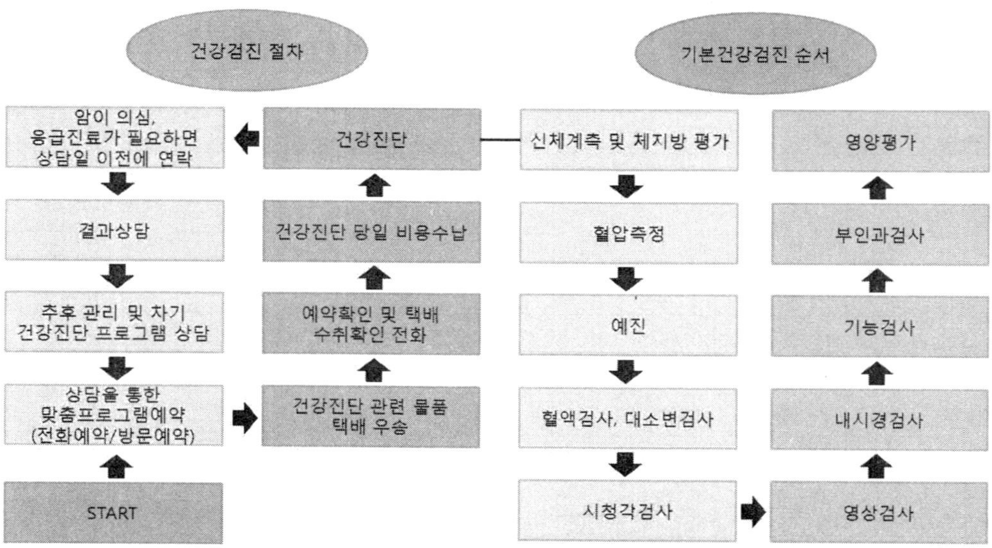

[그림 5-140] 서울대학교병원 건강검진순서

4. 종합건강검진의 중요성과 발전방향

현대 사회에서 건강은 발병 이후에 의료서비스보다는 발병 이전에 사전예방의 개념이 커지고 있고, 정기적인 종합건강검진의 발전방향도 중요해지고 있다.

1) 종합건강검진의 중요성

종합건강검진은 특정한 질병의 유무를 파악하여 조기에 진단하고 치료하는 목적을 가지고, 고혈압, 심장병, 당뇨병, 간질환, 암 등 유전과 환경, 스트레스, 생활습관과 관계가 있는 질병은 증세가 나타날 때까지 많은 시간이 걸리며, 증세가 나타났을 때는 이미 늦은 경우가 있는데, 치료가 가능한 시기에 발견하고 질병을 유발하는 요인을 발견하여 질병이 생기는 것을 막는다.

- 종합건강검진의 주요 대상 : 비교적 정확한 진단이 이루어질 수 있는 질환, 발병률이나 사망률이 높은 질환, 후유증이나 부작용이 심한 질환, 조기에 발견하여 치료하는 것이 효과적인 질환 등이다.
  - 당뇨병, 고혈압, 빈혈, 결핵, 뇌혈관질환 등이 있으며 이러한 질환을 자세히 검사하기보다는 기초검사를 실시하고 질환의 가능성이 높으면 다시 정밀한 검사를 하는 것이 보통이다.
  - 모든 질병을 놓치지 않고 찾아낸다는 것은 어려운 실정이다.
- 종합건강검진을 받는 대상자 : 예방적인 건강행위에 대한 제공받는 교육은 건강에 위해를 끼칠 수 있는 요인과 금연, 금주, 운동, 식이요법 등이 있다.
- 우리나라 : 경제발전으로 주요 건강문제가 전염질환에서 만성질환으로 변하고 있는 추세이고, 당뇨, 고혈압, 비만 등 만성질환의 발병률이 꾸준히 증가하고 있어, 종합건강검진의 중요성은 더욱 강조되고 있고 수요 또한 증가하고 있다.

2) 종합건강검진의 발전방향

우리나라 대부분의 건강검진은 일률적으로 검진항목을 정해놓고, 성별이나 나이에 따라 검사항목의 차이는 있지만 건강검진을 받는 사람의 과거력, 유전력, 나이, 직업, 기존의 검사 등 건강에 영향을 미치는 요소들을 종합적으로 고려하지 않아 질적으로 떨어진다.

- 기존의 실험실 검사뿐만 아니라 문진과 이학적 검사에 더 많은 시간과 노력을 하고 개인별 특성을 파악하여 맞춤검사가 이루어져야 하며, 검사로 끝내는 것이 아닌 검사내용을 토대로 생활에서 건강에 위해를 끼칠 수 있는 요인들을 파악하여 그 내용을 개개인에 맞추어 알려주어야 한다.
- 질병방지를 위한 생활습관, 식습관, 운동, 금연, 금주, 스트레스 관리 등 지속적이고 장기적인 관점에서 건강을 항상 혹은 유지시킬 수 있도록 지도하고 피검자 스스로 건강을 위한 노력을 하도록 유도할 수 있어야 한다.
- 개개인에 맞춘 건강검진과 건강검진의 사후관리로 질적인 건강검진과 지속적인 건강관리를 할 수 있도록 한다.

5. 종합건강검진의 역사

질병예방과 건강증진에 대한 인류의 욕망은 인류의 역사와 함께 해왔고, 건강에 대한 욕구에 종합건강검진은 최근에 시작하였는데, 과거에는 과학적 근거나 질병의 체계가 제대로 잡혀 있지 않았고 예방보다는 치료에 치중하였기 때문이다. 의학의 발전, 예방중심의 의학은 현재의 종합건강검진을 탄생시키는 원동력이 되었고 종합건강검진의 역사는 〈표 5-45〉와 같다.

〈표 5-45〉 종합건강검진의 역사

연 도	내 용
1700년경	병리학과 생리학의 발전으로 인하여 건강을 유지하지 위한 방법들의 과학적 근거가 마련되기 시작하였다.
1861년	Dovell 은 건강한 사람을 대상으로 질병을 진단하기 위하여 정기적인 건강진단이 필요하다고 처음 주장하였다.
1900년경	질병의 치료뿐만 아니라 예방적 의미의 건강진단에 대한 필요성을 제시하게 되었다.
1922년	Emerson은 건강인들을 대상으로 한 주기적인 건강진단의 필요성을 제시하였다.
1954년	일본에서 평소 건강하다 생각되는 사람들이 일정한 검사를 받고 성인병에 대한 조기발견, 예방, 치료 지도를 받는 곳을 휴먼도크(human dock)라고 하였다.
1970년경	본격적인 건강검진의 연구와 검사법이 제안되기 시작하였고, 전통적인 치료뿐만 아니라 질병예방에도 관심을 갖고 건강진단에 대한 필요성을 강조하였다.
1979년	캐나다의 특별연구반은 본격적인 연구와 검사 등을 제안하였다.
1980년	우리나라 가톨릭 강남성모병원에 종합건강검진센터가 설립되었다.
1983년	미국의 특별연구반은 정기건강진단의 이론적 원칙을 확립하는데 중추적인 역할을 하였다.

제6장
의료정보관리

01 의료정보관리의 이해
02 병원통계관리

정보통신기술의 발달로 의료정보 역시 디지털화되고 의료정보시스템은 단순한 의료기관 내 사무처리시스템이 아니라 환자의 진료기록 및 의료정보를 관리하고 의료정보의 기관 간 공동 활용 시스템의 구축을 모색하고 있다. 의료기관은 의료정보시스템 도입으로 병원 내의 각 부서가 정보를 공유할 수 있고, 업무 효율성이 좋아지고, 의료사고를 예방할 수 있으며 환자가 기다리는 시간이 절약되고, 검사의 중복을 피할 수 있으며 종이나 필름을 보관할 창고가 필요 없으며 비용을 절감할 수 있는 장점이 있다(그림 6-1).

원격진료의 보급은 자택에서 화상전송으로 담당의사의 진료를 받을 수 있고 의료기관에서 실시한 검사의 결과를 고도의 의료시술을 행하는 의료기관으로 전송하여 전문의의 판독을 받을 수 있는 등 의료정보시스템의 발달은 생활의 질을 향상 시킬 수 있으나 의료정보시스템의 순기능에도 불구하고 의료정보보호를 위한 법 제도나 기술적인 장치가 불완전한 상태이고, 법 제도적인 측면을 보완하기 위해 국회에 의료정보보호 관련 법안이 제출되어 있다.

현재 의료정보보호와 관련한 법률조항은 보건의료기본법, 의료법, 국민건강보험법, 결핵예방법, 생명윤리 및 안전에 관한 법률, 후천성 면역결핍증 예방법, 장기 등 이식에 관한 법률, 형법 등으로 의료정보시스템 자체에 대한 관련 법규나 표준안도 마련되지 않아 임의로 환자의 의료정보를 수정하거나 이를 악의적으로 사용하더라도 처벌근거가 없고, 각각의 법률에서 의료정보보호에 대한 근거 규정은 있으나 의료정보를 공개할 경우 환자에 의한 동의 절차 및 정보 접근에 대한 제한 등에 관한 구체적 명시 규정은 없다.

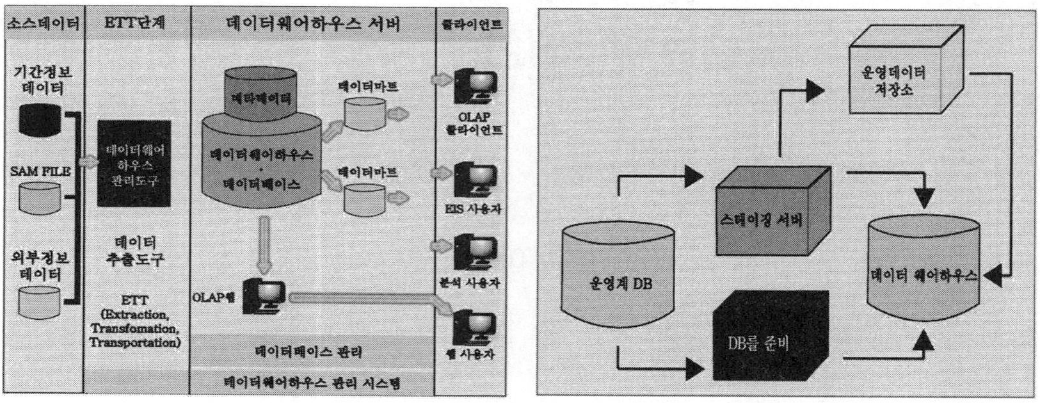

(a) 데이터웨어하우스

(b) 데이터웨어하우스의 경로

[그림 6-1] 데이터 웨어하우스

민간영역의 개인정보보호에 관한 법률인 정보통신망 이용촉진 및 정보보호 등에 관한 법률의 경우도 적용 대상이 정보통신 서비스 제공자에 한정되어 있어 의료기관에 의한 개인정보 침해에 대해 포괄적으로 적용하기 어렵다.

01 의료정보관리의 이해

의료정보는 개인정보 중에서 국민의 건강을 보호·증진시키고, 국가·지방자치단체·보건의료기관·보건의료인이 의료행위와 관련한 정보를 의사가 환자에 대한 의료행위로 수집된 자료들과 이 자료들을 기초로 하여 연구·분석된 정보들을 포괄한다. 또한 진단과 치료행위, 치료 경과에 따른 면밀한 관찰 등을 모두 포함하는 전체과정에서 수집된 자료들이고, 현행보건의료 기본법에는 보건의료정보를 보건의료와 관련한 지식 또는 부호·숫자·문자·음성·음향·영상 등으로 표현된 모든 종류의 자료이다.

1. 의료행위시 수집된 환자들의 자료

의료행위 시 수집되는 환자들의 자료는 다음과 같다.

① 환자의 기본정보 성명, 연령, 생년월일, 주소, 연락처, 근무지, 가족관계가 있다.
② 건강보험과 복지정보, 건강보험정보, 장애자기록이 있다.
③ 진료관리용 정보진료정보, 적용보험정보, 내왕일자, 입원과 퇴원일자가 있다.
④ 생활배경정보, 흡연여부, 음주여부, 정신상태 여부가 있다.
⑤ 의학적 배경 정보출생시 체중, 임신 분만에 대한 진료기록, 예방접종에 대한 진료기록, 수혈 여부, 가족의 병력이 있다.
⑥ 진료기록 정보진단, 진료계획, 현 병력이 있다.
⑦ 지시, 실시기록, 정보처방 실시기록, 수술기록, 처치기록이 있다.
⑧ 진료정보, 교환정보, 진단서가 있다.
⑨ 진료설명과 동의 정보, 각종 설명정보와 동의 정보가 있다.
⑩ 요약정보, 진료요약, 입원요약이 있다.
⑪ 사망기록정보, 사망진단서, 부검기록 등이다.

2. 의료정보관리의 개념

급격한 정보화 사회로의 변화과정 속에서 의료분야도 사용자의 요구와 경영환경 등이 변화하여 활용 분야, 개발방법, 관리방법, 비용 등 모든 면이 영향을 받게 된다. 정보 분야는 타 분야와는 달리 정보기술이 변화를 주도하는데, 의료계의 변화를 이끄는 것은 인터넷 기술, 이미지 처리기술, 데이터웨어하우스[63] 기술, 그리고 유비쿼터스[64] 기술 등이다.

① 인터넷 기술은 의료분야의 전자상거래와 사이버 병원 등을 발전시켰고, 이미지 기술은 PACS를 보편화시켰으며, 데이터웨어하우스 기술은 방대한 의료정보의 전산처리를 통하여 의사결정에 필요한 다양한 정보를 제공하는데 활용되고 있다.

② 의료공급자로서 병원은 병원조직 내부와 외부 환경에서 발생되는 정보자료를 처리하고 조직구성원에 필요한 정보를 제공해주는 정보시스템이다.

③ 병원정보시스템은 조직구성원의 의사결정에 필요한 정보처리와 정보제공에 관련된 모든 인력과 기술, 제도 등을 포함한 종합시스템이다.

1) 유비쿼터스 병원정보시스템

유비쿼터스는 의료계를 포함한 우리 사회와 생활 전반을 바꿔놓고 있다(그림 6-2).

① 유비쿼터스 환경은 언제, 어디서든, 네트워크에서 접속할 수 있는 것으로 우리가 살고 있는 주변환경과 물체 안에 컴퓨팅과 네트워킹 기능을 포함시켜 사물과 공간, 인간, 정보가 하나로 통합되어 효과적인 정보교환 및 활용을 가능하게 하는 기술 또는 환경이다.

② 의료사용자들의 정보화에 맞춘 요구에 끊임없는 변신을 거듭해야 하는 의료계의 대응에 현재 대형 병원들을 중심으로 시스템 구축을 위하여 총력을 기울이고 있다.

③ 세브란스병원은 미래형 유비쿼터스 병원으로 발돋움하기 위하여 2005년 5월 새 병원 개원에 맞추어 하드웨어와 소프트웨어를 새롭게 구축하여 처방 전달시스템뿐 아니라 전자의무기록 및 영상저장 전달시스템을 통합하고, 스마트카드를 도입하여 유비쿼터스 병원 환경을 구축하고, 전자의무기록(EMR)을 도입했다.

④ 의료진들이 기록한 EMR과 검사 기록들을 1차 또는 2차 의뢰병원에서 확인하고, 환자들

---

63) 데이터웨어하우스 : 사용자의 의사결정에 도움을 주기 위하여 다양한 운영시스템에서 추출, 변환, 통합되고 요약된 데이터베이스이다. 1980년대 중반 IBM이 자사 하드웨어를 판매하기 위해 처음으로 도입하였다. 원시 데이터 계층, 데이터웨어하우스 계층, 클라이언트 계층으로 구성되며 데이터의 추출, 저장, 조회 등의 활동을 한다.

64) 유비쿼터스 : 사용자가 네트워크나 컴퓨터를 의식하지 않고 장소에 상관없이 자유롭게 네트워크에 접속할 수 있는 정보통신환경이다.

을 위해서 내원 환자들의 중요한 병명, 수술명, 투약내용 및 검사 결과들을 확인할 수 있는 시스템을 구축하여 고객들이 세계 어디서나 응급상황 등 필요 시에 자신의 건강정보를 의료진에게 보여줄 수 있도록 하였다.

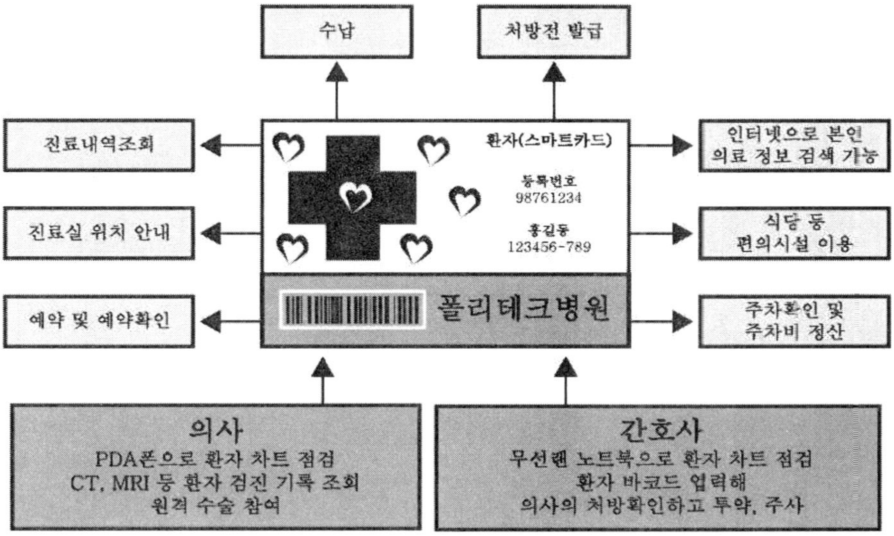

[그림 6-2] 병원 유비쿼터스

⑤ 다른 웹 서비스로 병원에서 발행하는 각종 증명서를 인터넷을 통하여 발급받을 수 있도록 구축하였다.

⑥ 개인정보보안과 병원의 OCS / EMR 서버보안을 위하여 환자들은 웹서비스에서 스마트카드와 비밀번호를 이용하여 개인기록을 확인하고, 웹서버와 의료원의 서버 사이에는 방화벽을 통하여 개인건강기록의 보안과 서버의 보안시스템을 구축하였다.

2) 병원정보시스템의 현황

의료기관은 의료정보시스템을 구축하고 환자의 접수 · 진찰 · 처방 · 치료 · 입원과 퇴원 · 검사결과 등의 모든 과정 기록을 디지털 기술을 이용해 전산화하고 있다.

① EMR(Electronic Medical Record)은 전자의무기록과 전달 시스템인 OCS(Order Communication System), X-선이나 CT, MRI로 촬영한 영상을 전송해 주는 의료용 영상처리시스템 PACS(Picture Archiving and Communications System), 그리고 이 모든 것을 하나로 통합한 병원정보시스템인 HIS(Hospital Information System)

등이 의료정보시스템에 속한다(그림 6-3).

② 의료정보시스템을 통해 E-Health 혹은 U-Health(Ubiquitous-Health)의 실현을 가속화 하고 있는데, U-Health는 보건의료 조직 전반의 데이터와 정보를 전자적으로 교환하는 E-Health를 사용자 중심으로 발전시킨 것으로 일반인이나 환자, 장애인, 노약자가 가정이나 의료보호 기관에서 유선·무선의 통신망으로 건강 상태를 주기적으로 점검할 수 있는 시스템이다.

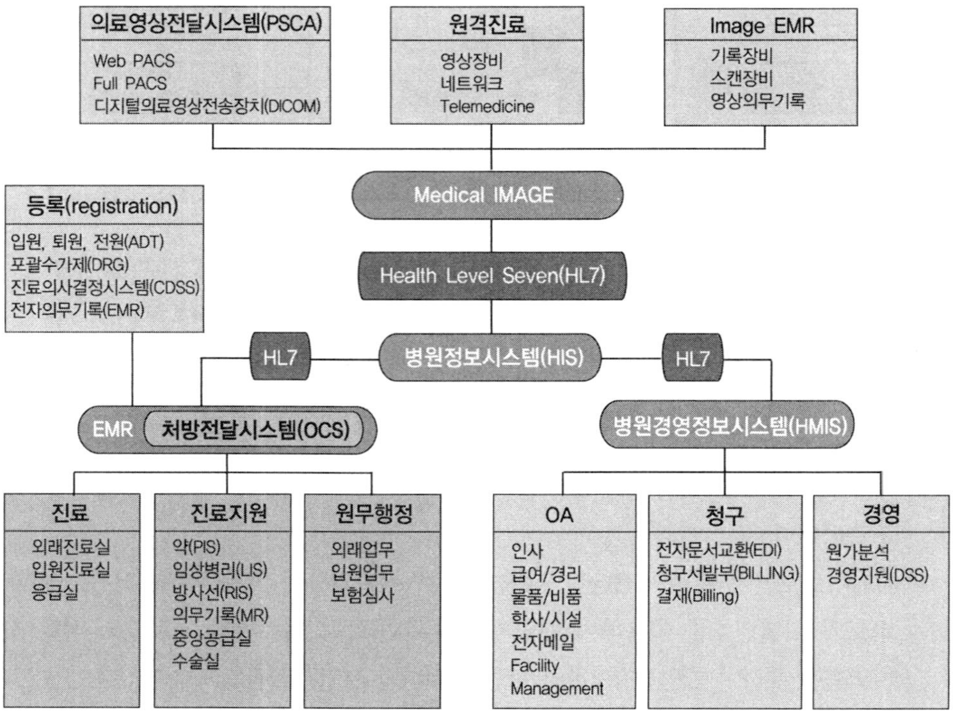

[그림 6-3] 병원정보시스템

③ U-Health는 기존 보건 의료서비스의 발전 방향이자 새로운 신산업이라는 점에서 세계 주요 국가들은 U-Health 활성화를 위한 정부 차원의 많은 관심과 투자를 진행하고 있다.

- 미국 : 1993년 미국 원격의료협회를 설립해 E-Health에 관한 연구를 진행하고 있으며, 1997년 연방 원격진료법을 제정하여 원격진료를 본격적으로 시작하였다.
- 일본 총무성 : 2006년 4월 U-Health에 대한 구체적 활용계획을 발표하고 IT를 이용한 의료 중심 네트워크 사업을 추진하는 중점계획 2006을 마련하였다.

- 유럽 : EU를 주축으로 2010년 2월까지 국가별 건강 의료 네트워크를 구축하여 개인화된 U-Heath 시스템 개발을 위해 투자를 하고 있다.
- 우리나라 : 현행의료법에서 의료인이나 의료기관 개설자가 진료기록부 등을 전자서명법에 따른 전자서명이 기재된 전자문서로 작성 · 보관할 수 있음을 규정하고 있으며, 보건복지부는 2008년 2월부터 2012년 6월까지 1577억원을 투입해 '공공보건 및 의료전자 건강기록(EHR) 선진화사업'의 추진계획을 발표하였다.

④ 병원 내에서 정보를 통합하여 병원 내외부로 통신을하고 병원 내의 모든 사용자에게 공통적인 정보기능을 제공하는 일종의 개방적인 시스템이다.

⑤ 병원정보시스템은 개념적으로 진료 정보시스템, 환자관리시스템, 회계, 경영관리시스템으로 구성하고, 병원 내 하부시스템 간에 통신이라는 필수적인 매개체를 통해 상호작용을 한다.

⑥ 병원정보시스템의 발전으로 환자는 스마트카드로 당일 진료접수를 할 수 있고, 병원정보시스템에서는 환자가 가야 할 곳을 안내해주어 처방전 발행 및 수납 등을 원내에서 자유롭게 할 수 있다.

⑦ 병동 간호사들에게 노트북 컴퓨터가 지급되어 간호기록 등을 실시간으로 기록할 수 있고, 환자들에게는 각각 바코드 라벨이 발행되어, 그 바코드 라벨을 스캔하면 환자에 대한 진료기록을 볼 수가 있고, 의사들은 PDA와 같은 장비를 통해 주의가 필요한 환자의 상태를 실시간으로 확인할 수 있고 화상 진료도 가능하게 될 것이다.

⑧ 병원정보시스템을 적용한 병원은 환자가 내원하면, 환자가 진료접수 후 진료를 받기 위해 진찰실로 들어서면 환자의 의무기록은 의사의 책상 위에 놓은 컴퓨터에서 바로 확인이 가능하고, 진료 후 발생한 환자의 검사처방은 검사실, 방사선실에서 컴퓨터로 확인하고, 환자가 원하면 바로 검사하고, 의무기록지와 검사지, 필름을 들고 병원을 옮겨 다니지 않아도 된다.

⑨ 우리나라 병원에 병원정보시스템이 도입된 것은 1976년 12월 의료보험법[65] 전면개정에 따라 500인 이상 사업장과 공단 사업장의 근로자를 대상으로 의료보험이 실시되어 진료비 산정이 복잡해지고 업무량이 증가하여 병원에서는 컴퓨터가 원무에 도입되기 시작하였다.

⑩ 병원정보화시스템의 적용을 촉진시킨 계기는 1989년 전 국민 의료보험 실시로 모든 국민이 의료보험에 가입됨에 따라 의료서비스 이용량이 대폭 증가하였다.

⑪ 병원은 내원 환자수의 증가로 업무량 증가와 정부의 의료보험 수가 정책, 2000년 실시된

65) 의료보험법 : 의료보험제도의 실시에 필요한 사항을 규정하기 위한 법률이다(전문개정 1994.01.07. 법률 제4728호).

의약분업 등으로 경영상의 어려움으로 의료분야에서 생존경쟁을 유발하므로, 정보관리 기술을 통해 병원 차별화 전략 및 경영합리화로 병원정보시스템은 병원 경쟁력 확보의 수단으로 활용하게 되었다.

⑫ 진료비 계산과 일부 업무 효율화를 위해 시작되었던 1980년대 초반의 병원정보시스템은 오늘날 경영통계, 의사결정, 전략 수립 및 연구용 정보를 제공하는 단계까지 이르렀고, 앞으로 시간과 공간을 초월한 원격진료 및 진료정보의 공유로 전 국민의 의료서비스가 발전할 것이다.

3) 병원 정보화 시스템의 내용

처방전달 시스템(OCS), 의료영상 저장전달시스템(PACS), 전자 의무기록(EMR)로 나뉘는데 다음과 같다.

① 처방전달시스템(OCS) : 환자에 대한 처방정보를 효율적이고 정확하게 실시간으로 입력·수정·취소하고, 각 처방은 각 진료지원 부분에 실시간으로 전달하고, 검사, 촬영 및 처방 수행 등이 환자의 기다리는 시간 없이 이루어지게 하며, 사용자의 필요에 따라 정보를 조회하고 출력하는 시스템이며 추후 슬립과 필름이 없는 병원을 만드는 데 그 목적을 두고 있다.

- 처방전달시스템 시행 이전 : 환자를 진단하고, 진료하기 위한 정보 및 의사 처방전을 수기로 기재하고, 작성 후 처방지에 따라 검사, 촬영, 처방 등을 수행했으나, 처방 전달시스템 도입 이후에는 환자에 대한 진단 및 처방전달을 모두 전산으로 처리함으로써 병원의 업무 효율성을 극대화하고 있다.
- 처방전달시스템의 도입목적 : 최초 국민 의료보험 관리공단에 의료기관이 보험수가를 신청하기 위해서 였으나 1990년대 후반 인터넷 기반의 대대적인 확충과 보급으로 의료계도 고객들을 위해 각종 의료정보 및 지식들은 온라인에서 제공하기 시작하였다.
- 최초 원무과와 진료과의 처방 전달과 수납에만 사용되었던 처방전달시스템는 이제 병원 내 처방에 관련된 모든 부서에서 사용하게 되었다.
- 과거 처방전달시스템 : 대부분 병원 내 각 부분 또는 부서별로 독립적으로 구축한 경우가 많았고, 이로 인해 정보시스템 구축과 운용비용 증가, 정보처리와 분석업무의 증가, 정보의 공유와 활용의 부족, 정보의 불일치와 부정확한 정보가 발생하는 등 많은 문제가 있었다.
- 최근 처방전달시스템을 재구축하는 대형 병원들은 처방전달시스템을 단독 구축에서 통합구축의 확대를 통해 그 범위와 용도를 계속 확장시켜 나가고 있다.

② 의료영상 저장전달시스템(PACS) : 기존의 필름을 가지고 진단하고 판독하던 병원의 업무를 컴퓨터와 네트워크를 통하여 병원의 업무를 처리하고 도움을 주는 것으로, 이를 통하여 연결할 수 있는 의료기기는 기본적으로 영상의학과의 의료영상 장비들이다.

- CT, MRI, 투사촬영장치, 혈관조영장치, 유방암검진기 등 핵의학 영상 장비들이 있으며, 초음파, 내시경, 현미경 등의 연동도 가능하나 이 의료 영상장비와 의료영상 저장전달시스템과 연동을 위해서는 먼저 영상의 디지털화가 필요하다.
- 의료영상 저장전달시스템은 필름 없는 병원 시스템을 구축하여 병원의 디지털화의 선도적 역할을 하고, 시스템의 운용 결과 영상의학과에서는 필름 비용 · 인건비 · 필름의 보관 비용이 절감되었고, 미판독 이미지들의 감소와 관리 업무 축소, 반복 검사 감소 등의 효과를 기대할 수 있게 되었다.
- 임상의사는 이미지의 동시 활용, 임상 정보의 증대, 즉각적인 이미지 확보, 무익한 외래 및 수술환자의 진료 감소, 판독 의사와 임상 의사들 간의 원활한 의사 교환 및 진료 환자수의 증가 등의 효과를 볼 수 있게 되었다.
- 2000년에 들어서서 의료영상 저장전달시스템은 대형 병원 중심에서 중소병원까지 그 도입범위가 넓어지게 되었고, 나아가 특수검사장비와 디지털 병원의 핵심인 EMR까지 연동되어야 할 필요성이 증가되었다.
- 의료영상 저장전달시스템은 모든 영상정보를 취득할 수 있게 데이터베이스가 설계되어야 하고, 병원의 모든 진료기록은 최소 5년을 보관해야 하므로 어떤 경우든 손상되어서는 안된다.
- 향후 원격진료는 활용범위가 더욱 확대 시켜 나가기 위한 노력이 필요하다.

③ 전자의무기록(EMR) : 디지털 병원화로 진료, 원무, 통계에 따른 전 병원업구를 자동화하고 영상장비 및 전송시스템과의 자동연계로 병원경영의 효율성을 극대화 시킬 수 있는 미래지향적인 진료체계이다.

- 1990년대에 의원급에서 전자 차트를 도입한 이래 종합병원에서 확산, 활용되고 있다.
- 2002년 3월 30일에 공포된 개정의료법 제21조 2(전자의무기록)에서는 의료인 또는 의료기관의 개설자는 의무기록부 등을 전자서명법에 의해 전자서명이 기재된 전자문서로 작성, 보관하고 논란이 되었던 전자의무기록에 대한 법적 근거가 마련되었다.
- 보험청구업무 자동화 및 실시간 청구가 가능하고 진료 및 기다리는 시간 감소, 진료비 검사 내역 등 자동 통계처리, 외래 간호사나 조무사의 인건비 절감 등의 효과를 가져왔으나, 각 병원마다 고유한 기록방식과 기준정보가 달라서 연계된 정보공유의 어려움이 있다.
- 타 병원에서의 자료공유를 통한 첨단 진단을 위해서는 환자 정보의 안전성과 사생활 및 비밀보장에 대한 보안 기준 마련이 필수적이다.
- 병원의 모든 시스템은 환자에게 더 나은 진료를 위한 것이다.
- 인터넷 보급률 및 환경면에서 최고 수준이 국내의 상황을 감안할 때, 인터넷을 통해 모든 의료행위가 이루어지며 전자의무기록 및 환자 진료시스템으로 연계되어야 한다.

4) 의료정보의 특수성과 개인정보 자기 결정권

개인의료정보는 개인정보 중의 하나로 다른 개인정보에 비해 민감한 정보가 많으므로 일반적인 개인정보보다 높은 수준의 보호가 필요하다.

① 헌법재판소가 "4급 이상 공무원들의 병역면제 사유인 질병명을 관보와 인터넷을 통해 공개하도록 하는 것"에 대한 헌법소원 심판에서는 "사람의 육체적 · 정신적 상태나 건강에 대한

정보, 성생활에 대한 정보와 같은 것은 인간의 존엄성이나 인격의 내적 핵심을 이루는 요소이므로 외부 세계의 어떤 이해관계에 따라 그에 대한 정보를 수집하고 공표하는 것이 쉽게 허용되어서는 개인의 내밀한 인격과 자기 정체성이 유지될 수 없다"고 하였다.

- "우리 현실에 비추어질 병명 공개와 같은 처방을 통한 병역 풍토의 쇄신이 필요하더라도 특별한 책임과 희생을 추궁할 수 있는 소수 사회지도층에 국한하여야 할 것이며, 공적 관심의 정도가 약한 4급 이상의 공무원들까지 대상으로 삼아 모든 질병명을 공개토록 한 것은 입법 목적 실현에 치중한 나머지 사생활 보호의 헌법적 요청을 무시한 것이고, 청구인들을 비롯한 해당 공무원들의 헌법 제7조 7항이 보장하는 기본권인 사생활의 비밀과 자유를 침해하는 것이다"고 하면서 헌법불합치 결정을 내렸다.
- 헌법재판소의 결정은 내밀한 사적영역에 근접하는 민감한 개인정보인 의료정보의 공개에 대해서는 엄격한 기준과 방법에 따라 섬세하게 행하여져야 한다.

② 의료정보는 다른 개인정보와 달리 높은 수준의 보호가 필요하지만 개인정보 자기결정권을 주장하기 어려운 현실적인 문제도 발생하고 있다. 「산업안전보건법」 제3조에서는 사업주가 근로자의 건강보호 · 유지를 위하여 고용노동부 장관이 지정하는 기관 또는 국민건강보험법에 따른 건강 진단을 실시하는 기관에서 근로자에 대한 건강진단 실시를 규정하고 있다.

- 법률에서 건강검진의 목적은 근로자의 건강상태를 확인하여 예방의료 및 건강증진을 도모하고 있으나, 현실은 사업주가 건강검진에서 이상이 발견된 근로자들을 채용하지 않거나 해고하는 수단으로 악용하는 사례가 발생하고 있고, 의료정보를 근로자가 사업주에게 제공하는데 동의하지 않을 수 있어야 하나, 현실적으로는 거부할 수 없어 수집 제한 청구권을 침해할 소지가 있다.

③ 질병이 있는 개인이 치료를 받기 위해서는 의료인에게 자신의 모든 개인정보를 거의 전적으로 제공할 수밖에 없다.

- 의사는 환자의 모든 과거 병력과 신체에 대한 정보 더 나아가 가족의 병력이나 사회적 환경까지도 알아야 할 필요가 있으며, 정보를 제공하지 않아서 생길지도 모르는 불이익은 환자가 책임져야 하므로 현실에서 환자가 의료기관에 가는 것은 이 모든 개인정보를 의사에게 제공하는 것에 대해 동의하는 것과 같다.

④ 의료정보는 전문적인 지식으로서 환자보다 의사가 더 많이 알고 있는 특징을 갖고 있다.

- 환자는 자신의 개인정보임에도 자신의 질병에 대한 현상적인 사실만을 알 수 있을 뿐이며 나머지는 모두 의사를 통해서 들을 수 있다.

⑤ 의료정보는 정보의 주체가 거부권을 행사하기 불가능한 상황에서 정보제공에 동의하기

마련이며, 그 정보의 가치료에 꼭 필요한 것인지 아닌지조차 판별하기 어렵다.

- 자기 정보를 열람해도 전문가의 충분한 설명이 없이는 이해하는 것이 거의 불가능하다.
- 향후 치료를 위해서 기존의 진료 정보가 필요할 수도 있고, 자기 정보의 삭제 청구권을 행사하기도 어렵게 한다.

⑥ 의료정보 [그림 6-4]의 특성상 자신의 의료정보에 대해 일정부분 접근이 제한되는 경우, 대법원은 "의사가 기형아 판별확률이 높은 검사방법에 관하여 설명하지 아니하여 임산부가 태아의 기형 여부에 대한 판별확률이 높은 검사를 받지 못한 채 다운증후군에 걸린 아이를 출산한 경우 「모자보건법」 제4조는 인공 임신중절 수술을 할 수 있는 경우로 임산부 또는 배우자가 대통령령이 정하는 우생학적 또는 유전학적 정신장애나 신체질환이 있는 경우를 규정하고 있다.

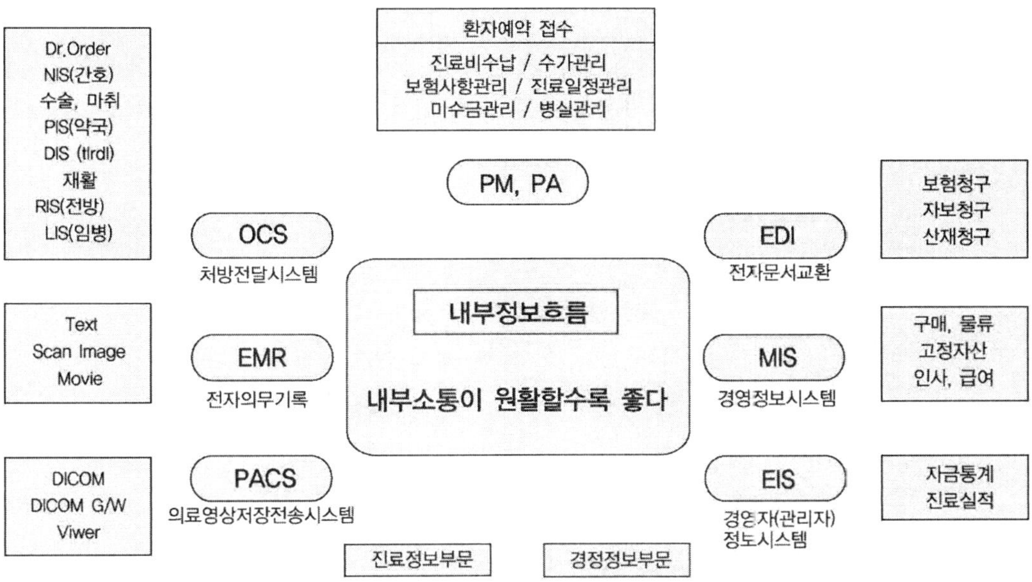

[그림 6-4] 의료정보시스템의 구성

⑦ 「모자보건법 시행령」 제5조는 같은 법 제4조 4제항 규정에 인공 임신중절수술을 할 수 있는 우생학적 또는 유전학적 정신장애나 신체질환으로 혈우병과 각종 유전성질환을 규정하고 다운증후군은 위조항 소정의 인공임신 중절사유에 해당하지 않는다.

⑧ 근로자가 인체면역 결핍 바이러스(Human Immunodeficiency Virus : HIV)에 감염되어도 건강상 문제가 발생하지 않고 자신의 직무를 수행 하는데 문제가 없어도 회사는 감염인에게 퇴직을 종용하는 것이 현실이다.

⑨ 국가인권위원회법과 근로기준법에서 이유없이 차별과 해고를 규제하고 있지만 감염인들은 직장검진과 해고 과정에서 신분 노출로 피해를 겪게 되고, 해고에 대처하기 위해서는 또 다른 사회적 낙인을 감내하므로 쉽사리 법적인 조치를 취할 수 없는 실정이다.

⑩ 의료화와 의료정보보호는 "태아를 적법하게 낙태할 결정권이 없으며 부모의 적법한 낙태 결정권이 침해되었다고 할 수 없다"고 판시하였다. 판례는 임산부가 출산준비를 위한 사전검사로 태아에게 염색체 이상 유무를 알아도 법적으로 의사가 기형아 판별에 대한 사전정보를 주지 않는 것을 두고 환자의 개인정보 자기결정권을 침해하였다고는 할 수 없다. 의사의 정보제공이 질병치유에 해로운 영향을 미치는 경우도 있다.

㉮ 불치병의 진단이나 수술 과정에서 중대한 위험 등에 대해 사실 그대로 정보를 제공하는 것은 오히려 심리적 위축을 가져와 치료에 역효과를 가져 올 수 있다. 따라서 의사에게 무조건 정보제공이 무의 이행을 강제할 것이 아니라 질병의 정도, 환자 본인의 희망, 성격, 가정환경, 의사와 환자의 신뢰관계, 의료기관의 인적·물적 시설 등을 고려하여 의사의 의학적 판단에 따라 정보제공을 할 것인지 여부를 결정하는 것이 환자에게 이익이 될 수 있을 것이다.

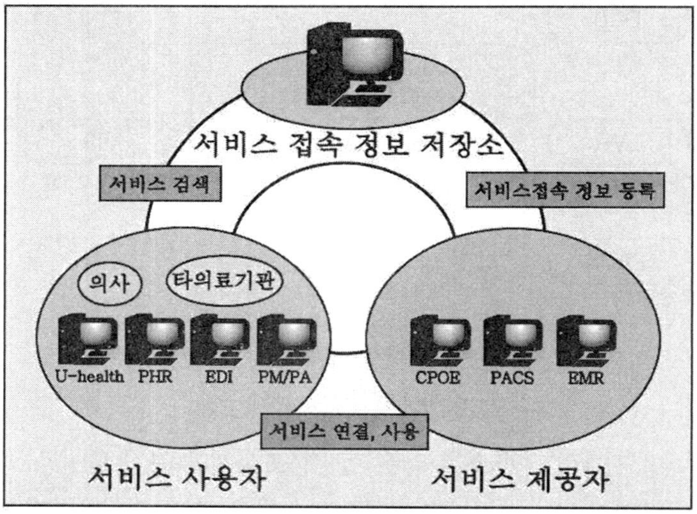

[그림 6-5] 의료정보시스템(디지털 병원에서의 의료정보서비스 연동)

⑪ 환자의 개인정보 자기결정권이 침해되는 불이익보다 정보제공에 의한 역작용이 주는 불이익을 비교 형량보다 크다면 의사가 정보를 제공하지 않더라도 위법한 행위라고 할 수 없다.

02 병원통계관리

재원 일수(Length of Stay)는 입원에서 퇴원까지의 기간이며, 재원일수의 계산시 퇴원 일에서 입원일을 뺀 단입법과 입원일과 퇴원일을 모두 재원 일수에 가산해주는 양입법의 2가지가 있다.

- 단입법 : 총 재원 일수는 병원이 보유하고 있는 병상의 실제 이용률이며, 보건 경제적 측면에서 어느 지역사회 또는 국가 전체의 가동 병상 중 실제 이용률이나 여유율 등을 파악하는데 중요한 자료로 쓰일 수 있어 진료통계에서는 단입법을 사용한다.
- 총재원 일수(Total Length of Stay) : 기간 중 퇴원한 환자들의 재원 일수의 합계로 퇴원환자 재원 연일수라고도 한다.
- 평균 재원 일수(Average Length of Stay) : 기간 중 퇴원한 환자들이 평균 며칠씩 재원을 나타내는 일수로서 기간 중 퇴원 환자들의 총재원 일수를 퇴원 환자수로 나누어 계산한다.

1. 병원통계학의 개념

병원통계학은 병원경영과 관련된 인사, 재무, 재고, 회계, 정보자료와 병원 고객인 환자들의 병력 및 개인정보 및 임상 병리자료, 영상자료 등을 수집 · 정리 · 요약하고, 자료의 일부만을 가지고 전체 자료의 특성에 대하여 추측하는 것을 다루는 것이며, 병원경영 관련 자료들을 다루는 내용과 자료를 통해 실험과 연구의 합리적 결론을 추측하는 내용을 다루는 학문이다.

1) 병원통계

병원통계는 기술통계와 추측통계 2가지로 구분한다.

① 기술통계 : 자료를 수집, 정리, 요약하여, 자료의 특성과 변화를 파악할 수 있게 해주는 역할을 하며, 주로 표나 도표로 표현하고, 추측통계에서 사용되는 기초통계량을 산출하는 역할을 하며, 주로 대표값과 산포성을 이용한다.

② 추측통계 : 실험이나 연구에서 얻어진 자료의 일부를 사용하여 전체 자료의 특성을 합리적으로 추측하고자 하는 통계방법이며, 추측통계를 사용하려면 먼저 기술통계에서 산출된 통계량을 사용하여야 한다.

2) 통계학

자료로부터 배우는 기술을 다루는 학문이라고 정의하고, 자료를 수량적으로 관찰하고 분석하여 그 결과 자료에서 보이는 일련의 형태나 변화과정을 통해 나름의 결과를 내리는 과정을 거치는 것이 일반적이며, 통계학은 방법론적인 분류 방법으로 나눌 때 기술통계학과 추측통계학 2가지로 나눈다.

① 기술통계학(Descriptive Statistics) : 일반통계나 관청통계가 19세기 초에 이론과 같이 보급하고 있을 무렵 벨기에 천문학자 케틀레는 영국의 정치산술학과 독일의 국상학을 종합하여 방법론적 기초를 얻어 기술통계학을 정립하였는데 이는 고전적 기술통계학의 시조라고 한다.

㊓ 케틀레는 《사회물리학》저서 에서 생물과 인류에 관한 자료를 이용하여 정규분포를 작성하고, 교육, 사회, 생물 등에 통계적 방법을 적용함으로써 모든 영역에 통계적 방법의 적용 가능성을 보여주었다.

㉠ 기술통계학은 주어진 자료로부터 판단이나 예측과 같이 주관이 섞일 수 있는 과정을 배재한 채 통계집단들의 여러 특성을 수량화하여 객관적인 데이터로만 나타내는 방법으로, 자료를 정리하는 도구로써 사용하고 무질서하고 규칙없이 분포하는 값들을 단순히 정리하고 요약하는 수준의 일차적인 도움에 사용하고, 자료에서 뽑아낸 정보를 바탕으로 통계적인 결론을 내는데 추측통계학이 사용된다.

㉡ 관찰된 통계집단의 성질을 기술하는 것을 목적으로 통계 데이터를 정리 · 요약하는 방법을 고찰하는 통계학이라 정의하는데 평균, 분산, 비율, 상관계수, 회귀계수 등이 있다.

㉢ 기술통계학의 대상의 자료는 모집단과 모집단의 일부인 표본 모두가 해당하고, 추측통계학의 전 단계 분석과정으로 보통 필수적으로 적용하고 사회통계, 경제통계 등에 응용되고 있다. 복잡하고 다양한 수량적 자료를 이해하기 편리한 형태로 정리하여 분석하는 것으로 일원적, 이원적, 다원적 분석 등으로 나뉜다.

㉣ 기술통계학의 종류로는 대표값, 산술평균, 중앙값 등이 있다.

- 대표값[66] : 통계집단에 속하는 자료 전체를 대표하는 값으로 자료분포에 대한 중앙집중 경향을 나타내고, 산술평균, 중앙값, 최빈값 등이 있으며, 어떤 것을 자료의 대표값으로 선택할 것인가는 그 자료의 성격과 연구목적에 따라 달라질 수 있고, 산술평균, 중앙값, 최빈값은 수량적 자료의 분포가 중심을 향해 밀집해 있는 경향이 어떠한가를 알려주는 대표값이라는 면에서는 공통점이 있다.

> • 산술평균 : 최빈값이나 중앙값에 비해 모든 점수들이 가장 충실하게 반영되지만, 거꾸로 극단값에 민감한 것이 큰 약점이며, 흔히 평균이라고도 한다. 개별 변수값들을 모두 더해서 전체의 케이스 수로 나눈 평균값, 즉 우리가 일상에서 주로 편하게 사용하는 평균값이다.
> • 중앙값은 한 변수에서 나타나는 변수값들을 가장 낮은 것에서부터 가장 높은 것에 이르기까지 차례로 늘어 놓았을 때 맨 중앙에 위치 하고 있는 변수값이다.
> ㉮ 주어진 자료의 특성을 그대로 기술하는 것으로 한 기업의 1년간 월평균 매출, 부서별 사원수, 특정인의 성별, 연령별 인구 등이다.

② 추측통계학(Inference Statistics) : 자료 일부에서 얻어진 통계량을 사용하여 전체 자료의 특성을 파악하고자 하는 방법이므로 항상 일정 수준의 오차가 발생하고, 추측통계를 이용하는 절차는 먼저 연구대상인 모집단을 설정하고, 여기에서 표본을 추출한다.

> • 추출된 표본에서 표본 통계량을 계산하고, 이 표본 통계량을 사용하여 모집단의 값인 모수를 추정하거나 검정하여 결과를 도출해낸다.

③ 영국은 과학적 사고가 유전학이나 우생학 분야뿐만이 아니고, 일반 산업계까지 파급되어 아일랜드의 기네스 맥주회사에서는 재료의 품질변동과 온도변화에 따른 맥주의 품질변화에 대한 고심으로 과학적으로 처리하고자 당시 옥스퍼드대학에서 수학과 화학을 전공하던 고셋은 재료의 품질변동이 심하고 온도변화에 민감한 양조실험이기 때문에 소표본에 의해서 판단할 수밖에 없었으나, 당시 피어슨은 대표본을 전제로 한 이론은 고셋에게 직접적인 도움이 되지 않았다. 이와 같은 소 표본에 의한 평균의 추측을 고안 제시한 것이 "스튜던트 t-분포"이며, t-분포의 발견에 의해서 추측 통계학이 탄생하였다.

㉠ 통계적 방법론은 추측통계학의 분야이고, 수집된 자료를 단순히 기술하는 것보다는 표본에서 얻어진 정보를 이용하여 모집단의 특성을 규명하는데 더 중점을 두고 있다.

> • 유한한 실험 결과만을 경험하고 관찰하는 기술통계학으로는 경험을 통해 완벽한 통계적 규칙성을 찾는 것은 불가능한 경우가 많다.

㉡ 추측통계학을 완성한 사람은 피셔이며, 피어슨의 영향을 받은 피셔가 실험계획에 관한 이론과 통계적 추정이론을 발표하게 되자, 새로운 통계학으로서 추측통계학이 발달하게 된 것이다.

㉢ 추측통계학은 표본 집단을 끄집어내어 표준 집단으로 모집단 특징에 관한 유용한 정보 추출, 추론을 행하는 가능성과 방법을 탐구하는 학문이며, 행동적인 추측과 계획의

66) 대표값 : 통계자료의 특징이나 경향을 나타내는 수치이다.

학문이라 할 수 있으며 확률이론을 그 배경으로 하고 있으며, 모집단, 표본, 표본의 크기, 모수, 통계량 등이 있다.

㉣ 모집단은 추측통계학의 가장 기본적인 개념이다.

- 추측통계학 : 유한한 또는 무한한 전체 대상에서 샘플을 뽑아 관찰하여 본래의 전체 대상에 관한 여러 성질을 추측하는 문제를 취급한다.
- 표본 : 모집단 특성에 관한 정보 도출을 목적으로 모집단으로부터 추출한 혹은 측정한 값들의 집합이며, 전체 대상에 속하는 개개의 것을 개체(요소)라 하고 개체의 전 집합을 모집단, 모집단에 관한 어떤 지식을 얻기 위해 모집단에서 뽑은 개체를 표본이라 한다.
- 모집단 : 특정한 성질을 갖는 극히 다수의 개체를 포함하여 통계학적 고찰의 대상이 되는 집단이며, 이론적 연구는 모집단을 구성하는 개체의 수를 무한하다고 간주하는 경우가 많다.
- 모집단의 특성을 보이는 특성치를 모수라 하고, 표본의 특성을 보이는 특성치를 통계량이라 한다.

㉤ 일반적으로 표본에서 얻어진 정보는 모집단의 특성에 대하여 필요한 완전한 정보를 갖고 있지 않고, 모집단의 특성치를 추정할 때는 불가피하게 정보의 결핍에 대한 오차가 발생한다.

㉥ 추측통계학은 오차를 확률적으로 설명하는 것까지를 고려하여 모집단 특성에 대한 일반성을 찾아내는 과학적인 방법론이다.

㉦ 추측통계는 그 발생 분야인 농사 시험에서부터 관청통계, 경제조사, 사회조사, 시장조사, 여론조사 등 자연과학에서부터 사회과학에 이르기까지 많은 분야에서 응용되고 있다.

2. 통계자료

① 통계자료는 명목척도, 서열척도, 간격척도, 비율척도 4가지로 나뉘고, 일반적으로 4가지 척도를 다시 범주형 변수와 연속형 변수로 구분하여 사용하고, 범주형 변수는 병목 척도와 서열척도가 있고, 연속형 변수는 간격척도와 비율척도이다.

㉠ 범주형 변수

- 명목척도 : 가장 낮고 약한 수준의 척도로서 측정 대상의 특성을 분류하거나 확인할 목적으로 명칭으로 구분하게 하는 척도이다.
  ㉻ 성병을 남, 여의 범주로서 구분하거나, 출생지역에 대한 이름이나 종교의 명칭 또는 환자 분류로 내과 환자, 외과 환자 등 해당과의 범주로 구분하여 사용한다.
- 서열척도(순서 척도) : 명목척도보다는 한 단계 위의 척도이고, 단순히 범주만을 구분하는 명목척도와는 달리 상대적 크기의 순서로서 측정 대상을 구분하여 범주화할 수 있는 척도이다.
  ㉻ 진료서비스에 대한 만족도를 5단계로 나누며, 매우 만족한다, 만족한다, 보통이다, 만족하지 않는다, 매우 만족하지 않는다 등으로 구분 할 경우 사용한다.

㉡ 연속형 변수

- 간격척도 : 서열척도보다 한 단계 위의 척도를 측정자료들 간의 서열상의 간격을 알 수 있는 척도이고, 자료를 가운데, 서열 간에 존재하는 간격이 동일한 간격이며 간격 간의 차이 파악이 가능한 척도이나 척도의 기준점이 절대기준이 아닌 상대 기준에 의한 설정이기에 더하기와 빼기의 계산은 가능하나, 곱하기, 나누기 등의 계산은 사용하지 않는다.
- 비율척도 : 간격척도보다 한 단계 위의 척도로 4가지 척도 중 가장 높은 수준의 척도이며, 간격척도에서 표현할 수 없었던 배율에 대한 표현이 가능한 척도를 절대 기준점을 가지고 있는 가장 이상적인 척도로 간격의 차이는 물론 절대적 비교도 가능하다.
  ㉹ 체중이나 키를 측정할 때 체중이 40[kg]의 사람보다 체중이 120[kg]인 사람이 3배 더 무겁다. 또는 신장이 80[cm]인 사람보다 신장이 240[cm]인 사람이 3배나 더 크다. 라는 표현을 쓸 수 있다.

㉢ 자료의 표현방법이 범주로 표현되는 질적 자료, 연속적인 숫자로 표현되는 양적 자료로 구분한다. 자료는 특성상 변수와 상수로 나눌 수 있는데, 변수는 여러 가지 값에 대한 상태 또는 특성으로 변하는 수이며, 주로 조사하려는 대상이 도는 특성들이 변수로 표현 하는데, 변수에는 독립변수[67]와 종속변수[68]가 있다.

- 독립변수(설명변수) : 다른 변수의 뜻이나 상태를 설명하거나 변화에 영향을 미치는 변수이다.
  ㉹ 흡연 여부와 폐암 발생률이라는 2개의 변수 중 흡연이 폐암 발생에 영향을 미치므로 독립변수가 된다.
- 종속변수(피설명변수) : 다른 변수에 의해 뜻이나 상태가 설명되거나 변화에 영향을 받는 변수이다.
  ㉹ 흡연 여부와 폐암 발생률이라는 2개의 변수 중 폐암 발생률이 종속변수가 된다.

㉣ 상수는 측정 대상간의 변화가 가능 하지 않는 특성을 표현한 값으로 항상 일정한 값을 갖는다.

㉹ 체중이나 연령, 연봉수준, 직무만족도 등은 측정 대상마다 서로 다른 측정값을 지니고 있으므로 변수가 되나, 사람의 팔의 수는 특별한 사유가 있지 않는 한 대부분의 측정값이 2가 되므로 변수가 아닌 상수로 표현된다.

3. 설문조사

연구자가 연구조사과정에서 연구조사목적에 맞는 유용한 자료를 수집하는 수단으로 설문지를 가장 많이 사용하여, 얻어진 자료를 분석하여 결과를 해석함으로써 최종 연구 결론을 도출해 낸다.

---

67) 독립변수 : 어떠한 효과를 관찰하기 위하여 실험적으로 조작하거나 혹은 통제된 변수이다.
68) 종속변수 : 서로 관계를 주고 받는 둘 또는 그 이상의 변수 중에는 다른 변수에 영향을 주는 변수도 있고, 다른 변수에 의해 영향을 받는 변수이다.

① 표준화된 설문지를 이용한 연구 결과는 비교가능성을 높일 수 있는 것이 설문지를 이용하는 가장 중요한 장점이다. 설문지 작성시에는 필요한 정보의 종류와 측정방법, 분석의 내용과 분석방법까지를 모두 고려하여야 한다.

② 설문지를 작성한 후, 이를 수집하는 방법도 중요한 요소이고, 조사자에 의한 직접 면접 조사방법, 우편 조사방법, 전화에 의한 조사방법, 인터넷을 이용한 온라인 조사방법 중 어떤 방법을 선택하느냐에 따라 시간과 비용상의 제약으로 인하여 조사를 할 수 있는 정보의 내용, 양, 질문방식이 달라진다.

③ 설문지 작성시 유의사항은 먼저 연구조사자나 조사기관의 신분을 밝히고, 조사의 취지설명과 개인적인 응답항목에 대한 비밀보장을 확신시켜 줌으로써 조사의 응답률을 높이고, 응답을 보다 쉽게 얻어내도록 해야 한다.

④ 응답자들의 특성을 파악하기 위하여 인구통계학적 변수가 있다.

㉮ 성별, 연령, 학력수준, 직업, 임금수준, 가족수 등에 대한 변수들을 조사 시 응답자의 인격이나 프라이버시가 침해되지 않도록 주의하고, 일반적으로 인구통계학적 변수는 설문지의 가장 뒷부분에 위치하는 것이 좋고, 너무 많은 설문 문항은 응답자를 힘들게 만들어 응답자의 성실한 답변을 하지 않아 설문 문항수를 30개 기준으로, 10~20분 분량의 문항으로 구성하는 것이 바람직하다.

⑤ 응답방식은 연구목적과 사용할 분석방법이 일치하고, 쉽고, 명확한 용어와 단어를 사용하며, 애매모호한 단어나 추상적인 단어사용은 피하는 것이 좋다.

- 연구자가 대답을 유도하지 말고, 임의로 응답자에 대한 가정을 하여서는 안된다.
- 첫 번째 질문은 가급적 쉽게 하고, 흥미를 유발할 수 있는 문항을 구성한다.
- 처음부터 응답자가 지루함을 느끼거나 어려우면 응답을 쉽게 거부하거나 성의없이 응답할 가능성이 있다.
- 문항이 담고 있는 내용의 범위가 넓은 것에서부터 점차 좁아지도록 문항을 배열하고, 기존 연구에서 사용한 설문을 참고로 하여 응용하는 것이 가장 좋은 방법이다.

■ 참고 및 인용문헌 ■

01. 광광상품론, 신도길 · 박성규 · 노윤구, 남두도서, 2012년
02. 국제 의료관광 코디네이터, 박문각, 2013년
03. 의료관광 구조와 실제, 범문에듀케이션, 2013년
04. 호텔관광서비스 마케팅실무, 신형섭, 남두도서, 2013년
05. 의료관광구조와실제, 진기남, 범문에듀케이션, 2013년
06. 호텔실무경영론, 이호길 · 김미경 · 김형섭, 남두도서, 2011년
07. 현대 기초의학 및 의공학, 나승권, 도서출판 상학당, 2009년
08. 현대 의용전자공학, 나승권, 도서출판 상학당, 2009년
09. 현대 의료기기, 나승권, 도서출판 상학당, 2009년
10. 현대 의용기계공학, 나승권, 도서출판 상학당, 2009년
11. 현대 의료안전 · 법규및정보, 나승권, 도서출판 상학당, 2009년
12. U Health 및 전자의료기기 나승권, 최병철 메디저널, 2011년
13. 생리해부학 및 생체물성학, 나승권, 도서출판 상학당, 2013년
14. 재활 · 피부의료기기, 나승권, 도서출판 상학당, 2014년
15. 진찰 · 진단의료기기, 나승권, 도서출판 상학당, 2014년
16. 치료의료기기, 나승권, 도서출판 상학당, 2014년
17. 영상 · 응급의료기기, 나승권, 도서출판 상학당, 2015년
18. 수술 · 임상 · 검사 의료기기, 나승권, 도서출판 상학당, 2015년
19. 병원의료설비 · 의료용품 · 안과 · 치과 · 한방 의료기기 나승권, 도서출판 상학당, 2018년
20. 의료기기 기술 분석 및 의료정보, 나승권, 도서출판 상학당, 2018년
21. 국제 의료관광 코디네이터, 의학용어 및 질환의 이해, 나승권, 도서출판 상학당, 2013년
22. 국제 의료관광 코디네이터, 보건의료 관광행정, 나승권, 도서출판 상학당, 2016년
23. 국제 의료관광 코디네이터,보건의료 서비스 지원관리, 나승권, 도서출판 상학당, 2016년
24. 국제 의료관광 코디네이터, 관광 서비스 지원관리, 나승권, 도서출판 상학당, 2017년
25. 국제 의료관광 코디네이터, 보건의료 관광마케팅, 나승권, 도서출판 상학당 2017년
26. 국제 의료관광 코디네이터, 보건의료 관광실무, 나승권, 도서출판 상학당, 2020년
27. 병원진료과 임상분류 및 의료기기, 나승권, 도서출판 상학당, 2021년
28. 의료기기 개론, 나승권, 도서출판 상학당, 2021년
29. 의료리스크관리 및 의료 · 관광법규, 나승권, 도서출판 상학당, 2023년
30. 의료커뮤니케이션과 고객관리, 나승권, 도서출판 상학당, 2023년
31. 의료관광 마케팅 및 시장분석, 나승권, 도서출판 상학당, 2023년
32. 의료기기 안전 및 법과제도, 나승권, 도서출판 상학당, 2024년

〈기관자료 및 논문〉

01. 국가재정운용계획 문화관광 분야 작업반 의료관광을 신관광산업으로 육성하기 위한 정책지원 방안
02. 관광안내정보시스템 구축방안, 김향자 · 손정한, 한국관광연구소, 1999년
03. 공연예술활성화를 위한 CRM의 전략적 활용방안, 김충언, 한국콘텐츠학회논문지 제12권 제4호, 2008년
04. 관광지내의 관광정보서비스 체계에 관한 연구, 이명진, 관광레저연구 제6호
05. 국내병원 외국인환자 진료계약서, 출입국관리소
06. 국회 보건복지위원회, 수석전문위원, 의료분쟁조정관련 심사자료, 2007년
07. 국회 보건복지위원회, 보건의료분쟁의 조정 등에 관한 법률안 검토보고서, 2006년
08. 국회 보건복지위원회. 의료사고예방 및 피해구제에 관한 법률안 검토보고서, 2006년
09. 모든 고객을 VIP로 …, 홍원상, 문화예술 마케팅, 조선닷컴, 2012.3.25
10. 보건산업진흥원, '외국인환자유치를 위한 마케팅전략 및 의료분쟁 해결 방안', 2009년
11. 보건복지가족부, 한국보건산업진흥원, 외국인환자 유치를 위한 마케팅 전략 및 의료분쟁 해결 방안, 2009년
12. 부산지역 보건의료관광산업 육성방안 연구, 유정우 · 우석봉, 부산발전연구원, 2008년
13. 의료관광의 이해와 인재 육성 방안, 이재선, 2009년 대한의료정보학회 추계학술대회
14. 의료관광, 정진수, 신년 전문가 진단, 의협신문(www.doctorsnews.co.kr)
15. 의료관광특구 도입에 관한 연구, 유지윤, 한국문화관광연구원, 2008년
16. 의료분쟁조정사례집, 한국소비자원, 2008년
17. 의료분쟁의 예방과 대처방안, 정효성, 대한병원협회지 36권 7호, 2007년
18. 연세대학교 의료법윤리학연구원, '외국인환자 의료사고 예방대책 연구', 2009년
19. 융합시대의 예술경영 연구 방향에 대한 탐색적 시론, 박양우 · 김유리, 예술경영연구 제20집, 2007년
20. 한국의료관광총람, 한국관광공사, 2013년
21. 한국 의료관광시장 확대를 위한 마케팅 전략에 관한연구, 정기택, 2005년
22. 한국의료관광전문가교육원(www.meditour.or.kr)
23. 한의 · 약 의료분쟁 분석 소고 : 한국소비자원 피해사례 중심으로, 정미영, 의료정책포럼 4권 3호. 2006년
24. 치과임상영역에서 발생된 의료분쟁의 판례분석, 권병기, 대한구강내과학회지 31권 4호, 2006년
25. 관광동기가 정보매체이용 및 정보만족 재이용의도에 미치는 영향, 박휘대, 동아대 대학원 석사학위논문, 2003년
26. 관광객들의 위험지각과 신기성 욕구 및 친숙도가 관광활동과 선호도에 미치는 영향에 관한 연구, 곽효용, 세종대 대학원 석사학위 논문, 2009년
27. 관광활동 참여도가 여가만족과 여가정체성, Wellness 활동에 미치는 영향관계, 이채도, 경주대학교 대학원 석사학위논문, 2009년
28. 관광활동민족이 장애인의 삶의 질과 행위의도에 미치는 영향, 박상훈, 세종대학원 석사학위논문, 2011년
29. 방한 일본인 관광객의 정보원천이 관광목적지 선택에 미치는 영향, 김대환, 동아대학원, 석사학위논문, 2000년
30. 병원입원 진료관리에 대한 고객의 만족도 조사연구, 박원필, 경희대 행정대학원 석사 학위논문
31. 부산지역 의료기관 종사자의 의료관광산업에 대한 인식과 활성화 방안, 박찬열, 고신대학교 석사학위논문, 2005년
32. 이용자관점에서 본 인터넷 관광정보 시스템의 평가, 진지우, 계명대학교 대학원, 석사학위논문, 2001년
33. 의료관광산업의 경쟁력에 대한 부산지역 의료종사자의 인식조사에 관한 연구, 김동영, 인제대학교 소사학위논문, 2009년

34. 인터넷 관광정보가 관광지 이미지에 미치는 영향, 김종남, 경기대 대학원, 석사학위논문, 2000년
35. 한 종합검진센타 이용자의 만족도와서비스 요구분석, 강상권, 연세대보건대학원, 석사 학위논문
36. Alan Jubenville, Outdoor Recreation Management, W.B.Saunders co., 1978년
37. The Rise of Medical Tourism, 2009 Grail Research

〈인터넷 사이트〉
01. http://care.gwangju.ac.kr/download.php?flag=1&db=board&idx=1783[인터넷 홈페이지]
02. http://www.mcst.go.kr(문화체육관광부) http://www.knto.or.kr(한국관광공사)
03. http://www.kata.or.kr(한국여행업협회) http://www.ktri.re.kr(한국관광연구원)
04. http://www.hotelkorea.or.kr(한국관광호텔업협회)
05. http://www.happycampus.co.kr(해피캠퍼스자료실) http://www.naver.com(네이버 자료실)
06. http://www.mest.kr(메스타임즈 : 관광경영론. 2007.10.1)
07. http://www.metro.seoul.kr(서울특별시)
08. http://www.metro.pusan.kr(부산직할시)
09. http://www.metro.incheon.kr(인천광역시)
10. http://www.metro.daegu.kr(대구관역시)
11. http://www.metro.daejon,kr(대전광역시)
12. http://www.metro.ulsan.kr(울산광역시)
13. http://www.metro.kwangju.kr(광주광역시)
14. http://www.provin.kyonggi.kr(경기도)
15. http://www.provin.kwangwon.kr(강원도)
16. http://www.provin.chunngnam.kr(충천남도)
17. http://www.provin.chungbuk.kr(충청북도)
18. http://www.provin.cheonbuk.kr(전라북도)
19. http://www.provin.cheonnam.kr(전라남도)
20. http://www.provin.kyungbuk.kr(경상북도)
21. http://www.provin.kyungnam.kr(경상남도)
22. http://www.provin.cheju.kr(제주)
23. Assurance Company Limited Releases a New Medical Malpractice Insurance Product for the Medical Tourism Industry, www.eworldwire.com/pressreleases/17505
24. http://www.jointcommissioninternational.org/
25. http://www.kca.go.kr/
26. http://www.kcab.or.kr
27. Philip Mirrer-singer, Medical Malpractice Overseas : The Legal Uncertainty Surrounding Medical Tourism, Who Pays? Who Benefits? Distributional Issues in Health Care, 69 Law&Contemp. Probs.(Autumn 2006), http://law.duke.edu/journals/lcp.
28. http://www.thailawforum.com/Medical-Malpractice-Thailand.html
29. http://www.uncitral.org/
30. http://www.koreahealthtour.co.kr/eng/index.jsp

■ 찾아보기 ■

저자약력

■ 나 승 권

- 한국폴리텍대학교 원주캠퍼스 의료공학과 교수(현)
- 서울청량초교, 경희중, 한양공업고등학교 졸업
- 한국폴리텍대학 동부산캠퍼스 전기, 전자과 2년 수료
- 한국폴리텍대학 인천캠퍼스 전기과 기능장 과정 졸업
- 세명대학교 대학원 전기전자학과 졸업(의공학 및 전력전자응용전공, 공학박사)
- 삼육부산병원 의공기사, 한국수자원공사 전기기사 근무
- 의공기사, 의공산업기사, 병원코디네이터(Hospital Coordinator)사, 의료정보관리사
- ISO13485:2016심사원, ISO9001:2015국제심사원, 의료기기상품기획사
- 전기 · 전자기술지도사, 전기기기기능장, 전기공사기능장, 산업안전기사
- 한국전력기술인특급기술자, 한국전력기술인특급감리사, 전기공사특급기술자
- 한국전력기술인설계사면허, 전자산업기사 외 20개의 자격증과 면허취득
- 한국산업인력공단 의공(산업)기사, 의료전자기능사 이론, 실기(출제, 검토, 채점)위원(현)
- 강원특별자치도 교육청 인정도서심의회 심의위원장(현)
- 강원특별자치도 인적자원개발위원회 자문위원 및 평가위원(현)
- 대한석탄공사, 한국보훈복지의료공단 감사자문위원 및 안전평가위원(현)
- 식품의약품안전처 의료기기자문위원 및 평가위원(현)
- (재)원주의료기기테크노밸리, (사)강원의료기기산업협회 의료기기 자문위원 및 평가위원(현)
- 한국산업단지공단 원주단지혁신클러스터추진단 기술과제 평가위원(현)
- 국가직무능력표준(NCS) 훈련과정편성 주강사, 직업능력심사평가원 개발훈련사업심사, 평가위원(현)
- 강원특별자치도 경제진흥원 강원지식재산 전문위원 및 평가위원(현)
- 강원테크노파크 기술개발사업선정(의료기기) 평가위원(현)
- 한국방송통신전파진흥원 강원본부 ICT산학동반성장협의회 자문위원(현)
- 강원일보, 원주투데이, 메디저널, 매월 의료기기기술 및 포럼기고(현)
- ㈜메디아나, ㈜리스템, ㈜씨유메디칼시스템, ㈜태연메디칼, ㈜미라클헬스케어, ㈜네오닥터, ㈜조양디엠, ㈜메디코넷, 엔트리인증원 의료기술 자문위원(현)
- 대한의용생체공학회 교육이사, 한국모바일학회 총무부회장, 한국컴퓨터정보학회이사, 한국통신학회 학술이사, 대한의공협회 · 한국산업기술재단 · 한국산학기술학회 · 한국항행학회 회원

건강 · 질병관리 및 병원행정관리

2025년 8월 20일 1판 1쇄 발행

저 자 나 승 권
발행인 남 승 우

발행처 도서출판 상尙 학學 당堂
서울특별시 동작구 사당로9가길 6
TEL : 02) 595-1692~4
FAX : 02) 595-1394
E-mail : shdbooks@naver.com
신고 : 2-155호 (1963. 11. 29)

정가 34,000원

ISBN 978-89-6587-273-3 93510

※ 이 책의 저작권은 저자에게 있으며, 저자의 동의 없이 복사 · 인용 · 복제 · 전재를 금합니다.

〈디자인〉 편집 엄해숙 / 표지 토틀컴